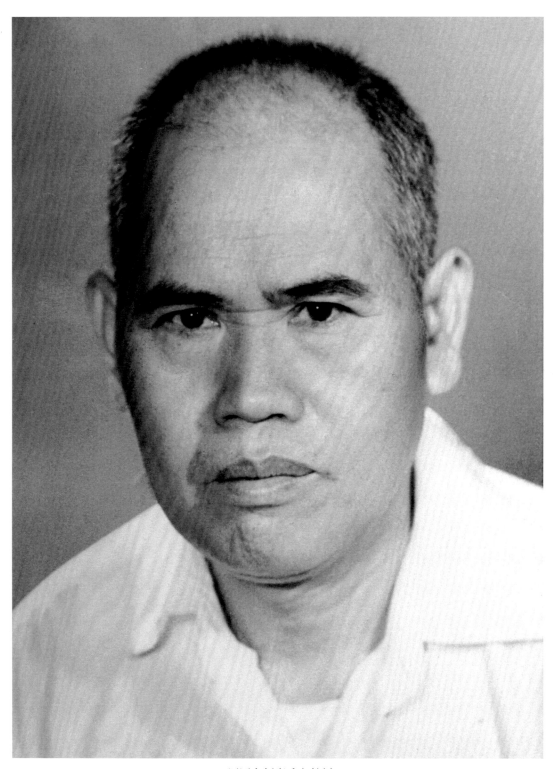

国医大师班秀文教授

人贵有志
业在于勤

班秀文
1988.3.24.

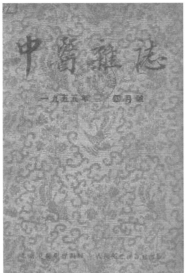

班秀文教授公开发表的首篇学术论文 (1955 年)

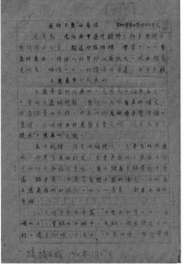

班秀文教授论文手稿 (1962 年)

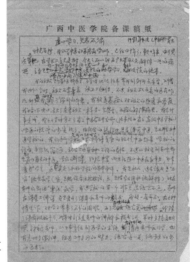

班秀文教授发言手稿 (1981 年)

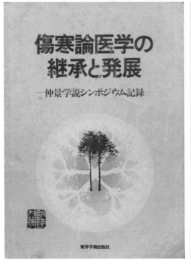

班秀文教授所著论文被日本东洋学术出版社出版的《伤寒论的继承与发展》收录（1983 年）

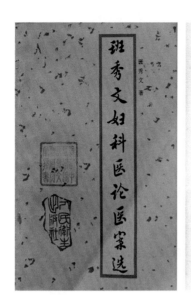

上篇 医 论

论 胞 宫

　　胞宫，又有女子胞、胞脏、子宫、子脏、子处等之称，各种名称都有所涵义，均有一定的意义。但我认为还是叫"女子胞"为好。理由有二，一是女子胞为"奇恒之腑"之一，"脑、髓、骨、脉、胆、女子胞，此六者，地气之所生也，皆藏于阴而象于地，故藏而不泻，名曰奇恒之腑。"（《素问·五脏别论》）二是女子胞为妇女生理结构特有的脏腑，若以女子胞名之，既点出它的特性属性，起藏而不泻，又显出它是妇女独特的生理器官，因圆女子胞不似是子宫，而且包括一部分与生殖有关的组织，其生理活动和病理变化如何，都直接影响到妇女的经、带、胎、产的是否正常。

　　胞宫的作用，概括起来有三，一是月经的运行，按时来潮，二是孕育胎元，妊养分娩，三是濡润生殖带下，润泽阴部。这些作用之所以能实现，与脏腑、经络、气血有着密切的关系，特别是肾气的盛衰，天癸的至否，冲任脉的通盛，更是息息相关，所谓"胞络者，系于肾"（《素问·奇病论》）。肾为先天之本，是元阴元阳之所出，储藏先、后天的精气，只有肾气充盛，才能使天癸充盛，任脉通畅，太冲脉盛，月事按时而下，胎产有期。肾气对妇科的作用，固然极为重要，但也不能忽视其他脏腑的作用，是因为每一个脏腑与胞宫都有直接或间接的联系，所谓"胞脉者属心而络于胞中"（《素问·评热论》），肝、脾、肺三脏通过冲任脉起于胞中的联系作用。

　　　　　　　　　　　　　　　　　　　　—1—

班秀文教授著作《班秀文妇科医论医案选》（1987年）

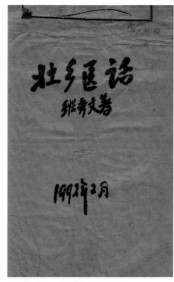

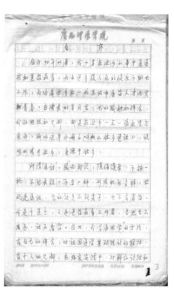

班秀文教授著作《壮乡医话》手稿
（1992年）

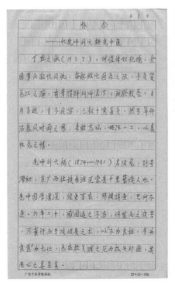

班秀文教授论文手稿（20世纪90年代）

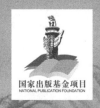
"十二五"国家重点图书出版规划项目

国医大师临床研究

中华中医药学会 组织编写

班秀文医论医话集

戴铭 主编

科学出版社
北京

内 容 简 介

　　班秀文教授为我国首届国医大师，是我国当代著名的中医学家、中医妇科专家和中医教育家。本书收录了班秀文教授在各个时期所写的医论和医话共161篇，按其内容和性质分为11类，涉及经典研习、治学方法、教育教学、医理阐发、学术探讨、临证心得、妇科论治、方药运用、摄生调养等方面，充分体现了班秀文教授的学术思想和临床经验，具有很高的学术价值和临床实用价值。

　　本书可供中医药临床、教学、科研工作者，中医药院校学生，中医药爱好者阅读参考。

图书在版编目（CIP）数据

班秀文医论医话集／戴　铭主编 . —北京：科学出版社，2015.4
（国医大师临床研究）
国家出版基金项目·"十二五"国家重点图书出版规划项目
ISBN 978-7-03-044093-8

Ⅰ. 班…　Ⅱ. ①戴…　Ⅲ. ①医论—汇编—中国—现代 ②医话—汇编—中国—现代　Ⅳ. R249.7

中国版本图书馆 CIP 数据核字（2015）第 077034 号

责任编辑：刘　亚　曹丽英／责任校对：张怡君
责任印制：赵　博／封面设计：黄华斌　陈　敬

科 学 出 版 社 出版
北京东黄城根北街 16 号
邮政编码：100717
http://www.sciencep.com
北京建宏印刷有限公司印刷
科学出版社发行　各地新华书店经销

*

2015 年 5 月第 一 版　开本：787×1092　1/16
2024 年 6 月第四次印刷　印张：22　插页：2
字数：584 000

定价：118.00 元
（如有印装质量问题，我社负责调换）

《国医大师临床研究》丛书编辑委员会

本书编委会

主　编　戴　铭
副主编　艾　军　班兆根　班　胜
编　者　（以姓氏笔画为序）

马　丽　龙佳佳　刘玉筠　刘秋霞
员晓云　余知影　张　岚　张淑贤
张璐砾　林　怡　罗　俊　罗　婕
金　勇　周祖亮　莫清莲　夏　琰
曹　云　梁艳红　彭君梅　赖洪燕

《国医大师临床研究》丛书序

2009 年 6 月 19 日，人力资源和社会保障部、卫生部和国家中医药管理局在京联合举办了首届"国医大师"表彰暨座谈会。30 位从事中医临床工作（包括民族医药）的老专家获得了"国医大师"荣誉称号。这是新中国成立以来，中国政府部门第一次在全国范围内评选国家级中医大师。国医大师是我国中医药事业发展宝贵的智力资源和知识财富，在中医药的继承创新中发挥着不可替代的重要作用。将他们的学术思想、临床经验、医德医风传承下来，并不断加以发展创新，发扬光大，是继承发展中医药学，培养造就高层次中医药人才，提升中医药软实力与核心竞争力的重要途径。

为了弘扬中华民族文化，广泛传播和充分利用中医药文化资源，满足中医药人才队伍建设的需要；进一步完善中医药传承制度，将国医大师的学术思想、经验、技能更好地发扬光大。科学出版社精心组织策划了"国医大师临床研究"丛书的选题项目，这个选题首先被新闻出版总署批准为"十二五"国家重点图书出版规划项目，后经科学出版社遴选后申报国家出版基金项目，并在 2012 年获得了基金的支持。

这是国家重视中医药事业发展的重要体现，同时也为中医药学术传承提供良好契机。国家出版基金是国家重大常设基金，是继国家自然科学基金、国家社会科学基金之后的第三大基金，旨在资助"突出体现国家意志，着力打造传世精品"的重大出版工程，在"弘扬中华文化，建设中华民族共有精神家园"方面与中医药事业有着本质和天然的相通性。国家出版基金设立六年来，对中医药事业给予了持续的关注和支持。

作为我国成立最早、规模最大的中医药学术团体，中华中医药学会长期以来为弘扬优秀民族医药文化、促进中医药科学技术的繁荣、发展、普及推广发挥了重要作用。本丛书编辑出版工作得到了中华中医药学会大力支持。国家卫生和计划生育委员会副主任、国家中医药管理局局长、中华中医药学会会长王国强亲自出任丛书主编。

作为中国最大的综合性科技出版机构，60 年来科学出版社为中国科技优秀成果的传播发挥了重要作用。科学出版社为本丛书的策划立项、稿件组织、编辑出版倾注了大量心血，为丛书高水平出版起到重要保障作用。

本丛书同时还得到了各位国医大师及国医大师传承工作室和所在单位的大力支持，并得到各位中医药界院士的支持。在此，一并表示感谢！

本丛书从重要论著、临床经验等方面对国医大师临床经验发掘整理，涵盖了中医原创思维与个性诊疗经验两个方面。并专设《国医大师临床研究概览》分册，总括国医大师临床研究成果，从成才之路、治学方法、学术思想、技术经验、科研成果、学术传承等方面疏理国医大师临床经验和传承研究情况。这既是对国医大师临床研究成果的概览，又是研究国医大师临床经验的文献通鉴，具有永久的收藏和使用价值。

　　文以载道，以道育人。丛书将带您走进"国医大师"的学术殿堂，领略他们深邃的理论造诣，卓越的学术成就，精湛的临床经验；丛书愿带您开启中医药文化传承创新的智慧之门。

《国医大师临床研究》丛书编辑委员会
2013 年 5 月

我的历程（代序）

我是壮族人氏，名叫班秀文，字壮，1920 年 1 月 10 日出生于广西壮族自治区南宁地区隆安县雁江乡长安村那料屯一个农民家庭。祖父是个又医又农的乡间医生，对骨伤科有一技之长，在人民群众中享有一定的威望，乡间数十里之内，凡是跌打刀伤或虫兽所伤的伤员，都喜欢找我祖父诊治，疗效很好。可惜当我 7 岁时，由于瘟疫病的流行，大难来临，家庭突变，我的祖父和父亲在 1 个月之内先后得急病而逝世。为了埋葬祖父和父亲，母亲忍心将家里的几亩薄田和房屋都变卖了！在极度饥寒交迫的时刻，为了能活下去，我母子三人暂时地分离了！我的母亲带着幼小的妹妹到果德县城（现在平果县城）挑水卖过活。我则到隆安县留德乡忑峎村母亲的一个远房姐姐家养牛，开始过着牧童的生活。

我年幼无知，什么事都不懂，姨妈一家对我还好，每天要我养好 2 匹水牛，便算完成了我的工作。可是，我虽然出生在农村，但对于如何养牛，也是一窍不通的。幸好在放牧的过程中，我很快和放牛的同伴们结识了，他们的年纪都比我大，有的是 10 多岁，也有老人，其中一位年近花甲的梁伯伯，他为人忠厚，曾读过几年私塾，他很同情我的处境，亲自指点我，告诉我牛喜欢吃些什么草，什么时候应该让牛到河里淋浴。当牛群在青山麓或绿水河畔逍遥自在吃草时候，我们坐在石头上，他常常讲一些有趣的故事，如刘关张桃园结义、关公单刀赴会、岳飞精忠报国等，他讲得很通俗，很生动，我和同伴们听得津津有味。只要牛群悠悠自在吃草，我们就请他讲一两段故事。有一次，他突然把牛鞭在地上画了几画，问我们这是什么，我们几个人都目瞪瞪不知所答。最后还是他一画一画地告诉我们，这是"牛"字。我当即拿着牛鞭，也在地上跟着画起来。以后每天跟他学 1 个字，由牛字到牛角、牛肠、牛肚、牛尾巴……在 10 多天里，把牛的名称都牢记下来，他老人家看我有心学习，勤学苦练，也很乐意教我，不仅教我知道一些日常的字，有时也教起"人之初，性本善"，"天地玄黄，宇宙洪荒"之类。我在四年多的牧童生活里，虽然不知什么是"文房四宝"，但由于梁伯伯的耐心教诲，加上我自己的勤学苦练，以牛鞭为笔，以大地泥沙为纸，我这个苦难的牧童，不仅知道写我的名字，也粗识许多生字。

我在姨妈家，母亲每年来看望我一次，当她知道我跟梁伯学字时，她非常的高兴和感动。在我十二岁时，她便接我回家，决心节衣缩食送我上学读书。我一开始便读三年级，老师和同学都担心我跟不上，但由于我有牧童时"牛鞭启蒙"的基础，加上我有求知的毅力，日夜攻读，不仅很快跟上同班同学，而且对于某些问题还有突出的体会，到第四年级，我以优秀的成绩而免交学费。

在旧社会，果德全县只有 2 所高级小学，每所学校每年招生一班，60 名。当我读完四年级之后，由于家道贫穷、生活艰辛，也不想升学了。但在老师和同学们的鼓励下，姑且参加考试。谁知在将近五百人考生中，我侥幸以第一名而被破格录取。以我仅读二年书的人，竟能名列前茅，更引起许多老师、同学和亲戚的爱护和同情，有些帮助买书，有些送衣服，有些送蚊帐或棉被日用品等。在师友和亲戚的帮助下，我不仅把学校老师所教的书学好，认真完成各种作业，而且每天还利用课余的时间到县图书馆去看报、读书，增加各方面的知识。由于刻苦用功、勤奋学习，我从入学到毕业，一直保持优异的成绩，没有辜负老师、同学、亲戚的期望。

我以优异的成绩于高小毕业，照理升上一级学校是没有问题的，但当时县里还没有中学，要读中学必须到南宁或百色。我家穷得可怜，一日两餐都靠母亲一条扁担来维持，而爱护我的师友和亲戚，他们的家境并不富裕，要大力支援是不可能的。在穷困的窘境下，对于升学，只是可望而不可及了。好在我数年来学习的优异成绩，在数十里之内，已引起一些人的注意，当我升学无望的时候，村里一位老者来到我家，邀请我到村里去当教员。这个学校是热心公益的群众自己筹资举办的，全校学生30多人，分四个年级上课，每月薪俸铜板三千枚。我平素以勤俭为怀，除了维持生活、买些书之外，每月还能接济家里一些钱。白日和小朋友上课，晚上则自学，阅览多方面的书籍，不断充实自己的才干。

1937年秋，广西省立南宁医药研究所在果德县招考两名本科学生，一共60多人报考，其中有我高小时的老师。我以同等学力参加考试，结果我以优秀的成绩而名列第一。经过学校的复试，成绩符合取录标准，我终能顺利地由乡里到省会南宁来了。学校名是公费，但仅仅供给最低的伙食费，其他的零用钱，一概不管。以我家的贫困，仍然无法维持，幸得一些同学和亲戚的大力支持，我能辛苦地完成了三年的学习。

在医药研究所的三年学习，我常常以"书山有路勤为径，学海无涯苦作舟"来鞭策自己，深深体会到：要学到一点知识，尤其是医学上的知识，除了勤奋和虚心之外，没有别的捷径可走。我抱着"三人行，必有我师"的态度，除了日夜不懈地自我攻读之外，又随时随地请教老师和同学。我总感觉每一位老师和同学，都有"绝招"的地方，在见习及实习时，我不但注意揣摩老师的辨证方法、用药特点，也注意同学中的学习方法，因而不论在基本理论，或在临床实践，都打下比较踏实的基础。

1940年秋，经过三年的艰苦学习，我终于领到医学毕业文凭了。我被分配到桂西山区凌云县东和乡医务所当所长兼医师。这个医务所要管三个乡的防病治病工作。由于旧社会的统治者很不关心人民的疾苦，更不重视中医，因而所里的药品很少，很多的疾病，要依靠针灸和草药来解决。在困难的环境下，我的针灸疗法，得到了不断地发挥，不仅能治慢性病，也能治急性传染病，例如疟疾、痢疾、回归热等。在草药方面，也越用越广，外治和内治都有很好的疗效，例如急性乳腺炎，以鲜芭蕉根捣烂加温外敷，一到二小时见效；食滞泄泻，以蓄桃嫩苗治之，则极度神速。我就兢业业地工作，是深得群众好评的。但个人的能力终归是渺小的，但是政府既不重中医，不重视山区的医药卫生，我又何必当这个"不称职"的所长？于是在职9个多月，便以患病为借口辞职还乡。

回到果德之后，先后在县医务所、县中学医务室、县卫生院工作，但由于旧社会的黑暗，人与人之间的勾心斗角，实在不寒而栗！因此自1946年起，我便在县城自开诊所，以医生为职业。由于经过多年的临床实践，加上我对病人，不论是贵贱贫富，一视同仁，以病人的痛苦当作自己的痛苦，不论病的新旧轻重，都认真负责，细心辨证，因而疗效日见提高，逐渐为群众所赞颂。随着生活安定，初步摆脱贫穷的窘境。

解放后，上级卫生部门要求"中医科学化"，强调中医要学习西医。因此，我分别于1951年6月和1952年7月被保送到广西省立第六医士学校及中南抗疟人员训练班学习。当时强调思想改造和政治学习，在一年多的时候里，主要是学习社会发展史及有关政治理论，对于业务，只学过一些西医最基本的知识，如解剖、生理、寄生虫、流行病学之类。1952年9月分配到广西民族卫生工作队当医生，深入壮乡苗寨，为少数民族防病治病。由于工作流动性大，只能携带一部分常用的中成药，在解决较复杂的疾病时，多采用针灸和草药治疗。如针灸、草药不能解决的疾病，则送医院治疗。1955年调百色地区人民医院当医师，负责筹办中医科及诊疗工作。1957年调到广西中医学院前身--广西省立南宁中医学校从事中医教学和医疗工作。28年来，在教学和医疗的战线上，一直不懈地工作，先后讲授过诊断、内科、伤寒论、金贵要略、温病、妇科、中基、内经、各家学说等课程，认真备课，注意教学方法，能深入浅出，深得学生的好评。1978年晋升为中医副教授。1982年经同行名家评定，自治区有关部门审核，拟晋升为教授，已上报教育部待批。1979年至1984年任广西中医学院教务处副处长，广西壮族自治区第四届政协委员。1980年当选为南宁市城北区第五届人民代表，1983年当选为六届全国人民代表。我现在除担任六届全国人民代表和广西中医学院中医学史、各家学说、金匮要略综合教研室主任，壮医研究室主任之外，在社会兼职方面，还担任广西高教学会理事、广西医药卫生委员会委员、广西科学技术协会常务委员、广西中西医结合研究会顾问、中国南阳张仲景学说研究会顾问、中华全国中医学会理事、妇科委员、中华医史学会理事、广西中医学会副会长、妇科主任委员、南宁中医学会理事长、《广西中医药》编委会副主任委员、《广西医学》编委、广西民族医药研究所顾问等10多种社会职务。

我置身杏林之中，从事中医临床和教学工作凡四十余年，一向勤奋自勉，治医治学严谨，对四大经典著作的研究下过很大的苦功，平时注意临床经验的总结，因而理论能较全面的发展，临床疗效在不断地提高，内、妇、儿、针灸科均有增长，其中对妇科造诣尤深，不仅在区内和国内有较高的声誉，在国外也有一定的影响，我经常应邀到区内各地讲学之外，还先后应邀到太原、芜湖、广州讲学，我撰写的《论六经辨证在妇科病的运用》、《论治肝特点与妇科病的治疗》、《试论心与妇科的关系》等论文曾在全国会议上宣读。其中《论六经辨证在妇科病的运用》一文，已为日本东洋学术出版社摘要出版。我的妇科临床经验，为日本人所赏识，最近来桂林旅游的日本妇女山本妙子和高田久美子二人，特地从桂林来南宁找我看病。在写作方面，先后参加南京中医学院组织的《伤寒论教学参考资料》、《温病教学参考资料》、《金匮教学参考资料》的编写工作，这些参考资料在1959年、1961年分别由江苏人民出版社和上海科技出版社出版。主编《中医基本理论》、《妇科讲义》，作为西医学习中医的教材。在区内外的中医杂志上发表过将近50篇的学术论文及医案医话。有些论文有突出的见解，曾为其他刊物所引用。最近撰写脱稿的《班秀文妇科医论医案选》，是我数十年来在妇科学习的体会和临床经验总结，已为出版社选中，将于近期内印行。

在长期的教学和医疗实践中，我深深体会：要在医学的领域里有所作为，必须老老实实地从经典著作开始，因为只有学好经典著作，根基才牢固，日后才能根深叶茂。而经典著作，首要是学好《内经》和《伤寒论》，前者是解决基本理论问题，后者则是理论结合实践的规范。从《内经》来说，他所阐明的阴阳五行、脏腑、经络、病因、病机、辨证、治则等有关的理论，是我们的祖先在长期的医疗实践中积聚起来的经验总结，这些理论一直到今天仍然指导我们临床。一个医生如果不很好领会《内经》的理论，就等于无本之木，无源之水，要在医疗的领域里有所作为，是比较困难的。对于如何读《内经》，才能较快地领会它的精神实质，各人有各人的经验。我个人主张，第一是粗读和精读并重，只有通过粗读，才能初步了解《内经》的全貌，找出它的重要篇章和关键的段句，为精读打下好的基础；只有刻苦地精读才能深入研究某一句某一章节的精髓所在，才能更好地应用于临床。第二是学与用紧密的结合，才能深刻领会原文的精神实质。例如学习《素问·六节藏象论》："肾者，主蛰、封藏之本，精之处也"一文时，对于"主蛰、封藏"，一时很难理解它的深义。后来通过临床实践，在妇女崩漏阴道出血量少，或出血停止之后，后期巩固疗效，往往从补肾而收到满意的效果；屡孕屡堕之妇，在辨证论治的基础上，孕前注意补益气血，孕后未病先防，以调补肝肾之法治之，多能足月顺产。可见主蛰、封藏的重要性。又如"肝者，罢极之本，……以生血气"，历来的说法，都不大统一，对"罢极"，有从取类比象来解释"如熊罢之任劳"，有从肝主筋来解释。其实，只要结合临床实际，就能叫全面地解释。肝主血，主疏泄，主筋，内寄相火，为将军之官，肝的调达如何，直接影响到人体的活动，肝气壮，则活动强劲有力；肝气衰，则萎靡不振。对于"以生气血"历来多是随文敷衍。我认为这句话很重要，很有意义。曾治一个与苯长期接触的女性紫癜患者，脉虚弱，苔薄白，舌质淡嫩，全身困倦，四肢乏力，下肢有散在不一的紫癜，月经超前，量多，色淡质稀。西医血常规检查，红血球、白血球偏低。根据其脉证，按脾不统血论治，先后以归脾汤、十全大补汤、人参养荣汤之类出入，连续治疗二月余，效果不显著。后在肝生血气、肝主升发的启示下，以傅青主之调肝汤和朱丹溪之五子衍宗丸出入加减，治疗月余而收功。此二方之所以疗效显著，实由于有平补阴阳、滋养肝肾之功，能促进肝的生发蓬勃，肾精充沛，血脉畅通，激发各个脏腑的功能活动。

以上是对《内经》学习的一些体会。至于对《伤寒论》的学习，我认为贵在"灵活"二字下功夫，也就是说一要正确评价《伤寒论》，二要学以致用，把《伤寒论》的辨证论治和各科很好的结合起来。我很赞同《伤寒来苏集》："六经为百病立法，不专伤寒一科"的提法。固然，《伤寒论》是一部以六经辨证为核心，论述外感热性病辨证论治规律的书，但它的理论、辨证、方法、遣方，不仅能用于外感伤寒，而且也适用于各科杂病。我在临床中曾碰到这样的病例：一女 15 岁，平时带下量多，色白，质稀，经将行少、小腹胀痛剧烈，按之更甚，疼痛剧烈时汗出肢冷，唇面发青，经行错后，色泽暗红，有紫块，脉沉紧，苔白，此属寒凝经痛之变，我以少阳篇之附子汤加肉桂、吴萸、当归治之。取附子之辛热，通走十二经脉，以温经散寒；肉桂之甘温，与附子同用，缓急相济，能走能守，既能补火归元以温养冲任，又能逐湿止痛，是阳虚阴盛不可少之品；吴萸、当归入肝，以散厥阴之寒邪而温养肝血，从而达到温肝暖宫。本方配伍得宜，肝、脾、肾并治，故药到病除。总之，《伤寒论》是法中之法、方中之方，只要能学以致用，善于结合实践，融会贯通，则其效益彰。

妇女以血为本，以气为用，而妇女由于有月经、胎孕、分娩、哺乳等"数脱血"的关系，以致形成"有余于气，不足于血"的生理特点，所以对妇女病的治疗，既要着眼于阴血的濡养，又要考虑到阳气的温煦，务必做到"治血不忘气，治气要顾血"，注意"清热勿过寒，化瘀勿专攻，解毒勿偏散，消导要扶脾"，立法遣方，以甘平或甘温为佳，因甘能生血而养营，温则生发通行，从而达到攻邪不伤正，补虚不滞瘀的目的。

解放以来，党的中医政策是英明的，可惜由于种种原因，中医工作受到不少的阻折，目前还后继乏人，甚至有乏术之趋势。我建议：一、从中央卫生部到地方卫生行政，必须加强对中医的领导，要热爱中医、熟悉中医业务的人当权；二、中医院校的课程设置，必须突出中医特色，突出继承为主；三、中医的科研，必须以中医理论为主，以临床实践为主的基础上，适当结合现代科学的手段；四、对于跟师学习或自学成才的人，既要严格考核，加强管理，又要注意培养提高，以适应四化建设的需要。

我庸庸碌碌置身医林 40 余年，虽然为党的教育事业，为人民的健康做了一些的工作，但距离党和人民的要求还很远。以上的叙述，既是检查过去，更是鞭策未来，当本"余热"之绵力，为党和人民的事业而奋斗终身。

班秀文

于南宁·广西中医学院

1985 年 6 月

乙丑年 5 月

前　言

班秀文（1920-2014），字壮，壮族，广西中医学院终身教授，全国优秀教师，享受国务院特殊津贴专家，中华中医药学会终身理事，首批全国继承老中医药专家学术经验指导老师，首届全国国医大师，中华中医药学会终身成就奖获得者。

班秀文教授生长于壮乡，服务于壮乡，成就于壮乡。1940年7月从广西省立南宁医药研究所本科班毕业后，即投身中医药民族医药事业，行医执教逾70载。班老胸怀大志，勤奋自勉，坚持实践，勇于探索，治学严谨，师古不泥，医德高尚，医术精湛，为人师表，诲人不倦，德高望重，学验俱丰，是我国当代著名中医学家、壮医学家、中医壮医教育家。为了充分展现壮乡国医大师的风采，全面反映班秀文教授的生平事迹、学术思想、学术成就和临床经验，更好地学习、继承、研究和发扬中医药民族医药，我们搜集整理了班秀文教授有关医学论著，于2012年1月编纂出版了《班秀文医学文集》。

《班秀文医学文集》收录了班秀文教授除医案外绝大多数著作，包括论文、文章、讲话、讲稿、医案、讲义、专著等，相当部分是第一次公开发表。该书出版后，颇受读者欢迎。为了满足读者的不同需要，现在《班秀文医学文集》的基础上，以著作、医论医话和医案为专题，分别编纂《班秀文医学著作集》《班秀文医论医话集》《班秀文临证医案集》。《班秀文医论医话集》共收录了班秀文教授在各个时期所写的医论和医话161篇，并按其内容和性质分为11类。其中，159篇医论和医话已经在《班秀文医学文集》中收录，新增"试探李时珍的治学思想及其对祖国医药学的贡献"和"怀念——忆先师刘六桥老中医"两篇文章。其体例和内容如下：

1. 经典心悟：共收录医论医话16篇，主要涉及《内经》《伤寒论》《金匮要略》等中医经典著作的学习、研究、发挥和应用等内容。

2. 薪火相传：共收录医论医话8篇，主要涉及读书与临床、理论与实践、继承和发扬、教育教学和人才培养等内容。

3. 医理阐发：共收录医论医话14篇，主要涉及藏象、经络、诊脉、辨证、辨病、治则等内容。

4. 学术研讨：共收录医论医话8篇，主要包括张景岳、李时珍、刘惠宁等医家学术思想研究，及风温论治、壮医药防治、学术争鸣等内容。

5. 临证发微：共收录医论医话24篇，主要包括郁证、血证、痰证、感冒、麻疹、头痛、痹证、肺痨、冠心病、带状疱疹、疳积、婴病、死精、淋证、癫痫、癫狂等病证论治，及治肝、治血、治水、治瘰等治法论述。

6. 妇科心法：共收录医论医话46篇，主要包括妇科疾病的病因病机、诊断辨证、治疗特点、预防保健等方面论述，及月经病、带下病、妊娠病、产后病、妇科杂病等病证论治。其中，虽然少数文章的题目或主要内容相近，但由于都是班老在不同时期所作，可反映其不同时期的经验体会，所以一并收录。

7. 针灸发挥：共收录医论医话 6 篇，主要有针灸治疗疟疾和回归热的临床报告及探讨，以及针灸治疗危重病、行针手法等内容。

8. 良方妙用：共收录医论医话 14 篇，主要有逍遥散、四物汤、青蒿鳖甲汤等名方在临床中的应用，及清宫解毒饮、滋阴降逆汤、解毒止痒汤、柔肝止痒汤、养血调经汤、养血化瘀消癥汤、养血通脉汤、安胎防漏汤、活精汤、加味芍药甘草汤、健脾消积丹等自拟验方的方药组成、功效主治、服用方法、加减运用和方义分析。

9. 用药心得：共收录医论医话 13 篇，主要有藤类药、花类药在妇科中的应用，及生草药、土茯苓、益母草、连翘、玫瑰花、车前草、蕹菜、糯稻根须、附子、鸡血藤等药物在临床中应用的体会。

10. 摄生调养：共收录医论医话 6 篇，主要有顺时养生防治、劳逸动静、治病与营养、老年病饮食疗法、病人忌口、美以健为本等内容。

11. 诊余随笔：共收录医论医话 6 篇，主要有感言、序言、怀念、答疑、笔谈等内容。

另有附录。本部分有"班秀文传略"、"班秀文年谱大事记"等内容，展示了班秀文教授成长过程和学术成就，具有重要的文献价值。

本书编纂动始于 2012 年下半年，由于我们用心不专、用功不逮，迟迟未能付梓发行。其间，国医大师班秀文教授于 2014 年 4 月 14 日溘然长逝，从容地走完了九十五载辉煌人生，永远离开了我们。对此，我们尤其感到痛心疾首和追悔莫及。往者不可谏，来者犹可追。一代宗师班秀文教授用毕生的努力，为我们留下了丰厚的学术财富。让这些财富保值增值，我们后学责无旁贷。

班秀文教授医学文献的整理研究与编纂出版，得到广西中医药大学、科学出版社以及有关部门和单位的关心、支持和指导，班老生前及其家属一直给予了全力支持和无私奉献，广西中医药大学部分师生付出了辛勤的汗水。在此一并致以衷心感谢！

谨以此书悼念国医大师班秀文教授逝世 1 周年。

戴 铭

2014 年 11 月 18 日

目　录

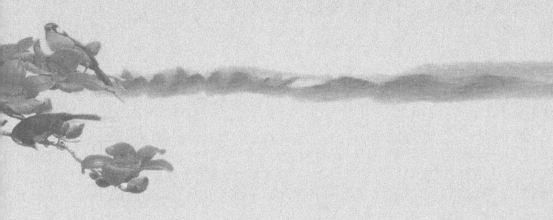

经典心悟

一、必须重视《内经》的学习

学习中医的途径，有主张从源到流，也有主张从流到源。前者能使根基踏实，日后根深叶茂；后者则由浅入深，循序渐进，易学易懂，各有所长。我个人是赞同从源到流，也就是说要踏踏实实地从经典著作《内经》开始，因为《内经》所阐明的阴阳、脏腑、经络、病因、病机、辨证、治则等理论，是我们祖先在长期的医疗实践中积累起来的经验总结。一名医师如果不能很好地领会《内经》的理论，在学术上就等于无本之木、无源之水，要在医疗领域中有所作为，是比较困难的。

如何读《内经》，才能较快地领会它的精神实质，各人有各人的经验。我主张第一是粗读与精读并重。只有通篇读，才能初步了解《内经》的全貌，并找出它的重要篇章，为精读打好基础。只有精读，才能深入研究某一句、某一章节的精髓所在，才能更好地应用于临床。第二是学与用紧密结合，才能深刻理解原文的精神实质。例如，学习《素问·六节藏象论》之"肾者，主蛰，封藏之本，精之处也"，对于"主蛰"、"封藏"，一时很难理解其深义。后来通过临床实践，在妇女崩漏阴道出血量少或出血停止之后，后期巩固实效，往往从补肾而收到满意的效果；屡孕屡堕之妇，在辨证论治的基础上，在孕前注意补益气血，孕后未病先防，以调补肝肾之法治之，多能足月顺产。可见"主蛰"、"封藏"的重要性。又如"肝者，罢极之本……以生血气"，历代的说法，都不大统一。对于"罢极"，有从取类比象解释"如熊罴之任劳"，有从肝主筋来解释的。其实，只要结合临床实践，就能理解。肝藏血，主疏泄，主筋，内寄相火，为将军之官。肝的调达如何，直接影响到人的活动。肝气壮，则活动强劲有力；肝气衰，则神靡不振。对于"以生血气"的解释，学者多是随文敷衍。我认为这句话很重要，很有意义。曾治一长期接触放射线的女性紫癜患者，全身困倦，四肢乏力，下肢有散在大小不一的紫斑，月经超前、量多、色淡质稀，舌质淡嫩，苔薄白，脉虚弱；西医血液常规检查结果：红细胞、白细胞偏低。根据其脉证，按脾不统血论治，先后以归脾汤、十全大补汤、人参养荣汤之类出入，连续治疗2个月余，效果不显著。后在肝生血气、肝主生发理论的启示下，以傅青主之调肝汤和王肯堂之五子衍宗丸出入加减，治疗月余而收功。此二方之所以疗效显著，实由于有平补阴阳、滋养肝肾之功，能促进肝的生发蓬勃，肾精充沛，血脉畅通，激发各个脏腑的功能活动。

总之，《内经》是一部重要的中医经典著作，不但初学中医的人要读，就是多年临床的医师也要读，在学中用，在用中学，边学边用，边用边学，理论结合实践，则其效益彰，其乐无穷。

二、学习《伤寒论》贵在融会贯通

医圣张仲景的《伤寒论》是理法方药具备的经典著作，是中医学宝贵遗产之一，不但我们炎黄子孙在研究它、整理它、应用它，连许多外国学者在"中医热"的高潮中，也正在研究整理，并应用于临床，取得了可喜的成绩。

如何学好《伤寒论》，前哲时贤积累了不少经验，但我认为贵在"灵活"二字。也就是说，一要正确评价《伤寒论》，二要学以致用，把《伤寒论》的辨证论治和各科很好地结合起来。我很赞同《伤寒来苏集提要》"六经本为百病立法，不专系伤寒"的提法。固然，《伤寒论》是一部论述外感热性病，以六经辨证为核心的书，但它的思路、辨证、立法遣方，不仅能用于外感伤寒，而且也适用于各科杂病。我在临床中曾遇到这样的病例：一妇年32岁，孕后2个月余，脘腹胀闷，呕恶不能食，食入则吐，脉缓滑无力，苔薄白，舌质淡等。按胃气虚弱论治，投香砂六君子汤，以期健胃和中，降逆止呕。药已，症虽有所减轻，但疗效不显著。旋后根据桂枝汤证"鼻鸣、干呕"的启示，投以桂枝汤，药三剂，呕止能食。又一女年 15 岁,平时带下量多,色白,质稀,经将行少腹、小腹胀痛剧烈,按之更甚,疼痛剧烈时汗出肢冷,唇面发青,经行错后,色泽暗红,夹紫块,脉沉紧,苔白,此属寒凝经痛之病变。以附子汤加肉桂、吴茱萸、当归治之。取附子之辛热,能走十二经脉,以温经散寒;肉桂之甘温,与附子同用,缓急相济,能走能守,既能引火归元,又能逐湿止痛,是阳虚阴盛之妙剂;吴茱萸、当归入肝,以散厥阴之寒邪而温养肝血,从而温肝暖宫。以一方之剂而肝、脾、肾并治,故药到病除。

桂枝汤本为太阳表虚证而设,有解肌发汗,调和营卫的作用;附子汤是少阴病寒化证治的主方,有温经逐水,散寒镇痛之功。前者取其燮理阴阳之功而能治妊娠恶阻,后者以其温化之力而治愈寒凝经痛。可见《伤寒论》是法中有法、方中有方,只要能学以致用,善于结合实践,融会贯通,则其效益彰。

三、谈谈《金匮要略》的学习问题

《金匮要略》(以下简称《金匮》)是汉代张仲景专论内伤杂病的著作,是祖国医学的重要典籍之一。学好这本书,对于继承发扬祖国医学宝贵遗产,促进中西医结合,促进中医现代化,有着重要的意义。但由于本书言简意赅,又与另一些中医典籍在内容上有密切的联系,学习时如不根据本书的特点,注意学习方法,往往难以收到应有的效果,甚至容易产生畏难情绪。为了帮助初学者掌握学习要领,下面谈谈学习本书应注意的几个问题。

(一) 必须注意本书的理论特点

《金匮》的理论特点是以脏腑经络学说作为基本论点。它认为证候之所以产生,总不外乎脏腑、经络、气血病理变化的反映。例如,第一篇《脏腑经络先后病脉证》对疾病的病因、病机、诊断、治疗及预防等各方面都是以脏腑经络为中心来论述的。脏腑在内,经络外络肢节,内属脏腑,内与外是一个有机的整体。内伤杂病虽多自内发于脏腑,但也有从时病转归,或在发病过程中复感外邪的,因此,又有经络的病变。在致病因素上,非常强调正气的因素,认为"五脏元真通畅,人即安和",五脏正气充沛,营卫气血调和,抗邪力强,虽然"千般灾难",仍然可免于病。在预防上,强调人们在日常生活中,应该是"能养慎,不令风邪干忤经络",即在内要调养正气,在外要防风邪的侵犯。要是邪气过于急剧暴烈,已侵入人体,则要及早治疗,"适中经络,未流传脏腑,即医治之"。病在经络,则要及早杜绝,"见肝之病,知肝传脾,当先实脾",即事先考虑到疾病传变的可能性,及早采取措施保护未病的脏腑,以防其传变。以脏腑经络学说为论点,不仅体现在第一篇里,而且贯穿在全书各篇之中。例如,《中风历节病脉证并治》篇在论述中风病变的深浅轻重时,便指出有在络在经、入腑、入脏的区别。他如外科的"肠痈",蛔厥的"脏寒",妊娠的"子脏开"等,也都是以脏腑经络为中心来论述的。

五脏是气血的来源,经络是气血运行的通路,手太阴气口脉为百脉之会。胃气的强弱,五脏气血的盈亏盛衰,都直接反映在脉象上,所以本书很重视用脉象来解释病机、指导治疗、判断预后等。疾病发生的过程,尽管其表现形式多种多样,但总离不了邪正的矛盾和斗争,而邪正的消长盛衰情况又首先表现在脉象上。例如,"下利……脉大者,为未止","大则病进",是邪盛正衰,病情加重的表现;反之,"脉微弱数",是邪衰正复,病情日趋痊愈的征象。又如酒疸既腹满又欲吐,形成可吐可下的局面。在这样的情况下,是采取下法还是吐法,只有取决于脉了。脉浮而欲吐,是病位近于上,当用吐法;腹满而脉沉,是病位近于下,当用下法。疾病的转归,有吉凶善恶之分,如虚性水肿,脉沉细弱者,为脉证相应,证多佳兆;反之,脉象实大,为真脏脉气外脱,多属凶恶之候。在疾病治疗的选方用药上,根据脏腑经络的表里内外及病因、病机、发病阶段的异同,主张"异病同治"或'同病异治',用一方治疗多种疾病,或用多方治疗一种疾病。例如,水气病的风水、皮水,其症状有"恶风"、"不恶风"等之别,但病位均偏表偏上,与脾、肺都有直接关系,故均用越婢汤之类以汗之;正水、石水有"自喘"、"不喘"之分,但病位同是在里在下,与肾的关系最为密切,故均用温经发汗或温阳利水法,以麻黄附子汤或肾气丸主之。又如葶苈大枣泻肺汤有开泄肺气,泻水逐痰的作用,既用于肺痈的初期,风热病毒浊唾涎沫滞于肺之实证,也用于痰涎壅塞,肺气不利"支饮不得息"的病变。又如溢饮是水饮溢于肌表的病变,在治疗上宜以汗解为佳,但由于邪的兼偏不同,因而具体用方亦有所区别。邪盛于表而内有郁热者,宜大青龙汤发汗逐饮;邪盛于表而内有痰饮者,宜小青龙汤发汗而兼温里化饮。

总之,本书对致病因素、病机转归、邪正消长以及防治原则等,都是以脏腑经络学说作为立论的依据,这是我们必须首先加以注意的。

(二) 必须与《伤寒论》相互印证

《金匮》与《伤寒论》原是《伤寒杂病论》的两个组成部分。《伤寒论》以六经辨证的外感疾病为主,主要是疾病的总论;《金匮》则以脏腑病机辨证的内伤杂病为主,是疾病的各论。两者在理论上是一脉相承、前后贯通的,只是在内容上往往是详于《伤寒论》而略于《金匮》,学习时必须相互印证,才能全面领会。例如,《伤寒论》91条:"伤寒,医下之,续得下利清谷不止,身痛者,急当救里,后身疼痛,清便自调者,急当救表。救里宜四逆汤,救表宜桂枝汤"。《金匮》第一篇14条:"病有急当救里救表者,何谓也? 师曰:病,医下之,续得下利清谷不止,身体疼痛者,急当救里;后身疼痛,清便自调者,急当救表也"。这两条都是指出表里同病的治疗原则,但《伤寒论》有证有方,而《金匮》则有证而无方,学习时只有相互印证,才能全面掌握。又如《伤寒论》136条:"伤寒十余日,热结在里,复往来寒热者,与大柴胡汤"。《金匮要略·腹满寒疝宿食病脉证治》第12条:"按之心下满痛者,此为实也,当下之,宜大柴胡汤"。这两条分开来看,在证候的叙述上都不够完善,但经过互相补充之后,则有证有法,在理法上就一脉相承了。

总之,只有既读《金匮》又读《伤寒论》,才能达到理论上一脉相承,辨证施治前后贯通的目的。

(三) 必须与《内经》、《难经》相互贯通

《内经》、《难经》都是祖国医学的经典著作,长期以来,一直是指导分析病机和辨证施治的理论基础。张仲景在《伤寒杂病论》的自序中提到:"撰用素问九卷,八十一难"。可见《伤寒杂病论》就是以《内经》、《难经》作为理论基础的。这从该书的内容上也可以清楚地看出来。例如,《金匮》第1条的"夫治未病者,见肝之病,知肝传脾,当先实脾",其理论就是来源于《素问·四气调神论》的"圣人不治已病治未病"和《玉机真脏论》的"五脏相通,移皆有次,五脏有病,则各传其所胜"以及《难经·五十三难》的"七传者,传其所胜也……肝传脾"。既然《内经》、《难经》上都讲到了,学习《金匮》是不是多余的呢? 不是的。我们知道,《金匮》在《内经》、《难经》"治未病"、"正气存内,邪不可干"的思想指导下,不仅强调治疗未病的脏腑,而且具体地阐述了邪正消长的关系以及无病早防、既病早治等问题。例如,"若五脏元真通畅,人即安和……若人能养慎,不令邪风干忤经络;适中经络,未流传脏腑,即医治之。……不遗形体有衰,病则无由入其腠理,"这话就是对邪正消长、早防、早治等问题所作的具体而明确的阐述。总之,用《内经》、《难经》阐明的基本原理作为指导,就更容易领会《金匮》的精神实质,而学好了《金匮》,领会了它的精神实质,就能把《内经》、《难经》所阐明的基本原理具体地应用于临床。

(四) 必须注意详与略的联系

《金匮》的内容,不论是篇与篇之间,或者是条与条之间,往往有详于此而略于彼的情况。一般说来,大多是详于特殊而略于一般。造成这种情况的原因,一方面是由于当时书简的困难,或习惯上的省笔法;另一方面是由于年代久远,战乱兵燹而导致脱漏遗简之故。在学习中遇到这种情况,应如何处理呢? 我认为可从以下三方面去解决。

(1) 前后互看：如书中论及的湿病、痰饮、水气，均属阴邪为患的病变，非阳不能化，故三者的治疗原则，均"当以温药和之"。但《痉湿暍病脉证治》所论的湿病，主要是外湿，其论治详于汗解而略于温化。痰饮的治疗，虽然在温化之外，还有和中、发表、分利或清热等法，但由于它多是水停局部，胶滞不解所致，故其治疗需要以温化为主，健脾温肾为重点，以振奋阳气而化水饮。水气病的治疗，虽然仍以温药为主，但由于本病是水溢泛滥全身的病变，而"诸有水者，腰以下肿，当利小便；腰以上肿，当发汗乃愈"，故对全身性水肿提出了发汗、利小便两大治疗原则，必要时还"可下之"。但对于攻下逐水的方剂，却略而不详，只有结合痰饮篇加以研究，才能找到十枣汤、己椒苈黄丸等可用于水气病的"可下证"的方剂。

(2) 以药测证：《妇人妊娠病脉证治》第5条指出，"妇人怀妊，腹中疞痛，当归芍药散主之"。这一条中，只提到"疞痛"一个症状，要了解全文的意思，必须从整个处方去分析。方中的当归、川芎、白芍养血和血，茯苓、白术、泽泻健脾利水，可知孕妇由于气血运行不畅，水湿不化而导致腹中疞痛，或心下急满，小便不利，甚则足跗浮肿。

(3) 从证测药：《肺痿肺痈咳嗽上气病脉证治》第10条原是论述虚火上炎咳喘的证治，方用麦门冬汤。但因肺痿虚热证有证无方，前人有谓此方为肺痿的主方，验之于临床，凡属肺痿之虚热者，用之确属有效。盖肺痿之虚热证，其致病之因，虽有多端，但概而言之，是由于久病或汗吐下太过，肺胃津液受伤，虚火上炎而导致邪热灼肺，肺失宣降，津液不能敷布，故出现咳嗽、吐浊涎沫、口燥、脉虚数等之变。本方重用麦冬为主药，滋肺胃之阴而清虚热；人参（党参）、甘草、大枣、粳米，养胃益气而生津液；于甘寒生津药中用少量辛温的半夏，有降逆下气，行滞化痰之功，全方共奏滋养肺胃，降逆下气之效，凡是胃有虚热，津液干涸，虚火上炎，病在于肺而源于胃者，用之均宜。肺痿之虚热，病变在肺而其根源在胃，故用之有效。

总之，在遇到详此略彼的情况时，只要能前后对照，左右、上下贯通，全面地加以分析，是不难理解的。

（五）必须注意理论联系实际

对于《金匮》条文的理解，必须理论联系实际，不能望文生义，甚至牵强附会地去解释。例如，《妇人妊娠病脉并治》第2条颇为费解。有人认为本节是癥胎互见之证，也有人认为主要是说明癥与胎的鉴别。如果仅字面上来看，两种见解都有它的道理，但结合实际情况来分析，则以第二种见解比较恰当，因为受孕三个月，胎动于脐上与实际不合，至其所以用桂枝茯苓丸，亦即是为治"癥痼害"而设，似非"有故无殒"之意。又如第9条："妇人妊娠，宜常服当归散主之"；第10条："妊娠养胎，白术散主之"。这两条原文都很简略，只提到"妇人妊娠"，至于为什么要养胎，一字不提，那只有结合实际，以药来测证了。先从当归散的组成来看，当归、川芎、白芍养血，白术健脾，黄芩清热，全方有养血清热的作用。凡血虚而有湿热以致胎动不安，或曾数次半产者宜之。再看白术散，白术健脾益气为主药，牡蛎坚阴固胎，川芎和血，蜀椒祛寒，全方配伍有健脾益气、祛寒安胎的作用，凡气虚而有寒湿，素体胖白，受孕多次而半产者，均可用之。由此可见，养胎之法，虽然以气血为主，但仍然有温与清的区别，所以理解原文之时，一定要结合实际。

（六）必须注意定法与活法

本书的治疗用方，往往有"主之"、"亦主之"、"宜之"、"可与"等之分，这不仅是文字上的区别，而是根据疾病的病理变化，提出不同的治疗要求。

"主之"，亦即"定治"之法，是指方与证完全结合，非此方治疗不可。例如，《痉湿暍病脉证治》第22条："风湿脉浮身重，汗出恶风者，防己黄芪汤主之"。证属风湿在表，本应"其在皮者，汗而发之"，然症见"身重、汗出、恶风"，不待麻黄之辛开而汗已出，知其表虚而邪不解，故以黄芪之益气固表,防己渗湿利水,白术、甘草健脾和中,全方有益气固表,健脾渗湿的作用,方证切合,故曰"主之"。"亦主之",就是"活治"之法,是指疾病的转化,在病性有虚实寒热之分,在病位则有上下表里之异,证既不同,方亦有别,虚则用此方,实则用彼方,灵活运用,不可拘泥于某一固定之方。例如,《痰饮咳嗽病脉证并治》第 17 条:"夫短气有微饮,当从小便去之,苓桂术甘汤主之,肾气丸亦主之"。痰饮为阴邪之患,证由阳虚导致水饮停留,妨碍气机升降,故短气而小便不利,此证非温不能化,其治疗之法,"当以温药和之"。温阳化饮,为本条治疗的定法,但阳虚之变,有中阳不运,以致水停为饮者,其本在脾;有下焦阳虚不能化水,以致水湿泛滥,其本在肾。因而在温化的基础上,便有苓桂术甘汤之健脾利水和肾气丸之温肾化水的不同,亦即定法之中有活法,活法是随着病情的变化或同中有异而来的。至于"宜之"、"可与",则均属灵活之辞。不可执一不变之意。所谓"宜之"是指方虽与证相符,但另立一方,亦未尝不可。例如,《腹满寒疝宿食病脉证治》23 条:"下利不欲食者,有宿食也,当下之,宜大承气汤。"24 条:"宿食在上脘,当吐之,宜瓜蒂散。"宿食停滞,有偏上偏下之分,在上则宜吐,在下则宜泻,均是因势利导之法,方之与证,本属相宜,未尝不可,但攻下与涌吐,终归易伤人体的正气,后人多用保和丸之类以为消导,这就说明了"宜之"的灵活性。所谓"可与",是指能否使用此方,需要进一步研究,其灵活性比‘宜之'更大。例如,《妇人产后病脉证治》第 8 条:"产后中风续续数十日不解,头微痛,恶寒,时时发热,心下闷,干呕,汗出,虽久,阳旦证续在耳,可与阳旦汤"。证属产后中风,有表证存在,用阳旦汤疏散表邪,调和营卫,是合理的;但进一步考虑到产后多是虚瘀夹杂,虽有外感风邪,治之宜以扶正祛邪为原则,时医多用益气养血,兼以疏解为法,常用圣愈汤加防风、苏叶、荆芥之类。总之,仲景用药非常审慎,一字一句都有其深意寓于其中,学习时必须加以详察,才能全面深入地理解。

总而言之,《金匮》是一本分类简明,辨证切要,治疗法度谨严,方药组织精密,理法俱备,范围广泛而各有重点,符合实用的内伤杂病专著。作为中医和中西医结合工作者,我们必须用刻苦的精神和正确的方法学习它、继承它、发扬它。

四、《内经》的防老思想初探

生长与衰老,是一种生理现象。有出生之时,必有衰老死亡之日,这是包括人在内的一切生物不可抗拒的必然规律。但是利用医学卫生保健的方法,来预防衰老和延长人的寿命,则完全是可能的。祖国医学最早的一部经典著作《黄帝内经》(以下简称《内经》),对这个问题作了多方面的论述,这些论述不仅认为防老是可能的,而且提出了许多防老的具体措施。研究和探讨《内经》的防老思想和措施,在今天来说,仍然有它一定的现实意义。

要了解《内经》的防老思想,首先要研究疾病是怎样发生的。《内经》认为,疾病能否发生,虽有多方面的原因,但主要是正邪斗争的结果,关键在于人体之虚与不虚。"风雨寒热,不得虚,邪不能独伤人。卒然逢疾风暴雨而不病者,盖无虚,故邪不能独伤人"(《灵枢·百病始生》);"正气存内,邪不可干"(《素问遗篇·刺法论》)。就是说,在一般情况下,人体的正气充沛,抵抗力强,邪气就不易侵犯,人体不会得病。反之,"邪之所凑,其气必虚"(《素问·评热论》)。正气相对虚弱,不足以抵抗外邪之时,邪气就乘虚而入,侵犯人体而发病。"正气",是指人体的功能活动及抗病能力而言,凡脏腑、经络、精、神、气、血、津液等正常的功能活动,均属于"正气"的范畴。邪气,则包括外感六淫之邪、疫疠戾气、七情过极以及一切肥甘厚味、痰饮、瘀积等足以致病的各种因素。疾病的发生,既然决定于"两虚相得",因而《内经》把预防衰老的着眼点,放在"保护正气,防止病邪"的基础上。

《素问·上古天真论》说:"法于阴阳,和于术数,食饮有节,起居有常,不妄作劳,故能形与神俱,而尽终其天年,度百岁乃去"。这段话,扼要地提出了益寿延年的思想和措施,其内容包括精神保养,饮食起居,性生活,体格锻炼,劳逸结合,以及四时气候和周围环境的适应等。现分述如下。

（一）精神要保养

人的精神与内脏息息相关，不同的情志变化，对内脏有不同的影响。《素问·阴阳应象大论》说："人有五脏化五气，以生喜怒悲忧恐。故喜怒伤气，寒暑伤形，暴怒伤阴，暴喜伤阳……喜怒不节，寒暑过度，生乃不固"。精神愉快，则能焕发青春，脏腑功能正常，气血通畅，正气旺盛，邪气难侵入人体。如七情过极，精神上长期受到不良的刺激，或长期忧郁不乐，都足以引起内脏功能的紊乱，气血不和，阴阳失调，以致早衰减寿。所以《内经》强调在精神上要做到"是以嗜欲不能劳其目，淫邪不能惑其心"。也就是说，不要作非分的妄想，不计较个人的得失，要心情开朗，胸怀大志，光明磊落，兢兢业业地工作和学习，避免精神上受到不良的刺激，从而达到"精神内守，病安从来"的目的。当然，如果平素体质健壮，正气充沛，情志刺激又是短暂的，一般来说是不会影响人体健康的。因为人体对情志的变化，自身有调节的本能。例如，过怒、过喜、过思、过忧、过恐，虽然能损伤相关的内脏，但悲能胜怒，恐能胜喜，怒能胜悲，喜能胜忧，思能胜恐，故"至尽天寿，虽有深忧大恐，怵惕之志，犹不能减也……五脏皆坚者，无病；五脏皆脆者，不离于病。"（《灵枢·本脏》）这就是说，当五脏是"坚"的，即五脏气血旺盛、调和，正气充沛时，虽然暂时受到不良的刺激，仍不至于发病；反之，如五脏是"脆"的，即气血不足，正气衰弱时，一旦受到不良的刺激，便可因此而发病。

（二）体质要锻炼

《内经》认为，正常的体力劳动和锻炼，能促进气血流通，增强体力，防御疾病。所以它提出既要"和于术数"，进行气功、导引等的锻炼，又要"夜卧早起，广步于庭"，"无厌于日"，进行一般的体育锻炼。尤其是患慢性病的人，更应该注意锻炼，所谓"去菀陈莝，微动四极"（《素问·汤液醪醴论》），就是既要治疗，祛除病邪，又要活动四肢，进行锻炼。但这种锻炼必须是"形劳而不倦"，适可而止，做到劳逸结合，才能收到"气从以顺"的效果。因为过劳或过逸，都能伤形耗气，损害健康，按《内经》的说法就是："久视伤血，久卧伤气，久坐伤肉，久立伤骨，久行伤筋。"（《素问·宣明五气》）这里的久视、久立、久行便是过劳；久坐、久卧便是过逸。不活动、不锻炼不好，过劳过逸也不好，必须是"不妄作劳"，有劳有逸，才能保持身心健康。

（三）饮食要调节

饮食是摄纳营养，维持人体生命必不可少的条件。但饮食失宜，又是导致疾病发生的重要原因之一。所以《内经》反复强调要"食饮有节"，不要"以酒为浆"。因为"饮食自倍，肠胃乃伤。"（《素问·痹论》）饮食太过，不仅损伤脾胃的腐熟运化功能，而且会损害到其他的脏腑，例如，长期过食肥甘厚味，或嗜酒无度，以致痰浊湿热内生，经脉不利，气血壅滞，常可发生痔疮下血，或各种疮疡等的病变。尤其对食物的偏嗜喜爱，更容易引起部分营养物质的缺乏或气血阴阳的偏盛偏衰，造成各种病变的发生。"多食咸，则脉凝泣而变色；多食苦，则皮槁而毛拔；多食辛，则筋急而爪枯；多食酸，则肉胝皱而唇揭；多食甘，则骨痛而发落，此五味之所伤也。"（《素问·五脏生成》）可见饥饱失常，偏嗜不变，饮食不洁，都可引起某些疾病的发生。所以在饮食上必须"食饮者，热无灼灼，寒无沧沧，寒温适中，故气将持，乃不致邪僻也。"（《灵枢·师传》）此外，还要调节品种，做到不偏不嗜，不寒不热，不燥不腻，粗细结合，才能使脾能升胃能降，消化吸收功能正常，气血来源充足，正气充沛，从而增强人体抵抗病邪的能力，保持身体的健康。

（四）性欲要节制

夫妻之间，情兴性欲，本是正常的生理现象。但"夫精者，身之本也。"（《素问·金匮真言》）肾精的盈亏，决定人的生长发育以至衰老死亡。肾精的充盈或不足，除了先天禀赋之外，很大的因素是取决于后天的调养,如果对性生活有正确的认识,善于节制性欲,则肾精经常盈满,年虽老而不衰。反之,"以妄为常,醉以入房,以欲竭其精,以耗散其真,不知持满,不时御神,务快其心,逆于生乐。"(《素问·上古天真论》)即沉醉于房事,纵欲无度,则精气枯竭,真阴耗散,戕伤其根基,就会"未老先衰",此时外邪每易乘虚而入,于是百病丛生,甚至因此死亡。

(五) 病邪要防避

《内经》虽然强调正气在防病中的主导作用,但并不否认邪气对人体健康的影响。当外来邪气急性暴烈,超过正气的抵抗力时,邪气也可起到主导的作用。所以《素问遗篇·刺法论》在提出"正气存内,邪不可干"之后,接着便提出"避其毒气"。

《内经》对于防避病邪,有"未病先防"与"已病防变"之分。所谓"未病先防",就是除了经常采取有效措施,保护正气之外,还要防止邪气的侵犯。防止邪气侵犯,又可从两方面入手:一是注意防避,"虚邪贼风,避之有时"(《素问·上古天真论》);二是利用药物、针灸的作用。例如,"'小金丹'中的雌雄黄,便是很好的解毒杀虫之品,仍为今天防病之用。针灸疗法能疏通经络,宣导气血,有补神固根,精气不散,神守不分"(《素问遗篇·刺法论》)的作用,如常灸足三里,能促进胃肠的消化功能,有利身体健康。所谓"已病防变",是根据疾病传变的规律,进行有效的早期治疗。"邪风之至,疾如风雨,故善治者治皮毛"。就是说,当病邪还在皮毛也就是还很轻浅的时候,就要及时治疗,这样既易祛邪又不易伤正。"治五脏者,半死半生也"。如果等到病邪深入内脏,形成了正虚邪实的局面以后再治疗,则效果往往不满意。可见《内经》不仅强调要保护正气,而且也非常注意疾病的预防和早期治疗。

(六) 四时气候、地理环境要适应

春温夏热秋凉冬寒四季阴阳的变化,是促进万物生长收藏的动力。《素问·四气调神论》说:"夫四时阴阳者,万物之根本也"。人生活在自然界之中,外界气候的变化,对人体有一定的影响。例如,春温夏热是阳气旺盛之时,人体阳气趋向于外而虚于内,所以要"春夏养阳",注意保养体内的阳气,不使宣泄太过;秋凉冬寒,是阴气旺盛之时,人体的阴气外盛而内虚,因此要"秋冬养阴",保护好阴精,不使耗散太过,以适应来年春气生发的变化。从根本上去调节阴阳之气,则体内气血平和,阴阳协调,便能适应外界气候的变化。同时,还要根据各个不同地区气候的差异,以及地理环境和生活习惯的不同,采取适当的保养方法。例如,西北地高多寒燥,穿衣宜厚而食宜辛热清润;东南地卑多湿热,穿宜衣薄而食宜辛凉芳化。这样,便能保持正气充沛,身体健康。《内经》还认识到人类不仅能被动地适应自然环境,更能主动地适应和改造自然环境,从而提高健康水平。《素问·移精复气论》说:"动作以避寒,阴居以避暑"。就是说的人类应如何主动适应四季气候的变化。

《内经》提出的上述防老长寿的措施,概括起来就是:"智者之养生也,必顺四时而适寒暑,和喜怒而安居处,节阴阳而调刚柔。如是,则僻邪不至,长生久视"(《灵枢·本神》)。这与现代医学防衰老的一些方法,如注意防暑避寒,食用简单而常变的膳食,遵守卫生规则,经常参加适度的体力劳动和体育锻炼,注意劳逸结合,节制性欲,戒除烟酒等,是基本相符的。尽管《内经》对防老的认识还不很全面,甚至有错误的地方,但只要我们加以整理总结,在今天仍不失其指导意义。

五、试探《内经》有关妇科的论述

《黄帝内经》是我国古代劳动人民在长期的生活、生产与疾病作斗争的过程中积累起来的经验总结,它对人体的生理、病理和疾病的辨证、治疗都有系统的论述,至今仍然是中医各科辨证论治的理论依据。其中对妇科的论述,虽然篇章不多,但却很重要,现综合归纳如下。

（一）经孕之本在于肾

月经、带下、妊娠、分娩是妇女特有的生理特点。《素问·上古天真论》首先对月经和胎孕的来源、形成、有无等问题，特明确地指出："女子七岁，肾气盛，齿更发长；二七而天癸至，任脉通，太冲脉盛，月事以时下，故有子"。这里阐明了月经形成的因素：一是决定于肾气的强弱；二是天癸的至与否；三是任脉的通与涩；四是冲脉的盛与衰。肾主藏精而为作强之官，是元阴元阳之根蒂，是伎巧之所出，只有肾的真阴真阳充沛，肾气旺盛，火暖水温，才能促进天癸的来至，任脉畅通，太冲脉盛，保证月经依时来潮，此时"阴阳和"（《素问·上古天真论》）便有受孕的可能。在这里要加以说明的是，《内经》在强调肾气是经、孕之本的同时，也非常注意其他脏腑、经脉与月经、胎孕的密切关系，故《素问·上古天真论》曰："七七任脉虚，太冲脉衰少，天癸竭，地道不通，故形坏而无子也"。这就是说，肾气的旺盛，固然是天癸产生、任脉和冲脉通盛、月事依时来潮的关键。但是，如果任脉亏虚，主持诸阴的功能失常，或冲脉衰少，血海不能满溢，以致天癸枯竭，同样也会引起月经闭止，生殖功能衰退，便将失去受孕的基本条件。所以，《素问·上古天真论》一方面强调肾气是月经、胎孕的根本，另一方面又指出肾之所以能起到这样的作用，主要是依赖于"受五脏六腑之精而藏之"的作用。因而"五脏盛乃能泻"，保持开合施泻，促进人体的正常生长发育。如果"五脏皆衰，筋骨懈堕，天癸竭矣"，则无经行、胎孕可言。

总之，《内经》认为月经和妊娠的根本在于肾气的作用，而肾气之所以能实现一系列的生殖发育过程，除了肾本身的功能之外，必须要有五脏安和与冲脉、任脉的密切配合才能完成。若五脏功能衰退，肾气便将亏虚。同样，肾气亏虚，五脏也不能独盛。因而，便要经绝不孕。

历代医家论经，强调五脏气血的安和，其中尤以肝、脾、肾三脏为主要，如《景岳全书·妇人规·经脉之本》曰"经脉之本，所重在冲任，所重在胃气，所重在心脾生化之源耳"，实是本《内经》之旨，结合临床实践，加以归纳总结，在前人的基础上有所发挥。

（二）致病原因内伤外感　注重房劳

根据《内经》的记载，引起妇科疾病的致病因素包括外感六淫、内伤七情、房劳所伤等，这些因素导致脏腑、经络功能失常，气血不和，阴阳失调，而发生轻重不同的病变。

1. 六淫致病

风寒暑湿燥火，常则为六气，能生万物；异则为六淫，不利于生机，其中尤以寒和热的危害最大。寒为阴邪，其性收引，最易阻遏气机；热为阳邪，其性升散，最易伤津耗液。故《素问·离合真邪论》曰："天地温和，则经水安静；天寒地冻，则经水凝泣；天暑地热，则经水沸溢"。太寒则血液凝涩；太热则经血妄行。因而往往导致月经闭止不行，或经行超前、量多、色红等之变。《灵枢·水胀》提出："寒气客于肠外，与卫气相搏，气不得荣，因有所系，癖而内著"，便有"肠覃"之患；"寒气客于子门，子门闭塞，气不得通，恶血当泻不泻"，即出现"状如怀子"之"石瘕"。瘕的所在，虽然一在肠外，一在子门，但均由于外感寒邪而引起，可见寒淫为害之惨烈。

《内经》除了认为寒与热之邪能导致妇科的病变外，还认为气候的递序，五运六气的胜复盛衰，对于胎孕生育也有一定的关系，《素问·五常政大论》"岁有胎孕不育，治之不全，何气使然？岐伯曰：六气五类，有相胜制也，同者盛之，异者衰之，此天地之道，生化之常也"，此段论述虽然是泛指一切生物与季节的关系而言，但因人是生化之一，并与外界气候息息相关，因而岁气的胜复盛衰，多少对胎孕的发育有一定的影响。从现代遗传学的观点来说，很多疾病是来自先天，而先天的疾病，其致病的原因虽然是多方面的，但其中气候的温和或恶劣，四周环境的雅静安宁或嘈杂紊乱，也是重要的因素。另外，《素问·六元政纪大论》指出，少阳相火司天，风火用事，对血脉的运行有一定的影响，甚至发生血崩之变:"少阳司天之政,初之气,风胜乃摇,候乃大温,血崩"。

2. 隐曲惊恐

在一般的情况下,喜、怒、忧、思、悲、恐、惊正常的七情变化是不会致病的,但若七情过极就会伤及五脏,导致各种疾病,《素问·阴阳应象大论》提出:"怒伤肝,悲胜怒;喜伤心,恐胜喜;思伤脾,怒胜思;忧伤肺,喜胜忧;恐伤肾,思胜恐"。例如,情欲不遂,肝气郁结,肝的疏泄功能失常,就可能有经闭不行之变。另外,《素问·阴阳别论》云:"二阳之病发心脾,有不得隐曲,女子不月。"对于"隐曲"二字,历来注家有不同的解释:一是作为不得大小便解(杨上善);二是作为阳道病解(王冰、李念莪)。但我认为,张山雷等作情欲不遂解较为合理。女子经闭不行,其原因虽多,但均与肝有直接或间接的联系。肝藏血,在妇女为先天,若长期情欲不遂,则气机郁结,肝失疏泄,脾不健运,心气不得下通;子病及母,肾的开合失常,故导致"女子不月"。

妇女怀孕之后,宜"调心神和情性,节嗜欲"(《备急千金要方·妇人方上·养胎第三》),以保证身心的健康,促进胎元的正常发育。如果喜怒无常,多思惊恐,则气血失调,波及胎元,便会贻患无穷,或者胎萎不长,或幸而能生,也是多病痴呆。如《素问·奇病论》出癫疾的病名、病因和病机:"人生而有病颠疾者,病名曰何?安所得之?岐伯曰:病名为胎病,此得之在母腹中时,其母有所大惊,气上而不下,精气并居"。故任何一种情志的过极变化,都会导致阴阳不和,气血失调,男女皆然,正如《素问·举痛论》所云:"余知百病生于气也,怒则气上,喜则气缓,悲则气消,恐则气下……思则气结"。

3. 房劳伤肝

肝肾内寄相火,肾藏精,肝藏血,精血同源,在妇女同为先天。历来养身之道,贵在清心寡欲,节房事,以固护生命的根源。如禀赋本虚,又嗜酒纵欲,不知适可而止,则肾亏肝伤,精血枯竭,正如《素问·腹中论》所云:"醉入房中,气竭肝伤,故月事衰少不来也。"肾为元阴元阳之根,肝主生发,为冲任脉之所系,肝肾亏损,则生发不振,经源枯竭,故产生月经闭止、不孕等病变。故《素问·上古天真论》认为,若"以妄为常,醉以入房,以欲竭其精,以耗散其真",必将"逆于生乐",不是早衰减寿,便是百病丛生,而在妇女常常首先表现为月经的病变。

4. 奇经失常

经脉内联脏腑,外络肢节,是构成人体组织器官的重要部分。当内脏有病变时,能影响到经脉和络脉,而经络的病变,同样也会导致脏腑功能失常。从妇科的生理特点来说,《内经》认为任脉、冲脉、督脉同起于会阴,一源而三歧,冲、任二脉又内系于胞中,与妇科的发病关系最为密切,如《素问·骨空论》曰:"任脉为病,女子带下瘕聚;冲脉为病,逆气里急,督脉为病,脊强反折……其女子不孕"。任脉主持诸阴而司妊养,督脉主持诸阳而温暖胞宫,冲脉主一身血海而润养全身。若任脉的功能失常,则水湿不化,阴血停滞,故有带下、瘕聚等之变;督脉虚衰,不能温煦脏腑,则胞寒宫冷,摄精无能,虽婚而不孕;冲脉空虚,血海不满溢,筋脉脏腑失养,则气逆冲上,腹内拘急挛痛,或经闭不行等。可见任何一经的病变,都能引起妇科的疾患。而经脉功能之所以失常,虽然有多种原因,但由于经脉内联脏腑,其病变多责于脏腑的病变。如《素问·评热病论》曰:"月事不来者,胞脉闭也。胞脉者,属心而络于胞中,今气上迫肺,心气不得下通,故月事不来也。"胞脉络于胞中而属于心,由于水气上逆,导致肺失宣降,心气不得下通,故导致月经闭止不行等病变。

综上所述,《内经》认为妇科病的致病因素包括外感六淫、内伤七情和房事耗伤等,导致脏腑、经络功能失常,气血不和,阴阳失调而发病。故《素问·阴阳别论》对血崩的病机言简意赅地概括为"阴虚阳搏谓之崩"。

（三）诊法辨证　尤重色脉

疾病的发生与发展过程是邪正盛衰消长相互转化的过程，要从这种过程了解疾病的本质、症结所在，必须望、闻、问、切四诊密切配合才行。《内经》对于诊察疾病，重视四诊并用，尤重色脉，《素问·阴阳应象大论》云"善诊者，察色按脉，先别阴阳"。在妇女生理或病理情况的诊断和辨证过程中，更重视望诊和切诊的应用。例如，对胎孕和病变的判断就有有关切脉的许多记载，如《素问·阴阳别论》提出："阴搏阳别，谓之有子"；《素问·平人气象论》提出："妇人手少阴脉动甚者，妊子也"；《素问·腹中论》提出："身有病而无邪脉也"。《灵枢·邪气脏腑病形》提出："肾脉微涩，为不月"等。在望诊方面，很重视人中的观察，如《灵枢·五色》提出："女子在于面王，为膀胱子处之病，散为痛，搏为聚"。人中为任脉、督脉交会之处，人中的长短、深浅、宽窄及色泽的变化，对于诊察子宫及其他的生殖系统疾病，是具有很大参考价值的。

《内经》对于具体疾病的鉴别诊断虽然不多，但《灵枢·水胀》有关妇女的肠覃和石瘕鉴别诊断的论述却颇为确切。肠覃和石瘕同为寒邪所犯而引起的瘀血病变，两者均有"状如怀子"的症状，但前者"寒气客于肠外"，子宫受到的影响不大，故"月事以时下"，而后者是"寒气客于子门"，直接危害到子宫，故"月事不以时下"，一语道破两者的区别，诚是切当之论。

（四）治疗法则　纲领挈要

《内经》有关治则的论述，内容十分广泛。在大法上有正治、反治、治本、治标等之分，而在分类上，可以说汗、吐、下、温、清、补、消、和俱备。这些治疗法则，都是根据疾病的表里、寒热、虚实、阴阳而提出来的，至今仍然指导着临床。但值得注意的是，妇女以血为本，以血为用，在妇科病的应用过程中，要重视以下两方面。

1. 疏通血脉　调理气血

妇女的疾病，尽管综错复杂，但均与气血失调有关。凡七情所伤，气滞血瘀者，宜"疏其血气，令其调达，而致和平"（《素问·至真要大论》）。寒凝血瘀而形成癥瘕者，则用"血实宜决之"，"肠覃、石瘕，皆生于女子，可导而下"。这种疏气祛瘀的目的，在于调理气机，畅通血脉，保持气血的调和。

2. 论证用药　贵在扶正

《内经》的治疗法则，虽然纲领性很强，但都是根据病情而定的。纵然是怀孕的妇女，仍然本着有是症而用是药。如《素问·六元政纪大论》曰："所谓妇人重身，毒之何如？有故无殒，亦无殒也。大积大聚，其可犯也。"只要是积聚的病变，仍然用化瘀攻伐之品。然而，妇女为娇嫩之体，加上怀孕在身，更宜注意扶正保胎，所以接着便提出"衰其大半而止"。也即是《素问·五常政大论》所说的"大毒治病，十去其六；常毒治病，十去其七；小毒治病，十去其八；无毒治病，十去其九。谷肉果菜，食养尽之，无使过之，伤其正也"。总之，扶正与祛邪兼顾，其目的是为了保护正气，在治疗妇科疾病时尤为重要。

以上两点，是就妇女的病理特点而言，除此之外，《素问·至真要大论》和《灵枢·五色》所提及的其他治则，同样也可以用于妇科的。例如，阳虚而经行错后用"寒者热之"或"劳者温之"；血热经行超前则用"热者寒之"；瘀积经痛则用"结者散之"；癥瘕不孕，多用"坚者削之"等。

特别值得注意的是，《内经》全书共附有十三方，其中乌鲗骨丸是治疗妇女血枯经闭的名方，也是首载的第一张治疗妇科病的方剂。方中之乌鲗骨即海螵蛸，其气味咸温而下行，能软坚，能通行，凡赤白漏下及血枯经闭宜之；蘆茹即茜草，气味甘寒，能止血，能活血，凡血崩或经闭可用；麻雀卵气味甘温，有温养精血之功，能治男子阳痿不举及女子阳虚带下，便溺不利；鲍鱼气味辛温，能补益精气而利血脉,为温养之佳品,与诸药同用,则相得益彰。全方具有益气生精,补血养阴,强壮肝肾,活血通经之功,凡血枯精亏诸症,均可用之。至今仍然为妇科常用的方剂之一。

《内经》是一部内容极为丰富而重要的经典著作,它的理论体系、辨证方法和治疗原则,都具有很高的科学性,至今仍指导着我们的临床实践。因此,我们只有结合临床实践,更深入地学习和研究《内经》的有关知识,才能吸取其精华,用来指导临床辨证思维和遣方用药,提高医疗水平,以解除患者的疾苦。

六、论六经辨证在妇科病的运用

六经辨证是《伤寒论》的核心,是其主要构成部分,它不仅是探讨外感疾病传变规律和论治的依据,同样可用于其他杂病的辨证论治。

(一)外感病和内伤病证候的产生,都是邪正斗争的表现

疾病的发生和变化,虽然是错综复杂,但总的来说,是人体生理功能在某种程度上受到破坏,以致形成气血不和、阴阳失调的异常局面。导致这种异常局面有两种原因:一是脏腑功能的失常;二是各种致病因素对人体的影响。前人认为"正气存内,邪不可干"(《素问·刺法论》),"邪之所凑,其气必虚"(《素问·评热病论》)。这里所指的"正"、"气",便是指脏腑经络气血津液的盛衰盈亏而言;所谓"邪",即是指外感六淫之邪,或七情过极,房室劳倦等而言。疾病发生和发展的全过程,即是病邪与人体正气斗争的过程,邪正的消长,决定疾病的寒热虚实,"邪气盛则实,精气夺则虚"(《素问·通评虚实论》),一个证候的产生,就是生理异常和病理变化的反映。不论外感疾病或内伤杂病,都是以经络脏腑为基础的。《伤寒论》的六经辨证,也不能局限于经脉,因为经络是全身气血运行的道路,它内属脏腑,外络肢节,内脏发生了病变,可通过它所属的经脉和苗窍反映出来;同样,某一条经脉气血运行的失调,也会影响到它所属的脏腑。所以,《伤寒论》的六经病变,不仅有循经传、越经传、直中三阴等之分,而且有合病、并病和由经传腑等之别。例如,太阳经邪热传里,邪热与血搏结于下焦而出现少小腹硬痛、小便自利等之蓄血证。

外感病和内伤病有极为密切的联系,是能相互影响的。一个多年哮喘的患者,每逢气交之变,最易外感,同样,外感咳嗽久治不愈,最易损伤肺络,甚或导致肺痨之变,外感之中有内伤,内伤之中有外感,两者致病因素,尽管有所不同,但在病变上仍然很难绝对分开。因为六经辨证的三阳病属阳,在经在腑,多具有恶寒发热或往来寒热或但热不寒等表、热、实证;三阴病属阴,病变多在脏,常见但寒不热等里、虚、寒证。三阳经病,虽然以实证为主,但尚有太阳为表,阳明为里,少阳半表半里之别。而三阴经病,虽然以里虚为主,但太阴则以脾土虚寒为主证;少阴则以心肾阳虚为多见,并有寒化、热化之分;厥阴则以虚实互见、寒热错杂,而且以发厥为特点。由于六经辨证与八纲辨证有密切关系,在《伤寒论》中,汗用麻、桂,吐用瓜蒂,下用承气等,和用小柴胡,温用理中、四逆,清用白虎汤,消用桃核承气,补用复脉等方剂。

总之,疾病的发生和发展及其治疗等的全过程,都说明了外感疾病,虽然邪是自外而入,主要以六经辨证为主,但仍然离不了以脏腑经络辨证为基础,所以说外感病和内伤病的致病来源,尽管是有内、外之分,但其归根均是以脏腑经络为基础,是邪正斗争的表现。

(二)六经病变与妇科病变的联系

妇女经、带、胎、产等的病变,一般来说由于脏腑和奇经八脉功能失常、气血不和、冲任亏损所引起,因而在临床上多以脏腑辨证为主,《伤寒论》的六经辨证,是以脏腑经络为基础,所以六经辨证同样可以说明妇女的病变。

太阳为六经之藩篱,主人身之体表,当外邪自表而入,首先表现的是头项强痛、恶寒、脉浮等的太阳经病,又称表证。但太阳之腑,便是膀胱,如经证不解,邪热内传膀胱,邪热与水或血搏结,就有太阳蓄水证或蓄血证等之变。妇女以血为主,其月经的病变,虽然有多种原因,但经者血也,治经不离治血,凡属瘀积引起的经行错后,少腹、小腹硬痛,均可仿蓄血证之法施治。又太阳经脉分布在项背而统摄营卫,与少阴相为表里。腰为肾之府,背俞为脏腑气血转注之处,不仅太阳表邪可见于项背,同样,内脏的病变,也可以从项背反映出来,如屡次滑胎之妇,多有腹脊胀坠如折之感,治之当用温养冲任、固肾安胎之法。又太阳寒水主气,其见证以寒、水、湿为多。妇女的带下病,其原因虽多,但均以水、湿为主,治之多用温肾利水或扶阳化湿之法;婚后多年不孕,如属阳虚宫寒,每每用温肾暖宫之法而收功。总之,"背为太阳之主","心为太阳之里","太阳之根,即是少阴"(《伤寒论翼·太阳病解》)。太阳的病变,不仅局限于经脉,而且与脏腑气血息息相关,所以同样可用于妇科病的辨证论治。

阳明为多气多血之经,燥金主令,病多燥热,但由于阳明为传化之腑,与太阳湿土相为表里,因而也有属于虚寒的。脾胃是气血生化之源,而冲脉主血海,隶属阳明。凡属脾胃虚弱,血源不足而致月经不调者,每每用调养脾胃,建其中气而收功。又妇女经前呕恶、头晕目眩、如坐船中,多属水饮不化、停聚中州、浊气上逆而致之,常用温中化饮、降逆止呕之法,如吴茱萸汤之类治之;胃为燥土,以和降为顺,如产后恶露不尽,瘀血内阻,以致胃失和降而燥实发热、大便不通、少腹硬痛者,亦可用桃核承气汤泻热通便、活血化瘀,从而收到大便通、瘀血尽之效。总之,"阳明居中,主土也,万物所归",不论阳明之燥热或虚寒,均可导致妇女的病变,所以根据阳明病的传变规律,同样可以在妇科病临床中应用。

少阳分布于胸胁,位居半表半里,与厥阴风木相为表里,内寄相火,故论中有经水适来适断,邪热内陷血室,与血相搏,因而有用小柴胡汤和解少阳;有针刺期门,以泻肝经之邪。在临床中,凡是经行前后不定,胸胁苦满,乳房胀痛,或经行之时头晕目眩,乍寒乍热如疟状者,常用和解少阳、调理肝气而收到预期的效果。总之,少阳主枢,能开能阖,凡是又表又里、寒热错杂、虚实互见之病变,均可用和解之法,故小柴胡汤不仅为少阳病立,亦为其他杂病之宗方。

太阴湿土主气,病变为中焦虚寒,内属脾、肺二脏,脾肺气虚,不能宣化水湿,则不能食而带下绵绵;脾虚不统血,则导致月经过多,甚或崩漏;脾虚不升,则有胎漏之虞。故健脾调经,温中止带,益气安胎,均为临床常用之法。总之,妇女以阴血为本,但有余于气而不足于血,太阴为阴中之至阴,主运化水谷,而为气血生化之源,妇女经、带、胎、产的病变,多与脾虚不运不升有关。

邪入少阴,总的来说,是属全身性虚寒证,以无热恶寒、但欲寐、脉微细等为主要脉证。但少阴内属心肾二脏,兼水火二气,故亦有"心烦、自利、呕渴"等的热化证。肾为作强之官,为先天的根本,肾气盛则太冲脉血海充溢,任脉通畅,月事以时下;反之,肾气亏损,则经闭不行或崩中漏下;肾主水而为封藏之本,肾阳虚衰,则水湿不化而形成湿浊带下,在孕妇则有堕胎、小产之变。心为君主之官而主血脉,心阳抑郁或虚弱,不能生血通脉,则有经闭不行等之变。总之,少阴为水火兼气,证多寒热杂居,其病变多在心肾二脏,肾藏精,心主血,精血互化,妇女以血为主,其经、带、胎、产的病变,可与心肾有关,故常用温肾扶阳或养血宁心之法。

厥阴为三阴之尽,是风木主气,其见证以厥、利为主。厥阴内属肝脏和心包。肝失疏泄,心神抑郁,均能导致月经、胎产等的病变,如肝血不足,则胎萎不长;心神抑郁,则月事不行;产时出血过多,精明失养则有血晕、郁冒等之变。总之,厥阴是阴尽阳生,证为寒热错杂,虚实互见,病情骤急而变化多端,故仿其法以治妇女虚瘀并见的产后病或变化无常的月经病,均收到满意的效果。

(三)六经辨证在妇科病运用的举例

妇女经、带、胎、产的病变,一般来说,多属内伤为病,因而当以脏腑辨证为主,但六经辨证也离不了脏腑为基础,所以也可以根据六经辨证的法则来进行论治的。兹举例如下。

1. 经行感冒

例 黄某,女,36岁,某厂工人。

初诊 1年来经行周期基本正常,色量一般,仅每逢经行之时则感冒。现经行第1天,头晕痛,鼻塞,泛恶欲呕,肢节腰脊酸痛,苔薄白,舌质淡润,脉沉不浮,证属经行正虚,"荣弱卫强",腠理不密,邪得乘虚而入,脉之所以沉而不浮,是血虚不充形,故可仿桂枝汤治之。

处方 当归身12g 川芎5g 桂枝5g 白芍5g 生姜5g 炙甘草5g 大枣5g

每日水煎服1剂,连服3剂,嘱经前服3剂,防病重于治病。坚持半年,病不再发。

按语 桂枝汤本为太阳中风表虚证而设,本例取其解肌发汗,调和营卫而收功,所以加入归、芎者,妇女以血为主,治经不离血,归、芎温而辛窜,温则生血,辛则通血脉,桂枝汤得之,则其效益彰。

2. 经漏不止

例 农某,女,32岁,某小学教师。

3年来经行前后不定,量或多或少,色暗红而夹紫块,每次持续7～12天始净。本次经行已8天,仍淋漓不绝,色暗淡,夹小块,小腹绵绵冷痛,脉涩而不匀,苔少舌干,证属阴血亏损,气虚不摄血,拟益气养阴、补血止漏之法为治。

处方 太子参15g 生地黄20g 炙甘草12g 麦门冬10g 阿胶珠12g(烊化服) 老姜炭2g 肉桂2g(后下) 益母草10g 冬大枣12g

每天水煎服1剂,连服3剂而漏止。以后复以《金匮》胶艾汤而善其后。

按语 本方乃根据《伤寒论》之炙甘草汤化裁而成。复脉汤本为治伤寒脉结代、心动悸之主方。本例多年经漏过多,脉涩不匀,乃气血已虚之证。故师其方意加减化裁,去桂枝、生姜之温通,改取肉桂、姜炭之温涩,复加益母草之辛苦微寒,实取其化瘀不动血,止漏不留瘀,以其大便不秘,故去麻仁之润通。全方以益气滋阴为主,又佐以姜炭、肉桂之温涩,既能生血复脉,又有化瘀止漏之功。

3. 经前浮肿

例 韦某,女,40岁,家庭妇女。

经行错后,量少色淡而质稀已3年,每逢月经将行或经中,眼睑及上肢微肿,时呕恶吐涎,大便溏薄,每日1～2次,脉虚细,苔薄白,舌质淡。证属脾肾阳虚,水饮内停,月经将行之时,相火内动,肝木横逆脾土,水饮溢于肌表苗窍。宜温阳补血、化饮止呕为治。

处方 党参20g 吴茱萸3g 制附子9g(先煎) 炒白术12g 当归身12g 川芎5g 白芍9g 炙甘草5g 大枣10g 生姜6g

每天水煎服1剂,连服3剂,并嘱以后经将行时连服3～6剂。

按语 "太阴之为病,腹满而吐,食不下,自利益甚"。本例为脾肾阳虚,气血不足,水饮不化之变,故仿温中补虚之人参汤、温中降逆之吴茱萸汤和补血之四物汤化裁而成,既能温中健脾,降逆化饮,又能收到养血扶正之功。

4. 经行发热

例 李某,女,24岁,已婚,汽车司机。

经行第3天,量多,色暗红,乍寒乍热,口渴,胸胁苦满,入夜加剧,脉弦数,苔薄黄,舌质红,此为热入血室之变也,拟和解少阳之枢、泄其邪热为治。

处方 柴胡10g 黄芩5g 党参10g 天花粉10g 竹茹5g 当归10g 瓜蒌皮10g

南丹皮10g　生姜5g　炙甘草5g　大枣10g

水煎服,每日1剂,连服3剂。

按语　经行正虚,邪热乘虚陷入血室,厥阴与少阳相表里,故以小柴胡汤加减化裁和解少阳,枢机一转,则正气振奋,邪热自退。

5. 湿浊带下

例　马某,女,30岁,已婚,农民。

平时带下量多,色白或黄,质稠秽,近日因田间劳动,复为暴雨淋湿,现腰脊酸胀欲折,肢节烦痛,带下量多,质如涕而有臭秽之气,小便短涩,脉缓,苔白黄厚腻,舌质如平,证属湿热下注,兼有外邪,仿太阳蓄水证之法为治。

处方　绵茵陈20g　桂枝5g　土茯苓20g　白术6g　泽泻12g　猪苓12g　防风5g　独活5g

每日水煎服1剂,连服3剂。

按语　《傅青主女科》有"夫带下俱是湿症"之说,本例平素带下量多,足见早有内湿为患,今又为暴雨外湿所犯,内外合邪,阻遏气机,以致湿浊带下,且有化热之势,故仿太阳蓄水证之法为治。以五苓散化气行水,防风、独活、桂枝外解风湿,重用绵茵陈,取其清热渗湿,内外合治,水湿既有去路,则带下自止。

6. 阳虚带下

例　杨某,女,48岁,蔬菜售货员。

五年来经行前后不定,色淡,量少,平素带下量多,色白质稀如水,多时必须用卫生纸,伴有腰酸胀坠,腿膝困软,尿多,便溏,脉沉细迟,苔薄白,舌质淡嫩,证属肾阳虚衰,不能化气行水。药用温肾扶阳,固涩止带之法。

处方　制附子12g(先煎)　茯苓15g　白术12g　益智仁10g　党参15g　白芍10g　台乌药9g　淮山药15g　桑螵蛸5g

每天水煎服1剂,连续3剂。

按语　少阴病有热化、寒化之分,本例乃一派脾肾阳虚之证,故宗"少阴病,得之一二日,口中和,其背恶寒者,当灸之,附子汤主之"之旨,取附子汤温肾健脾。肾主水,脾主湿,湿泉并治,复加缩泉丸、桑螵蛸之温涩,则其效可期。

7. 妊娠恶阻

例　赵某,女,28岁,卫生院护士。

受孕2个月余,恶闻食臭,每食入则吐,心烦,时吐痰涎,质稀薄,脉细缓,苔薄白,舌质如平。证属胎气上逆,胃失和降。拟桂枝汤调和阴阳,治其营卫为治。

处方　桂枝5g　白芍5g　生姜10g　炙甘草5g　大枣10g

每天水煎服1剂,连服3剂。

按语　《金匮》有"妇人得平脉,阴脉小弱,其人渴(呕),不能食,无寒热,名妊娠,桂枝汤主之"。本例所见脉证,乃属胃气虚弱,胎气上逆,不能和降而导致的呕吐,故取桂枝汤之辛甘以化气而调营卫,和阴阳,胃气得降,则呕吐可止。

8. 妊娠失眠

例　莫某,女,30岁,某印刷厂工人。

平素夜难入寐,寐则多梦,孕后4个月余,经常失眠,每晚仅能入睡2~3小时,头晕目眩,心烦心悸,口苦咽干,但不多饮,脉细数,苔少,舌质红。证属阴虚于下,阳亢于上,心肾不交之变。仿《伤寒论·辨少阴病脉并治法》"少阴病,得之二、三日以上,心中烦,不得卧,黄连阿胶汤主之"之意为治。

处方 川黄连3g 黄芩5g 白芍10g 阿胶12g(烊化) 鸡子黄2枚(另焗冲服) 夜交藤15g 麦冬10g

水煎服,每日1剂,连服5剂。

按语 心火肾水,水火相济,心肾相交,则寐寤正常,今肾阴不足于下,心阳独亢于上,故不得眠而心烦,特以芩连配鸡子黄清心中之火而补血,阿胶、芍药、麦冬、夜交藤补肝肾之阴而敛神,使水升火降,心肾交合,则当能入寐。

9. 产后汗多

例 凌某,女,35岁,某旅社服务员。

产后3天,自汗不止,遍身湿透,四肢不温,小腿拘急,恶风寒,小便短少,脉沉细,唇舌淡白。证属营卫两虚、卫阳不固,拟益气扶阳、调和营卫、敛汗止漏之法。

处方 黄芪30g 制附子10g(先煎) 桂枝9g 当归身12g 白芍5g 生姜10g 大枣10g

水煎服,每日1剂,连服3剂,汗止肢温,嘱用当归生姜羊肉汤调养善后。

按语 《伤寒论·辨太阳病脉证并治》有"太阳病,发汗,遂漏不止,其人恶风,小便难,四肢微急,难以屈伸者,桂枝加附子汤主之。"本例产后自汗不止,汗血同源,阴血亏损太过,则损及卫阳,卫外不固,故汗漏不止而恶风。《难经》云:"气主煦之,血主濡之",阳虚不温养,血虚不濡润,故小腿时拘急;阳虚血少,故脉沉细而唇舌淡白。仿太阳病过汗伤阳之法,以桂枝汤调和营卫,加附子温经回阳,黄芪、当归身益气补血,阳回表固,腠理致密,其汗自止。

10. 产后腹痛

例 廖某,女,25岁,公共汽车司机。

第一胎剖宫产术后5天,恶露量少,色暗红,夹紫块,少腹、小腹硬痛,按之加剧,潮热,口渴,大便3天未解,苔薄黄干,脉沉实,证属瘀血内停,邪热积滞。拟活血祛瘀、通便泄热之法。

处方 桃仁10g 熟大黄5g(后下) 桂枝5g 元明粉5g 益母草10g 延胡索10g 炙甘草5g

水煎服1剂,大便通,少腹、小腹疼痛减轻,防其滑脱,改用桃红四物汤活血化瘀治之。

按语 《伤寒论·辨太阳病脉证并治》曰:"太阳病……外已解,但少腹急结者,乃可攻之,宜桃核承气汤。"本例剖宫产后,少腹硬痛,且有潮热便秘,故仿太阳病邪热传腑之蓄血证而用桃核承气汤加益母草、延胡索治之。

11. 产后肢节烦疼

例 韦某,女,30岁,某技术员。

婚后15年,曾堕胎半产5次,第6胎足月顺产已月余,现头晕,目眩,耳鸣,关节酸痛,指节有麻感,入夜加剧,气短懒言,精神不振,胃纳、二便尚可,脉虚细,苔薄白,舌质淡嫩。证属气血两虚,筋脉失养,治宜养血通阳之法。

处方 当归15g 炙黄芪20g 桂枝9g 白芍5g 北细辛5g(后下) 通草5g 炙甘草5g 大枣10g

每日水煎服1剂,连服3剂。

按语 《伤寒论·辨厥阴病脉证并治》有"手足厥寒,脉细欲绝者,当归四逆汤主之"。本例多次堕胎半产,且值新产之后,其气血亏虚可知,故以黄芪、当归益气补血,通草行血中之滞,桂枝汤去生姜之辛散而加细辛,取其通血脉而和营卫,营卫调和,气血通畅,筋脉得养,则疼痛麻木之症即可消失或减轻。

12. 血虚阴吹

例 韦某,女,34 岁,某中学教师。

多次人工引产,大产 2 胎,现头晕耳鸣,肢体困倦,腿膝乏力,口干不欲饮,经行错后,量少色淡,大便干结,3 ~ 5 日一解,小便正常,但前阴出气有声,如放屁样,无臭味,每日发作次数不等,多则十余次,少则 3 ~ 5 次,脉细弱,唇舌淡白。证属血虚风动,以养血柔肝法为治。

处方 当归身 15g 白芍 30g 何首乌 15g 生甘草 15g

每天水煎服 1 剂,连服 3 剂。

按语 阴吹一证,《金匮要略》有"猪膏发煎导之"为治之法。本例多胎之后,津血亏虚,风木失养,肝主风而脉络阴器,血虚而风动于下,故前阴籁籁有声如矢气,血虚则失于濡养,故大便干结、头晕耳鸣诸症丛生。仿《伤寒论》酸甘化阴之芍药甘草汤养其肝阴,缓其肝气,复加当归身、何首乌加强养血滋阴之功,阴血恢复,肝木得养,疏泄功能正常,则阴吹自停。

七、仲景对妇科学的贡献

张仲景,名机,东汉南郡(今河南省南阳县)人。他刻苦好学,既善于"勤求古训",又能虚心"博采众方",并结合长期的医疗实践,写出了《伤寒杂病论》。这部珍贵的巨著,不仅以六经论治伤寒,以脏腑论杂病,概括了整个内科,而且也渗透到外科、妇产科、儿科及五官等科,对理、法、方、药进行了系统的论述,为辨证施治奠定了基础。所以千百年来,一直是学习中医者所推崇的中医名著,认为是中国医学方书的鼻祖,尊张氏为医中圣人。

张仲景对妇科学的贡献,集中表现在《金匮要略》妇科三篇,这三篇的原文虽然不长,但对妇科的病因病机、辨证论治、立法遣方、用药加减等都有精辟的论述。现就个人体会,作以下的探讨。

(一) 论述病因 扼要精审

疾病的发生,其原因甚为复杂,既有外感六淫之邪,又有内伤七情之变,或饮食不节,劳倦过度损伤等之分。仲师独具慧心,对妇女的致病因素,总的提出"妇人之病,因虚、因冷、结气"。这几个字是出自《妇人杂病脉证并治》篇,实际上是概括了妇女经、带、胎、产的发病原因。因为虚,即是精血不足,正气亏损,所谓"精气夺则虚"。"积冷",从字义上说,是深秋寒冷之气,可以理解为外感六淫之邪,其中以寒冷属阴邪,最易损害气机,凝滞血脉,以此为例罢了。"结气"是指气机郁结,也就是说,由于七情郁结,气机不畅。人体的气机贵乎调达,气血贵乎充盛,血脉贵乎温通。如此则能保持人体的健康,否则就会发生病变。根据以上所说的"虚"、"积冷"、"结气",既有本虚不足的一面,又有外感六淫之邪,内伤七情之变,当然会引起月经不调,甚或经闭不行。而月经发生病变,其他的疾病便可随时发生。正如唐宗海所说"凡周身之血,总视血海为治乱,血海不扰,则周身之血,无不随之而安"(《血证论·脏腑病机论》)。由于虚、积冷、结气的危害,均能导致血海的不治,血海不治,则周身气血不和,五脏功能失调,便会发生经、带、胎、产的病变,所以说仲师这几个字,既是对病因病机的概括,又可以说明血海与周身血流畅通的关系,血海安和,则全身气血流通而人体健康,否则便要发生疾病。仲师的这些论述很合理又很扼要,不论过去或现在,一直能指导临床实践。

(二) 疑似症状 辨在关键

疾病的发生和发展是多种多样的,要通过四诊、八纲的综合归纳,全面地加以分析,才能作出正确的诊断。而患者的寒、热、虚、实症状,如果在疑似之间,必须抓住其关键,才能从复杂的症状中,找出疾病的本质。仲师在这方面,作出了很好的规范。例如,产后腹痛,是新产妇常见的疾病,在《妇人产后病脉证治》篇中有血虚、寒凝、气滞、血瘀、瘀血兼阳明腑实等的不同,同是产后腹痛,而有虚实、气滞、血瘀之分,其辨别的关键,血虚兼寒凝的当归生姜羊肉汤证则着眼在"腹中疗痛";气滞的枳实芍药散证则着眼在"烦满不得卧";血瘀的下瘀血汤证则在用枳实芍药散之后,"假令不愈者,此为腹中有干血着脐下";瘀血而兼阳明腑实的大承气汤证则以"小腹坚痛,此恶露不尽,不大便"为着眼。又在《妇人杂病脉证并治》中论述经水不利的有三节,均是由于瘀血而引起,但在治疗上则有活血消瘀、逐瘀行水、逐瘀下血等之分。其辨证的关键则在土瓜根散证,是在"经一月再见者",月经虽行而不利,不利则败血内停,久留则成瘀,故着眼在消瘀,而不是在通行,瘀积消失,则经水自调;大黄甘遂汤证在"生后者,水与血俱结在血室也",症由水与血互结在血室而引起,故其治疗,不仅要逐瘀,而且要行水,水血并治,则经水通畅;抵当汤证则着眼在"经水不利下",故以逐瘀通经之法治。以三方而论,均有活血消瘀的作用,其所不同者,土瓜根散是又和又通,为三方中平和之剂;大黄甘遂汤既能破瘀逐水,又有滋阴补血之功,为攻补兼施之剂;抵当汤功专攻逐,为三方中峻破之剂,凡体质不虚而干血着脐下,小腹硬痛者宜之。

　　从以上的举例,可见仲师在复杂疑似的症状中,很注意抓住症状的关键,突破疾病的本质,为立法遣方、用药配伍的依据。

(三) 药随症转　灵活多变

　　疾病的发生和发展的全过程,是千变万化的,因而必须根据疾病寒热虚实的不同阶段,采取或温或清,或补或攻的治疗方法,才能达到治疗目的。仲师对月经病、带下病、胎孕病、产后病等的治疗,都作出了很好的规范,真正做到有是症则用是药,药随症转,不拘一格的境地,如妊娠下血,腹中痛的胞阻,用胶艾汤以和血止血,温煦胞宫以止痛;仅"腹中疗痛"而无下血,则以当归芍药散养血而柔肝,健脾和中以除湿,从而肝脾两调来达到止痛安胎;甚或病情较重,本着《内经》"有故无殒"之旨,纵然是有毒犯胎之品,仍然酌情而用,如妊娠阳虚寒甚,胞宫不温而引起的腹痛,"当以附子温其胎"。明知附子辛热有毒,有破坚堕胎之弊,但子脏寒甚,非此大辛大热之品,不能温肾散寒,暖宫安胎,盖"阴阳之要,阳密乃固",阳复寒散,子脏温暖,气血和调,封藏之功能牢固,则无胎漏之虞。又新产之妇,多是又虚又瘀夹杂之体,其治疗之法,既要温养以扶正,促进气血的恢复,又要化瘀以祛邪,达到除旧生新的目的。如产后腹痛一症,既有用当归生姜羊肉汤以温养散寒,补血止痛,又有用枳实芍药散以调气止痛,甚或以下瘀血汤破血逐瘀。又如产后发热,为新产妇常见的疾病,根据其寒、热、虚、实的不同,属阳明腑实的用大承气汤以通便泄热;属太阳中风表证的则用桂枝汤解肌退热;虽有表证而兼阳虚的,则用竹叶汤以扶正祛邪,表里同治,提高其疗效。总之,有此症则用此药,既不忘于产后,又不拘于产后,药随症转,方贵中的,其效可期。

(四) 立法遣方　不忘血本

　　仲师的《伤寒杂病论》,对外感疾病和内伤杂病的病因病机和治疗,都作了系统而精辟的论述,也就是说理、法、方、药俱备,理论结合实践的专书,其用药是灵活多样的。就拿《金匮要略》妇科三篇的用药来说,就是很广的,既有药物的配伍,又有针灸的俞穴疗法,在内治的剂型有汤、丸、散、酒之分,在外治则有熏、坐、洗、敷之别,可以说治疗八法之中,除了吐法之外,其余均兼而有之。这是根据疾病有寒、热、虚、实的不同而决定的治疗方法。但仲师始终本着妇女以血为主,以血为用,"有余于气,不足于血"的特殊情况,在遣方用药上,时时刻刻不忘以血为宗,血虚不足者,固然以温养之法治之。而血实者,在活血化瘀之中,仍然不忘气血的盈亏,例如,产后腹痛,有虚、实、寒三种不同的类型,血虚而兼寒者,以当归生姜羊肉汤治之,既要温经散寒,又要养血止痛;若气血郁滞而痛者,以枳实芍药散调理气机,宣通气血;瘀血停滞而痛者,则以下瘀血汤润燥活血,化瘀破结之法治之。但行气活血攻伐之品,常有戕伤正气之虞,故枳实芍药散以麦粥送服,以和养胃气,保护气血生化之源;下瘀血汤以炼蜜为丸,酒煎送服,实取丸以缓之,酒以引药入血,防其攻伐太过。又如产后热利,既用白头翁汤清热燥湿以治病,又要用阿胶滋阴养血,甘草甘缓和中,以期达到祛邪不伤正的目的。其他如妊娠小便难而用当归贝母苦参丸以解郁养血,清热利水;漏下出血之用温经汤温经散寒,补虚化瘀,均是既本着祛邪治病,又要照顾气血的目的。

从以上的分析,可见仲师对妇科的贡献是很大的,对妇科疾病的致病原因,作了精要的论述,这些论述,既概括了外感六淫,又点出了七情内伤;在辨证论治上,根据病情寒热虚实的不同,点出其关键之所在,辨明疾病的本质,然后立法遣方,用药加减等,都作出了很好的规范,是后人学习的准绳。只要我们能很好地继承,结合临床实践,灵活加减应用,自然能收到预期的效果。

八、《伤寒论》中有关针灸疗法的探讨

(一) 前言

张仲景的《伤寒论》是一部理法方药俱备的伟大不朽杰作,不但在论证辨病和立法用药上头头是道,丝丝入扣,是后代医家良好的典范,是方药之鼻祖;就是对于针灸疗法方面,也作出了卓越贡献。现在为了更好地发扬仲师之遗训,发挥针灸疗法在"伤寒"中的医疗作用,以便能更快解除患者的痛苦,特分析综合如下。

(二) 运用的范围和原则

《伤寒论》中专论针灸疗法的条文并不多,但它的运用范围,却是相当广泛的。为了明白它的应用范围,特把有关条文列表于下。

《伤寒论》中有关应用针灸疗法的条文表

疗法	篇名	条文	原文
针刺	太阳	8	太阳病,头痛至七日以上自愈者,以其经尽故也。若欲作再经者,针足阳明,使经不传则愈
		24	太阳病,初服桂枝汤,反烦不解者,先刺风池、风府,却与桂枝汤则愈
		108	伤寒腹满谵语,寸口脉浮而紧,此肝乘脾也,名曰纵,刺期门
		109	伤寒发热,啬啬恶寒,大渴欲饮水,其腹必满,自汗出,小便利,其病欲解,此肝乘肺也,名曰横,刺期门
		142	太阳与少阳并病,头项强痛,或眩冒,时如结胸,心下痞硬者,当刺大椎第一间,肺俞、肝俞,慎不可发汗,发汗则谵语,脉弦,五日谵语不止,当刺期门
		143	妇人中风,发热恶寒,经水适来,得之七八日,热除而脉迟身凉,胸胁下满,如结胸状,谵语者,此为热入血室,当刺期门,随其实而取之
		171	太阳少阳并病,心下鞕,颈项强而眩者,当刺大椎、肺俞、肝俞,慎勿下之
	阳明	216	阳明病,下血谵语者,此为热入血室;但头汗出者,刺期门,随其实而泻之,濈然汗出则愈
		231	阳明中风,脉弦浮大而短气,腹都满,胁下及心痛,久按之气不通,鼻干不得汗,嗜卧,一身及目悉黄,小便难,有潮热,时时哕,耳前后肿,刺之小差。外不解,病过十日,脉续浮者,与小柴胡汤
	少阴	308	少阴病,下痢便脓血者,可刺
	平脉	74	少阴脉不至,肾气微,少精血,奔气促迫,上入胸膈,宗气反聚,血结心下,阳气退下,热归阴股,与阴相动,令身不仁,此为尸厥,当刺期门、巨阙

疗法	篇名	条文	原文
艾灸	太阳	117	烧针令其汗,针处被寒,核起而赤者,必发奔豚。气从少腹上冲心者,灸其核上各一壮,与桂枝加桂汤,更加桂二两也
	少阴	292	少阴病,吐利,手足不逆冷,反发热者,不死。脉不至者,灸少阴七壮
		304	少阴病得之一二日,口中和,其背恶寒者,当灸之,附子汤主之
		325	少阴病,下利,脉微涩,呕而汗出,必数更衣,反少者,当温其上,灸之
	厥阴	343	伤寒六七日,脉微,手足厥冷,烦躁,灸厥阴,厥不还者,死
		349	伤寒脉促,手足厥逆,可灸之
		362	下利,手足厥冷无脉者,灸之不温,若脉不还,反微喘者,死。少阴负趺阳者,为顺也

从以上的条文来看,《伤寒论》中的针灸疗法的应用范围有以下几方面。

(1)太阳与少阳并病,头项强痛,眩冒心下痞硬,汗之不可,攻之不能之时。

(2)三阳合病,病情复杂,解表攻里均非所宜,顺着病情趋势刺之,以宣泄经络郁热。

(3)太阳、阳明热入血室。

(4)肝气过盛而乘脾或乘肺者。

(5)少阴病下利便脓血。

(6)太阳病误用烧针发汗,针处受寒而发奔豚病。

(7)急救:少阴尸厥;少阴病吐利脉绝或阴虚血少亡阳。

(8)配合药物治疗:太阳病邪盛药轻,初服桂枝反烦不解者;少阴病口中和,背恶寒。

(9)预防太阳病行其经尽传经。

(10)厥阴病脉促(当是促而无力),手足厥逆。

(11)病情预后:厥阴病阴盛阳衰,虚阳上扰,灸治不愈者死;厥阴病下利手足厥冷而无脉者,灸之不温脉不还而微喘者死。

针灸疗法在《伤寒论》中的应用,归纳起来,虽然只是以上的11个方面,但却包括了单独治病、病危急救、协助汤液治疗、病情预后推断等内容。可见仲师对针灸治疗作出的伟大贡献,只要在临床中能辨证论治,掌握治疗原则,它的应用效果是很好的。

对于运用的原则,仲师虽没有明确的指示,但从以上的原文里,我们可以深刻领会这样的规律:即是"三阳宜针,三阴宜灸"。根据针灸疗法的总原则,一般是"实者宜针,虚者宜灸"。《伤寒论》中的三阳证,属实属热;三阴证属虚属寒,所以三阳用针、三阴用灸是非常合乎病情治疗原则的。不过疾病发展过程终究是变化多端的,所以仲师处处教人临证之法,应随病情的具体情况而定,针灸疗法当然也不例外,因此,仲师提出"三阳宜针,三阴宜灸"之后,紧接着又有"太阳用灸,少阴用针"之法,教人不但要通,而且要达,常中有变,既要掌握正面,更须熟悉反面,只有这样,才能应付复杂的病情。因为当太阳病误用烧针发汗,针后调理不好,针处为寒邪之气侵袭,气血受寒邪凝聚,因之遂致核起而赤,进而导致奔豚之病变。这种病变的机转,正是由于寒邪为患而起,即是"阳气不足,阴气反胜",治之应内外并重,外则先灸其核以散凝聚之寒邪,继之内服补养心阳之桂枝,然后才能达到正复邪去。若仍固执病本属阳,治宜用针之法,那便会邪反不去而正愈伤了。同样,少阴病的下利便脓血,以及厥气上逆胸膈的尸厥证,必须针刺其经气,以促进气血之畅行,达到扶正逐邪之功能,这里的针刺手法按照作者的体会,以轻刺为宜,因其目的在于促进人体自身之生理功能的恢复,进而祛除病邪。若是机械地以为"三阴宜灸",不敢用针刺之法,仍频施以艾灸,那便要发生坏证的。

总之,用药如用兵,作为一名医师,必须通常达变、细致全面,既要掌握疾病发展的一般规律,也要注意疾病变化的一面,立法用方,既有准绳,又不呆板,随证治之。

（三）有关孔穴的探讨

从以上的条文看来，对于穴位的记载，有些是详细的，有些是简略的。即是有：①指明穴位名称；②指出经络名称；③仅提及"刺之"、"灸之"或"可刺"等之分。不过对于指明的穴位并不多，仅有风府、风池、期门、大椎、肺俞、肝俞、巨阙等七个穴位，但是这些穴位是非常对证的，如果手法得宜，其收效是可预期的。现在列表分述如下。

《伤寒论》中针刺七个用穴表

经络	穴名	位置	临床应用	
			伤寒论中之主治症	在针灸书中一般的主治症
足少阳	风池	颞颥后发际陷中	太阳病初服桂枝汤，反烦不解	头痛、目赤、鼻出血、颈项强直、腰背痛、热病、中风
督脉	风府	项后发际上一寸大筋内宛之中	太阳病初服桂枝汤，反烦不解	中风、舌强不语、头痛项强、目眩、鼻出血、咽喉肿痛
督脉	大椎	颈胸椎之间	太阳少阳并病，头项强痛，眩冒，心下痞硬	实热咳嗽、肺胀胁痛、项背肩膊挛痛、痈疾、疟疾
足太阳	肺俞	第三椎下两旁相去各1.5寸	太阳少阳并病，头项强痛，眩冒，心下痞硬	痨瘵、吐血、喘咳
足太阳	肝俞	第九椎下两旁相去各1.5寸	太阳少阳并病，头项强痛，眩冒，心下痞硬	痞块痛、吐血、咳引胸胁痛、惊狂、目昏
任脉	巨阙	脐上六寸	少阴脉不至，厥气促上入胸膈身不仁	心病、反胃、膈食、吞酸呕吐
足厥阴	期门	乳下二肋端	①太阳少阳并病误汗谵语；②肝气盛乘脾和乘肺；③太阳病、阳明病热入血室；④少阴尸厥证	胁痛胸闷、呕吐酸水、饮食不下

注：在针灸书中一般的主治病一栏，系参考南京中医学院针灸讲义(1958年6月出版)

风池属足少阳胆经之穴，配督脉之风府穴，则其祛邪泄热之功益彰，以少阳居半表半里之间，既能开又能阖，为三阳之枢纽；督脉者，有督促持三阳之意，且少阳为风之藏，故太阳病桂枝证邪盛，初服桂枝汤反烦不解者，刺之则能疏泄太阳病之风邪，解除病者之痛苦；大椎穴亦属督脉之经穴，是手足三阳经交合的地方，刺之，可治外感风寒，颈项发热；肺俞、肝俞都是五脏之奇穴而均属足太阳膀胱经，刺肺俞可以理气宣肺，退肌表之邪热；刺肝俞则能泻少阳之火而和血；所以大椎、肺俞、肝俞三穴合用，一方面可解太阳之邪，另一方面又有宣肺畅肝的作用，故太阳、少阳并病用之良效。巨阙是任脉之经穴，刺之可行胸中之宗气，期门是厥阴肝经之募穴，而脉络胸胁刺之疏利气机而通血脉，故厥气上逆胸膈而致心下气血逆乱，因而形成少阴脉脉不至，身不仁的尸厥证时，二穴配合刺之，则收效良好。太阳、少阳并病项头强痛，眩冒，心下痞硬，如汗下俱不可之时，治之当用针刺之法，若反用发汗之剂，则津伤而少阳木火愈炽。肝藏血而主魂，因而遂致谵语，故治之刺期门，则木火得清，谵语自止。又太阳病、阳明病之热入血室，血室隶属肝脉，故均刺期门，以泻血中之实邪。此外，肝木过盛，影响脾肺之正常功能，而出现腹满谵语或伤寒发热、啬啬恶寒、大渴欲饮水等等症状，即所谓"肝乘脾"、"肝乘肺"，治之均宜刺期门，以泄肝经过盛之邪，肝木之邪除则脾肺自安。

从以上的分析，可知仲师的用穴是很切合实用的（这里只就有关《伤寒论》的应用主治证来讨论，对于针灸书中的主治证仅作对照，恕不赘述）。至于没有指出穴位而只说经络名称，或仅说"刺之"、"灸之"的条文，有足阳明、少阴和厥阴等三方面。由于每一经络都有很多的穴位，因而，后代医家在临床上的运用各有不同的经验和体会，因而说法也不一，现在摘要胪表如下。

历代医家对伤寒用穴摘要表

证候	疗法	穴道	主张者
太阳病,头痛至七日以上未解	针	足三里	陈修圆
		跌阳脉	周禹载
		头维、足三里、内庭	承淡安
脉弦浮大,短气,腹满胁下。及心痛,鼻干,不得汗,嗜卧,一身面目悉黄,小便难,潮热,时时哕,耳前后肿	刺	足阳明	柯韵伯
		①短气腹满:足三里、承山、内庭;②胁下及心痛:大陵、章门、阳陵;③鼻干不得汗:合谷、经渠;④身黄:至阳、膈俞、腕骨、公孙;⑤小便难:中极、阴陵;⑥潮热:大椎、间使、支沟、承山;⑦时时哕:内关、巨阙;⑧耳前后肿:液门、小海	承淡安
少阴病,下利便脓血	刺	少阴之井荥俞经合	钱潢
		幽门、交信	常器之
		期门	柯韵伯
		命门、三焦俞、中膂俞、长强	承淡安
少阴吐利,手足不逆冷,身反发热,脉不至	灸	太溪	常器之
		太溪、伏留	柯韵伯
		太溪、气海	承淡安
少阴病一二日,口中和,背恶寒	灸	膈俞、关元、背俞第三行	常器之
		少阴之井荥俞经合	钱潢
		大椎	承淡安
少阴病,下利脉微涩,呕而汗出,数更衣反少	灸	厥阴俞(脉经)、太冲(常器之)、太溪(郭雍)	承淡安
		中脘、足三里	
伤寒六七日,脉微,手足厥冷,烦躁	灸	关元、行间、章门、百会	张令韶
		五俞	柯韵伯
		神阙	承淡安
伤寒脉促,手足厥逆	灸	太冲	常器之
		神阙、涌泉	承淡安
下利,手足厥冷	灸	关元、气海	常器之

从上表看来,可知道历代注家的见解,虽然出入很大,但都各有一定的道理,是值得参考的。不过,在这里也应该说明几点:①太阳病头痛七日以上未解,用下肢穴位,如足三里等引血下行,固然是根本的措施,但若结合局部穴位,如头维之针刺,则更可迅速解除病者之痛苦,所以承氏之说是较恰当的。至于周禹载主用跌阳脉,此处即是冲阳穴,刺之容易出血,古人一向禁针,用之当谨慎而行。②三阳合病,病情复杂,法宜随证施法,故承氏所用之穴位虽多,但都合乎实用。③少阴病口中和,背恶寒,常器之用膈俞可以温表而散外邪;用关元则温里而助元气,立法甚当。

总之,针灸疗法是和疾病作斗争的武器,只要能辨证正确,参用前人之经验结合自己的体会,神而明之,则其疗效是很显著的。

(四) 忌用的范围和误用后的危害性

仲景不但正面教导后人应用针灸治疗的方法和适应证,而且也从反面教人不可用针灸的范围,以及误用之后引起一系列的变证和救治的措施。为了便于分析综合,兹择有关条文列下。

原文6条:"太阳病……风温为病,脉阴阳俱浮,自汗出,身重,多眠睡,鼻息必鼾,语言难出……若被火者,微发黄色,剧则如惊痫,时瘛疭……"

原文111条:"太阳病中风,以火劫发汗,邪风被火热,血气流溢,失其常度。两阳相熏灼,其身发黄。阳盛则欲衄,阴虚小便难。阴阳俱虚竭,身体则枯燥……腹满微喘,口干咽烂,或不大便,久则谵语,甚者至哕,手足躁扰,捻衣摸床……"

原文112条:"伤寒脉浮,医以火迫劫之,亡阳,必惊狂,卧起不安……"

原文113条:"形作伤寒,其脉不弦紧而弱。弱者必渴,被火必谵语……"

原文284条:"少阴病,咳而下利谵语者,被火气劫故也,小便必难……"

原文16条:"太阳病三日,已发汗……若温针,仍不解者,此为坏病……"

原文119条:"太阳伤寒者,加温针必惊也。"

原文266条:"本太阳病不解,转入少阳者,胁下硬满,干呕不能食,往来寒热……温针,谵语,柴胡证罢,此为坏病……"

原文:"太阳中暍者……加温针,则发热甚……"(《辨痓湿暍脉证第四》)

原文:"伤寒发热,头痛,微汗出……加温针则衄"(《辨不可下病脉证并治第二十》)

原文29条:"伤寒脉浮,自汗出,小便数,心烦,微恶寒,脚挛急,反与桂枝欲攻其表,此误也……复加烧针者,四逆汤主之……"

原文118条:"火逆下之,因烧针烦躁者……"

原文153条:"太阳病,医发汗,遂发热恶寒,因复下之,心下痞,表里俱虚,阴阳气并竭。无阳则阴独,复加烧针,因胸烦,面色青黄,肤瞤者,难治。"

原文115条:"脉浮热甚,而反灸之,此为实,实以虚治,因火而动,必咽燥吐血。"

原文200条:"阳明病,被火,额上微汗出,而小便不利者,必发黄。"

原文221条:"阳明病,脉浮而紧,咽燥口苦,腹满而喘,发热汗出,不恶寒反恶热,身重……若加温针,必怵惕烦躁不得眠……"

原文:"阳脉浮,阴脉弱者,则血虚,血虚则筋急也……荣气微者,加烧针,则血留不行,更发热而躁烦也。"(《辨脉法第一》)

从以上的条文,其引起误治的有火、温针、烧针等三种,完全是以"火"治为中心,因"火"治一法,历代注家认为是包括有"熏"、"熨"和"艾灸"等在内的。因此,在禁忌范围方面有以下几种:①太阳病误治后的风温病;②太阳病中风或太阳表证;③太阳中暍;④阳明实热;⑤少阴病;⑥温热病类。

总之,凡是阳热实证、阴虚内热证和太阳表证等证型忌用火治之法。若误而伤之,则阴液受劫,心阳为火法所伤,则变证百出。

火治之法,用之得当则立起沉疴,用之不当,其危害不浅。因此,根据以上原文的精神,误用之后有损心阳而心神浮越,或伤及营阴而动血伤筋,因此,常常出现发黄、惊狂、烦躁、瘛疭、谵语、捻衣摸床等等变证。所以,仲师谆谆教人"火气虽微,内攻有力",用之得当则能挽救垂危之沉疴,反之,用之不当,亦能"焦骨伤筋"。这的确是极为珍贵之教训。

(五) 结语

针灸疗法是祖国医学的宝贵遗产之一,它同汤液一样能解决许多疾病,尤其是有时还能解决药物所不能解决的疾病,所以,古代医家素来是汤液针灸并重。仲景是医中之圣人,不但是方药的鼻祖,而且从《伤寒论》中,更可以看出仲景对针灸疗法之重视,这对我们的启示是很珍贵的。

新中国成立以来,党号召我们发掘整理祖国医学,创造中华民族的新医学,针灸疗法是发掘整理的重要内容之一。所以不揣简陋,对《伤寒论》中有关针灸治疗的问题做初步的探讨归纳,但由于笔者学识浅薄,错误在所难免,希望医界同仁指正。

参 考 资 料

承淡安.1956.伤寒论新注.南京:江苏人民出版社.

江苏省中医学校伤寒教研组.1958.伤寒论释义.南京:江苏人民出版社.

南京中医学院伤寒教研组.1959.伤寒论译释.上海:上海科学技术出版社.

重庆市中医学会.1955.新辑宋本伤寒论.重庆:重庆人民出版社.

九、试论《金匮要略》的温法

《金匮要略》是东汉张仲景巨著《伤寒杂病论》中杂病部分。它以整体观念为指导思想,以脏腑经络为理论基础,以四诊八纲为辨证中心,以八法为遣方用药的依据,是理论结合实践杂病辨证论治的专书,一直到今天仍然有其重要的意义。

内伤杂病,主要是脏腑功能失调而引起的病变,最易伤气耗血,在治疗上必须重视益气补血,温养回阳,所以八法中温法应用最为广泛。现作初步归纳分析如下。

(一) 温法运用的原则

温法是使用温性或热性药物,以消除患者的沉寒痼冷,补益阳气的一种方法。在《金匮要略》中运用温法的原则,一是协调阴阳,二是温养脏腑,促进气血的修复。

1. 协调阴阳

人之一身,不外乎阴阳水火、气血营卫而已。阴阳平衡,水火相济,营卫调和,气血充盛,则人能保持健康,否则便要百病丛生,所以要协调阴阳以保证身体健康。《金匮要略》从温法协调阴阳,综合起来,主要有以下几个方面。

(1) 阴阳并补:孤阴不生,独阳不长,阴阳是互根的密切关系。在扶阳之中,必须注意养阴,如"虚劳里急,悸、衄、腹中痛,梦失精,四肢酸痛,手足烦热,咽干口燥,小建中汤主之"是寒热错杂,阴阳两虚而以阳虚为主之症,故取姜桂之辛热以通阳调气;甘草、大枣、饴糖之甘平以益阴,补中缓急;芍药酸而微寒,以敛阴和营,从而达到建立中气,从阴引阳,从阳引阴,阴阳协调的目的。

(2) 温补并用:《素问·至真要大论》:"衰者补之,劳者温之"。温养之法,虽然是能扶正,但温法祛寒回阳有余,补虚不足;补法则功擅扶正,回阳之力不足。故凡病虚而寒者,常常温补并用。如"心胸中大寒痛,呕不能饮食,腹中寒,上冲皮起,出见有头足,上下疼痛而不可触近,大建中汤主之。"证属脾胃阳虚,中焦寒甚所引起的腹满,故方中以蜀椒、干姜温中散寒,人参、饴糖温补脾胃,温补并用,大建中气,使中阳得返,阳回正复,阴寒消除,诸症悉愈。

(3) 温清兼施:温之与清,本是相反的疗法,势如冰炭,两者是不相容的,但在疾病的发展过程中,由于邪正的消长进退,往往有上热下寒、上寒下热、寒热错杂之变,单用温法或清法来治疗,均不能针对病情,故温清并用亦是不可缺少的法则。例如,风湿历节一病,本是由于风、寒、湿外袭而引起的病变,而寒湿之邪郁遏,阳气不得宣伸而渐次化热,化热则伤阴,单温之则阴愈伤,单清之则寒湿不解,故以桂枝芍药知母汤治之,既能祛风除湿,温经散寒,又能清热滋阴。

(4) 温阳祛邪:疾病的发生发展过程,实际上是邪正消长的过程。当正虚邪盛之时,宜扶正以祛邪,例如,桂枝附子汤、白术附子汤、甘草附子汤,是治风湿病变的方剂,虽有治风重于湿,治湿重于风,风湿并重的不同,其实三方均用附子以温里,从而达到扶阳益气,祛风除湿的目的。

(5) 祛邪扶阳:邪盛正虚,阴盛于内,格阳于外,阳气欲脱之时,非祛除阴寒之邪,不足以复元阳气。例如,"呕而脉弱,小便复利,身有微热,见厥者,难治,四逆汤主之。"中则脾胃阳气衰竭,下则肾阳不固,阴寒内盛,虚阳外越,为阳气欲脱之候。故以四逆汤之辛甘温热治之,以冀祛除阴寒而复元阳。

2. 温养脏腑

脏者藏也,五脏贮藏精气而不泻;六腑是传化物而不藏。脏以贮守为用,腑以通行为补,内伤杂病的病变,实际上就是气血不和,脏腑功能失常的病变,所以温养脏腑是温法的主要内容,其中尤其是以脾肾两脏的功能是否亏损为重点。因为脾胃为后天之本,是生化气血营卫的源泉;肾藏精而内寄相火,为先天之本,是性命之根。特别是内伤病的后期,常常出现脾胃虚损的证候,脾胃的亏损,更会影响到其他脏腑,导致病情进一步恶化。故以甘温或甘平之剂温补脾肾,是治疗内伤杂病治本之法。例如,虚寒肺痿而出现头眩、咳嗽、吐涎沫、尿频或遗尿等虚寒之候,治之用甘草干姜汤,名是温肺复气,实是温脾暖胃,从而达培土生金的目的。又如脚气、腰痛、消渴、转胞、水饮等五种不同的病变,证候虽然不同,但由于这五种病变,都是由肾阳虚弱,气化功能失常而引起,所以同用八味肾气丸扶阳滋阴,使元阴元阳恢复,则诸症悉除。

总而言之,温法的着眼点,在于协调阴阳,温养脏腑,使阴阳相对平衡,脏腑功能正常,营卫气血调和,从而保证人的健康。

(二) 温法的具体运用

温法是通过温中祛寒、回阳通络等作用,使寒邪去,阳气复,经络通,血脉和,适用于脏腑经络因寒邪为病,根据具体情况,其运用方法各不相同,兹分述如下。

1. 温补肾阳法

肾为水火之脏,是元阴元阳之根,肾阳的盛衰,是决定各个脏腑阳气的盛衰,所以温补肾阳是温法的重点,常用方是八味肾气丸。本方既能扶阳,又能滋阴,补中有泄,泄中有补,补阳不伤阴,滋阴不碍阳,刚柔相济,温润并用,组方细微,面面俱到,诚是温补肾阳之良方。

2. 温散寒湿法

寒之与湿,同为阴邪,具有内外之分。寒性收引,湿邪重浊,凡风、寒、湿邪客于肌表,当用温开微汗以祛邪,如"湿家身烦痛,可与麻黄加术汤发其汗为宜"。麻黄汤本为外感风寒表实无汗而设,恐其过汗,反而导致伤正而湿邪不解,故加白术一味,使麻黄得术,虽发汗而不太过;术得麻黄,能行表里之湿,使寒湿之邪随微汗而解。又如"肾著"之病,"其人身体重,腰中冷,如坐水中……腰以下冷痛,腹重如带五千钱,甘姜苓术汤主之"。本病为寒湿之邪着于腰部,故以温中散寒,健脾除湿之甘姜苓术汤治之。其他如甘草附子汤,为表里阳气皆虚,风湿俱盛常用之方,也是取其能助阳温经,散风祛湿之功。

3. 温化水饮法

水饮潴留局部为痰饮,弥漫泛滥全身为水肿,其原因是由于脾阳虚弱,不能运化水湿,或者肾阳亏虚,命门火衰,不能化气行水,故治痰饮"当以温药和之",以振奋阳气,开发腠理,通行水道。例如,中阳不运,水饮内停,其本在脾,故以苓桂术甘汤健脾利水;又如寒饮郁肺,以致肺气不宣而出现上逆咳喘,痰鸣如水鸡声等症,以散寒宣肺、化痰降逆之射干麻黄汤主之。本方为散中有收,温中有和,使邪去而正不伤,咳喘患者常用之方。

4. 温中益气法

脾胃为气血生化之源,凡中阳虚弱,以致运化功能失常而出现气血亏损、阴阳两虚者,当用温中益气之法。如"虚劳里急,诸不足,黄芪建中汤主之"。以小建中汤温中补虚,缓急止痛,黄芪益气生血,使阴回阳复,其病即愈。又如胸痹喘息咳唾,心胸痞满等,症有偏虚偏实之分。"实者泻之",用枳实薤白桂枝汤以荡涤之;反之,胸痹疼痛而见四肢不温,倦怠少气,声音低微,脉象细弱等偏虚的证候。不仅既遵"虚者补之"之义,而且又仿"塞因塞用"之法,以人参汤治之,温中助阳,振奋阳气,使大气运转,气机升降正常,则阴寒自散。

5. 温经补血法

血之与气,遇寒则凝则遏,得温则生则通。故凡血虚而有寒者,当用温养之法治之。如"产后腹中疞痛","寒疝腹中痛,及胁痛里急者",两者均为血虚有寒,不能温养筋脉而引起的疼痛。故可同用"当归生姜羊肉汤"主之。方中之当归、生姜温血散寒,羊肉补虚生血,"形不足者,温之以气;精不足者,补之以味"(《素问·阴阳应象大论》),形精兼顾,气味并用,阳复血充,经脉通畅,其效兼卓著。

6. 温血消瘀法

瘀血的形成,是有多方面的因素,但寒凝血瘀,则为其首要。故《素问·调经论》:"血气者喜温而恶寒,寒则泣不能流,温则消而去之"。凡是寒凝血瘀,虚实夹杂而以血虚为主的病变,治之当用温血消瘀之法,例如,妇人冲任虚寒兼有瘀血而引起的月经不调、痛经、崩漏、不孕等,均可用温经汤治之。本方为温经散寒、调补冲任、养血祛瘀之良方,有扶正祛邪之效。

7. 温阳止痛法

血脉为气血运行的道路,以通畅为贵,不通畅则有疼痛之变。而经脉之所以不通,多由于寒凝而引起。故凡疼痛剧烈,四肢厥冷,甚或唇面青紫,冷汗淋漓,脉沉紧等一派阳虚寒凝之候,张仲景常用逐寒回阳之品,如"病历节不可屈伸疼痛,乌头汤主之";"心痛彻背,背痛彻心,乌头赤石脂丸主之";"寒疝绕脐痛,若发则自汗出,手足厥冷,其脉沉紧者,大乌头煎主之"。乌头、附子为大辛大热之品,能破除沉寒痼冷,回阳温血,缓和止痛。

8. 温阳固摄法

《素问·生气通天论》:"凡阴阳之要,阳密乃固"。阳虚不能固密,以至出现咯血、便血、遗精等之变。如"男子失精,女子梦交",脉极虚芤迟者,是由于阴阳两虚,以阳虚为主,因固摄无能之故,以桂枝汤调和营卫,加龙骨、牡蛎潜镇摄纳,使阳气固摄,阴气内守,则泄漏可止;又如中焦虚寒,血不归经而吐血不止,每用柏叶汤温中以止血;先便后血的远血病变,是由于脾气虚弱,统摄无能,治宜温脾摄血,以黄土汤治之;下利日久而致虚寒滑脱,气血下陷者,以温中固脱之桃花汤治之。总之,脾主统血,肾主闭藏,血之所以妄行,精液之所以漏泄,大便之所以滑脱,均由于脾肾阳虚,不能固摄而致之,故温阳固摄为常用之法。

9. 温降冲逆法

脾以升为健,胃以降为和,若脾胃阳虚,运化无能,则水湿停留而有头目昏眩、心悸、呕吐等之病变,如小半夏汤、小半夏加茯苓汤,便是为温化水饮、降逆止呕而设。甚则中、下焦虚寒,以致厥阴肝寒犯胃而有"呕而胸痛"、"干呕、吐涎沫、头痛者,吴茱萸汤主之"。本方中之吴茱萸苦温,苦则能降,温则能散寒,有降肝胃寒逆之功;生姜辛温,能散寒和胃;人参、大枣甘温,能补脾胃气虚,合而用之,能温化寒饮,降逆止呕。又如妊娠恶阻,呕吐不止者,证属胃虚寒饮之病变,每用干姜人参半夏丸治之,则收到温中和胃,降逆止呕的作用。盖干姜温中散寒,姜汁、半夏蠲饮降逆,人参甘温益气,扶正祛邪并行,疗效良好。

10. 温阳通便法

积结之病变,有寒热之分。阳明腑实热结便秘者,当宗诸承气辈,以苦寒下夺治之;如寒实内结,阳气郁滞,营卫失调而致胁腹疼痛,大便不通,"其脉紧弦,此寒也,以温药下之,宜大黄附子汤"。证属寒结内实,根据《素问·至真要大论》:"寒者热之","结者散之","留者攻之"的原则,故以附子辛热温里散寒,全方有温散寒凝而开闭结,通下大便以除积滞的作用。

11. 温阳通脉法

气血得温阳之气则运行畅通,遇寒则凝滞,凡证属阳虚寒凝而血脉痹著,以致血液停滞,筋脉失于温养而麻木酸痛,甚或为癥为瘕者,当以温阳通脉法治之。如表里阴阳俱虚之血痹,用黄芪桂枝五物汤温阳益气,和营卫以行痹;瘀血停滞日久形成"癥痼害"者,以桂枝茯苓丸温通血脉,活血化瘀,缓消癥块。

12. 温托排脓

痈疽脓毒,贵在能宣达外透,盖邪去则正安,脓毒尽则新肉自生。如阳气不足,正不胜邪,脓毒停滞经脉脏腑,则其为害非浅,故"肠痈之为病,其身甲错……此为肠内有痈脓,薏苡附子败酱散主之",即是振奋阳气,以达排脓解毒、消肿祛腐的目的。

总而言之,《金匮要略》的温法,是本着"劳者温之"、"寒者热之"的原则,针对病的属寒属虚者用之。它的应用范围很广泛,这里所举仅仅择其要而已。

十、《金匮要略》论瘀初探

瘀血是由内伤七情、外感六淫、虫兽刀伤或妇女经产等导致脏腑经络功能失常的病理产物;反过来,它又是脏腑经络功能障碍、气血运行受阻的致病因素之一。《金匮要略》是以整体观念为指导思想,以脏腑经络为依据,论述内伤杂病辨证施治的专书。其中,对于瘀血的阐述,理法方药俱备。兹综合介绍并略作分析如下。

(一) 疫毒郁滞

"阳毒之为病,面赤斑斑如锦纹……阴毒之为病,面目青,身痛如被杖"(《百合狐惑阴阳毒病篇》)。

阴阳毒之为病,临床表现虽有所不同,但均系感受疫毒而发。由于患者体质等的不同,疫毒侵犯的部位及反应亦有所异。疫毒侵入阳络血分,毒与血搏结,迫血外溢;心主血,面为心之外荣,故外候"面赤斑斑如锦纹"。疫毒侵入阴络血分,血行瘀阻,经脉不利;"诸脉者皆属于目",血不能上荣于目,又不能外灌濡养肢体肌肤,故"面目青,身痛如被杖"。因两者同为疫毒壅滞经脉,故均用有清热解毒、滋阴搜邪、活血化瘀之功的升麻鳖甲汤加减治之。

"病疟以月一日发,当以十五日愈,设不差,当月尽解;如其不差,当云何?师曰:此结为癥瘕,名曰疟母"(《疟病篇》)。

疟病为热性传染病,如误治或失治,病久不愈,则疟邪假血依痰、结聚成块于胁下而成"疟母"。这实际上是由于邪伏募原、肝失疏泄、脾不健运、气血运行失常而形成的痞块。根据《内经》"坚者削之,积者行之"的治疗原则,故取寒热并用、攻补兼施之鳖甲煎丸治之,以期收到扶正祛邪、消癥化积之功效。但本方虽为丸剂,仍偏于峻攻,故凡体弱气血不足者,应配合以补益之品,庶可免耗伤气血之弊。

(二) 虚劳干血

"五劳虚极羸瘦,腹满不能食,食伤、忧伤、饮伤、房室伤、饥伤、劳伤,经络营卫气伤,内有干血,肌肤甲错,两目黯黑,缓中补虚,大黄䗪虫丸主之"(《血痹虚劳病篇》)。

各种内伤的致病因素,导致人体气血营卫耗竭,脏腑经络功能虚衰,因而血液凝滞,郁积日久化热伤阴,气血亏损,不能温煦濡养肢体,故"肌肤甲错","目者,宗脉之所聚也",阴阳气血俱虚,不能上荣于目,故症见"两目黯黑"。证属心虚血积,故以补虚活血之大黄䗪虫丸治之。本方既有大黄、䗪虫、水蛭、虻虫等活血破瘀,又有干地黄、白芍滋阴养血,甘草、白蜜益气缓中,实为扶正祛邪之剂。凡久病血极而血瘀停滞,如小儿疳积肚大青筋,妇女虚弱经闭不行,小腹掣痛或肺痨咳血、胸痛、潮热盗汗者,均可随症用之。

(三) 阳虚寒凝

"心痛彻背,背痛彻心,乌头赤石脂丸主之"(《胸痹心痛短气病篇》)

"心痛彻背,背痛彻心",为阳虚于上,阴盛于下,阴寒痼结,血行凝滞的心痛病变,与今之冠心病相类似。心为阳中之阳,主血脉的运行,心阳不足,则阴寒之邪乘虚而上冲,以致心阳被抑,血不通行,故取大辛大热、又走又散之乌头赤石脂丸治之,以便达到温阳散寒,峻逐阴凝,促进血脉通行的目的。今人认为冠心病的发病,除与年老体弱、血管硬化有关之外,和郁、寒、瘀等因素亦有密切关系,因而在扶正治本的基础上,兼投宣痹通阳、芳香温通、行气活血、化瘀通痹之剂,已为治疗冠心病的重要原则之一。

"肝着,其人常欲蹈其胸上,先未苦时,但欲饮热,旋覆花汤主之"(《五脏风寒积聚病篇》)。

肝藏血而主疏泄,其脉布胁贯膈络胸注肺。肝为邪侵,则疏泄功能失职,经脉气血郁滞,瘀阻不行,其症常见胸胁胀痛或刺痛等,故"其人常欲蹈其胸上",是"不通则痛"之变;患者"先未苦时,但欲饮热",知其属寒凝血瘀,故在取旋覆花、新绛行气通络、活血化瘀的同时,复取葱白之辛温通阳以散结。本方为调气散结、通阳活血之良剂,凡属寒邪凝滞,肝气不转而血瘀引起的胸胁或胃脘胀痛、闷痛,按之而不减者,以本方配丹参饮或血府逐瘀汤之类治之,往往可收瘀去痛止之功。

(四) 湿热遏郁

"小便不利,蒲灰散主之"(《消渴小便不利淋病篇》)。

肾为水火之脏,主全身津液之蒸腾敷布,膀胱为水府,主溺的贮藏和排泄。肾和膀胱在人体水液的输布、吸收、排泄的过程中是很重要的。今湿热下注,湿邪重浊黏腻,阻遏三焦气化的运转;热为阳邪,湿热交蒸,煎迫血液,以致出现小便不利、尿道涩痛,小腹急痛等湿遏气机、热郁血分的瘀滞症状,故治以蒲灰散清热利湿、凉血化瘀。

治病求因,审因论治,这是中医治病的重要原则之一。凡温热下注之尿淋、尿痛、尿血或湿热俱盛之阳黄证,在治疗上,除针对其病根湿热外,还要兼顾其瘀积为患的一面,在清热利湿之剂中,加入活血化瘀,入络通行之品。如湿热发黄,既用茵陈五苓散清热利湿,又用白茅根、大蓟、小蓟、益母草、丹皮、牛膝之类以凉血化瘀、利窍通行。这比单纯清热利湿收效较捷。又如尿淋、尿痛、尿血,为湿热壅滞于下焦,络脉损伤之变,治疗当加滑石、木通、瞿麦等渗利之品,以去其湿热,复加泽兰、当归尾、赤芍之类以化瘀止血,则湿热清而血行归经,其效可期。

"痹非中风,四肢苦烦,脾色必黄,瘀热以行"(《黄疸病篇》)。

脾为人身气机升降的枢纽,能运化水湿而统摄血液,如脾失健运,则湿热停滞中焦,遏郁熏蒸于肝胆,热陷于血分,以致胆汁不能循常道而外溢,故"瘀热以行"。肤色之黄,实因热郁血瘀所致,故今人有"治黄不离瘀"之说,确属经验之谈。

(五)痈脓阻塞

"肠痈者,少腹肿痞,按之即痛如淋,小便自调,时时发热,自汗出,复恶寒,其脉迟紧者,脓未成,可下之,当有血……大黄牡丹汤主之"(《疮痈肠痈浸淫病篇》)。

本条既点出肠痈的主要脉证,又明确指出肠痈的病机"当有血"。肠痈之所以形成,是因为热毒内壅,营血瘀结肠中。治宜泄热化瘀并重,才能清其伏热而祛其血块,故用大黄牡丹汤以收清热解毒、逐瘀攻下之功。

前人有云:"不通则痛"。痛之所以成,滞也、积也、瘀也。滞者宜调而导之。积者宜消而化之。瘀有寒热虚实之分,虚寒则温补而行之,如血虚而寒凝经脉用附桂四物汤或少腹逐瘀汤;实热则泻实散血而化之,如热与血结的蓄血症而用桃核承气汤。此条指的是热郁肠中、营血瘀积下焦、经脉不通的病变,故以荡涤实热、凉血化瘀之法治之。

(六)癥瘕漏红

"妇人宿有癥病,经断未及三月,而得漏下不止,胎动在脐上者,为癥痼害。妊娠六月动者,前三月经水利时,胎也。下血者,复断三月衃也。所以血不止者,其癥不去故也,当下其癥,桂枝茯苓丸主之"(《妇人妊娠病篇》)。

本条主要是讲孕妇宿有癥病而引起胎漏下血的证治。气血循经脉而运行全身,温煦濡养四肢百骸。当瘀血停滞经脉,血液不能正常循行,新血不得归经,在孕妇则有胎漏下血之变。本着"有故无殒"之旨,遵"通因通用"之法,以桂枝茯苓丸治之,但须孕妇体质素壮又无滑胎史者方可用,且务用丸剂,取其"丸者缓也"之意。本方为活血化瘀之剂,凡是由血瘀引起的血证,如月经过多、崩漏、痛经、堕胎、小产或胞衣不下,或恶露绵绵,日久不绝者,均可加减用之。瘀血消除,新血得生,经脉畅通,则痛者可消,漏红者可止。

(七)经产留瘀

经产致瘀的因素是多方面的,具体分述如下。

(1)堕胎半产。孕妇不慎堕胎或半产,冲任损伤,瘀血停滞经脉,"曾经半产,瘀血在少腹不去……当以温经汤主之"(《妇人杂病篇》)。"妇人则半产漏下,旋覆花汤主之"(《妇人杂病篇》)。

由于堕胎、半产,瘀血停滞,经脉不利,常有腰痛如折,少腹、小腹疼痛,阴道出血不止等症,故用温经汤以温经补虚、散寒化瘀,或旋覆花汤调气散结、化瘀止血。配方中宜酌加止中有化之品,如蒲黄炭、艾叶炭、荆芥炭之类,以加强其化瘀止血之功。

(2)恶露不绝。一般来说,新产妇恶露的排出,1~2周内干净;倘若淋漓不绝,拖延过长,则往往发生他变,"产后七八日,无太阳证,少腹坚痛,此恶露不尽"(《妇人产后病篇》)。恶露不尽,则新血不得生,败血停留于下焦,故少腹坚痛。如治之不当,血瘀停留日久,耗伤阴液,则变为干血蓄积下焦,所以"产妇腹痛……此为腹中有干血著脐下,宜下瘀血汤主之"(《妇人产后病篇》)。不仅有少腹坚痛,而且出现肌肤甲错、舌质紫暗等一派"干血"的症状,治宜下瘀血汤以逐瘀止痛,瘀消则痛自失。治产后瘀积日久如此,治瘀积经水不利亦如此,故曰"亦主经水不利"。

(3)水血互结。妇人新产之后,多属虚损之体,治宜益气养血以扶正,祛浊化瘀以生新。若处理不当,则水与血互结于血室之中,所谓"妇人少腹满如敦状,小便微难而不渴,生后者,此为水与血俱结在血室也"(《妇人杂病篇》)。既然是水与血俱结,治之当须活血利水兼施,故用大黄甘遂汤。以大黄破瘀,甘遂逐水;因产后正虚血亏,故以阿胶扶正养血,俾邪去而正不伤。但本方仍偏于峻攻,用时宜适可而止。

（4）虚寒积冷。"妇人之病,因虚、积冷……为诸经水断绝……血寒积结,胞门寒伤……"（《妇人杂病篇》）。因虚则阳气不足,鼓动蒸发无能,寒冷之邪乘虚积结胞门,因而经脉不利,故月经不行,治之当用温经散寒、活血化瘀之法。如温经汤、少腹逐瘀汤、桂枝茯苓丸之类。

（5）结气郁滞。"妇人之病……结气"（《妇人杂病篇》）。人体血之与气,相辅相成,气赖血载,血赖气行,如情志抑郁,气机不畅,则导致血行不利,出现经水不畅等之变。治之当用疏肝理气之法,如柴胡疏肝散、逍遥散之类。

（6）脏坚不散。"妇人经水闭不利,脏坚癖不止,中有干血,下白物,矾石丸主之"（《妇人杂病篇》）。胞宫本是主月经和孕养胎儿的脏器,如有陈败的瘀血停留,久郁化热生虫,不仅月经闭止不行,而且带下绵绵,质秽阴痒。本"急则治其标"之旨,治宜先用矾石丸除湿热以止带,待带止之后,再用活血逐瘀之品以通经。

（7）风血相搏。"妇人六十二种风,及腹中血气刺痛,红蓝花酒主之"（《妇人杂病篇》）。妇人经产之后,因体虚卫阳不固,风邪最易乘虚而入,与血气相搏于经脉之中,以致血瘀不利,故少腹、小腹时感刺痛。本"治风先治血,血行风自灭"之旨,治以行血活血之红蓝花酒之类。

仲景根据《内经》"疏其血气,令其条达"、"坚者削之"、"结者散之"、"留者攻之"等有关原则,结合自己长期的临床经验,在治瘀上有以下特点。

（1）重视辨证施治。在活血化瘀的基础上,根据致瘀的不同因素,采取不同的治法。例如,瘀血引起的经水不利,就有下瘀血汤逐瘀止痛,土瓜根散破瘀通经,抵当汤破血逐瘀,大黄甘遂汤破血逐水,以及攻补兼施等之分。又如,疟母癥瘕,五脏虚劳干血,均属正虚邪实之变,但前者为寒热痰湿之邪与气血相搏而成,故用鳖甲煎丸治之,以扶正祛瘀、消积化癥;后者则为五脏虚极,阴阳气血俱亏所致的干血,故用大黄䗪虫丸治之,以缓中补虚。

（2）喜用大黄和虫药。在治瘀方中,多处用大黄和虫类药物。大黄性味苦寒,《本经》谓其能"下瘀血、破癥瘕"。《血证论》云:"大黄之性,亦无不达,盖其气最盛,凡人身气血凝聚,彼皆能以其药气克而治之"。可见大黄能泄能降,既可泻热通便,又可破积行瘀,凡属瘀积之变,在化瘀导滞方中酌加大黄一味,确能倍增"推陈致新"之功。虫药性味咸寒,善入络搜邪,软坚化瘀。如鳖甲咸寒滋阴,能软坚散结,又能入血搜邪;水蛭、虻虫性善啮血,功专破血逐瘀。《伤寒来苏集》云:"蛭,昆虫之巧于饮血者;虻,飞虫之猛于唉血者也,兹取水陆之善取血者攻之,同气相求耳。"水蛭、虻虫、䗪虫诸虫并用,同入血分,确有破血逐瘀之卓效。凡久治不愈的癥瘕,加用虫药,可获较好疗效。

（3）慎用理气之药。血之与气,相互为用,病变时亦相互影响,故后人有"治血不忘气"之说。但在《金匮要略》治瘀方中,除鳖甲煎丸中之厚朴属气药外,其余诸方中均无行气降气之品。探溯其用意,《金匮要略》本是治疗内伤杂病的专书,而致瘀之变多是气血亏损、阴阳两虚、本虚标实的疾病,如过用行气之品,最易耗伤阴血,损害正气,反而对治瘀不利,故慎用之。

总之,《金匮要略》治瘀用药,偏重于温运辛开,直入血分,搜邪散结,咸寒滋润,养阴通络,软坚化瘀,做到祛瘀不伤正,扶正不滞瘀,其用意之深,值得后人很好地学习。

十一、论《金匮要略》妇科三篇

《金匮要略》是汉代张仲景在"感往昔之沦丧,伤横夭之莫救,乃勤求古训,博采众方"的基础上根据长期临床实践而著的《伤寒杂病论》中的杂病部分,既有理,又有法,选方圆活,用药广泛而多变,一直到今天,对临床的辨证论治,仍然有极其重要的指导意义。现对其中的妇科三篇,结合个人体会加以论述。

（一）内容扼要 简而精谨

所谓妇科三篇,即是《妇人妊娠病脉证并治》、《妇人产后病脉证治》、《妇人杂病脉证并治》。这三篇的原文,一共只43节,不仅论述了妇女经、带、胎、产的常见疾病,而且还涉及与妇女情志有关的疾病,如脏躁、梅核气等。

孕妇的病变,既影响母体的健康,又妨碍胎元的正常发育,甚或堕胎夭折,所以仲师在《妇人妊娠病脉证并治》中,除了论述妊娠的诊断、怀孕与癥病的鉴别之外,并对妊娠呕吐、妊娠腹痛、妊娠下血、妊娠小便难、水气等疾病,从病因、病机及辨证、方药等方面加以论述,其中特别着重于妊娠腹痛和妊娠下血的阐发,因为腹痛和下血,既可以互相影响,又多是同时互见,最能直接影响胎元的发育,甚或导致堕胎之变。故对于妊娠腹痛的病机,原文中归纳有阳虚阴盛、冲任虚寒、肝脾不和等,因而治之便有附子汤温经散寒、胶艾汤温养冲任、当归芍药散调养肝脾等之别。妇人下血,原因多端,而在孕妇则有"半产"、有"胞阻"、有"癥痼害"等,治之针对病情,凡瘀血停滞胞脉,以致漏下不止,证属实属瘀者,当用桂枝茯苓丸之类以活血化瘀,瘀血消除,则新血自然归经而漏下自止;凡属阳虚宫寒,冲任亏虚不能摄血者,以胶艾汤温养冲任,固肾止漏。尤其值得提出的是,本篇同样贯彻"治未病"的思想,注意养胎、安胎之法,凡是孕妇素体血虚而湿热内蕴者,治以健脾养血、清热化湿之法,药用当归散;脾气虚弱,运化失常,寒湿停留不化者,治以白术散,从而达到温中健脾、除湿安胎的目的。若孕妇素体本虚,或过去曾有堕胎、小产者,根据禀赋的盛衰盈亏,预先适当采取养胎、安胎之法,亦是上策。总而言之,"妊娠百病,以安胎为主"。治病可达到安胎,安胎亦可达到治病,二者是相互影响的。

新产之妇,一方面是气血耗损,元气虚弱;另一方面是离经之血,停止于胞脉。由于气血的亏损,抗病力弱,最易为外邪贼风乘虚侵袭,所以《妇人产后病脉证治》针对新产妇虚瘀并见,寒热错杂的特殊情况,首先提出新产有"病痉、病郁冒、大便难"等津血亏虚三大病之外,继而叙述虚瘀夹杂之产后腹痛,以及产后抗病力弱,易为外邪所感的中风、下利、烦乱呕逆等产后的兼证。在本篇中,充分体现了辨证论治的指导思想。例如,产后腹痛一症,就有虚实的不同。凡是血虚内寒,筋脉失于温养而引起的腹痛,则用当归生姜羊肉汤养血散寒,扶正祛邪;气血郁滞,经脉不利的腹痛,则用枳实芍药散调理气机,宣通血脉;瘀血内停,疼痛剧烈者,则用下瘀血汤以活血化瘀,通经活络;甚至"少腹坚痛,此恶露不尽;不大便,烦躁发热……"的瘀血内阻而兼有阳明腑实的病变,虽是产后,仍然用苦寒下夺的大承气汤治之。总之,本篇抓住产后又虚又瘀的特点,本着"勿拘产后,勿忘产后"的原则,有是病当用是药,虽"产后下利虚极",仍然以白头翁汤之苦寒以清热燥湿,但又考虑到产后阴血亏损,故加甘草以缓中补虚,阿胶以养血补血,扶正祛邪,标本并治,其效可期。

《妇人杂病脉证并治》是三篇中论述最广泛的一篇。所谓"妇人杂病",是指除了上面讲到的妊娠病、产后病以外的妇人疾病而言。本篇的内容,论述经水不利、带下、漏下、腹痛、热入血室、梅核气、脏躁和前阴疾患等十多种疾病。经行腹痛有虚实之分,凡瘀血内阻而夹风邪者,治以红蓝花酒活血止痛,夹风而不治风,实取血行风自灭之义;血行不畅而兼水湿,既要调理气血,又要祛除水湿,宜当归芍药散治之;中气虚寒,温养失常,则宜小建中汤治之,以温养中脏,补虚和里。瘀血内阻,可以引起月经不调,甚或经闭不行,前者宜土瓜根散活血化瘀;后者则宜抵当汤逐瘀通经;水血互结于血室而导致月经不行、小便不利者,宜大黄甘遂汤破结逐水;冲任虚寒而兼瘀血内阻,以致血不归经而漏下不止者,宜用温经汤以温经散寒、补虚化瘀为法;漏下色黑而属虚寒,宜以胶姜汤以温养止血。带下为病,有湿热和寒湿之分,前者宜矾石丸,后者宜蛇床子散。带下虽有寒热的不同,实则均以治湿着眼,盖湿除则带自止。至于脏躁、阴吹、梅核气等病变,多与情志化火、耗伤阴血等有关,治之当用滋养润燥或理气化痰之法。总而言之,本篇虽然是指胎、产以外的疾病而言,实际上有些疾病也是由胎产而引起的,如转胞、漏下。同样,杂病久治不愈,亦可引起胎产的病变,所以三篇的内容,虽然各有所侧重,但仍然是有密切联系的。

从以上看来,可见《金匮要略》妇科三篇对妇女的经、带、胎、产病变的辨证论治作出了扼要而恰当的论述,系统地阐明了理、法、方、药,既有重点又有一般,所以说其扼要精谨,虽简而不略。

(二) 抓住关键 辨明疑似

《金匮》妇科三篇的原文,也同其他篇一样,往往上下关联,此详彼略或彼详此略,同中有异,异中有同。例如,《妇人妊娠病脉证并治》第二节"妇人宿有癥病,经断未及三月,而得漏下不止,胎动在脐上者,为癥痼害。妊娠六月动者,前三月经水利时,胎也。下血者,后断三月衃也。所以血不止者,其癥不去故也,当下其癥,桂枝茯苓丸主之。"对于这一节的原文,由于有"胎动在脐上者,为癥痼害",历来注家有不同的看法,一种认为原有癥病而又受孕,是癥胎互见之证。另一种则认为主要是癥与胎的鉴别,而不是癥胎互见。诚然,妇女妊娠胎漏或杂病致使胞宫瘀血停滞,血不归经,均可导致漏下出血之变。但细读原文,以第二种说法为适,因为原文在点出"经断未及三月,而得漏下不止,胎动在脐上,为癥痼害"的同时,接着又指出"妊娠六月动者,前三月经水利时,胎也"。这里"漏下不止",两者都有可能,是相似的,但"经断未及三月",而"胎动在脐上"和"妊娠六月而动者",便是辨别的关键。按之实践,纵然癥胎互见,受孕未及三个月,不会有胎动的感觉,更不会动在脐上,而受孕至六个月,胎动是正常的生理现象。又如产后腹痛,有血虚、寒凝、气滞、血瘀、瘀血兼阳明腑实的不同,其辨别的关键,当归生姜羊肉汤证则在"腹中疠痛";枳实芍药散证则在"烦满不得卧";下瘀血汤证则在用枳实芍药散之后,"假令不愈者,此为腹中有干血着脐下";大承气汤证则在"小腹坚痛,此恶露不尽,不大便"。在《妇人杂病脉证并治》论述经水不利的有三节,均是由于瘀血而引起,但在治疗上则有活血消瘀、逐瘀行水、逐瘀下血之分,其关键在于,土瓜根散证是"经一月再见者",经虽行而不利,不利则必有所留,留则成瘀,故着眼在消瘀,而不是在通行,瘀积消失,则经行自调;大黄甘遂汤证在"生后者,水与血俱结在血室也",为水瘀互结之证,故不但要逐瘀,而且要行水;抵当汤证着眼"经水不下",故以逐瘀通结之法治之。以上三方,均有活血消瘀之功,其所不同者,土瓜根散是又和又通,为三方中较为平和之剂;大黄甘遂汤既破瘀逐水,又能滋阴补血,为攻补并施之剂;抵当汤则功专攻逐,为三方中峻破之剂。

学习《金匮》不仅要掌握辨明疑似之关键,还要注意"从药测证",才能区别各证的异同点。例如,矾石丸和蛇床子散,都是治疗带下病的外用药,有关其主治的原文都很简单,从中很难理解带下属寒属热,但从药物的功用加以分析,矾石祛寒,能燥湿杀虫解毒,适用于湿热带下,而蛇床子味辛苦温,能燥湿杀虫,适用于寒湿带下。

(三) 立法选方 不忘血本

《金匮》妇科三篇的用药很广泛,既有药物,又有针灸,在内治的剂型则有汤、丸、散、酒之分,在外治则有熏、坐、洗、敷之别,可以说八法之中,除了吐法之外,其余均兼而有之。虽说疾病有寒、热、虚、实的不同,但治疗妇女疾病应始终本着妇女以血为主,以血为用,气有余而不足于血的特殊情况,在遣方用药上不忘以血为宗。血虚不足者,固然以温养之法治之;而血实者,在活血化瘀之中仍然时刻照顾气血的盈亏。例如,产后腹痛,有虚、实、寒三种不同的类型,血虚而寒者,以当归生姜羊肉汤温经散寒、养血止痛;若气血郁滞或瘀血停滞者,前者以枳实芍药散调理气机、宣通气血,后者则以下瘀血汤润燥活血、化瘀破结。但攻伐之品,常有损伤正气之虞,故枳实芍药散以麦粥送服,以和其胃气;下瘀血汤以蜜炼为丸,酒煎送服,实取丸以缓之,酒以引药入血之意,防其攻伐太过。又如产后热利,既用白头翁汤以清热燥湿,又用阿胶、甘草滋阴养血,甘缓和中,以期达到祛邪不伤正的目的。它如妊娠小便难而用当归贝母苦参丸以解郁养血,清热利水;漏下出血之用温经汤温经散寒,补虚化瘀,均是本着既要祛邪治病,又要扶助正气的精神。总而言之,妇科三篇同其他的篇章一样,同样是辨证论治的,有是病则用是药,但为了照顾妇女的生理和病理特点,不论在遣方用药或在煎服法上,均时刻不忘血本,采取扶正不滞邪,祛邪不伤正的原则,促进病邪消除,元气恢复。

(四) 药用慎忌 贵在对症

在治疗妊娠疾病中,有后世认为孕妇禁用的药物,如桃仁、丹皮、桂枝、附子、干姜、半夏、蜀椒、葵子等。这些药物有的行血破血(桃仁、丹皮),有的辛热有毒、温燥伤阴(附子、干姜、蜀椒),有的滑利通降(半夏、葵子),如果用之不当,即使不至于堕胎小产,亦对于胎元的发育有一定的影响。所以对于这类药物的应用,必须掌握两个原则:一是辨证明确,二是配伍切当。只要能分清疾病的寒、热、虚、实,在配伍上又能照顾胎元,虽温热如干姜人参半夏丸,用之不仅不犯胎,且能达到温中化饮、降逆止呕的目的。因为方中干姜、半夏之温燥,能化饮祛寒;人参之甘调,能和中补虚。一燥一润,刚柔相济,凡是证属胃气虚寒、痰饮上逆而致的恶阻病变,用之甚合。有是症而用是药,即《内经》"有故无殒"之意。当然不可否认,辛热有毒和破血逐瘀之品,终归对胎元有不利的一面,必须在辨证周详的基础上,审慎用药,药一定要对症,并且要适可而止,尤其是曾经多次滑胎之妇,更要特别注意,务必做到既能治病,又能顾护胎元,保证母健胎安。

总而言之,《金匮要略》的妇科三篇,概括了妇女经、带、胎、产及杂病等的理、法、方、药,为妇科疾病的辨证论治作出了严谨的规范。但也并不等于说"妇科三篇"就是白璧无瑕。例如,"怀身七月,太阴当养不养,此心气实,当刺泻劳宫和关元"一条,妇人怀孕七月,行刺泻劳宫和关元,殊属不当,这可能由于《金匮》是从破旧残简中整理出来的,在文字上有以讹传讹之误,这是应该注意的。

十二、古方能治今病

所谓"古方",有两方面的涵义,狭义的"古方",指《伤寒论》与《金匮要略》所载之方剂,即所谓"经方";广义的"古方"指建国以前的所有方剂,包括经方和时方。本文所指"古方",仅指前者而言。

经方能治今病,近年来国内外临床报道较多,疗效亦很好,这是客观存在的事实。可惜近年来都有一些人片面理解张元素"古今异轨,古今新病不相能也"之说,认为随着社会的进步,环境的变迁,人民生活需求的不同,疾病的发生也与汉代有异,因而汉代的经方便不适用于今天。这种看法表面上看来有一定道理,但是只要深入研究经方的组合及其配伍严谨的原理,并将其与临床实际相结合,便可看出这种认识是站不住脚的。例如,汗法的麻黄汤与桂枝汤,下法的大、小承气辈,和法的小柴胡汤,清法的白虎汤,温法的四逆汤,补法的炙甘草汤,消法的抵当汤,吐法的瓜蒂散,咳喘寒饮用的小青龙汤与茯苓桂枝白术甘草汤,胸痹心痛用的瓜蒌薤白白酒汤,妇人诸疾痛用的当归芍药散等,都是当前医家临床中常用的方剂,疗效亦卓著。

我在长期的临床实践中,既用时方,也用经方,现将临床应用经方的案例简介如下。

1. 经行感冒

感冒的治法,实则有辛温解表、辛凉解表之分,虚则有滋阴发汗、扶阳发汗之别。妇女在月经即将来潮或经行一、二天时,外感风寒,头晕头痛,乍寒乍热,鼻塞流涕,肢节酸痛,脉象浮缓,舌苔薄白者,证属外感风寒,常用桂枝汤加当归、川芎治之。桂枝汤辛甘和阴,调和营卫,解肌发汗。妇女以血为主,经者血也,在经行之中外感风寒,故除用辛温之品祛除风寒外出之外,特加当归以补血活血,以川芎入冲脉血海,通行上下,促进血脉畅通,则可扶助正气,祛邪外出。

例1 农某,女,38岁。

经行周期基本正常,但量少色淡,每在经前一、二天或经行之中,头晕头痛,鼻塞流涕,咳嗽有痰,色白质稀,舌苔薄白,舌质淡,脉象虚缓。此属经行体虚,卫阳不足,邪得乘虚而入,治宜调和营卫,变理阴阳,祛邪外出。

处方 桂枝6g 白芍6g 川芎6g 当归10g 远志5g 炙甘草6g 大枣10g 生姜6g

嘱每次月经前连服3剂,连续服药3个月,以巩固疗效。

2. 肥人眩晕

眩晕一症,有风、火、痰、虚之别。肥人眩晕,多是既痰又虚,治之既要温化痰湿,又要扶助正气。如头晕头重,视物如屋之将倒,胸脘痞闷,泛恶欲呕,舌苔白厚而腻,脉象濡滑,形体肥胖者,应本着"病痰饮者,当以温药和之",用真武汤配苓桂术甘汤治之,以温肾健脾而逐水湿,痰湿之邪一除,其眩晕之症自退。

例2 朱某,女,48岁。

体形肥胖,经常头晕目眩,泛恶欲呕,剧时站立不稳,下肢微肿,大便溏薄,小便清长,舌苔白厚而腻,脉象弦细。此属脾肾阳虚,水饮内停,以温化之法论治。

处方 制附子6g(先煎) 桂枝6g 茯苓15g 白术10g 白芍10g 炙甘草6g 生姜10g

每日清水煎服1剂,连服6剂,病情缓解,下肢不肿,眩晕减轻。

3. 寒凝经痛

妇女月经即将来潮或经行第一、二天时,少腹及小腹胀痛剧烈,甚则呕吐清水,四肢寒冷,冷汗淋漓,口唇发青,经水量少,色泽紫暗,夹有血块,块出则疼痛减轻,舌苔薄白,舌质有瘀点,脉象沉紧者,此为寒邪侵袭于下焦,客于胞宫,寒性收引凝滞,以致经血欲行而不能行,或行而不畅的病变,常用当归四逆汤加吴茱萸生姜汤治之。本方既能温散寒邪、活血化瘀,又能养血扶正、疏通血脉,气血调和则寒邪除而疼痛止。

例3 江某,女,18岁。

16岁时在经期于江河中游泳,随即每次月经即将来潮时,少腹及小腹胀痛剧烈,按之加重,汗出而肢冷,面色苍白,口唇发青,甚则昏厥,经色紫暗夹块,量少,脉象沉紧,舌苔薄白。证属寒凝血滞,经脉不通畅,以温开通行之法论治。

处方 当归10g 赤芍10g 桂枝6g 吴茱萸6g 细辛3g(后下) 通草6g 艾叶10g 炙甘草6g 大枣10g 生姜10g

每日清水煎服1剂,每月经行前1周连服3~6剂,连续服药半年而收效。

4. 带下如水

妇女带下的病变,其原因虽然很复杂,但总的来说主要有湿热与寒湿二端,其治疗的原则为热的用清化、寒的用温开。如带下清冷,量多色白,质稀如水,终日淋漓不净,面色晦黯,大便溏薄,小便清长,小腹冷感,舌苔薄白,舌质淡嫩,脉象沉迟者,属脾肾阳虚、寒湿内停,常用附子汤加味温化为治。湿邪重浊黏腻,最易滞血致瘀,在温化之中酌用当归、益母草、泽兰、刘寄奴等活血化瘀之品。

例4 黄某,女,48岁。

经行紊乱,前后不定,量多少不一,色淡质稀,平素带下绵绵,量多色白,质稀如清水,每天均用卫生纸垫。精神困疲,腰酸楚楚,大便溏薄,小便频数,脉象细弱,舌苔薄白,舌质淡嫩。此属脾肾阳虚,水津不化的病变,以温肾健脾,祛散寒湿论治,宗《伤寒论》附子汤加味。

处方 制附子10g(先煎) 党参15g 炒白术10g 茯苓10g 白芍10g 益智仁10g 补骨脂10g 桑螵蛸10g

每日清水煎服1剂。守本方出入,连服12剂而收功。

5. 妊娠水肿

水肿的证型,一般有阴水与阳水之分。妊娠水肿,多属于阴水证型,与脾肾阳虚、水湿不化、输布失常,或七情抑结、肝气郁结、气机不畅、水湿壅滞有关。凡在妊娠期间,眼胞及下肢浮肿,精神不振,纳食不香,大便溏薄,小便短少,脉象虚细,舌苔薄白,舌质淡嫩者,证属脾气虚弱、健运失常所致的病变,方用当归芍药散加减治疗,减去川芎之辛窜动火,补加黄芪之甘温,以利气行水。

例5 李某,女,30岁。

妊娠5月余,2周来胃纳不振,肢体困倦,眼胞及下肢浮肿,以手按压良久始起,大便稀薄,脉象虚缓,舌质淡嫩。证属脾气虚弱、健运失常所致病变,方用当归芍药散加味。

处方 当归身12g 白芍15g 茯苓20g 川芎5g 白术10g 泽泻10g 川木瓜10g 补骨脂10g 黄芪20g

每日清水煎服1剂。守本方出入,连服15剂而见效。

6. 产后腹痛

产后腹痛,有虚与瘀之分。凡产后腹痛绵绵、按之则痛减、头晕目眩、腰酸坠胀、形寒肢冷、恶露量少、舌苔薄白、舌质淡、脉象细弱者,此属气血亏损,筋脉失养之病变。治宜温养气血,常用当归生姜羊肉汤治之。如产后少腹及小腹胀痛、按之不减、恶露量少、色暗而夹块、舌苔薄白、舌质正常或边尖有瘀点、脉象沉紧者,此为产后虚瘀夹杂、瘀血内停之病变,轻者以枳实芍药散加苏木、泽兰、益母草治之,重则用下瘀血汤治之为准。

例6 李某,女,28岁。

产后15天,小腹胀痛剧烈,痛甚于胀,按则痛剧,恶露量少,色暗夹小块,纳差,大便已3日未解,小便正常,脉象沉紧,舌苔薄白,舌质一般。证属离经之血停滞,经脉不利之病变,宜活血化瘀,导滞通行之法为治。

处方 枳实10g 赤芍10g 当归10g 川芎10g 桃仁5g 熟大黄5g(后下)

每日清水煎服1剂,连服3日,胀痛消失。

总之,经方是久经考验的有效之方,用药精简,配伍严谨,一方能治数病,多种疾病可用一方,只要辨证准确,并结合病情变化随证加减,其疗效更为广泛,所以说古方能治今病,是有临床资料为依据的。

十三、运用桂枝汤的经验

桂枝汤为《伤寒论》中群方之冠。该方配伍严谨,选药精当,具有调和营卫、化气行血、燮理阴阳之功,临证若能师其意而悟其法,则化裁治疗各科疾患,有异曲同工之妙。兹将治验3则整理如次,以飨读者。

1. 不寐

例1 韦某,女,40岁,工人。1990年11月6日因头晕、心悸、失眠4月余初诊。

初诊 诉自1990年7月始因头晕、心悸、耳鸣、视物模糊住南宁市某医院治疗,诊为"眩晕"。经中西药治疗月余,症状缓解出院。嗣后诸症复作,夜难入寐;交睫则恶梦纷纭,每晚仅能合目养神约2小时。曾经某医院检查诊为"自主神经功能紊乱"、"左心室劳损"。刻下:头晕欲仆,视力减退,心悸,四肢麻木,倦怠乏力,形瘦面白,难以坚持工作。舌质淡,苔薄白,脉结代。证属气血亏损,清窍失养,心神不宁。遂投益气养血,养心宁神之剂治之。7剂后,头晕、自汗、肢麻诸症消失,心悸减轻,惟仍难入眠。此乃久病体虚,营卫阴阳失调,阳不交阴所致。转用调和营卫,燮理阴阳之法,方选桂枝加龙骨牡蛎汤。

方药 龙骨20g(先煎) 牡蛎20g(先煎) 桂枝6g 白芍15g 大枣10g 生姜6g 炙甘草6g
3剂,水煎服。

二诊 药已中病,入寐甚佳,偶有心悸,守上方加黄芪20g、当归10g以益气生血,巩固疗效。继服7剂后诸症消失,精神振作。

1991年6月随访,患者已正常工作半年余,病未复发。

按语 本案乃气血亏虚,血不养心,神不守舍所致。气为阳,血为阴,气虚则阳弱,血少则阴亏;阳虚不能交阴,阴虚不能涵阳,心神失养而外越,心悸、不寐诸症乃作。故首诊用益气养血,养心宁神之剂治之,俾心气充足,心血充盈,心神得安,清窍四肢得养则头晕、自汗、肢麻等症消失。然久病体虚,阴阳失调,不寐仍存。故二诊着重理营卫阴阳,镇敛潜阳。方用桂枝汤燮理阴阳,调和气血,佐以龙骨、牡蛎镇潜摄纳,使阳能交阴,阴能潜阳,心神内守。在此基础上,继用当归补血汤益气生血善后,从而使阴阳和谐,气血旺盛,不寐乃瘥。

2. 寒痹

例2 陈某,女,55岁,农民,1990年10月8日初诊。

初诊 两上肢疼痛反复发作10年,加重1周。近日来肩、肘、指关节肿痛,屈伸不利,以右上肢为甚,遇冷水则疼痛加剧,痛甚则辗转反侧,彻夜难眠。舌质暗红,尖有瘀点,苔薄白,脉沉细弦。证属寒凝血滞,经脉痹阻。治宜温阳散寒,和营止痛。

方药 桂枝5g 炮附子10g(先煎) 白芍10g 当归10g 黄芪20g 党参15g 川芎6g 生姜6g 炙甘草6g
水煎服。

药1剂即觉肩部掣痛大减,夜能安卧。连服7剂后诸痛若失,关节屈伸自如。继予四物汤加黄芪、桂枝、秦艽等药益气养血、舒筋活络善后。

按语 痹证乃风寒湿三邪杂至,气血闭阻不通所致。治痹贵在通行。本案以痛为主,遇寒加重,苔白脉沉,实属寒凝血滞,经脉闭阻。方选桂枝汤加味以温阳散寒,通行气血。方中桂枝甘温,温经通脉,附子辛热,散寒通络止痛,生姜温中行血,通里达外,三药合用则温散通行,相得益彰。黄芪、党参益气行血,当归、川芎养血活血,白芍、甘草缓急止痛。全方补养温行,通达内外,共奏温阳通痹止痛之功。由于辨证准确,药专力宏,故奏效甚捷。

3. 自汗

例3 李某,女,25岁,干部,1991年1月18日因产后自汗23天就诊。

初诊 自诉剖宫产术后出现淋淋汗出,不能自止,动则益甚,每日更衣数次,伴头痛,恶露量少、色黯。面色苍白,舌质淡,边有齿印,脉细缓。证属产后营血亏虚,卫阳失固,治宜甘温扶阳,调和营卫,固表敛汗之法。方选桂枝汤加味。

方药 桂枝6g 白芍10g 当归10g 益母草10g 大枣10g 炙甘草10g 生姜6g
水煎服。

药3剂后自汗十减七八,恶露少,色淡。守原方加金樱子10g、麻黄根10g以固涩止汗。又3剂,自汗止,恶露净。

按语 本案乃手术产后耗气伤血,卫阳失固,腠理疏松,阴津妄泄所致。血汗同源,汗出日久则亡血伤阴;阴虚不复,阳气虚弱,阴阳失调,故汗出益甚。治宜甘温扶阳,养血益阴,调理营卫为法。方中桂枝、甘草辛甘助阳,白芍、甘草酸甘益阴;更佐当归、益母草补血化瘀,养血和血;生姜、大枣调和营卫。全方重在扶阳摄阴，调和营卫，俾卫阳密固，营阴内守，而无自汗之虞。

十四、《金匮》方在妇科病的运用

《金匮要略》是以整体观念为指导思想，以脏腑经络为依据，论述内伤杂病辨证施治的经典著作。妇女月经、带下、胎前、产后病变，均属杂病的范畴，因而《金匮》方广泛地应用于治疗妇女的疾病，疗效卓著，兹略陈其梗概如次。

（一）月经病

经者血也，凡月经的病变，俱与血有关，故治经必治血，而气血之间又有"载运"与"统帅"的密切关系，因而月经的病变，虽有寒、热、虚、实等的不同，治之当有温、清、补、泻之分，但其终归的目的，仍在调理气血，使之平和而已。

1. 血虚湿滞，经带并病

"妇人怀娠腹中疠痛，当归芍药散主之。"（《金匮要略·妇人妊娠病脉证并治》）

"妇人腹中诸疾痛，当归芍药散主之。"（《金匮要略·妇人杂病脉证并治》）

当归芍药散原为肝虚血滞而引起的"诸疾痛"而设，以归、芍、芎养血柔肝，且重用芍药敛肝止痛，白术、茯苓健脾益气，复合泽泻以渗淡利湿。凡月经前后不定，经行疼痛而平时带下绵绵，色白质稀者，可加益母草、海螵蛸、素馨花或佛手花治之。妇人妊娠腹痛则宜加砂仁、桑寄生为治。综合全方，实有调和气血、祛除水湿的作用。

2. 阳虚宫寒，冲任不足

"问曰：妇人年五十所，病下利数十日不止，暮即发热，少腹里急，腹满，手掌烦热，唇口干燥，何也？师曰：此病属带下。何以故？曾经半产，瘀血在少腹不去。何以知之？其证唇口干燥，故知之，当以温经汤主之。"（《金匮要略·妇人杂病脉证并治》）

温经汤原为妇人冲任虚寒，兼有瘀血而引起的崩漏而设。但从本方的构成，方中以吴茱萸、桂枝、生姜温经散寒，当归、白芍、川芎、阿胶、丹皮养血化瘀，麦冬、半夏润燥降逆，人参、甘草补益中气。全方合用，实有温养冲任、补血化瘀之功。凡是阳虚寒凝经痛，经行前后不定，宫寒不孕等均可用之。

3. 冲任脉虚，阴血失守

"师曰：妇人有漏下者，有半产后因续下血都不绝者，有妊娠下血者，假令妊娠腹中痛，为胞阻，胶艾汤主之。"（《金匮要略·妇人妊娠病脉证并治》）

本条指出妇人出血有三种情况，一是月经淋漓不绝；二是半产之后下血不止；三是妊娠后胞阻而下血，有"胞漏"或"漏胞"之称。这三种的出血，虽然有一定的区别，但均属冲任脉虚、阴血不能内守所致，治之当用温养冲任、调经止漏，以胶艾汤治之。方中以四物养血和血，阿胶滋阴止血，艾叶温经暖宫，甘草以调诸药，既可和血止血，亦可暖宫调经，凡是冲任气虚而引起的经行淋漓不止、妊娠胎漏、经后疼痛等均可用之。

4. 胞脉瘀积，经闭不利

"妇人经水不利，抵当汤主之。"（《金匮要略·妇人杂病脉证并治》）

按妇人经闭有虚实之分，虚者则补而通之，实者则破而行之，凡是瘀血停滞胞脉，以致月经闭而不行者，先用理气化瘀之法（血府逐瘀汤、少腹逐瘀汤之类）而不效者，可用本方治之。对方中之水蛭、虻虫,张锡纯在《医学衷中参西录》中谓:"水蛭、虻虫皆为破瘀血之品",以生用效果好,盖水蛭"原得水之精气而生。炙之,则伤水之精气"。

5. 气虚湿重,经行浮肿

"风湿脉浮身重,汗出恶风者,防己黄芪汤主之。"(《金匮要略·痉湿暍病脉证治》)

"风水脉浮,身重汗出恶风者,防己黄芪汤主之,腹痛者加芍药。"(《金匮要略·水气病脉证并治》)

"心下有痰饮,胸胁支满,目眩,苓桂术甘汤主之。"(《金匮要略·痰饮咳嗽病脉证并治》)

防己黄芪汤本为风湿表虚或风水表虚而设,苓桂术甘汤为温化痰饮之主方,其用虽然有所区别,但其致病之机制是湿、水、饮为患,三者异名同类均属阴邪,性属黏腻,治之当用温化为法,凡见月经将行而眼睑、下肢微肿者,此属脾气本虚,经水将行,肝木内动而乘克脾土,以致脾失运化功能,宜健脾益气、温化水湿为法,可用此二方合剂,上则加紫苏叶,下则加木瓜,以加强其调气渗湿之功。

6. 阴阳失调,经断前后诸症

"百合病者,百脉一宗,悉致其病也。意欲食复不能食,常默默,欲卧不能卧,欲行不能行,饮食或有美时,或有不用闻食臭时,如寒无寒,如热无热,口苦,小便赤,诸药不能治,得药则剧吐利,如有神灵者,身形如和,其脉微数。"(《金匮要略·百合狐惑阴阳毒病脉证治》)

"百合病不经吐、下、发汗,病形如初者,百合地黄汤主之。"(《金匮要略·百合狐惑阴阳毒病脉证治》)

"呕而胸满者,茱萸汤主之。"(《金匮要略·呕吐哕下利病脉证治》)

"妇人脏躁,喜悲伤欲哭,象如神灵所作,数欠伸,甘麦大枣汤主之。"(《金匮要略·妇人杂病脉证治》)

妇人经断前后,为肾气衰怯,冲任亏虚,常有头晕头痛,失眠,胸痞,不能食,甚则泛恶、欲呕、昏冒等。证有寒热虚实之分,但均属阴阳失调本虚标实之变,治之当以协调阴阳为本,凡是阴液亏损而出现头晕、头痛、口干口渴、心烦不寐、溺黄便结者,宜百合地黄汤配甘麦大枣汤加当归、白芍、夜交藤治之,从而达到滋阴养血,调其冲任的目的。所谓"肝苦急,急食甘以缓之",服此二方之柔润甘缓,不仅能养其阴血,且能敛收其浮动之虚阳。凡体质肥胖,舌质淡嫩,经行前后头晕目眩,时吐涎沫或泛恶欲呕,胸痞肢麻者,此属正虚标实,为肾阳不足,厥阴肝寒犯胃之变,本着"急则治其标"之旨,以吴茱萸汤治之,方中之吴茱萸苦温,能降肝胃之寒逆;生姜辛温,能散胃中寒饮水气,人参、大枣甘温,补脾胃气。全方综合,人参、甘草扶正益气,吴茱萸、生姜散寒化饮。饮化胃和,其呕吐、目眩自止。

(二) 带下病

带下是妇科的常见病,其致病因素多端,其病性当有寒热虚实之别。但均有不正常的排泄物,故《傅青主女科》有"带下俱是湿症"之说。历来治带,除针对其病因之外,俱不离于湿。脾为土脏,位居中州,上输心肺,下达肝肾,外灌四旁,主升而运化水湿,故治湿必先治脾,脾气健运则湿化,而带下自止。但探本求源,治病必求其本,肾主水,主津液,治肾与治带的关系尤为密切。故温肾健脾为治带的主要法则。

"伤寒八九日,风湿相搏,身体疼烦,不能自转侧,不呕不渴,脉浮虚而涩者,桂枝附子汤主之。若大便坚,小便自利者,去桂加白术汤主之。"(《金匮要略·痉湿暍病脉证治》)

"风湿相搏,骨节疼烦,掣痛不得屈伸,近之则痛剧,汗出短气,小便不利,恶风不欲去衣,或有微肿者,甘草附子汤主之。"(同上)

"肾著之病,其人身体重,腰中冷,如坐水中,形如水状,反不渴,小便自利,饮食如故,病属下焦,身劳汗出,衣(一作表)里冷湿,久久得之,腰以下冷痛,腹重如带五千钱,甘姜苓术汤主之。"(《金匮要略·五脏风寒积聚病脉证并治》)

桂枝附子汤、白术附子汤、甘草附子汤本为湿证之方,前者重在祛风,中者偏于祛湿,后者则表里阳气皆虚,风湿并重宜之,三方均有温化祛湿的作用。

肾着汤重用干姜配甘草以温中散寒,茯苓、白术健脾除湿,全方有温中散寒、健脾祛湿的作用。凡阳虚寒湿,带下绵绵,色白质稀如水者,可用此四方化裁治之,以此四方合用,则表里之湿尽化,可达到治带目的。

(三) 胎前病

胎前的疾病,虽然有多种原因,但胎之所生,赖母之精血以养之,故胎前诸疾,除针对其致病之因以施治外,尚必须注意补肾养血,培元安胎。

1. 妊娠呕吐

"火逆上气,咽喉不利,止逆下气,麦门冬汤主之。"(《金匮要略·肺痿肺痈咳嗽上气病脉证并治》)

本方原为虚热肺痿、肺胃津液亏损而设的主方,如妇女怀孕之后,肺胃阴虚,虚火上炎,呕吐不止,可用本方治之。本方重用麦冬为主药,养胃润燥,并清虚火,用半夏下气化痰,人参、甘草、大枣、粳米养胃益气,胃气得养而生津,津液充足,则虚火自敛,呕吐自止,胎之自安。

"卒呕吐,心下痞,膈间有水,眩悸者,小半夏加茯苓汤主之。"(《金匮要略·痰饮咳嗽病脉证并治》)

小半夏加茯苓汤,本为痰饮之邪上犯而设,妇人孕后,心烦胸痞,泛恶时呕清水者,宜此方和胃降逆,温化止呕。

"妊娠呕吐不止,干姜人参半夏丸主之。"(《金匮要略·妇人妊娠病脉证并治》)

此方为胃虚寒饮之主方,凡孕妇呕吐属虚寒者,均可用之。盖方中干姜温中散寒,人参扶正益气,半夏、姜汁蠲饮降逆,中阳得振,寒除饮化,胃气得降,则呕吐得止。但方中之干姜、半夏均为孕妇禁用之品,用者慎之。

2. 妊娠腹痛

"妇人怀娠,腹中疠痛,当归芍药散主之。"(《金匮要略·妇人妊娠脉证并治》)

本方为妊娠脾胃不和而腹痛的证治,如小便自利,无脚肿者,当去泽泻,可加佛手、砂仁、甘松之类为治。

3. 安胎防漏

"妇人妊娠,宜常服当归散主之。"(《金匮要略·妇人妊娠病脉证并治》)

本方原为妊娠之妇血虚湿热胎动不安的治法,凡妇人屡次堕胎者,可用本方配寿胎丸(菟丝子、桑寄生、川续断、白芍、阿胶)交换服用,有防漏安胎之用。

(四) 产后病

产后的疾病,其原因多端,但总的来说,是亡血伤津,又虚又瘀,虚实夹杂的病变,因而产后病的治疗,既要补养气血扶正以固本,又要活血通络化瘀以去其标,所以要扶正祛邪并重。

1. 产后腹痛

"产后腹中疠痛,当归生姜羊肉汤主之;并治腹中寒疝,虚劳不足。"(《金匮要略·产后病脉证

治》）

产后腹痛，有虚实之分。凡腹痛喜按，按之则舒者，此属血虚内寒，宜当归生姜羊肉汤以养血散寒。而实证则有气郁、血瘀之分，而气血郁滞，则宜宣通气血，以枳实芍药散治之；血瘀者，宜活血逐瘀，可用下瘀血汤。虽然此二方均有一定的效果，但与产后气血亏耗不甚相当，故常用生化汤加减为治。

2. 产后尿闭

"虚劳腰痛，少腹拘急，小便不利，八味肾气丸主之。"（《金匮要略·血痹虚劳病脉证并治》）

"夫短气有微饮，当从小便去之，苓桂术甘汤主之。肾气丸亦主之。"（《金匮要略·痰饮咳嗽病脉证并治》）

"男子消渴，小便反多，以饮一斗，小便一斗，肾气丸主之。"（《金匮要略·消渴小便不利淋病脉证并治》）

"问曰：妇人病，饮食如故，烦热不得卧，而反倚息者，何也？师曰：此名转胞，不得溺也。以胞系了戾，故致此病，但利小便则愈，宜肾气丸主之。"（《金匮要略·妇人杂病脉证并治》）

《金匮》用肾气丸者有五：一者是"脚气上入，少腹不仁"；二是治虚劳腰痛，少腹拘急，小便不利；三是短气微饮，当从小便去者；四是治男子消渴，小便反多，以饮一斗，小便一斗；五是治妇人烦热不得卧，但饮食如故之转胞不得溺者。以上的临床症状，虽然有所区别，但其病机皆属肾阳虚衰、气化功能减退之故，故均用肾气丸治之。

产后小便不通，是常见的疾病，凡属阳气不足者，均可用肾气丸为汤治之，以温阳化气，阳振则水自行，如加入大腹皮一味，醒升脾气，则其效尤佳。

3. 产后肢麻

"血痹，阴阳俱微，寸口关上微，尺中小紧，外证身体不仁，如风痹状，黄芪桂枝五物汤主之。"（《金匮要略·血痹虚劳病脉证并治》）

本方有通阳行痹的作用，凡是分娩时出血过多，正气虚衰而出现四肢麻木者，均可用之，平时常加当归身、通草以加强其养血行滞的功效。

（五）妇科杂病

1. 乳痈痛热

千金苇茎汤原为"治咳有微热，烦满，胸中甲错，是为肺痈"之剂。方中苇茎清肺泄热，薏苡仁、瓜瓣下气排脓，善消内痈，桃仁活血祛瘀。全方有清肺化痰、活血排脓的作用，是治疗肺痈之常用方。新产之妇，调节不慎，或外感六淫之邪，或过食辛热香燥、肥甘厚味，以致郁热而形成乳痈者，可用本方加当归尾、赤芍、蒲公英、紫花地丁、金银花、连翘治之。

2. 梅核气滞（痰凝气滞）

"妇人咽中如有炙脔，半夏厚朴汤主之。"（《金匮要略·妇人杂病脉证并治》）

妇人七情郁结，痰凝气滞，上逆于咽喉之间，在证候表现上，自觉咽中梗塞，有异物之感，咯之不出，吞之不下，后人有"梅核气"之称，即可用半夏厚朴汤治之。方中之半夏、厚朴、生姜辛以散结，苦以降逆，配茯苓利水化痰，紫苏叶芳香、宣气解郁。

3. 阴虚脏躁

"妇人脏躁，喜悲伤欲哭，象如神灵所作，数欠伸，甘麦大枣汤主之。"（《金匮要略·妇人杂病脉

证并治》)

凡七情郁结,日久不解,以致气郁化火,导致脏阴不足,宜甘麦大枣汤滋养心脾,润燥缓急,亦即"肝苦急,急食甘以缓之"。

4. 湿毒阴痒

"蛇床子散,温阴中坐药"。(《金匮要略·妇人杂病脉证并治》)

妇人带下,有寒热之分,凡带下色白,质稀而阴痒者,此为湿毒下注,宜本方配土茯苓、槟榔,以加强其苦温燥湿,杀虫解毒之功。

5. 癥瘕积聚

"病疟以月一日发,当以十五日愈,设不差,当月尽解;如其不差,当云何?师曰:此结为癥瘕,名曰疟母,急治之,宜鳖甲煎丸。"(《金匮要略·疟病脉证并治》)

"五劳虚极羸瘦,腹满不能饮食,食伤、忧伤、饮伤、房室伤、饥伤、劳伤、经络荣卫气伤,内有干血,肌肤甲错,两目黯黑。缓中补虚,大黄䗪虫丸主之。"(《金匮要略·血痹虚劳病脉证并治》)

"妇人宿有癥病,经断未及三月,而得漏下不止,胎动在脐上者,为癥痼害。妊娠六月动者,前三月经水利时,胎也。下血者,后断三月衃也。所以血不止者,其癥不去故也,当下其癥,桂枝茯苓丸主之。"(《金匮要略·妇人妊娠病脉证并治》)

鳖甲煎丸、大黄䗪虫丸、桂枝茯苓丸为治瘀血停滞而引起的癥瘕积聚常用之方剂,但前二者由于药味较多,来源困难,以致不能很好使用,目前最常用为桂枝茯苓丸。本方有活血化瘀的作用,凡由血瘀引起的瘀证,如月经过多、崩漏、痛经、堕胎、小产或胞衣不下,或恶露绵绵,日久不绝者,均可加减用之。

十五、当归芍药散在妇科中的临床运用

当归芍药散是《金匮要略》妇科三篇中的重要方剂,历来为医家所推崇,日本医学家运用本方治疗习惯性流产取得很好的效果。我在临床中,应用本方治疗妇女的月经、带下、妊娠、产后等疾病,有一定的体会,兹介绍如下,愿与同道共勉。

《金匮要略·妇人妊娠病脉证并治》说:"妇人怀娠,腹中㽲痛,当归芍药散主之。"《金匮要略·妇人杂病脉证并治》说:"妇人腹中诸疾痛,当归芍药散主之。"这2条原文虽然都很简略,但一为妊期"腹中㽲痛",一为杂病"腹中诸疾痛"。其着眼都在于"痛"字,而病位都在腹中。引起痛证的原因虽然很复杂,但从其总的病机来说,不外乎虚、实二端,或虚实夹杂而已。盖实则经脉不通,血行不畅,即所谓"不通则痛";虚则脉道不充,经脉失养而痛;虚实夹杂则通而不畅,养而不荣,经脉失润而痛。所以前人有"气血以流通为贵"之说,即是指痛证而言。本方以当归补中有行而养血活血,川芎疏肝行血以解郁,重用芍药破阴结以敛肝缓急、和阴止痛,白术、茯苓、泽泻3药合用,既能健脾益气,又能培土以化湿。综合全方而论,诚是有通调血脉、健脾祛湿之功,是寓通于补之方。凡是肝郁血虚,脾虚湿困,以致肝脾不和、气血失调而发生的痛症,都可以此方治之,其效满意。

1. 月经不调

月经不调是指期、色、量、质的任何改变而言。其致病因素,一般有肝气郁结、脾虚不运、肾失封藏、血热妄行、瘀血内阻等的不同。凡是经行或前或后,行而不畅,经将行胸胁、乳房、少腹、小腹胀痛,胀甚于痛,舌苔薄白者,此属七情内伤、肝气郁结之变。本方减去泽泻,加柴胡、合欢花、素馨花、甘松、益母草治之。经行错后,量或多或少,色淡质稀,肢体困倦,大便溏薄,脉象虚缓,舌苔薄白,舌质淡者,此属脾虚不健运,气血来源不足。本方加黄芪、党参、龙眼肉治之。腰酸膝软,经行前后不定,量多少不一,色淡质稀,小便清长,脉象细缓,舌苔薄白,舌质淡嫩者,此属肾失封藏、冲任不固之变。本方减去泽泻加补骨脂、淫羊藿、肉苁蓉、杜仲、熟地黄治之。经行超前,量多色红,口干、口苦而引饮,脉象弦滑或弦滑而数者,此属血热妄行之变。本方减去当归川芎之辛窜、泽泻之渗利,以苦辛微寒之鸡血藤、丹参代之,并加大蓟、小蓟、藕节、旱莲草之甘凉,辛苦微寒之益母草治之,使其能止血而不留瘀。经行前后不定,量乍多乍少,经色暗红而夹瘀块,经将行少腹、小腹胀疼剧烈,痛甚于胀,按之加剧,脉象弦细或弦涩,舌尖有瘀斑者,此属瘀血内阻、新血不得归经之变。以本方加莪术、泽兰、延胡索、蒲黄、五灵脂、赤芍治之。其中泽兰一味尤为常用之品,因此药性味辛而微温,辛则能开,温则能养,是补而不滞、行而不峻、活血化瘀而不伤正气的良药。

2. 经行疼痛

经行疼痛是妇女常见的疾病,其致病的原因虽然有多方面,但总的来说,多是气滞、寒凝引起的实证疼痛,或气血不足、肝肾亏损,以致经脉失养而引起的虚性疼痛。症见经将行或经行时少腹、小腹胀痛剧烈,按之加剧,甚或胸胁、乳房亦胀痛,经行量少,色紫黑而夹块,舌质正常或有瘀点,脉弦或涩者,此属气滞血瘀。宜本方配合金铃子散加柴胡、赤芍、红花、桃仁、血竭治之;如经行前后不定,经色紫暗有块,经行时小腹冷痛或绞痛剧烈,甚则肢冷汗出,唇面苍白者,此属寒凝经痛,其脉多见沉紧或沉涩,宜本方去泽泻加肉桂、附子、吴茱萸以温经散寒治之;经行量少,色淡质稀,经后小腹绵绵而痛,得按得温则舒,腰酸膝软,脉象虚弱,舌苔薄白,舌质淡嫩者,此属肝肾亏损、气血不足之变。本方去泽泻加党参、炙黄芪、龙眼肉、熟地黄、小茴香、艾叶治之。

3. 宫颈糜烂

带下量多,色白黄相兼,质稠秽如脓样,甚或夹有血丝,腰脊酸胀,阴道胀痛或辣痛,性交后疼痛加剧,脉象弦细,舌苔薄黄而舌质有瘀点者,此是湿瘀胶结于下焦、浸渍胞宫而发生的病变。以本方加鸡血藤、丹参、忍冬藤、土茯苓、马鞭草治之。质稠而秽恶难闻者,加三白草、鱼腥草、败酱草,以加强祛秽解毒之功;夹血丝者,则加海螵蛸、茜草、仙鹤草、大蓟、小蓟、旱莲草以化瘀止血。凡是内诊为中度糜烂者,连服20剂左右见效;重度糜烂者,连服40剂以上,始能收功。

4. 妊娠腹痛

妊娠期间的腹痛是本方的主症。但由于腹痛的原因有血虚、血寒、气郁、跌仆损伤等的不同,在应用之时,仍然有所增损。血虚者,宜减去泽泻,加黄芪以益气生血,加黄精、艾叶、桑寄生以补肾壮腰,养血暖宫;虚寒者,减去泽泻,加巴戟天、补骨脂、小茴香以温肾暖宫;气郁者,宜调理气机着眼,要加甘松、合欢花、佛手花治之;如摄生不慎而跌仆损伤者,宜加桑寄生、杜仲、续断、金毛狗脊以补肾壮腰、舒筋活络;如阴道见红,宜加苎麻根以止血防漏。

5. 妊娠水肿

水肿的原因当然相当复杂,但妊娠期的水肿多与脾肾阳虚、水湿不化、输布失常,或七情抑结、气机升降失常,水湿壅滞有关。治之当本治病安胎的原则,脾虚者本方加陈皮、大腹皮,并重用白术,以加强健脾养血、理气行水之功;肾虚者,本方加补骨脂、巴戟天、淫羊藿、车前子以温肾行水;如肢冷寒逆,可加桂枝温通血脉,防其血水互结;由于肝郁气滞而浮肿,本方加香附、乌药、紫苏叶治之。

6. 先兆流产

先兆流产,古人称胎漏。其致病的原因,虽然有虚实之分,但从临床所见,以脾肾两虚、肝肾亏损、气血不足者为多见。其治疗之法,当以补肾健脾、益气养血、滋肾柔肝、止血防漏为着眼。如腹痛而阴道出血者,本方减去当归、川芎之辛窜,泽泻之渗利,加鸡血藤、桑寄生、杜仲、菟丝子、党参、炙黄芪、桑螵蛸、阿胶治之;如出血量多而色红,加陈苎麻根、仙鹤草、荷叶蒂、南瓜蒂;小腹胀痛而胀坠者,加砂仁壳、佛手花、素馨花、升麻治之。

7. 恶露不止

新产之妇多是又虚又瘀,虚实夹杂之体。其恶露如超过 3 周,仍然淋漓不断者,多由于气虚、血热、血瘀等所引起。气虚者,用本方加党参、黄芪、棉花根、益母草治之,使其气血恢复,自能摄血归经;血热者,本方减去当归、川芎加鸡血藤、丹参、地骨皮、丹皮、旱莲草、荷叶、栀子炭治之。在扶正的基础上,以清其血分之邪热,热退则血脉平静;血瘀者,加益母草、蒲黄炭、红花炭、炒山楂、大蓟、小蓟治之。旧瘀除,则新血得归经,其漏红自止。

从以上的举例,可见当归芍药散是医圣张仲景妇科篇重要的方剂,如加减运用得宜,对许多妇科疾病都可以收到满意的效果。

十六、苓桂术甘汤临床应用一得

苓桂术甘汤是医圣张仲景的重要方剂,一用于太阳病误吐下之后,中阳受损,水饮内停而导致的"心下逆满,气上冲胸,起则头眩"等证;一用于痰饮停于胃中,脾失健运,以致清阳不升、浊阴不降而出现"胸胁支满、目眩"等证。根据原方之旨,我在临床中治疗乳糜尿和痰浊眩晕症,收到较好的效果。

例 1 秦某,女,57 岁。1991 年 12 月 17 日初诊。

小便无疼痛,但小便末尾流出米泔样,伴腰痛,少腹、小腹隐痛,不时气上冲胸,发时痛苦异常,每饮水则易发。苔薄白,舌质淡,脉象细而间歇。证属脾虚气陷、水谷精微下注引起尿浊之变。拟健脾温中、渗湿降浊为治,药宗苓桂术甘汤。

处方 茯苓 60g 炒白术 10g 桂枝 6g 炙甘草 10g

每日水煎服 1 剂,连服 3 剂。药后气上冲胸消失,尿浊变清。

例 2 刘某,男,50 岁。1991 年 11 月 7 日初诊。

数日来头晕目眩,剧时泛恶欲吐,汗出,甚则欲仆,平时项背酸麻不舒,纳差。刻诊脉象沉细,舌苔薄黄而腻,舌质淡红。证属中阳不振、水饮内停,兼有风邪。拟温中健脾、鼓舞中阳,兼以息风舒筋为治。方选苓桂术甘汤加味治之。

处方 白茯苓 20g 炒白术 10g 桂枝 6g 葛根 20g 白蒺藜 10g 蝉蜕 3g 炙甘草 6g

每日水煎服 1 剂,连服 3 剂。药后诸症大减。

按语 以上 2 例临床症状表现虽然不尽相同,但其病机同属中阳不振、水湿痰饮为患,按异病同治之法,均用苓桂术甘汤治之。方中茯苓淡渗利湿,健脾化气行水;桂枝辛温通阳,化浊降逆;白术健脾利湿,得桂枝之温运,则其力更宏;甘草和中,与白术配合,则培土之力倍增,合桂枝更有辛甘化阳之妙。综合全方有鼓舞脾胃之阳、逐饮利水、降逆祛浊的作用。故例 1 病偏于下,重用茯苓渗湿祛浊,服药 3 剂后,病情好转。例 2 除水饮停于中焦之外,尚有项背酸麻之感,此为外感风邪,经气不舒,加辛甘凉之葛根鼓舞胃气上行,配苦辛平之白蒺藜和甘寒轻清之蝉蜕以疏散风邪,从而达到鼓舞中阳、温化水饮,兼以祛风舒筋的目的。药服 3 剂,已收初效。

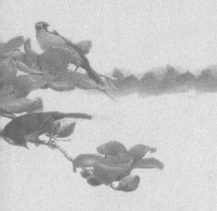

薪火相传

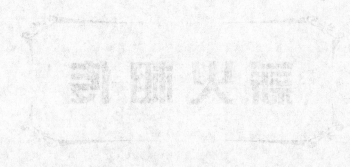

一、读书与临床

读书是理论，临床是实践。读书是窥微索隐的门径，是探讨理论的主要方法之一；临床实践是验证医学理论的标准，是提高理论的进程。所以过去把学有根底、经验丰富、学识造诣高深的中医，称之为"儒医"，即指既有深邃理论，又有丰富临床经验而言。

读书的方法，要根据各专业的不同而采取不同的途径。中医书籍浩如烟海，如何选其要而读，才能收到事半功倍之效？我认为首先要解决是从源到流，还是从流到源的问题。所谓从源到流，先从难从深而后浅出，从经典著作开始，如《内经》、《难经》、《伤寒论》、《金匮要略》、《神农本草经》等。对经典著作有了比较全面地了解，然后再读秦汉以后历代诸家之说，则能明辨是非，全面地继承前哲的理论，在临床上当有左右逢源之妙。近来有个别同仁认为经典著作文简意深，甚或认为理论陈旧，已不适应时代的要求，对经典著作的重要性抱着怀疑甚或否定的态度，我却不以为然。经典著作是人类智慧的结晶，是前人长期医疗实践的经验总结，精华是主要的，今天仍有重要的指导意义。例如，活血化瘀法治疗冠心病和消除慢性肾炎蛋白尿的疗效，已为当前中西医同仁所瞩目，其理论早在《内经》和《金匮要略》已有精要的论述。《素问·至真要大论》说："疏其血气，令其调达，而致和平。"《金匮要略·妇人杂病脉证并治》说："水与血俱结在血室也，大黄甘遂汤主之。"文词虽异，但均是活血化瘀之意。所谓从流到源，即是由浅到深，一般是先读《笔花医镜》、《医学心悟》、《温病条辨》、《温热经纬》、《陈修园医书七十二种》等比较通俗的书，对中医学有了概要的认识，然后再读有关经典著作。这种循序渐进的办法，纵然经典著作是理奥意博，也能领悟其真诠。

理论虽然是临床的准绳，对临床有指导作用，但只有理论而无临床实践，仍然是空洞无物。所谓"熟读王叔和，不如临证多"。虽是谚语之词，仍有至理在。李时珍之所以能写出《本草纲目》，除了他博览群书，有精湛的医学理论之外，是和他勇于实践，历经 30 年跋涉山川，大量实地调查的结果分不开。所以学习中医，不仅要在书本上多下工夫，还要多临床，不断总结经验，才能对书本知识有全面的理解和提高。如《医林改错》认为少腹逐瘀汤是"安胎种子第一方"。其实此方的组成配伍，全是温行之品，只能对宫寒血滞不孕有效，若是湿热、痰湿、气滞等引起的不孕或气血两虚的胎动不安，不仅罔效，而且有不良的后果。又如五子衍宗丸，《证治准绳·女科》谓其："男服此药，添精补髓，疏利肾气，不问下焦虚实寒热，服之自能平秘。"历来均认为此方乃治男子无嗣之方，其实本方为阴阳并补之平剂。不仅男子精亏不育能用之，妇女肾虚引起的病变，亦可加减应用，如室女经漏以本方加减治疗，常常收到满意的效果。可见理论能指导临床，而临床又能验证理论，提高对理论的认识。

书是前人留下的知识宝库，是理论的结晶。书不仅要读，而且要勤读、精读，才能用来指导临床。但书本知识是否正确，是否能适应时代要求，只有通过实践印证，才能去芜存精，进而充实提高理论。所以读书与临床两者的关系是非常密切的。

二、谈谈理论与临床

（一）理论来源于实践

祖国医学的理论是来源于实践（生活实践和医疗实践）。没有实践也无所谓理论，但实践不断地累积和总结，上升为理论，理论可以指导实践，所以说实践——认识——实践，在我们医疗来说，即是临床——理论——临床，二者的关系是非常密切的。

（二）经典著作是理论的基础

古代的医籍,汗牛充栋,浩如烟海,虽然多有所发挥,但其在生理的功能活动、致病因素和病理变化及辨证论治的规律等方面均摆脱不了经典著作的基本原理。所以我认为《内经》、《伤寒论》、《金匮要略》、《本草经》等经典著作是必读之书,是理论的基础,其中尤其《内经》一书更是基础的基础。历史上凡有成就的医家都对《内经》下过一番苦功。张仲景根据《素问·热论》而著《伤寒论》,为外感疾病创立了六经辨证和八法论治的规律;刘完素研究《素问》有关火热论述而有主火、用寒凉之说;张从正取法《素问》、《伤寒论》而倡汗吐下攻邪之法;朱丹溪反复研究《素问》而有"阳有余而阴不足"论;李东垣本《素问》"土者生万物"而创《脾胃论》,为补土派的创始人。他如明之张景岳经过30年读《内经》而提出"阳非有余,真阴不足"论,而成为温补派代表人物之一;再有清代叶天士、吴鞠通对温病的成就无不渊源于经典著作。

经典著作既然这样重要,因此,对经典著作必须不断地学习,逐步系统地了解和掌握,尤其是脏腑的生理和病理。没有系统认识生理就谈不上对病理的分析,更无法进行辨证论治。例如,拿肝来说,仅知道肝藏血、主疏泄、主筋、开窍于目还不够,应该进一步知道肝主谋虑、肝志怒、肝生血气、肝性柔和等,才能进一步加深认识。又如,《伤寒论》的六经辨证,虽然包含了汗、吐、下、和、温、清、补、消等八法,但病位的具体所在还要结合脏腑辨证等才能把握。

（三）以理论指导临床

祖国医学的理论既然来自实践的经验总结,因而它是能够指导临床的。但是理论始终是死的,而疾病的发生是多种多样的。如何才能用理论较好地指导临床? 我以为应该从以下几个方面去研究。

1. 理论要综合

《内经》、《难经》主要是医学原理的论述,《伤寒论》则是外感疾病辨证论治规律的论述,其理法方药俱备,《金匮要论》则是内伤杂病的专书,《本草经》叙述药物的四性五味、七情相合等问题。这些理论各有它的特殊性和作用,必须加以综合应用,才能发挥其特长。

（1）纵横上下的联系

1）基础与临床

例1 "诸湿肿满,皆属于脾"(《素问·至真至大论》)。

李士材说:"脾土主运化,肺主化气,肾主五液。凡五气所化之液,悉属于肾;五液所化之气,悉属于肺;转输二脏,以制水生金,悉属于脾。"水肿的形成固然与脾的运化有关,但肾主水,肺为水的上源,水肿的形成亦与肺、肾有关,故水肿的治法有宣肺利水、健脾利水、温阳利水等之分。

例2 抽搐有虚实之分

$$抽搐\begin{cases}热极生风\\虚风内动\end{cases}与肝有关(肝主风)$$

但进一步理解,则肝"在变为握","在志为怒"(《素问·阴阳应象大论》)以及"诸风掉眩,皆属于肝"、"诸躁狂越,皆属于火"《素问·至真要大论》,便自然想到抽搐属于肝所主。

2）基础与基础

例 《伤寒论》:"伤寒若吐下后,心下逆满,气上冲胸,起则头眩。脉沉紧,发汗则动经,身为振振摇者,茯苓桂枝白术甘草汤主之。"本条指出吐下后,中阳受损,水饮内停的证治。

《金匮要略·痰饮咳嗽病脉证并治第十二》:"夫短气有微饮,当从小便去之,苓桂术甘汤主之";"心下有痰饮,胸胁支满,目眩,苓桂术甘汤主之。"

苓桂术甘汤 { 《伤寒论》——吐下后，中阳受损，水饮内停——起则头眩、身摇、脉沉紧
《金匮要略》——胃中停饮——胸胁支满，目眩，短气，微饮

3）临床与临床
①逍遥散可治肝气郁结不调，同样也可治慢性肝炎的胁下硬痛。
②龙胆泻肝汤，可治湿热肝胆黄疸，也可治湿热带下。
③内科、儿科的脾虚泄泻，可均用参苓白术散。
④仙方活命饮，可治一切阳痈，同样可治急性肠痈。

（2）常变之间用心机
1）理论
①《伤寒论》："凡阴病见阳脉者生，阳病见阴脉者死。"
②朱肱："妇人伤寒与男子治法不同，男子先调气，妇人先调血。"
③李中梓："故气血俱要，而补气在补血之先；阴阳兼需，而养阳在滋阴之上。"

2）症状
①疼痛——按之不减，得温则舒。

经痛 { 经前——多实
经中——多实
经后——多虚 } 经前、经中、经后俱痛——以实为实

②呕吐——食后即吐、朝食暮吐等。

呕吐 { 食后即吐——多热多火
朝食暮吐——多寒多虚 } 食入即吐，食久方吐——寒热错杂

③汗出——自汗、盗汗。
张介宾说："但察其有火无火，则或阴或阳自可见矣。盖火盛而汗出者，以火烁阴，阴虚可知也；无火而汗出者，以表气不固，阳虚可知也。"

汗出 { 自汗——阳虚
盗汗——阴虚 } 常法 { 阴虚
阳虚 } 变法 { 阳盛阴衰
表阳不固 }

（3）由此及彼，病情多变
1）久病多郁——七情过极，肝失疏泄

《证治汇补》 { 心郁——昏昧健忘
肝郁——胁胀嗳气
脾郁——中满不食
肺郁——干咳无痰
肾郁——腰胀淋浊 } 治之——《内经》 { 火郁发之
木郁达之
土郁夺之
金郁泄之
水郁折之 }

治郁以肝为主，兼及他脏。
2）怪病多痰——温化软坚，审其虚实，脾肾着眼

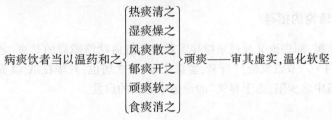

病痰饮者当以温药和之 { 热痰清之
湿痰燥之
风痰散之
郁痰开之
顽痰软之
食痰消之 } 顽痰——审其虚实，温化软坚

汪昂云:"痰即有形之火,火即无形之痰",故热痰清之。

3)郁可生痰,痰结可以致郁

2. 不断总结经验,更上一层楼

(1)勤写病案,积累活资料

$$\left.\begin{array}{l} 读书——是间接的,是死的资料 \\ 实践——是直接的,是活的资料 \end{array}\right\}典型的病案一定要记$$

(2)善读古人书,学以致用

古人的书有精华也有糟粕,必须多思多辨。例如,《伤寒论》是经典著作,但有些条文,如"欲解":

$$\left.\begin{array}{l} 太阳病——从巳至未 \\ 阳明病——从申至戌 \\ 少阳病——从寅到辰 \end{array}\right\}三阳解于昼$$

$$\left.\begin{array}{l} 太阴病——从亥到丑 \\ 少阴病——从子到寅 \\ 厥阴病——从丑到卯 \end{array}\right\}三阴解于夜$$

读古人书的目的在于应用。《伤寒论》305条:"少阴病,身体疼痛,手足寒,骨节痛,脉沉紧,附子汤主之。"本是治阳气虚弱、寒湿外感的代表方。凡是寒湿引起的病变都可用之,如寒湿带下、寒湿腰痛等。

(3)系统整理,归纳分析

对于某一种疾病,经过搜集资料,系统整理,再加以归纳分析,找出成功的地方和失败的地方,不断总结,提高辨证论治水平。

(四) 以实践反证理论

1. 实践是检验真理的标准

(1)"病在上,取之下;病在下,取之上"(《素问·五常政大论》)。

如头痛灸涌泉,阴挺灸百会。

(2)"善用针者,从阴引阳,从阳引阴,以右治左,以左治右"(《素问·阴阳应象大论》)。

(3)"治痿者,独取阳明,何也?岐伯曰:五脏六腑之海也,主润宗筋,宗筋主束骨而利机关也"《素问·痿论》。

2. 实践能促进理论的提高

(1)实践既能检验过去的理论,又能充实过去的理论。例如,妇科的冲任损伤,过去不外乎房室纵欲、多胎多产而致之,而现在则还有药物、机械等刺激,治之固然要善调冲任,又要化瘀解毒。

(2)实践能创造新的理论:如饮食不节所致的积滞,除健脾消积之外,还要考虑芳香化浊。

3. 实践离不了理论的指导

实践是理论的来源,而理论又反过来指导实践。如造血功能障碍的贫血,之所以知道用调养肝肾的方法,是从《素问·六节藏象论》"肝者,罢极之本,魂之居也;其华在爪,其充在筋,以生血气;其味酸,其色苍,此为阳中之少阳,通于春气"的论述中得到的启发。

（五）结束语

我的话要结束了，我愿与同学们共同勉励：

"读方三年，便谓天下无病可治；及治病三年，乃知天下无方可用"（《千金要方·论大医精诚》）。

"书到用时方恨少，事非经过不知难。"

要注意学习，注重实践，学到老，做到老。

三、继承和发扬

近年来，针对祖国医药学的继承与发扬问题，出现了不同的看法。有人强调继承，有人则片面追求发扬。其实继承与发扬的关系是非常密切的，继承是发扬的基础，发扬是为了更好地继承。没有继承，便没有发扬可言；只强调继承而忽视发扬，则会使学术停滞不前，甚或倒退。在继承与发扬的问题上，前哲与时贤已给我们树立了很好的榜样。

东汉时张仲景之所以能写出《伤寒杂病论》这一巨著，创造性地提出外感热病的六经病机和内伤杂病的脏腑病机，比较系统地为中医学奠定了理、法、方、药的理论基础，除了长期的临床实践经验积累之外，也与他善于"勤求古训，博采众方，撰用素问、九卷、八十一难"等继承前人的理论和经验分不开的。金元四大家之一刘河间的"火热立论"是在《素问·至真要大论》病机十九条中火热居其九，以及其他有关热论的篇章的启示下，结合当时疾病流行的特点而形成。张子和的"攻邪论"，是在钻研《内经》、《难经》、《伤寒论》等古医籍的基础上，并私淑刘完素的火热病机，结合他自己的临证经验而确立的。李杲在张元素脏腑病机的启示下，深入阐发《素问》"土者生万物"的理论，创"脾胃论"和"内伤说"，强调"内伤脾胃，百病由生"的论点，为内伤诸病在病因病机、辨证用药等方面作出了卓越的贡献。朱丹溪之"相火立论"，强调"阳常有余，阴常不足"，善用滋阴清热药，成为滋阴派的先驱者，除了当时疾病流行的背景外，也与受到刘完素、张从正、李杲等学术思想的影响分不开。由此可见，凡是在中医学术上有所发展、有所前进的人，都离不了善于吸取前人的经验，并结合自己的实践经验，唯有如此才能有所创新。

只强调继承，完全不讲发扬，固然是不对，而只要发扬，不提倡继承，更是不对。在目前中医界青黄不接，后继乏人、乏术没有根本改善的情况下，应该特别强调继承的重要性，只有把前人的精华系统而全面地继承下来，才能更好地发扬。新中国成立以来，有很多老中医之所以能治"乙型病毒性脑炎"等急性热病，都是因为善于继承有关温病的学术经验。要是没有"六腑以通为用"以及针灸能疏通气血而止痛的理论，便不会有今天蓬勃开展的"急腹症"的中药治疗和针麻下手术等丰硕成果。源远则流长，根深则叶茂，万里长征始于足下。只有很好地继承，才能谈得上发扬；没有继承，等于无源之水，无根之木，也就无所谓发扬。我们应该以继承为基础，在继承之中来发扬，在发扬的过程中更好地继承。继承与发扬，相互促进。我们要为推进祖国医学的提高和发展而不懈地努力，为解除患者的痛苦而奋斗终生。

四、虚心学习，矢志不渝

时光飞逝，我从事中医的医疗教学工作，已经 40 年了。数十年来，由于资质迟钝，在学术上毫无建树，今天之所以能为广大劳动人民解除一些病苦，主要是有一颗坚定学中医、用中药的心，长期虚心勤奋学习、朝夕攻读的结果。

（一）读书必读，学问必问

我的祖父是名骨伤科医生，5 岁时他便经常带我到郊外去采药。可惜我刚 7 岁时，祖父不幸弃养,谈不上祖传。不过祖父与人为善的医疗作风却在我的心灵留下了深刻的印象。我很羡慕病人对祖父的热爱和尊敬,我暗暗下决心,长大了要像祖父一样当一个医生,为病人解除痛苦。有志者事竟成,我17岁考上了省立中医药研究所(后来改为省立高级中医学校),学医的愿望初步实现了。旧社会的统治者要消灭中医,坚决不准办中医学校。我们这所学校之所以能成立,是利用统治阶级内部的矛盾,在特殊复杂的环境中办起来的。学校的设备,当然很简陋,社会上也有种种不同的看法。不过从校长到老师都是当时省内著名的中医,学识渊博,经验丰富,而且很热心中医教育事业,非常爱护学生,这就奠定了办好学校的基础。我是壮人,过去读书是"土官"结合教学(官,是读音用桂林话;土,是指字义用壮语解释)。现在老师们都用"粤语"教学。我进学校的第一个难关就是语言不通。老师在课堂上讲课,要是离开了课本和老师的板书,我便一无所知。给学习带来了不少的困难。为了尽快攻破语言关,我除了课前做好预习,上课时多注意老师的讲解和板书之外,平时多接触同学,多接近老师,从日常生活到医学术语,有计划地请教老师和同学,也有意的多练多讲。经过两个多月的努力,语言这一关,终于初步通过了。

学校课程的安排,从源到流,先开经典著作后到临床。我们的《内经》是以《内经知要》和《难经》为主,当时叫做《内难》。当第一堂课上"道生"提到"虚邪贼风,避之有时,恬淡虚无,真气从之……",乍听起来既好奇,又懂又不懂,心里很着急。以后又相继开《伤寒论》、《本草》等课程,课程越来越多,内容越来越复杂,实在有畏难欲退的情绪,但一想到白发苍苍的老校长和年过半百的老师诲人不倦的精神,以及祖父在世时为人治病的形象,不觉陡增赧颜!与其激流而退,不如排涛破浪向前。从此下决心每天早起朗读《内经》原文、药性赋、汤头歌诀(括)等,以资加强记忆。我本来资质不敏,不敢说"读书千遍,其义自明",但通过边读边想,又读又记,这样读的、想的、记的次数多了,确实能逐步贯穿上下,理解全文,而且又能掌握篇中的重点。例如,当我开始读《素问·上古天真论》的时候,好像字字是珠玑,句句都重要,后来读多了,想多了,才知道"女子七岁,肾气盛……八八则齿发去"是全篇的重点。因为这一段的叙述点出了肾气的盛衰决定了人的生长衰老的全过程,所以人要摄生保健、延缓衰老,保持肾气的充沛是关键。由于我的古典文学根底浅薄,在读书的过程中,也碰到不少困难,不仅医理不通,有时连文理也难明。为了解决这个问题,除了加强国文(类似现在的《医古文》)的学习外,经常请问老师,请教同学,多翻阅字典、词海等工具书,虚心地问,扎实地学,尽量杜绝"读书不求甚解"的毛病。

在我和一部分同学决心早上朗读的时候,也有的同学加以非议,认为朗读不是求知的好办法。但通过几年的边读边想,使我深深体会,我们是20世纪的人,学的却是古老的书,不论文法或词类,都和今天有所不同,没有经过苦读的功夫,是很难理解的,纵然理解了,也是记不牢的。今天之所以能运用一些警句来指导临床,是和当年寒窗灯下朗读分不开的,所以我认为"读书必读",尤其是中医的经典著作,读是关键是根本,书读越多越好,书读多了,就可以避免"书到用时方恨少"之憾!

知识的道路是不平坦的,要攻破一门科学,除了自己必须勤奋学习,努力钻研,多独立思考,多提几个为什么之外,必须紧紧依靠严师的教诲,同窗学友的帮助。因为一个人的聪明智慧,始终是有限的,凡是有不懂的地方,有怀疑的地方,要虚心地请教老师同学,向一切"能者为师"的人学习。这样的日积月累,知识由窄到广,由浅到深,"积沙"可以"成塔"。"勤能补拙"、"虚心使人进步",确是珍贵的名言。所以我说"学问必问",才能从师友的教诲中得到启发,得到智识。

(二) 由浅入深,从博返约

经过学校艰苦的系统学习,1940年夏我毕业了,当时分配到桂西山区一个医务所当所长兼医师。这个医疗机构,仅仅三个人,我是独一无二有权开处方的人。在学校的几年,虽然有关学科的基础理论和临床知识都学过了,但这仅仅是入门的开端,万里长征的起步,对于医学的全貌,还有待于长期的努力。在这既无长辈指导,又无良师教诲的情况下,独自开展医疗工作,确实困难重重,真有

"不寒而栗"之感。不过"既来之则安之",凭着"初生牛犊不怕虎"的精神,只有在工作中边学边用,根据临床的需要,诊余除了复习在学校时的讲义外,先后阅读程钟龄的《医学心悟》、陈念祖的《医书七十二种》、吴谦等主编的《医宗金鉴》。为了解燃眉之急,这些医书除了《医学心悟》能全书精读外,陈氏医书及《医宗金鉴》有些是精读,有些是粗览。《医学心悟》是程氏长期临床经验,结合前人的理论与方法概括而成的一本书,其内容不论是理论的分析,或常见疾病证治的介绍,都是简明扼要,重点突出,特别是对"医门八法"的阐明,真是做到"详而不繁,简而能备"的地步,对于初学中医或刚接触临床的年青医生,确实是一本很好的参考书。陈修园为清一代的名医,他的医学丛书,包罗多个方面,文字通俗浅显,如《时方歌括》、《时方妙用》、《医学实在易》、《医学丛书》、《医学三字经》等,读起来音韵清爽,顺口易懂易记。尽管此老有偏激之言,如对医学的发展,认为"唐宋之后,诸家之异说盛行,全违经训",轻视、痛恶宋元之后医学的成就。甚至对药物的作用,也存在个人的偏见,如对紫河车认为"此物大秽大毒,大动火"。其实,紫河车性味甘而咸温,有大补气血之功,为胎之营养来源,是孕育胎儿成长的地方,怎能说是"大秽大毒"呢?可见人无完人,以陈氏之贤,仍然免不了千虑一失!通过读程、陈二氏的书,对于临床常用的基本理论以及常用的方药,记得比较牢,应用也较为自如。在诊治疾病的过程中,虽不敢说"左右逢源",但逐渐收到预期的效果。以后又读吴谦等主编的《医宗金鉴》,此书是集体撰写而成,是新中国成立前我们综合医书中最完备、最简要的丛书,"各分子目,有图有说,有方有论,理求精当,不尚奇邪",持论既平和公正,又简明易学。例如,《删补名医方语》中对四物汤的解释,先引张璐之言:"独推独参汤、童便以固其脱者,以有形之血不能速生,无形之气所当急固也。"再引柯琴"盖此方能补有形之血于平时,不能生无形之血于仓猝"之说。这里不仅明确指出四物汤只是"能补有形之血于平时",而且又点出四物汤与独参汤的密切关系,因为"有形之血不能自生,生于无形之气故也。"所以徐灵胎谓之"熟读此书足以名世"。可见此书价值之高。通过以上几本医书的粗读或精读,知识一点一滴的积累起来,总算扩大了眼界,临床辨证论治的思路也广了。对于多发病、常见病的处理,虽不能说百发百中,但由"知常"而逐步"达变",立法选方,灵活多样,初步摆脱了刚临床时死记硬背、生搬硬套的尴尬。

我工作的地方是桂西的高原山区,杂居着多种民族,不论生活爱好或风俗习惯多有其不同的特点,而且气候骤然多变,热的时候如火盘,冷的时候也有"小东北"之称,因而疾病的发生也错综复杂。既有高原多寒多燥、山岚瘴气的病变,又有卑地湿热交蒸各种疫病的发生。环境在逼人,仅仅从《医案金鉴》、《陈氏医书》等的论述,尚不能适应医疗的需要,我不得不重温在校时的《温病讲义》。这本讲义是我的老校长刘惠宁老中医,以吴鞠通的《温病条辨》为蓝本,参照有关温病学家,结合他长期的医疗实践完成。其内容既有理论,又有治验的实例,读后确有"温故而知新"之效。以后又系统地读了吴又可的《温疫论》、叶桂的《温热论治》、余霖的《疫疹一得》、薛雪的《湿热条辨》、王士雄的《温热经纬》等有关温热疾病的论述,对于温热病的辨证论治,有了进一步的认识。其中叶桂的"温邪上受,首先犯肺,逆传心包"的卫气营血辨证和吴瑭的"治上焦如羽,非轻不举;治中焦如衡,非平不安;治下焦如权,非重不沉"的三焦分治,指出了温热病纵横传变的趋势及其治疗的规律,尤其是薛雪之湿热论,明确指出了温热病虽有多种,但实际概而言之,不过温热和湿热两大类而已。这对于执简驭繁是有裨益的。在选方用药上,余师愚的善用重剂石膏,吴瑭辛凉解表的银翘散、桑菊饮和育阴之一甲、二甲、三甲复脉汤的应用,确是在前人的基础上有所创新和独到的地方,处处忘不了"存津液"的原则,为治疗温热病指出了明确的方向。

通过以上的学习,经过5年的实践,接触病种越来越多,实践经验逐步积累起来,对常见病、危重病的处理虽然较为成熟,但要进一步深入理解并掌握祖国医学的理论及各种复杂疾病的处理,还要走很长的艰苦历程。在师友的启示下,我重新重视经典著作的学习,首先通读《素问》和《灵枢》原文。由于此书年代久远,历经战乱的频繁、社会的动荡,散失残缺在所难免,错简衍文之处不少,加上文字的古奥,以及我的笨拙,我在通读的过程中碰到的困难确实不少。不论文理或医理,都有似懂非懂,甚或不懂之感!但有一分的劳动,总有一分的收获。经过通读,初步窥视了书中的全貌,了解其难处和易处,对其中所涉及的生理、病理、诊法、治则等多个方面及其主要之处,总算有比较全面的认识,为下一步深入钻研打下一定的基础。以后又读了王冰、杨上善、马莳、张志聪、张介宾、高士宗等家的注解本,在认识上有了进一步的提高,其中以张景岳的《类经》对我的影响最大。张氏认为《素问》、《灵枢》"经文奥衍,研阅诚难",又感"前代诸贤,注有未备,向多舛错",因而根据内容性质,从类分门,分摄生、阴阳、藏象、脉色、经络、标本、气味、论治、疾病、针刺、运气、会通等 12 类,类下又分节,分别摘原文,然后详加注解,既解释并评论前人的说法,又提出自己的见解。读了张氏的书,不仅克服了文字上的困难,而且易懂医理的关键处。例如,《阴阳应象大论》中"味归形,形归气,气归精,精归化",张氏明确地指出"归,依投也。五味生精血以成形,故味归于形;形之存亡,由气之聚散,故形归于气。气者,真气也,所受于天,与谷气并而充身者也。人身精血,由气而化,故气归于精。精者,坎水也,天一生水,为五行之最先,故物之初生,其形皆水,由精以化气,由气以化神,是水为万物之原,故精归于化。"这里既点出文理,也阐明了味、形、气、精在人体不可分割的密切关系。

我读《内经》尽管是粗糙的,但它丰富多样的内容使我明白了很多医理。例如,人的生长衰老离不开阴阳的变化;脏腑经络气血的盈亏、人之病否决定于正邪的斗争,从而提出"不治已病,治未病"的医疗思想;治法虽多,总以"扶正祛邪"或"祛邪扶正"为着眼。今天有人主张不读《内经》,认为《内经》阻碍祖国医学的发展,这种论调是值得讨论的。我认为:不但初学中医的青年要读《内经》,就是多年临床实践的中医同志们,能回头来再读一读《内经》,对于理论的提高,对于辨证论治都是有帮助的。因为《内经》"发明至理,以遗教后世,其文义高古渊微,上极天文,下穷地纪,中悉人事"(见《类经序》),其内容的广泛,其理论之朴素实用,有利于人类的价值,是其他的医籍无法加以比拟的。

读罢《内经》,又转入《伤寒论》、《金匮要略》的学习。先后读了成无己的《注解伤寒论》、方有执的《伤寒条辨》、陈念祖的《伤寒论》浅注,柯琴的《伤寒来苏集》、赵以德等著的《金匮玉函经二注》、尤在泾的《金匮心典》。这些书各有不同的特点,成注里引证《内经》、《难经》的理论,阐发《伤寒论》未发的含义,既注解了原文,又有所发挥,是有功的;方有执以"心仲景之心,志仲景之志,以求合于仲景之道"而持"错简论",大肆驳斥王叔和,尝议成无己,固是偏激之词,但他能刻意钻研,逐条辨析,重新编次《伤寒论》,这种大胆创新的精神是值得我们后人学习的;陈念祖尊王崇成,否定方有执之"错简论",认为"叔和编次《伤寒论》,有功千古",不仅没有乱仲景之原意,而且把仲景学说较完整地流传下来;成无己既不曲解仲景之说,而且能引经析义,实为诸注家之望尘莫及。陈氏虽为维护旧论的大家,但他对伤寒理论的应用,采用分经审证之法,三阳经有经证、腑证、坏证之分,三阳经有阴化、阳化、水化、火化之别,仍有其独创之处。在温习《伤寒论》、《金匮要略》中,《伤寒来苏集》和《金匮玉函经二注》给我的感染最深。柯氏既认为王叔和编次有错乱,也反对方有执等的"错简论",硬分桂枝汤主风伤卫、麻黄汤主寒伤营、大青龙汤主风寒两伤营卫的说法。他采取以病名篇、以方名证、以证分类的方法,将《伤寒论》重新编次,并对"倒句讹字,异端邪说"之处,加以校正和注疏,尤其是"论翼论证,附翼解方,条理畅达,议论明晰,甚属重要",同时,更明确指出"仲景之六经,为百病之法,不专为伤寒一科。伤寒杂病,治无二理。"他这些独特的见解,对于临床有实用意义,所以对后人的影响很大。《金匮玉函经二注》为明赵以德衍义,他引用《内经》的精义,阐明立法施治的要旨,精明扼要。凡有所缺不足之处,后由清代周扬俊补注。周氏善于推求通变,探溯求源。读了此书,不仅对条文的精神实质能加深认识,而且可以丰富基本理论,为临床实践打下牢固的基础。

古人有云"读书破万卷,下笔如有神。"我仅仅读以上的几本常见的医书,况且又读得很粗糙,但有一分劳动,就有一分收获。当然所得不多,更谈不上深入下去了。不过,我总认为既要读今人的书,也要读前人的书,因为它是人类经验的总结,"温故"是可以"知新"的。

（三）边用边学，学用结合，从学中用，从用中学

祖国医学是通过长期的生活实践和医疗实践中形成的。因而除了从书本学习，探明其原意之外，还要在临床实践中不断地学、不断地用，才能有比较较深刻的体会。我开始学《伤寒论》时，对桂枝汤和麻黄汤证的条文，还可以说记得牢，但由于套在"有汗"与"无汗"上面，仅知中风表虚证用桂枝汤，伤寒表实证用麻黄汤。以后读了柯琴的《伤寒来苏集》："六经本为百病之法"的启示，在临证中凡属胃中无热、营卫不和而引起的病变，如妊娠恶阻、胃寒呕吐等都可用桂枝汤；风寒之邪外袭，肢节痹痛者可用麻黄汤加减治之。又如太阳病的蓄血证，从条文来说，往往死扣在"其人如狂，少腹急结，小便自利"的主证才能应用桃核承气汤。其实，本方属于活血下瘀之方，凡是跌打损伤，妇女经产瘀积，经行少腹、小腹硬痛者，虽二便涩痛或不通，均可用之。

《素问·阴阳应象大论》："东方生风，风生木，木生酸，酸生肝，肝生筋，筋生心，肝主目……"这几段话表面看来，似乎很玄，但一结合实际，我认为是很有意义的。因为它不仅指出了人与自然的整体性，同时也点明了人体生理的联系及病变时的表现及其治疗的规律。我们在临床中，当肝阴不足之时，常常根据"酸生肝"而用乌梅、白芍之类以滋肝液。又如治阳痿证，有时根据"肝生筋"、"前阴为宗筋之所会"的论点，采用甘草芍药汤之甘酸缓养之法。妇女脏躁，哭笑无常，根据"筋生心"之旨，并用甘麦大枣汤或一贯煎，以为柔肝和中宁神之法。又如《素问·六节藏象论》："肝者……以生血气。"注家有认为是错简的，也有随文解释的。其实一结合临床，则是有道理的，因为肝主春生之气，有升发的作用，凡是长期气血亏虚之变，屡经温补脾肾气血之源而疗效不显者，每每用滋肾养肝或滋阴补血之法而收功。曾碰到一些长期接触放射性物理刺激而出现头晕、疲劳、白细胞偏低的患者，虽然经用归脾汤、十全大补汤、人参养荣汤之类大补气血治疗，效果不显著，后用左归丸、右归丸、肾气丸之类调养肝肾，则症状消失，血象恢复正常。

（四）注意辨别，取其所长

祖国医学源远流长，各种学派不下数百家，在学习祖国医学的过程中，往往碰到如何对待各种学派的对立争论问题。我认为应该不囿于门户之见，要客观地了解多科学派的理论特点，然后从中取其所长，避其所短。例如，拿温补派与寒凉派来说，前者以薛己、张景岳为主要代表人物，他们认为"阳非有余"，真阳、真火为生命的"大宝"，要经常维护保养，不能滥用寒药攻伐，用药偏于温养脾肾之阳，常用左归丸、右归丸之类；后者则以刘河间、朱丹溪为代表人物，他们认为"六气皆能化火"、"阳常有余，阴常不足"，因而用药前偏于滋阴泻火之法。可知温肾益火为薛、张之所长，清热泻火则为其所短。相反，刘、朱则善于清热滋阴而不长于温阳之法，各有所长，各有所短。又如伤寒派与温病派历来争论不休，共同争论的热点是伤寒与温病的关系问题。其实，伤寒与温病都是论述外感疾病发生及其辨证论治规律的理论，既有相联又有区别，由于其致病因子有寒与温之分，因而疾病的转变过程以及治疗的规律自有不同。例如，伤寒病初起，寒邪袭表，药多温散；后期多属阴盛阳衰之变，治之常用桂附回阳救逆。温病初起，温邪侵袭肺卫，药多辛凉；后期，常常是津亏阴弱，多用胶地育阴滋水之法。

总之，自金元以来，各种学派很多，在学习过程中，要持公允态度，辨别清楚，不要为一家之言所误，要取其所长，扬弃其所短。

（五）接受新知，不断提高

祖国医学是伟大的宝库，这是大家公认的。但由于社会制度的转变，人民生活有了较大的变化，科学的进步一日千里，因而，过去许多不发生或不发现的疾病，在今天的卫生条件下，不仅被发现而且被逐步消灭了，但也有的有待于探讨它的发病原理，才能加以解决。例如，工业"三废"导致环境

污染而引起的疾病,新药物的副作用,各种手术的后遗症等。诸如此类的病变,在祖国医籍论述中都是欠缺的,所以,必须在实践中不断地摸索,找出它的致病规律及其治疗的原则,从而充实祖国医学的内容。要达到这个目的,一方面,要依靠长期的临床实践;另一方面,要在学好中医的基础上,接受现代有关科学的知识。

谈到接受新的科学知识,我们应该明确:现代医学的知识仅仅是其中的一部分,还应该包括如光学、电学、气象、物候学等边缘的学科。早在20世纪30～40年代,曾有人倡导"中西合璧"之说,但在当时的条件下,社会制度不许可,科学知识也不可能实现。新中国成立以后,党中央提出"团结中西医"、"中西结合"的方针,在医学领域里获得了不少新的成就,如针刺麻醉、正骨小夹板、急腹症的非手术疗法等都取得很多的突破,这是有目共睹的。但也不否认,仅仅依靠中西医结合,中医学不能发展,更谈不上中医现代化。所以最近中央已明确提出中医、西医、中西医结合三支力量长期并存的方针,这是非常英明的。中医要发展,只有加强哲学、自然科学的学习,从实践到理论,不断地总结提高,才能实现。

我近年来和西医同志相聚,在诊治疾病过程中,除了四诊八纲之外,有时也学习借助西医有关的诊断手段。例如,婚后多年的不孕症,通过妇科的内检,确诊是子宫肌瘤或输卵管梗阻引起,然后根据四诊进行辨证论治。这对诊治是有帮助的。一般来说,子宫肌瘤多属于气滞血瘀,治宜行气导滞、软坚散瘀为法;输卵管梗阻多属湿郁寒凝,治宜温经散寒,从温运通行着眼。又如鼻咽癌患者放疗、化疗之后,往往出现头痛如破、唇舌干燥、口渴引饮等一派阴虚阳亢的症状,治疗除了滋阴生津之外,还要酌加甘寒解毒之品,如野菊花、半枝莲、白花蛇舌草之类,才能改善症状。借助西医的诊断,结合辨证论治,确实收到了很满意的效果。但有很多问题,例如,根据运气学说、子午流注用药等,现代医学无法解决。所以,我认为在接受新的知识中,仅仅靠现代医学的知识是不够的,必须注意有关边缘学科的学习,同时,在接受现代医学中,不要忘记祖国医学独特的理论。我素来反对那种一病一方、始终不变的做法,一提到"炎症",不分寒热虚实,便是苦寒清热或泻火通便。这会损害祖国医学理论的体系,影响它的疗效和发展。

以上是我40年来从事中医医疗、教学的过程。由于学识浅薄,明知"老牛拉破车",收获是不多的,很多问题还不能解决。"往者不谏,来人可追",形势在迫人,人民对医药卫生的要求更高,寄托在每一个医务工作者的希望更大,今后唯有继续努力,在实践中兢兢业业地学,争取有所提高,以便能更好地为人民的健康服务。

五、我对于课堂教学的一些体会

祖国医学是劳动人民长期与疾病作斗争积累下来的珍贵宝库,如何挖掘宝库使它更能进一步为人民的健康服务,是当前刻不容缓的事。课堂教学,是挖掘宝库工作重要的一环。但是祖国医学教育,由于封建反动长期统治摧残,自唐以来,完全不列入国家教育的范畴,任其自生自灭!因之,既无前例可寻,更无常规可效。所以,祖国医学教育是一项新的工作,它的课堂教学,尤其是如何教得好,更是新的课题。

我对于祖国医学的课堂教学,是非常陌生的,不过几年来在党的关怀培养下,以及老师们、同学们的具体帮助下,在摸索中取得了一些体会,现在简单总结如下。

(一) 备课前的准备

在备课之前,应该准备的工作很多,如教材的选择,参考资料的取舍,授课计划等,这些都是基本的要求。我认为除此之外,应该抓住两个问题。

1. 突出本学科的特点,但又要适当旁联各科

祖国医学是纵横贯注的,要严格的分开,事实上是不可能也不应该的,但不可否认每一学科都有它的特点。所以在备课前,应该充分考虑本学科的特点是什么?与哪些学科有关联?哪些问题在本科作重点讨论?哪些问题交有关学科讨论?例如,医经一科,是祖国医学理论体系的基础,它必须负起让学生领会祖国医学基础理论,为学好各科打下一定基础的责任。但并不是说,医经就与各科可以不关联。其实正由于它是理论的基础,所以与各科息息相关。例如,经络一篇,就与针灸有着密切的关系,对于"经络"的课堂教学,则可留待针灸科作重点讨论。又如,《伤寒论》是理法方药具备的内科专书,在辨证上固然要结合温病学说中的营卫气血与三焦的辨证论治以及诊断学的四诊等,在用药上也适当结合《方剂学》。但是,在结合之中,不要忽略本学科的特点。《伤寒论》的特点是以六经为辨证论治的基础,因此,在辨证上,必以六经为中心内容,然后旁及他方;在方药的应用上,必须首先在伤寒中认识清楚,再进一步涉及其他的应用。例如桂枝汤一方,为太阳表虚证之主方,而其他如杂病中之奔豚症,妇科之妊娠呕吐均可用之。总之,每一科都有它的特点,但也和各科有密切的联系,因之在备课之前,如何突击本学科的特点,又能适当地旁联各科,使理论体系能上下连贯。这是备课前应解决的首要问题。

2. 正确认清对象,决定教材的深广度和教学方法

古人有言:"知己知彼,百战不殆"。此语虽用于对敌作战的经验总结,但课堂教学也不例外。在备课之前,必须弄清听课对象的文化程度,言语状况,领会能力以及专业思想等,从这些情况中加以分析综合,决定教材的深广度以及教学方法。例如,当领导上决定我在58级一、二班任课的时候,我首先从教务处以及从劳动中,从日常生活谈话中了解三个问题:一是同学的文化程度;二是一年来学过的中医科的意见;三是专业思想。我的初步印象是:一班是调干来的,文化水平不一,但绝大部分学过中医,专业思想较巩固;二班是高中生,文化水平比较一致,领会力较强,但无中医基础。因此,在对待两个班教材的深广上虽然基本还是一致的,但在教学方法上则有所区别。例如,同是一个桂枝汤证,在一班则不仅突出太阳表虚证之主方,而且也谈及如何加桂来治"奔豚症";在二班则不涉及加桂问题了。在讲课中的词汇也有所不同的,如在一班讲课时,可以多讲些名词术语,在二班则以通俗浅显现代的词汇为宜(当然必要的术语是必不可少的)。

总之,一堂课的好坏,教材深广度是否适中,是其主要的因素。而决定其深广度是否适宜,首先取决于是否对听课对象有比较全面的了解。

(二) 充分备课是讲好一堂课的关键

影响一堂课的好坏,虽然有多种因素,然而,备课的深广度是否适中,教材内容是否透熟,却是关键。对于这方面,我的体会有以下几点。

1. 要透熟课题,既能深入,又能浅出

所谓"透熟",即是对课题要深入钻研,不但对本课的主要、次要的问题,以及整个精神实质弄清楚,而且,对于上下左右联系,亦即是本课可能牵涉的问题,都应该有全面地把握。例如,《内经》里的"阴阳五行"篇就与"人与自然"、"藏象"、"经络"等篇有着不可分割的联系。只有在全面透熟的基础上,才能做到"既能深入,又能浅出"。所以我们说,"深入"是"透熟"的基础;"浅出"是"深入"的结晶。如果只顾"深入"而不"浅出",都便会形成"漫无边际,不知是岸"。

2. 既要全面认识,又要重点突出

对于课文的整个内容,除了要全面地认识外,还应该要注意重点突出,亦即是哪些是主要的?哪

些是次要的？对主要的问题,应该重点突出,以便使听课者领会中心环节。例如,医经里五脏所藏,虽有心藏神、肺藏气、肝藏血、脾藏营、肾藏精等之不同,但总的说来,五脏都是"藏精气",是"能满而不能实"的。这里"藏精气"、"能满而不能实",便是关键性的所在,也是应该重点突出之处。

3. 对"争而未决"的问题,宜求同而存异

在祖国医学中,有些问题虽经历代医家的长期争论而仍未解决,我们要在短时间内解决,更是不可能的事。况且,我们目前主要是"带路人",因之在备课时,对待这些问题,应该求同而存异,亦即对认识一致的问题可作主要的提示,对争而未决的问题则作一般的介绍,不要过早地下结论。例如,对"三焦"问题,历代医家争论不一,见仁见智,各有千秋,但尽管争论有所不同,却都共认"三焦"是有"疏通气血和水道"的功能,其争论的焦点则在"三焦"之"有名无形"和"有名有形"上面。因此,对"三焦"的功能,可以详细一些,对争论的问题,只介绍一个概念便够了。

4. 根据不同的班次对象,决定教材内容的深度和广度

目前在职西医学习中医,一般有三种班次:第一种是大专毕业的高级医师(有少数专家参加);第二种是以医士、护士为主的中级班;第三种是高、中级医务人员,或者还有一部分行政事务人员参加的混合班。这几种班次,他们在学习上的共同点,都是刚开始学习祖国医学,需要全面而系统的学习。而他们的不同点,一般来说,第一类的班次水平和要求都一致,分析理解力强;第二类的班次理解力较第一类弱,但记忆力较佳;第三类的班次,由于水平和工作岗位的不同,因此在要求上也有所不同,在备课的时候,必定根据这种不同班次对象,在深度和广度上有所出入。如果是千篇一律,往往在第一类班次受到欢迎,而在其他的班次听课者却领会不深,甚至不知所云。我在备课时,对于第一种班次是采取"既广且深"的方法;第二种班次则以"精简扼要"为合宜。例如在方剂篇中同样是讲一个"桂枝汤的应用",在第一类的班次,在内容上除了突出"表虚"为运用的关键外,还要涉及如何加桂而治"奔豚症"的问题;而在第二种班次,则只扼要地介绍在"表虚"时是运用的依据就够了。对混合的班次,则比较困难。我的做法是根据听课人员的比例而决定,如果高级人员多,则照第一类班次的办法;反过来说,中级人员多则照第二类班次的办法。至于个别特殊情况,领会有困难,则靠课后以先进带动后进,互相协作来解决。

5. 通过试教,不断修整讲稿,删增内容

经过课文的熟悉与组织,讲稿编写之后,应即进行试教。在试教之中,老师之间要互相听课,互相研究。因为这样的措施,对于不同看法的问题,基本上得到初步的统一;对繁杂的内容,可以删除;不够的地方,更可以加以充实,把讲稿再次修整,使它更完善。而且,对讲课者本身来说,通过试教的步骤是熟悉教材内容,打下上好一堂课不可少的条件。

(三) 如何上好一堂课

要上好一堂课,除了在课前要备好课之外,如何通过课堂表达出来也是上课好坏的决定阶段,我个人的体会如下。

1. 多用通俗词语,少用甚或不用"以经解经"的讲课方法

在祖国医学里,由于文字古奥,系统性不够全面,如果不加以归纳融化,在讲课时以经解经进行教学,不但听课者往往感觉乏味,不知所言,而且由于有时引经不恰当,往往失去了原来的意思,造成"引经失义",所以必须把前人的经验消化后加以组织归纳,分清主次,有系统地用通俗的词语表达出来。当然,必要的引证,我们不是一概反对的,但总的少用或不用为佳。

2. 对主要的问题,应细腻深入;对次要的问题,以认识概念为目的

在课文里,章有章的主次,节有节的重点,对于主要的、原则性的问题,在讲课时应细腻深入,面面俱到;对于次要的、一般的问题,则只谈其概要便可。例如,"脉法"一般是28种或30多种,但可以浮、沉、迟、数、滑、涩等六脉作重点讨论,其余的只概要的介绍便可。

3. 既防止前后脱节,又要避免过于重复累赘

祖国医学的理论体系纵横交错,是整体的统一,要在科与科之间、章与章之间,完全做到没有重复,事实上是不可能的,也是不合规律的。例如,《中医学概论》中的"证候分类"章中的"六经主证主脉"、"营卫气血和三焦"的部分,就与"伤寒概论"、"温病概述"等章有密切的关系。要做到"既能防止上下脱节,又能避免过于重复累赘",应该在讲"证候分类"时着重在症状的表现特征,到"伤寒概述"、"温病概述"章则着重它的病机性质,使既能巩固旧课,又有新的发展,更可避免过于重复累赘。

4. 尽可能运用直观教学的方法以帮助学生对课文实质精神的领会

祖国医学是前人长期与疾病作斗争的总结,它的词汇,大多是几千年前的,初学的人,乍听起来,往往不大清楚,所以在讲课的过程中,对于关键性的地方,应该有适当的板书,并尽可能结合一些简明的图表来进行讲解,这是迫切需要的。但板书要系统而精短,图表必须鲜明易懂,不要杂乱无章,繁冗累牍。

5. 注意归纳综合,达到"由博返约"的要求

一堂课的开始是由浅而逐渐到深的,牵涉的问题,也是由简单而到复杂,但最后必须加以归纳综合,亦即是不但能"从约到博",而且更能"由博返约"。例如,"阴阳"千变万化,牵涉的范围是相当广泛的,但归纳起来,它的基本概念不外乎是"阴阳的相对性和在相对基础上的统一和平衡,以及阴阳的消长与转化"等而已。又如麻黄汤的禁例,原文共9条,但归纳起来,仅仅"中虚里寒津亏血少"8个字。

总之,要讲好一堂课,虽然是多方面的,但是在课前做好备课工作,如教材深广度的取舍是否适宜,内容的熟悉等。同时,能在课堂上分清主次,有条不紊地介绍出来。这些都至关重要。

(四) 认真课后检查,不断改进教学方法

中医的教学工作,还是一项新的工作,因此,在教学的过程中,必须认真的检查自己,每讲一堂课之后,要扪心自问,哪些问题讲的最清楚?哪些问题漏了?甚至说错了?对好的加以巩固提高,不够的地方加以克服。

除了扪心自问之外,还要虚心倾听听课者的意见。不过一般的情况是:学生对老师多少是尊重的,因此很少当面提意见。应该主动地联合有关领导以及班主任等,并且多深入一些,从作业、从小组讨论的情况,便可以看出我们讲课的优缺点,也是我们应该发扬或克服之着眼处了。

以上的课后检查,仅从老师的本身来说。此外,对同学的检查也是不可少的。我认为对同学的作业、笔记以及领会的检查应该是多种多样的,有全面批阅的,也有重点抽查的。例如,在每次上课都有二节,在第一节休息时,可以重点抽查一、二个同学(事前心中有数)。对于同学的领会情况,除了提问、考查之外,还可以从小组讨论以及日常接触知道。例如,二班同学在药房上课,有时在劳动中也能一面劳动,一面讨论早上讲过的课,争得面红耳赤,应该从他们的争论中去知道他们的领会情况,并作为我们讲课好坏参考之一。

总之,一切事业都在多样化,对于课后的检查,也不妨采取多种形式,以便达到我们了解同学的

领会情况,确定我们讲课的效果,逐步改进提高教学方法。

（五）结语

我个人的祖国医学理论水平很低,关于教学工作,也正在学习之中。以上的一些体会,不过是多年来切身的感觉罢了,也许是有错误的。

六、谈谈中医临床教学问题

1961 年,曾先后率领西医学习中医班、专科班等同学到医院进行临床实习或见习。对于这个工作,由于个人过去没有经验,加上学识水平肤浅,难免有不足之处。但为了互相交流,特将点滴体会分述如下,有不对之处,请同道批评指正。

（一）一知与二熟

所谓"一知",就是知己,我们知道,临床教学是面对着病人,是活的教材;要做好这个工作,固然要有丰富的临床经验,尤需要有比较全面的理论基础,然后才能根据病人的具体情况,提出正确的分析和处理方法。所以我认为负责临床教学的老师,应该首先检查自己、了解自己,如发现自己有某方面的理论仍感不足,可以争取事前温课,以免临时仓皇。我个人愚见:不但经典要熟,而且对历代有代表性的学派,也应该有一定的认识,才能应付自如。因为只有这样,在辨证的陈述或在立法用药上,才不偏执己见,才不偏于一家之说。使学生对祖国医学的理论有系统而全面的认识,并进而逐步掌握辨证论治的原则性以及其灵活性。

所谓"二熟",就是熟悉学生情况和熟悉实习的医院。因人而教,是至理的名言,在带领学生到医院实习(或见习)之前,对学生要有全面的认识,如学生的专业思想、身体健康、业务水平等情况,都要摸清摸透,然后才能成竹在胸,心中有底,再决定我们的指导方法。例如,发现学生对药性记得不牢,方剂不大熟,那就要求学生多读药性赋,多读汤头歌诀;基础理论较差,则多注意经典的钻研等。

医院是临床教学的基地,因此,事前对医院的人力物力以及设备情况,尤其药物的品种供应储备等,最好能充分了解。因为只有这样,才能根据医院的具体情况,结合学生的业务水平,为实现教学大纲的要求而提出可行的指导方法。

总之,临床教学是活的教材,活的课堂,为了做好这件工作,在教师方面,不但应该事前充分估计自己的力量,同时也要充分摸清学生和医院的情况,切实做到"知己知彼",只要情况熟了领导实习工作总比较顺利的。

（二）认证与辨证

认证与辨证,都是要求认清疾病,是一个问题的两方面;不过是有深浅广窄的不同,前者则要求深一些、广一些。我认为凡属于结合课堂教学而进行临床见习的是以"认证"为主,也就是说能根据病人脉证的表现,知道病类的归属,例如见到:"身大热、大汗出、大烦渴、脉洪大"等所谓"四大",而知道属于白虎汤证便可以了。如果是脱产实习的同学,应该是以"辨证"为主,不但要知道"四大"是白虎汤证的脉证,而且更要进一步探求其发病机制及其类似之鉴别,如"时时恶风"与"太阳中风","微彻恶寒"与"少阴病背恶寒"等之不同点。虽然认证和辨证的要求,是有一定的区别,但并不是截然分开的,有时指出"桂枝汤证"的同时,也指出"自汗出,脉浮缓"是与麻黄汤证鉴别之着眼处。

对于见习认证为主的临床教学,事先要选择适合课堂理论教学进度的病例,以期通过见习,更好地巩固课堂教学。所以对于病例的系统分析,主要由老师来进行。当然,为了使同学进一步的深刻体会,有时也可以由同学问病历,进行四诊等操作,为下一阶段实习打下良好的基础。

在课堂教学已基本结束,完成生产实习的同学,在头一个月,还是以见习认证为宜,帮老师写病历,抄处方,由浅到深,循序渐进。待逐步熟悉常见疾病的处理方法之后,再单独处理比较简单疾病的辨证论治。所以老师的指导方法,应该灵活而多样,有时根据病人的具体情况,由老师进行全面而系统的分析;有时则只指出病情之着眼处,甚或完全先由同学根据病情进行辨证论治,初步提出治则及主治方剂,然后再由老师加以小结,指出对与不对的地方,这样一方面既对病人负责,同时也使同学在实践中不断提高。

(三) 立法与用药

同学们初次接触病人,有时论证虽然很好,但往往立法用药,却不知从何着手,例如"痰饮"一病,仲师教导"当以温药和之",为治疗之大法。但如何根据本药的机制有上下内外的不同,在"温阳利水"的总原则下,灵活地掌握或汗、或下、或利、或和的治法呢?有时却是不易的。在这种情况下,就应该指出"痰饮"(狭义)的机制是脾阳虚弱,水谷不化而停于心下为水饮,治宜苓桂术甘汤温和之;"悬饮"乃中阳不伸,水停膈,证情较重,治宜十枣汤逐水下行;其他如"溢饮"等"支饮"都宜掌握其病理机制而用药,不可执一不化。

大法之立,古人有正治与反治之分,同学们对于"热者寒之","寒者热之"的正治方法,是比较容易领会掌握的;但对反治之法,有时却捉摸不定,例如个别同学对于身体羸瘦,肚大青筋的疳积患儿,也采用"塞因塞用"之法;对于痢疾后期,血气已虚的患者,也主张运用"通因通用"之法。这一方面也说明同学对基础理论学得不深,另一方面也说明在结合实践运用上不够熟练,所以不能通常达变,因而除开引导同学从经文"从少从多,观其事也"(《素问之真要大论》)去进一步体会之外,还应该指出:"塞因塞用"是用于满之属虚者;而"通因通用"之法,用之治痢,宜在症之初期,正气未虚者方宜。务求同学在理论上既能不断提高,在实际操作方面,又能日益熟练。

同学初到临床,对于方与方的异同,以及剂量的加减等,有时也不易掌握,作为指导老师,应多从具体去帮助同学。例如,越婢汤与防己黄芪汤,均可用之治疗风水,但有虚实之分,前者病偏于上而属实者,用之始宜,后者病偏于下而属虚者用之。一药之差,往往其作用也有很大的不同。例如,真武汤与附子汤均用苓、术、芍、附,但前者用生姜而不用人参,其重点在于益阳利水,凡阳虚水停者宜之;而后者有人参而无生姜,并重用术、附,其重点在于温补阳气,祛风湿而止疼痛,故凡阳虚里寒,风湿内侵而肢体骨节酸痛者宜之。由于同学对方药运用不够熟练,对于这种类似的方药,难免不无模棱两可,所以要具体细致帮助同学。

此外,对于剂量的运用,亦不可忽略,因为由于历史条件的关系,历代医家对药量的轻重很不一,加上同学对君臣佐使的配伍不娴熟,往往主次不分,君臣倒置。例如补血之用归、芪,反而是重归轻芪;妊娠腹痛而重用香、槟等。因此,应根据情况,提醒同学注意方剂之组织原则,并加深对药物性能之钻研。

(四) 抓与放的解决

在指导实习的过程中,"抓"与"放"指突出的一个问题,因为抓的不恰当,便影响实习同学的情绪和心得;同样,要是"放"的不好,也影响病人健康的恢复,甚至危及生命。所以对待这样的问题,我是采取"重上的抓,一般的放"的方法,也就是说,对于病情急剧复杂的患者,从辨证到立法用药,必须亲自指导,方的取舍,药的增减,都加以审查决定;对于比较单纯的慢性病或其病情已基本稳定的患者,除第一次会同实习同学诊察,提出治疗的基本原则外,以后则由实习同学自行观察处理,有困难时再提出加以讨论。这样的做法,既对病人负责,又对实习同学有所提高。

总之,要做到"抓而不死,放而不乱"。因此,所谓"重上的抓",切不可形成包办代替;所谓"一般的放"，也不要放而不管，要是偏于某一方面，对于病人，对于工作，都会受到损失。

（五）讨论与小结

不论是见习或实习的同学，都应该选择典型的病例，进行小组讨论，以加强理论与实践的结合。讨论的方法，以小组为单位，凡是见习的同学，应该当天见习，当天讨论；而实习的同学，最好每周讨论2次以上。在讨论前，应该指导同学找参考书，做好准备工作，要求所作病例有理、有据。在指导老师来说，在讨论之过程中，既启发同学争论，又要做好小组讨论的归纳，例如，暑温兼湿与湿温的症状表现，均有"渴不多饮、身重痛、舌苔滑腻"等相同的特征，应启发同学从发病季节以及病程长短、证情轻重等去考虑鉴别；又由于病人禀赋的不同，其表现的脉证，不可能完全和课堂教学一样，往往在讨论中，意见纷纭，莫衷一是，例如，有同学咬死经文认为温病不应有"恶寒"的症状，在这种情况下，除说明仲师在《伤寒论》中第六条之所以提出"太阳病，发热而渴，不恶寒者，为温病"的要旨，其主要是说明伤寒与温病，鉴别之着眼处之外，还应从实际临床中，说明温病之卫分症状，是有"恶寒"的，不过很短暂罢了；又如桃核承气汤证，由于证属太阳病蓄血，方中又用桂枝，往往有同学认为本方之用桂枝，在取其辛温，以温通血行，但其理据又有所不全。因此，在小结之时，首先应从原文106条去论述："……外解已，但小腹急结者，乃可攻之，宜桃核承气汤"。这里"外解已"三字，无疑地突出没有表证了，既无表证存在，哪能是表证兼治呢？为了说明不用桂枝之道理，可以从配伍及剂量的大小来说明；必要时还可以引《素问·调经》："血气者喜温而恶寒，寒则泣而不行，温则消而去之"以为佐证。

总之，讨论是启发同学钻研，加深体会和记忆的重要方法，但当讨论已基本结束时，作为指导老师，必须加以归纳，说明对与不对，或而有所不够的地方，使同学分清是非，以鞭策未来。

（六）几点注意

最后，我认为作为指导老师，要做好指导实习工作，还应该有几点值得注意的。

第一，注意团结，取长补短。对医院的医护人员，必须注意团结依靠他们，多听取他们的意见，同时只要他们有一技之长，也要很好地学习，吸收他们的经验，以补自己的不足；对自己的学生，也要很好地爱护他们，注意师生间的真诚团结，要使学生对自己"敬而爱之"，不要"敬而远之"。

第二，立论要公平。由于历史条件的关系，祖国医学有各种不同的学派。例如既有主攻主补之分，又有经方时方之别。我们培养的学生是全面的高级中医人才，因此在指导学生的时候，立论必须客观公正，本着实事求是的精神，不可迷信拘执于一家之说，厚此而薄彼。

第三，不执己见，言必有理。在讨论分析病例的过程中，往往有时意见分歧，作为老师，当然是有裁决权，但也不可一味凭经验，不说其所以然。应该是系统地，从辨证到用药，从理论到经验，必须详细地分析，有时也可引经据典，作为论述的佐证。这样不但使学生心悦诚服，而使他们提高理论水平。

第四，边工作，边改进，临床教学，是一个新而复杂的工作，如何搞好这项工作，还缺乏一套完整的经验。因此，在指导的过程中，一定要注意不断地改进，不断地提高指导方法。

临床教学，是复杂而细致的工作，要搞好这项工作，当然是多方面的，以上的点滴体会，不过是其中的一部分罢了。

七、试论医史教学的作用和课程设置

（一）医史教育的历史与现状

近代西方的大学科技史教育，首先是医学史开其先河。1810年创立的柏林大学，在1817年即首开医学史课程。20世纪以来,医史教育逐渐受到重视,欧美各国的医学院校大都开设医史课,苏联、日本等国还规定医学史为高等医学院校必修课。

我国的医史教育起步较晚,新中国成立前只有个别医学院校开设医史课。1955年高等医学院校统一计划时,曾将医学史(西医)列为必修课。其后由于诸多原因,医史教学时数被缩减,大多数院校甚至取消了医史课。1956年,北京、上海、广州、成都四所中医高等院校成立,嗣后各省区相继成立中医学院。各中医院校几乎无一例外都开设有《中国医学史》课程(十年动乱期间多被取消,恢复高考招生后又皆复开),相对西医院校医史课凋零的景况,中医院校的医史教育显得生机勃勃。

然而,在中医院校中也并不都是对医史教育的重要性十分明了的,因而对其重视的程度表现出较大的不平衡性,这从一些院校医史课教学时数分配和师资配备的情况即可看出来。例如,多数院校医史教学时数为36学时,有的甚至达54学时,有的则仅30学时(全国高等中医院校教材会议定为36学时)。对医史教育比较重视的院校,其医史教研室师资较为雄厚,如有的院校配备有教授1名,讲师8名,毕业研究生1名;而有的院校则仅有1名专职医史教师,故在开课班次多时,尚需其他教师兼课。很显然,这种局面与高等医药院校医史教育的要求是不相称的。这种情况的出现,一方面与师资严重不足有关,另一方面也与个别领导同志不了解医史教学在医学教育中不可忽视的作用有关。

(二) 医史教学的作用

为什么要开设医史课,并把它排在各专业基础课的最前面?因为它是专业基础课的基础,它有许多重要作用是其他学科不能替代的。

第一,医史教学能激发学生的民族自豪感和爱国主义热情,进而树立牢固的专业思想。

通过医史教学,首先能使学生了解到祖国医学源远流长,是一个伟大宝库,这个宝库中既有丰富的经验,也有独特的理论体系。数千年来,这些宝贵的理论和经验不仅对中华民族的繁衍昌盛和保健卫生起了巨大的作用,而且对世界医学(尤其是东方医学)有很大的影响,不少杰出的医学贡献在世界医学史上占有重要地位。其次能使学生认识到,在我国卫生保健事业中,中医药目前仍是一支重要力量;当前世界许多国家对中医的理论和临床研究都很重视,掀起了"针灸热"、"中医热",这证明古老的中医至今仍有强大的生命力。最后并着重指出:深入发掘并阐明中医古老质朴的理论本质,总结历代经验中有价值的东西并加以提高,这是我们每位中医药工作者责无旁贷的光荣义务。这样,就激发起学生的民族自豪感和爱国主义热情,增强其学习兴趣,鼓舞起他们为振兴中医药事业而奋斗的信心和斗志。随着学习兴趣的提高,热爱自己的专业,乐于为祖国医药事业献身的精神也就逐步确立了。

由于这种爱国主义教育和专业思想教育是通过讲授我国医药学史上许多重大的成就和发明创造,说明我们的祖先对人类卫生保健所作出的卓越贡献而进行的,它具有政治德育课所难以比拟的知识性和趣味性,因而其作用和效果十分明显地不能用政治德育课来替代。

第二,医史教学在开阔学生眼界,训练联系思维,为专科学习打下良好基础方面,有不可低估的作用。

我们常说医史课是"参观伟大宝库的向导",是"医学入门的金钥匙",这绝不是虚泛之言。根据我们的经验,对医学史掌握得较好的学生,在进入各专科学习的时候,一般都能较好地把握该学科主要内容,并能对其中重要学说和理论进行比较性的联系分析,从而加深理解、提高记忆效果,学得较为积极主动。而且这一类学生往往读书兴趣广泛,知识面较宽,文史哲的知识常优于其他学生。这与医史教学的启蒙作用对于拓其眼界、训练其联系思维的习惯,以及了解必要的医史知识对促进其专科学习的作用是分不开的。

兄弟院校的经验也能证明这一点。湖南中医学院由于重视医史教学,在历届研究生招考中,报考医史专业的较多,而且其考试总成绩往往名列前茅。如1983年招收的研究生中,总分居前四名的皆为报考医史专业者。我们认为,考试成绩优良固然取决于多方面的因素,但也不能否认,医史教学在巩固专业思想,提高学习兴趣,促进专科学习方面所起的作用。

第三,医史教学在培养学生学会运用辩证唯物主义和历史唯物主义,提高观察和分析问题的能力方面,有其直观、易于接受的优越性。

我们常说教学工作既要教书又要育人。就医史教学而言,所谓"育人",我们的理解是不一定要把马列主义的基本原理和共产主义道德规范在上医史课时复述给学生(这是政治课任务,医史课不应越俎代庖),而主要是通过对具体事例的分析,使学生在接受本学科知识的同时自觉地理解,树立正确的世界观和思维方法。显而易见,这种育人的方法具有直观、潜移默化的优越性,可收到与政治课的正面教育互补的良好效果。

例如,在讲到秦汉之际中医学理论体系初步形成时,我们既详细阐述了当时社会形态变革、生产力发展、哲学领域百家争鸣活跃局面的出现等,对医学理论体系的形成是不可缺少的重要条件,又着重指明中医学理论体系之所以在当时初步形成,医学本身的内在矛盾(实践与理论的矛盾)是最根本的原因。也就是说,秦汉以前长期的医疗实践积累了丰富的感性经验,客观上已导致了从理论上加以总结的必然趋势;加之当时已出现了诸如《五十二病方》、《足臂十一脉灸经》等医学理论萌芽著作,为理论体系的初步形成铺垫了基础,创造了条件。于是,中医学理论体系在秦汉之际初步形成是不可避免的。通过这样的阐述,学生既了解了当时医学发展的成就和特点,又初步学到了考察分析社会背景与科学文化发展之间联系的科学研究方法,还加深了对事物发展的内、外因辩证关系(内因是变化的根据,外因是变化的条件)、实践与理论的辩证关系(实践—理论—实践),由低级到高级(循环往复的发展模式)等辩证唯物主义原理的理解。

又如,在谈到道家(方士神仙家)炼丹术的时候,既指出其迷信唯心的宗教本质,又充分肯定其在世界制药化学史上的历史地位。于是,同学们对历史唯物主义的运用就有了一个直观而深刻的印象。

医史教学就是这样通过对大量医学史实的叙述和分析,不仅使学生了解了祖国医药发生发展的历史和伟大成就,而且引导学生逐步学会运用辩证唯物主义和历史唯物主义的观点去观察和分析事物,养成辩证思维的良好习惯。

第四,医史教学负有启发学生探索医学发展规律,努力开创中医新局面的责任。

学习、研究医学史,不是为了沉醉在古代的成就中,而是为了借鉴历史经验,求得医学的新发展。也就是说"古为今用"才是医史教学的目的。医学科学与其他自然科学一样,其发展具有内在的规律性。医史教学的重要作用和责任之一,就在启发和鼓励学生去探索和掌握医学发展的规律,用以指导医学研究,开创中医现代化的新局面。

中医要发展,现代化是必由之路。研究我国医学现代化的道路和方法,首先必须了解我国医学与世界医学发展的历史,从中找出规律性的东西。与其他事物一样,医学发展有一般规律,也有特殊规律,有些规律我们基本上认识了,有些规律我们尚未认识或认识得不完全。通过医史教学,我们可将已经基本认识的规律及其运用示范给学生(例如,在讲授秦汉医学时,我们着重示范医学发展的内在因素与外部条件对医学发展的影响这一规律;而在讲授宋元医学时,便启发引导学生运用这一规律去分析促成宋元医学大发展的主要因素)。同时又指出,医学发展是没有止境的,其发展是有一定规律的,掌握其规律对预测和指导医学的发展有重要意义。由于大学生有接受能力强、思想活跃、勇于探索的特点,这种启发对引导其积极思考、努力探索医学奥秘,贯彻"古为今用"、"推陈出新"的方针,努力开创中医现代化的新局面,有积极的作用。

除此之外,医史教学在提高职业修养、加强医德教育方面的作用,近年来正受到普遍重视。鉴于这类专门文章较多,此处略而不论。

(三) 医史课程设置

根据1983年在南京召开的全国高等中医院校教材会议决议,中医院校所有系、班都要开设医史课。这次会议拟定的医史教学大纲规定医史课的教学时数为36学时。我们认为,会议决议和大纲的规定基本是可行的。另外,鉴于中医现代化应借鉴西医学的历史经验,我们觉得不但要坚持开设中国医学史,而且要适当增入世界医学史内容,中西医史的教学时数比以7∶3为适。为此,医史课的教学总时数宜相应有所增加,以40学时左右为宜,并适当调整原教学内容安排。

这里之所以要提出医学史课程设置来讨论,主要是因为在这个议题上尚有一些认识方面的问题需要澄清,一些技术方面的问题需要解决。

认识方面需要澄清的问题主要有以下两种。

有人认为不学医学史同样可以当医生,开设医史必修课无任何必要。这实在是对医史课的重要性缺乏认识所产生的一种实用主义偏见。医史教学的重要性已如上述,故我们认为:学不学医史,对学生在智育和德育方面的影响是判然有别的。"读史使人明智",研究历史,无论对社会科学和自然科学都十分重要。这是中外经验早已证明了的。

还有人认为,医学专业各分科在其绪论部分多有本分科发展史的简要介绍,似可不必另开医史课。我们认为:医学通史与各专科史只能互补,不能代替。因为医学通史是从整体的角度考察医学发展的历史进程和规律,它的内容广泛,既要介绍各科发展的史实,又要反映各科间相互渗透的联系,还要考察社会诸因素对医学发展的影响,其内容是专科史无法包纳的。另外,由于各专科教学目的要求、教学时数、教师不同专业素养等条件限制,若以专科史代替通史,其结果势必是忽视了学科间的联系比较,对医学发展的综合性规律缺乏认识,不利于学生建立医学整体观。

医史课程设置技术方面的问题,概括起来以师资培养、教材编写、辅助手段应用较为突出。没有基本的医史师资队伍,或教师的专业素养较差,要想开好医史课是十分困难的。根据常识,作为一门独立的学科,医史教研室至少应配备3~4名专职教师,才能胜任教学和科研任务。我院师资短缺情况特别严重,故需予以特别关注,力求改变被动局面。医史教师应从对本专业感兴趣,又有一定文史基础者当中选择(语言表达能力等则是对教师的基本要求),这在选留毕业生、选送培训人员、培养研究生时,都应加以考虑。

现有医史教材对中医专业本科生是基本适用的,但对于药学专业、针灸专业以及西学中班则不尽适宜。应针对不同专业对象,编写相应的教材。如药学专业应加强药学发展史的内容,针灸专业则应突出针灸发展史的讲述,而西学中班则应适当增加西医发展史的课时和中医发展对比史的讨论。这样,教材因学习对象而异,因材施教,将能获得更为满意的效果。

辅助手段主要指充分利用医史教学电影、幻灯片、医史陈列馆(博物馆)等电化教学和形象教学设施。《中国医学史》教学电影和幻灯片已基本在各中医院校普及,其放映时机,我们认为以授课初期或本学科复习考试前为宜,如有条件作两次放映,则效果更佳。医史陈列馆(博物馆)目前国内只有上海、陕西中医学院较具规模。我们认为,作为形象教学的重要手段,其作用不可忽视。因为实物教学是最形象的,而形象教学是最深刻的。为此,医史陈列馆的筹建工作应作为教学科研建设的重要项目,列入学院建设议事日程。

总之,医史教学作为医学教育中重要的一环,它能起其他学科所不能取代的独特作用,并收到多方面的教学效果,必须予以充分重视,以发挥其应有的作用。

八、要进一步加快中医药人才的培养

新中国成立以来,党从广大人民的利益出发,制定了一系列保护、发展中医中药的英明方针、政策。尤其是党的十一届三中全会以来,党中央有关领导对中医药工作作了多次的重要指示,在党中央和国务院的关怀重视下,1982 年,五届全国人大五次会议把发展"我国传统医药"列入国家的根本大法(《中华人民共和国宪法·第二十一条》);1985 年,党中央、国务院又指示:"要把中医和西医摆在同等重要的地位"。党中央和国务院的一系列英明指示,鼓舞了广大的中医药人员,促进了中医药事业的发展。但由于历史的种种原因,中医药事业的发展,与社会主义的四化建设、深入改革开放的要求,差距还很大。其中的原因,虽然是多方面的,但中医药人才的缺乏,是最主要的关键。为了加速中医药人才的培养,需做好以下两方面的工作。

(一)端正思想认识,正确评价中医药

由于党的英明领导,有方针和政策作保证,有广大劳动人民的支持,中医药工作者的地位和作用,中医药在卫生保健事业中的重要性,已为大多数人所认可。不过由于历史的原因,对中医药在四化建设中的重要性,仍然有些人模糊不清,其或有偏激之见,尤其是中医药人才的培养问题上,不是积极主动,而是迫于上面的"红头文件"。其思想表现在以下各方面。

"中医学院毕业生多了,无人要,难分配"。在 1984~1985 年,确实出现过"难分配"的事实。但这种情况仅仅是表面的现象。因为有将近四千万人口的广西壮族自治区,管辖着五市、八个地区、八十多个县(市),根据统计,到目前为止,整个自治区在大专院校以上毕业的中医师不到四千人,人口与中医师的比例,相差之大,可见而知。中医学院每年 200 名左右的毕业生之所以分配难,其主要的原因,不是毕业生人多,而是没有庙,或虽有庙而庙很小,中医机构不健全,规模很小,经费投资少,编制不落实,想用人的单位,无法要人,没有庙,当然和尚无立足之地了。

"中医药人才的培养,不一定要大学生"。这种论调,在表面看来,好像也有些道理。确实,数千年来中医药事业之所以能延续下来,祖国医药学之所以能不断地发扬光大,主要是依靠我们的前人师徒授受,父传子辈,一代一代传下来,通过长期的临床实践,不断地总结提高而形成独特的理论体系。但这种培养方法,速度慢,人才数量少,与我们国家当前的四化建设需要是不适应的,所以党中央和国务院有关中医药工作的一系列指示中,在强调要给学识渊博、经验丰富的名老中医配助手、配徒弟的同时,更强调要办好各地中医学院,争取早出人才、多出人才,以适应形势的需要。

在中医药人才培养的问题上,有些人以短浅的眼光来看问题,认为广大的农村和城镇大批串乡穿巷的郎中,并没有进过大学,也没有读过多少书,他们同样能为人民治病。言下之意,中医药人才的来源,不需要大学来培养。这种看法,是非常片面的。我们不否认,广大的民间医师,绝大多数有一技之长,或对某一种疾病有特殊的诊疗方法。但正由于他们没有经过系统而严格的训练,书读得不多,从全面来衡量,这些民间医师,绝大多数人的知识是不全面的,要依靠他们来整理、充实和提高祖国医药学,确有相当的困难。

还有一种奇谈怪论,说什么"中医能治小病,治慢性病,不能治大病,治急性病",甚至更有"群众不需要中医"等荒谬之谈。其实,这种闭着眼睛的谎言,不过为其对中医的偏见作掩护罢了。事实上,中医不仅能治小病,治慢性病,更能治大病和急性病,如流行性乙型脑炎、胰腺炎、腹膜炎、盆腔炎、静脉炎、功能性子宫出血、输卵管梗阻、子宫移位等病,用中医治疗都有很好的疗效。甚至目前暂且不能治疗的所谓"绝症",如艾滋病、癌症,通过中医中药扶正祛邪的方法治疗,都有不同程度的减轻痛苦或延长寿命的可能。至于"群众不需要中医",更是无稽之谈,如果群众真的不需要中医,为什么从城市到农村,除了国家办的中医机构之外,还有那么多的群众请开业中医治病?某市一个中医院的门诊病号人次,占全市五、六家医院门诊量的 1/2 以上?本来,这些不顾事实的说法,是少数人的偏见,不值得一提,但为了端正认识,以便促进中医事业的发展,不得不提出来讨论,以正视听。

祖国医药学是我国宝贵文化遗产的重要内容之一,它具有系统而独特的理论体系,有极为丰富的诊疗技术。数千年来,为民族的繁衍昌盛,为人民的保健事业立下了不可磨灭的功勋。即使在科

学发达的今天或将来,它仍然在人类保健事业中作出应有的贡献,它的生命活力,不但越来越引起国内广大人民的注意,也引起国外许多朋友的瞩目,不仅第三世界国家掀起学习中医、学习针灸的热潮,一浪高过一浪,而且连法国、英国、美国等经济发达的国家,也纷纷派人来我国学习中医,学习针灸。尤其是日本,对中医中药的研究,不惜投入巨大的经费,对中医中药人才的培养,更采取有力的措施,各种类型的中医院校和针灸学院的创立如雨后春笋,声称到 2000 年时,要超过中国,把汉医改为东洋医学。在全世界都掀起"中医热"、"针灸热"的大好形势下,作为炎黄子孙的中华民族,除感到自豪之外,更应该有紧迫感,要加快步伐,对中医中药的研究整理,必须出大力,出大汗,保证研究经费的投入;对中医中药人才培养,要有足够的重视和措施,以迎接形势的挑战。否则,中医中药故乡的我国,反而落在别人的后面,我们不仅对不起祖先,也对不起子孙后代。我们应该丢掉偏见,扬弃模糊的看法,从国家民族的根本利益出发,正确对待中医中药,认真贯彻党对中医中药的方针和政策,为提高祖国医药学水平而不懈地努力,为使中国的传统医药永远立于世界医学之林而奋斗。

(二)多渠道培养人才,以适应形势的需要

随着社会主义的四化建设和生产发展。对人才的需要是多类型、多规格、多层次的,从广西人才的布局情况,尤有紧迫之感。根据目前的统计,虽然说全区有中医中药人员 14000 人左右,但其中大专以上毕业的不到 4000 人,研究生更少得可怜,2/3 以上的人员,急待培养提高。因此,对当前我区中医中药人才的培养,我们的意见是:

1. 加强扩大中医学院的建设

中医学院是我区唯一的中医高等院校,目前仅有医疗、中药两个系,中医、中药和针灸三个专业,每年招生 200 人左右,在校学生 1100 人。学校规模小,教学设备严重不足,即使有少量仪器,也是陈旧的,这和形势的发展很不适应,必须加强和扩大,才能有利于人才的培养。

(1)适当增设专业和增加招生名额。在加强办好医疗、中药两个系的基础上,当前要先增设针灸、骨伤两个系,每年招生 300~400 人,在校学生要达到 1500~2000 人。以便能较快地培养"德、智、体、美、劳"全面发展的高级中医人才。

(2)注意高层次人才的培养。我区中医硕士研究生很少,博士研究生还是空白,这对于提高师资队伍和科研人员的素质,都是不利的。其原因,与我们对研究生的培养起步晚,与授予学位的学科不多有关,希望有关部门按照区域自治法给予特殊照顾,增加学科的授予权,以便能扩大招生,争取较短的时间内充实师资队伍,提高科研人员的素质,促进祖国医药的发掘、整理工作,从而适应国内、外形势的需要。

(3)加速培训工作。对全区 2/3 强、没有经过大专教育或设有接受过系统而严格训练的中医中药人员,责成中医学院要在 1995 年前负责培养提高,达到大专水平,每期以 2 年为佳,依期完成。

(4)大办成人教育。在保证完成全日制本科、专科教学质量的基础上,要挖潜力,大办函授、夜大中医中药专业,每年招生 400~600 人,学制 3~4 年为宜。对于学生的来源,除了仍以理科为主之外,建议从文科中招收部分学生,以探讨学生来源的改革。

(5)适当增加办学经费,改善办学条件。我们国家底子弱,人口众多,国家的财政还不富裕,尤其是我们自治区,财政还相当困难。但中医中药在卫生保健中的投资,是短线中之短线,以中医学院目前所得的经费,除了"人头"开支外,所余无多,要买图书,买仪器等有关教学科研的设备,确实是非常困难,希望领导多关怀照顾,适当增加经费投资,以便在教学的基本设备上有所改善,从而提高教学质量。

2. 有计划培养专科人才

以广西的中医布局情况,除了内科、外科、妇科、儿科、针灸等之外,其余所谓"小科"如眼科、喉

科、男科、老年科等的人才,几乎是空白的。随着生产的发展,人民生活结构的改变,这些虽然是小科,但与人们的保健关系很大。所以必须采取有力措施,有计划地派人到区外有关院校进行培养,以逐步填补我区中医中药的空白,从而适应人民的需要。

3. 鼓励师徒授受

师傅带徒弟,子承父业,世代相传,是中医培养人才的传统方法,卫生行政部门,要调查摸清中医中药队伍的情况,对确有真才实学,学识渊博,临床经验丰富的名老中医,要按照政策,鼓励其带徒3~4名,按期督促检查,对带徒成绩显著的师傅和勤学苦练、继承有功的徒弟,都要给予精神或物质上的奖励,以促进中医中药人才多渠道地成长。同时能把名老中医的宝贵经验继承下来,继续为人民的健康服务。

从我国传统医学的发展特殊情况,不论是过去或现代,有不少的名医,是通过长期的刻苦自学而成才的,因此,要深入调查,并定期严格考试,自学成才的人如确有真才实学,同样要给予适当的奖励,并及时安排使用,以便既能发挥他们的聪明才智,实现学以致用,又能补充人才的不足,对人民的健康,对中医中药事业的发展,都是有利的。

总而言之,"百年大计,教育为本"。教育是基础,科技是关键,中医中药人才也不例外,必须按照各种层次的实际需要,有计划地加快培养,既要培养医疗、教学、科研的一般骨干,又要培养高、精、专的高级尖端人才,才能振兴我区中医药事业,以利于发挥我区药源丰富的优势,满足人民医疗保健事业的需要,更好地继承、整理、提高祖国医药学,使之永远立于世界医学之林,为人类的保健事业作出更大的贡献。

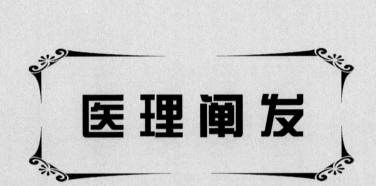

医理阐发

一、"神明之心"

心是五脏六腑之大主,脑为奇恒之腑之一。由于五脏是"心藏神,肺藏魄,肝藏魂,脾藏意,肾藏志"(《素问·宣明五气论》),因而认为人的精神意识和思维活动都与五脏的生理功能有密切的关系,历来为中医界同仁所接受。但其中心与脑的问题,无论前哲还是时贤的提法都值得商讨。如《医学入门》指出:"有血肉之心,有神明之心",《中医学术研究》则直接指出"心有大脑皮质的功能"。这种提法,我认为有讨论的必要,其理由如下。

从"心者,君主之官,神明出焉"(《素问·灵兰秘典论》)和"心者,五脏六腑之大主也,精神之所舍也"(《灵枢·邪客》)的原文看来,似乎无可非议,但从另一方面,我们还应该看到"心主身之血脉"(《素问·痿论》),"心藏脉,脉舍神"(《灵枢·本神》),"血者,神气也"(《灵枢·营卫生会》)。这里都指出血、脉与神的关系,只有心主血脉的功能正常,五脏六腑的精气,通过365络不断上注,滋润温养头目,才能发挥"头者,精明之府"(《素问·脉要精微论》)而审万物,辨黑白的功能。可见心主血脉是精神意识、思维活动的物质基础;心藏神则是心血充盈,循环畅通,气血调和的表现,一个是内在的根本,一个是外在的表现,两者既不宜混淆,更不宜把一个心说成两个心。

从临床治疗来看,有很多神昏谵语的患者,其发病的根源并不在脑而是其他脏腑。如外感温热之邪陷入营血,或阳明腑实的浊气上逆,或新产妇大出血等都可以出现神昏谵语,治之当根据其虚实,实者则清心开窍(如安宫牛黄丸之类)或用苦寒下夺(如承气辈)之品,邪热消退,浊气通降,则神志自清;虚者则大补气血为先,如独参汤或十全大补汤之类,心脾并治,五脏互养,待气血生发,自能康复。退一步来说,如果根据"心藏神"等的论述,便可以说有"治节之肺,谋虑之肝,伎巧之肾,决断之胆"等的名称,这样一混淆起来,对于辨证论治及选方用药,都是不利的。

由于历史条件所限,我们祖先对于脑的认识还不完善,故不能把现在的观点强加于前人。但可贵的是前人以五脏为中心,以气血为根本。"人之血气精神者,所以奉生而周于性命者也"(《灵枢·本神》),若人没有大脑,当然也就没有思维意识,便要死亡;同样,若人没有心脏,也不能生存。从《内经》的原文综合分析,五脏贮藏精气的功能,尤其是心血肾精的充盈,是精神意识、思维活动的物质基础,神色形态是精血的外在表现。但不能说有"神明之心,血肉之心",把"心藏神"变成大脑的一部分,这对于临床辨证用药是不利的。

二、"心开窍于耳"

五脏是人体组织结构的核心,它的生理活动,气血盈亏,阴阳盛衰,以及病理变化的寒、热、虚、实,都能导致五官九窍的特殊反应,所以《内经》非常强调内脏与体表苗窍的密切关系。其中以心来说,不仅开窍于舌,而且"开窍于耳"(《素问·金匮真言论》)。若心血充沛,心神安谧,则耳郭肥厚,色泽均匀,听力明晰;反之,若心血不足,心神不安,则耳形瘦薄,听觉模糊;若心火炽盛,则耳赤、耳痛。根据近代医家临床研究的资料,耳诊在临床上具有很高的应用价值。脏腑的不同病变,在耳郭的相应点或有色泽、形态等不同的变化,或有触按疼痛。如冠心病患者的耳垂,常出现一条斜线的皱纹;肝硬化的患者,既在相应的穴位触之有压痛点,又耳穴局部出现灰色或褐红色的色素改变,甚或有斑状条索状或丘疹样软骨隆起;晚期恶性肿瘤、肾功能衰竭等危病患者,在弥留之际,不仅耳郭及耳垂明显萎缩,而且有干瘪、枯黑、卷曲等外形的改变。总之,"耳者,宗脉之所聚"(《灵枢·口问》)。心主一身之血脉,为五脏六腑之主,手足三阳三阴的经脉都汇合于耳中,通过经脉的运行,心血不断上注以濡养,故听觉清楚,能辨别五音。

在这里要进一步讨论的是,心肾都开窍于耳,两者的关系如何?在临床运用时孰为主孰为次?我个人的体会是,五脏与体表的每一个苗窍都有极为密切的关系,不过各有所侧重。以耳而言,与心肾的关系最为主要,因为心藏神而主全身的血脉,人的思维活动和血液的运行,都是依靠心来完成的;肾是藏精且为水火之脏,为气血之始和阴阳之根,阴阳洽调,肾精充沛,心血盈盛,精血不断上注,濡养耳窍,才能保证听觉灵敏。所以明代张景岳说:"耳者心之窍……心在窍为舌,肾在窍为耳。可见舌本属心,耳则兼乎肾也"(《类经·五脏之应各有收受》)。由此可见,在生理上心肾与耳都有密切关系,但在病理变化的反应上,却有虚实的不同,一般来说,心脏的病变反应到耳朵的,既有实证,也有虚证,而肾脏病变影响到耳部的,多是亏虚之证。如耳痛、耳鸣、耳聋,是耳科常见的疾病。在临床上,凡是耳痛剧烈,耳中流脓量多,高热,呕吐,甚或神昏谵语者,此为火热之毒内攻,邪陷心包的病变;耳鸣暴发,声若雷鸣,听力骤减,多属痰火互结,上扰耳窍;反之,耳鸣发作缓慢,声如蝉鸣,听力渐减,多属心肾两虚,阴血不足,耳窍失养之病变。我曾治一虚一实的耳鸣患者。张某,年35岁,头痛如劈,高热不退,口渴引饮,耳鸣如雷声,脉数,苔黄,舌红。此属火热内炽,上扰耳窍的病变,以泻心汤加栀子、麦冬、生地黄清心泻火为治,守方出入,连服6剂而愈。黄某,年62岁,头晕目眩,夜难入寐,耳鸣如蝉声,脉细数,苔少,舌红。此属肾阴亏损,虚火上炎,波及耳窍之病变,以滋阴降火论治,用杞菊地黄丸(汤)加生龟甲、女贞子治之而愈。

总而言之,人是有机的整体,内脏和体表组织息息相关,因而内脏的生理活动或病理变化都或多或少从有关的苗窍表现出来。通过苗窍的诊察,加以综合分析,对辨证论治,选方用药等方面,都有很大的帮助。

三、"心与胞宫"

胞宫又名女子胞,即是子宫,位于小腹内的正中,居于膀胱之后、直肠之前。它的主要功能有以下3个方面:一是主持月经的正常来潮;二是妊养胎元;三是施泄生理带下。这些生理功能的完成,是在五脏六腑、十二正经、奇经八脉的协助下而实现的,其中除了肾、冲脉、任脉有直接影响之外,它和心的关系非常的密切。因为心为神火之脏,为五脏六腑之主,主血脉而司神明。心的功能正常,"主明则下安",能协调各个脏腑的功能活动,气血流通,神志爽朗,思维敏捷,保持人体的健康。反之,"主不明则十二官危",不仅发生神志和血脉的多种病变,而且导致各个脏腑的功能失调,所谓"心动则五脏六腑皆摇"。妇女以阴血为主,胞脉属心而络于胞中,心主血脉、神明的功能如何,直接影响到妇女的生理活动和病理变化,心神畅达,心阳之气下降,心血下交于胞宫,则月经能按时来潮,胎孕有期。倘若忧愁思虑太过,七情内伤,以致暗耗心阴,营血不足,神志郁结,胞脉不通,心血不能下达于胞宫,血海空虚,则月经不调,甚或闭止不行,胎孕艰难,如《素问·评热病论》所云:"月事不来者,胞脉闭也。胞脉者,属心而络于胞中,今气上迫于肺,心气不得下通,故越是不来也。"月经的通行或闭塞,虽然有多种因素,但总的来说,与心主血脉的功能息息相关。

正由于心与胞宫的关系非常密切,有些妇科疾病,尤其是月经病的治疗,必须注意心主血脉、心主神志的功能如何,随证用药,才能收到预期的效果。曾治一闭经半年的患者,因工作调动,环境变迁,生活骤变,公私事务,肇端从新,以致月经数月不行。按脉象细涩有力,证属"喜则气缓","思则气结",心阳元气不能下达胞脉,胞脉闭塞不通,故月经不能按时来潮,用芳香辛开、温通血脉之法,以通窍活血汤(当归、川芎、桃仁、红花、桂枝、老葱、佛手、石菖蒲、远志、益母草、炙甘草)加减治之。心窍开朗,血脉通畅,心气下降于胞宫而经水来潮。

四、脾以升为健

脾居中州而主运化，上则输于心肺，下可达于肝肾，外则能灌四旁，与胃同为人身升降的枢纽。只有脾的升清功能正常，才能将水谷精微等营养物质输送至全身脏腑、四肢百骸，保持人体的健康。如脾气不能升清，则水谷不能运化，气血生化无源，人体失去濡养，便要发生病变，如头晕目眩，四肢乏力，大便泄泻，甚则脱肛、内脏下垂等。在妇女还可出现月经量多、闭经、带下绵绵、子宫脱垂等疾患，所以说"脾以升为健"。

对于如何保持"脾以升为健"的方法，李东垣的论述最详，选方用药重在益气升阳，如补中益气汤、黄芪人参汤、清暑益气汤、升阳汤等剂，只要运用得宜，自然收到显著效果。但从临床所见，脾之所以不能升清，除了脾气虚弱之外，还有痰湿、食滞、阳虚阴损等的不同。所以除了宗东垣用参、芪、升、柴益气升阳之品外，还有化湿健脾、导滞醒脾、温阳健脾、滋润扶脾等之分。如胸胁苦满，头晕目眩，心悸怔忡，脉弦缓，舌苔厚白腻等，此属痰湿内困脾阳，常用香砂二陈汤配苓桂术甘汤以化湿祛饮，痰湿除则脾能运转；脘腹胀满，吐泻并作，口气秽酸，脉滑，苔厚者，此属过食伤脾，脾失健运，常用七味白术散或健脾丸加神曲、山楂、麦芽之类治之，滞消则脾醒，自能运转。脾为阴土，最易阳虚，如不思饮食，或食不消化，腹痛绵绵，腰膝酸软，大便溏薄，甚或五更泄泻，舌苔薄白，舌质淡嫩，脉沉迟无力者，此属脾肾阳虚，脾失健运，常用附桂理中丸或四神丸之类以温肾扶阳，暖脾升清以止泻。

一般来说，脾主湿而恶湿，治脾之方多用刚燥之品以升之。但虚损日久，往往阴火内烁，津液亏损，轻则脾阴受伤，以致出现干咳无痰、纳食不香，肌肤干燥，大便干结，筋脉屈伸不利，脉象虚数，舌苔薄白或苔少，舌质淡红等一派脾阴不足之证；治之常用甘平冲和，刚润相得之品如人参、白芍、山药、石斛、莲子、浮小麦、荷叶、扁豆花之类，从而达到补脾之阴不碍阳，培中宫而津液不伤的目的。由于这些药也能柔养胃之阴，所以说它们既有滋润扶脾之作用，也有滋胃阴健脾之功效。

总之，"脾以升为健"，除了宗李东垣运用人参、黄芪、柴胡、升麻等益气升阳之外，还应该根据病情的具体情况审因论治，有痰湿的当用刚燥以除之；食滞所伤的当用消导之法以醒之；阳虚脾困，当用温煦扶阳；病久体虚，脾阴亏损而导致脾阳不振，宜用甘润柔和之品，补脾阴而扶脾阳。

五、论 胞 宫

胞宫，又有女子胞、胞脏、子宫、子脏、子处等之称，各种名称都有所侧重，均有一定的意义。但我认为还是叫"女子胞"为好。理由有二：一是女子胞为"奇恒之腑"之一，"脑、髓、骨、脉、胆、女子胞，此六者，地气之所生也，皆藏于阴而象于地，故藏而不泻，名曰奇恒之腑。"(《素问·五脏别论》)。二是女子胞为妇女生理结构特有的脏器，若以女子胞名之，既点出它的特性属阴，是藏而不泻，又显出它是妇女独特的生理器官，因而女子胞不仅是子宫，而且包括一部分与生殖有关的组织，其生理活动和病理变化如何，都直接影响到妇女的经、带、胎、产的是否正常。

胞宫的作用，概括起来有以下三个方面：一是，月经的运行，按时来潮；二是，孕育胎元，妊养分娩；三是，施泄生理带下，润泽阴部。这些作用之所以能实现，与脏腑、经络、气血有极为密切的关系，特别是肾气的盛衰，天癸的至否，冲任脉的通盛，更是息息相关。所谓"胞络者，系于肾"(《素问·奇病论》)。肾为先天之本，是元阴元阳之所出，储藏先、后天的精气，只有肾气充盛，才能使天癸充盈，任脉通畅，太冲脉盛，月事按时而下，胎产有期。肾气对妇科的作用，固然极为重要，但也不能忽视其他脏腑的作用，这因为每一个脏腑与胞宫都有直接或间接的联系，如"胞脉者属心而络于胞中"(《素问·评热论》)。肝、脾、肺三脏通过冲任起于胞中的联系作用，与胞宫有间接的联系。只有肝藏血而疏泄，脾气健运而统血，肺主气而朝百脉的功能正常，同时，心能主神明和血脉，心气下降，心血下行,保证血海满溢,才能实现经、带、胎、产的正常活动。从这里分析,说明胞宫的作用,直接或间接受到五脏气血盈亏的影响。但这是问题的一方面,另一方面,我们应该看到,胞宫既然是妇女独特的脏器,自然有它特殊的生理功能,胞宫虽是"奇恒之腑"之一,但形态中空而壁厚,能藏阴精而不受糟粕,有藏与泻的作用。在不行经期间及孕育胎元的整个时期,可以说是"藏精气而不泻",主要是"藏"的功能;反之,当月经来潮及临盆分娩期间,是以"泻"的作用为主要表现。可见胞宫的"藏",既不同于五脏;胞宫的"泻",也不同于六腑。正由于胞宫具有该藏的藏,该泻的泻的特殊功能,才能保持精气充实,气血调和,从而达到以通畅为顺,以行为常的生理状态,完成其产生月经、孕育胎元、施泄生理带下的独特功能。要是没有胞宫的独特功能,冲脉为血海而司月经的运行,便不可能实现;任脉主胞胎的妊养,也无法完成;纵然肾气旺盛,肝的藏血、疏泄,脾的健运、统血,心主神明和血脉,肺主气而朝百脉的五脏功能正常,气血调和旺盛,仍然不能实现行经、带下、孕育、产乳等一系列妇女特有的生理功能。这些情况,在临床中时有所见,如古称螺、纹、鼓、角、脉的"五不女"的先天性生理缺陷,或现代医学所称的无卵巢、无子宫的原发性无月经及子宫摘除后的妇女,虽然六脉平和,体质强壮,仍无经、带、胎、产的可能。

由于过去在生理上一贯强调"经源于肾",强调月经来源于五脏气血的化生,因而在病理上,也偏重从五脏不和、气血失调、冲任亏损等着眼。其实从妇科临床来看,妇女的病变,应该是有二方面:一是由于脏腑功能的不和与冲任的亏损,特别是肝、脾、肾三脏和冲任二脉功能的失常,最易导致妇女的病变,但这是间接的影响;一是胞宫本身的病变,这是直接的病变。由于胞宫居下焦阴湿之地,其生理结构又相当复杂,下口接连阴道而通于阴门,而阴门开口于外,除房室纵欲,可以损伤胞脉,影响子宫之外,凡外界六淫之邪和污秽邪毒,均可侵袭而客于胞宫,与血相互搏结,以致胞宫的"藏"、"泻"功能失常,因而使经、带、胎、产发生各种病变。本来,胞宫自身直接感受邪毒而发生的病变前哲早有论述,例如月经不调,《诸病源候论》认为可因"风冷之气客于胞内";对经闭不行,《金匮要略》早有"脏坚癖不止,中有干血"之论述;对于病理带下,《诸病源候论》认为是"经行产后,风邪入胞门",以致胞络之间的秽液与血相兼而形成。对妊娠腹痛,《金匮要略》创"子脏开"之说;胎萎不长和产后胞衣不出,《诸病源候论》以"胞藏冷"与"胞冷血涩"立论。仅仅从以上的举例,可见我们的祖先很早就很重视胞宫自身直接感受邪毒引起的病变。我们应该在继承的基础上,加以整理提高。当然,强调胞宫自身发病的病因病机,并不否认脏腑、经络、气血对妇科特有生理、病理的影响。脏腑经络发生了病变,可以导致胞宫藏泻功能的失常,同样,胞宫发生了病变,也可以引起脏腑经络功能的不和。根据临床所见,五脏不和而导致妇科的病变,属虚属寒或虚实夹杂的为多;胞宫感受外界邪毒,自身直接发生的病变,往往多属实属瘀。胞宫病变的发生,既然有直接和间接两方面,因而对于妇女的生理特点,从广义来说,是经源于肾,是五脏之精气所化;从狭义来说,应该是经生于胞宫,行于胞宫;以人体而言,五脏是构成人体的核心,是生命的主宰;从妇科特有的生理来说,则当以胞宫为中心,没有胞宫的存在,便没有月经、带下、孕育、分娩等生理现象。

经、带、胎、产的发病,既然有直接和间接两方面因素,因而在治疗上,便有所不同。间接因素方面,其治疗当以调理脏腑气血为主,如肝失疏泄,不能贮藏调节血量,当以疏肝解郁,养血柔肝为法;脾虚不健,运化统摄无能,宗乎健脾升清,益气固摄;肾虚不固,当别阴阳,阴虚者滋,阳虚者温,协调其阴阳,以固其主蛰封藏之本;心血亏损,神不安宁,当以益气养血,补心宁神为法;肺失宣发,治节失司,不外乎补气或清润为佳。总以达到五脏功能正常,气血调和为贵。若是六脉平和,神色形态无异常,脏腑气血本无病变,而由外界邪毒秽浊之气直接损伤胞宫而为病者,当辨别其寒热虚实,瘀之久暂,毒之轻重,邪之深浅,然后论治立法。如癥瘕积聚属寒凝者,当温经散寒,暖宫化瘀;属热结者,又当以清化行血为佳;新伤瘀血,多以行血活血为法;瘀积日久,正虚邪实者,当以温脏暖宫为主,佐以活血;湿浊停滞,带下黄白相兼,质稠秽臭,阴痒难忍者,当以清热燥湿,解毒杀虫为法。由于胞宫自身感受邪毒而发生的病变,偏重在局部,除了内服药之外,还要结合外治之法,如熏、蒸、洗、敷等,则疗效尤佳。人体是有机联系的整体。在对胞宫局部治疗的同时,应注意不能忽视各个脏腑对胞宫的作用。如有些病例由于寒湿侵袭胞宫而引起的经痛或经闭,往往通过"温肾暖宫"而收到预期的效果。目前最大的困难,除了部分外用药,能直接用于胞宫病变之外,在内服药方面,究竟哪一些对胞宫病变的直接作用最大,它的药理如何,则有待今后进一步地探讨。

总之,胞宫是"奇恒之腑"之一,能藏能泻,以行为常,以通畅为顺,经源于肾而生于胞宫。

六、谈谈人体脏腑的气化

气化,简单地说,就是气机的运动变化。详细点讲,一是,指人体脏腑、经络气机的运动变化,如五脏之贮藏精气,六腑之传化水谷,营卫气血的运行,津液的转输敷布等;二是,指某些脏腑的特殊功能,如三焦对水液有"如雾"、"如沤"、"如渎"的调节功能,膀胱有贮藏、排泄尿液的功能等等。可见气化的范围是相当广泛的。这里仅就人体脏腑的气化,谈一些肤浅的认识和体会。

(一) 气化是脏腑功能活动基本形式的概括

脏腑的功能活动,是既分工又合作的。心主血脉而藏神,为五脏六腑之主;肝藏血而主疏泄,为风木之脏;脾主运化而统血,是气血生化之源;肺主气而司宣降,为一身之气枢;肾主蛰封藏,是元阴元阳的根源,能蒸腾、激发各个脏器的活动,是先天之本;胃为水谷之海,主容纳腐熟,是六腑之大源;小肠为受盛之官,主分别清浊;大肠主津液而行传导之职;胆主胆汁的贮藏和排泄,为中清之腑;三焦为原气之别使而行决渎之职;膀胱属水腑而排尿。由于脏腑的生理功能既分工又合作,因而五脏能贮藏精气,藏而不泻,满而不实;六腑则保持传化水谷的功能,泻而不藏,实而不满。通过这样不断地升清降浊,一方面吸收水谷精微,化生津液气血,把食物营养输送全身,以滋养脏腑、筋脉、苗窍、四肢百骸;另一方面把浊者从汗孔或膀胱、大肠排出体外。脏腑不断地消化、吸收、输布、排泄的一系列生理活动过程,也就是人体气机升降出入的过程,是气化功能的基本形式,因此可以说,气化是脏腑功能活动基本形式的概括。

(二) 气化是脏腑之间密切联系的动力

脏腑的功能活动是密切联系的。脏与腑,腑与腑,脏与脏,在生理上相互依赖,相互为用,相互促进;在病变时则相互影响,相互克伐,相互传变。维持这种不可分割的密切联系,除了有赖于经络的联属作用之外,主要是靠脏腑、经络本身的气化作用。心主血,肺主气,血为气之母,气为血之帅,气行则血行,血至则气至,心肺之所以相傅,气血之所以相互为用,除了心肺相邻,心主血脉,肺主气而朝百脉之外,主要是心肺气化出入的作用。心阳温煦脾土,则增强脾的运化功能,脾健运则心血足,两者相互温养,相互促进。肝为风木之脏,内寄相火,心之君火宁谧,则相火不妄动,肝血足则心血旺而神爽,二者相互依存,相互为用。肾藏精而为水脏,心属火而为阳中之阳,肾水要上升以滋养心阳,使心火不亢;心火要下降以助肾阳蒸腾肾水,保持水火相济、心肾相交的局面。在生理上,"脾为生气之源,肺为主气之枢";在病理上,"脾为生痰之源,肺为贮痰之器"。脾肺之所以这样关系密切,除了宗气的来源及水液的调节等因素之外,和气机的升降出入也是密切相关的。因为脾以升为健,肺以降为和,脾升肺降相反相成。肝主生发,肺主宣降,肝气以升发为顺,肺气以肃降为常,一升一降,保持人体气机的正常。肝主疏泄,能助脾的运化,而脾的运化,又能保持气血的来源,使肝血足而滋养肝木,疏泄运化,相辅相成。肺主气而为水之上源,肾为水火之脏而为元气之根,肺气足则能通调水道,使清者敷布全身,浊者下输膀胱;肾气足则能纳气而蒸腾津液,使气息平和而完成水液升清降浊的过程。肾为先天,脾为后天,脾的运化,有赖于肾阳的温煦;肾藏精,有赖于脾运化水谷精微,先天济后天,后天养先天,脾肾相互滋养,相互为用。肝肾同居下焦,肝藏血,肾藏精,精可以化血,血可以化精,精血同是来源于水谷精微,肝肾同源,精血互化,两者相互资生,相互促进。脏腑之间的这种不可分割的密切联系,在很大程度上取决于脏腑本身的气化作用,没有这种气化作用,便不能保持脏腑之间的协调活动。因此可以说,气化是脏腑之间密切联系的动力。

(三) 脏腑功能活动是气化的根本

人体复杂的生命活动,内而消化循环,外而视听言行,无一不是脏腑功能活动的表现,可以说脏腑的功能活动,实际上就是人体整个生命的活动。要是没有脏腑的功能活动,便无气化可言。脏腑中又以脾、肾二脏和胃腑与气化的关系最为密切。因为肾是元阴元阳之所出,是气血之始,内寄命门之火,只有肾命门火的温煦、激发,肾才能作强而出技巧;膀胱、三焦才能决渎而水行;脾胃才能腐熟水谷而出五味营养;肝胆才能谋虑而决断;大肠、小肠才能分别清浊而变化行;心才能主神明而应万事之变;肺才能主宣降而行治节之能。可见肾气的盛衰盈亏,直接影响到各脏腑的功能。脾胃为后天之本,同居中焦,脾主升,胃主降,升则上输心肺,降则下达肝肾,而且能外灌四旁,是升降上下出入的枢纽。肝的升发,肺的肃降,肾水的上升,肺气的宣发,肾阳的蒸腾,肺肾的呼气与纳气,都离不开脾胃的升降运动,只有脾胃健运,才能维持"清阳出上窍,浊阴出下窍;清阳发腠理,浊阴走五脏,清阳实四肢,浊阴归六腑"(《素问·阴阳应象大论》)的正常升降运动。可见,各脏腑特别是肾、脾、胃的功能活动与气化的关系至为密切。可以说脏腑的功能活动是气化的根本源泉,气化则是脏腑功能活动的表现。

(四) 气化失常的病变

由于上下升降出入是人体气化功能的基本形式,是脏腑、经络、营卫气血功能活动的具体表现,如果上下升降出入失常,便可影响五脏六腑、四肢九窍以至整个人体的气化功能,发生种种病变。例如,胃的浊阴不降,则上逆为呕吐;脾的清气不升,则发生耳聋、目障或眩晕;脾虚气陷则下利脱肛;肾不纳气则气短喘息;肺失宣降,则胸痛咳逆;肝失升发,则胸胁胀痛,抑郁烦躁;肾水不升,心火不降,则心肾失交而出现心烦失眠、遗精、腰酸等。凡此种种病变,既有属实的,也有属虚的,其形成的因素,虽然复杂多端,但概而言之则主要不外乎外感六淫之邪,内伤七情之变,以及饮食劳倦,酒色劳伤等,其中尤以七情所伤,为害至烈。前人在这方面的论述是很多的。如《素问·举痛论》说:"百病生于气也,怒则气上,喜则气缓,悲则气消,恐则气下……惊则气乱,劳则气耗,思则气结"。《灵枢·口问》说:"心者,五脏六腑之主也……故悲哀愁忧则心动,心动则五脏六腑皆摇"。李东垣说:"皆先由喜怒悲忧恐,为五贼所伤,而后胃气不行,劳役饮食不节继之,则元气乃伤"。这些论述皆说明了脏腑气化失常与七情之变有着密切关系。气化失常所引起的病变,主要表现为郁证。《类证治裁》说:"凡病无不起于郁者"。朱丹溪说:"气血冲和,万病不生,一有怫郁,百病生焉。"脏腑气机的病变,虽是以"郁"为主,但也不否认有寒热虚实之分,气血痰火之别。

(五) 气化失常的治疗

气化失常的病变,既是以"郁"为主,其治疗之法,自当从"郁"着手。对郁证的治疗,《内经》早有纲领性的论述。《素问·六元正纪大论》说:"郁之甚者,治之奈何?岐伯曰:木郁达之,火郁发之,土郁夺之,金郁泄之,水郁折之,然调其气,过者折之,以其畏也,所谓写之"。这里的"达之、发之、夺之、泄之、折之",在具体应用上虽有一定的区别,但其最终的目的,都是为了达到调气行血。正如《素问·至真要大论》说:"疏其血气,令其调达,而致和平"。除《内经》之外,还有不少医籍也对郁病引起脏腑气机功能失常的治疗作过具体的论述。如《证治汇补》说:"郁病虽多,皆因气不周流,法当顺气为先,开提为次,至于降火、消积,犹当分多少治之。"《类证治裁》说:"七情内起之郁,始而伤气,继必及血,终乃成劳,主治宜苦辛凉润宣通。"根据前人的论述及笔者多年来的临床体会,凡脏腑气机不展，气化功能障碍者，皆应以调理脏腑，洽调其气血阴阳为圭臬，一般可从以下几方面入手。

（1）疏肝宣肺。肝属木而为刚脏，其性喜条达，职司疏泄升发；肺属金而系娇脏，其性清肃，有治节宣降之功。若肝气郁结，或者肺失宣降，均有导致气机的升降功能失常，不仅使气血的运行、津液的输布受到障碍，并往往出现咳逆、气急、胸胁胀痛等症。治疗可用舒肝解郁，宣肺降逆之法，药用柴胡疏肝散合一贯煎加瓜蒌皮、杏仁、苏梗之类，以促进肺降肝升相互生克制化功能的恢复。

（2）调理脾胃。脾胃同居中焦，有经脉相互联属而为表里关系。脾主运化而以升为顺；胃主容纳腐熟而以降为和，二者一纳一运，一降一升，互相配合，才能完成对饮食物的消化、吸收、输送营养等活动过程。要是脾胃的纳、运、化、升、降气化功能失调，则常常出现清气不升而导致浊阴不降；同样，浊阴不降也会引起清气不升，因而既有胃气不降的呕吐，也有脾气不升的泄泻。当脾胃的上述气化功能失调时，宜健脾和胃，调理中焦，以参苓白术散、七味白术散，或补中益气汤之类加减治之。由于脾喜燥而恶湿，胃喜润而恶燥，如出现舌红唇干，胃阴已亏损者，升麻、柴胡、白术的辛香刚燥，当非所宜，可用《金匮要略》的麦门冬汤之甘缓治之。总之，调理脾胃以甘药为宜，对于阴（胃阴）伤者宜甘凉养阴；阳（脾阳）伤者宜甘温益阳，时时顾护中焦的冲和之气，则脾升胃降的功能自可维持正常。

（3）滋肾养心。肾性水属阴，位居于下；心性火属阳，位居于上。在正常的情况下，心火下降于肾，以资肾阳，共同温煦肾阴，使肾水不寒；肾水上济于心，以资心阴，共同濡养心阳，使心火不亢。这种上下升降、阴阳相交、水火既济的关系，习惯上叫做"心肾相交"。如果这种上下相交的关系失常，肾水不升，心火不降，往往出现心烦、心悸、失眠，寐则多梦，甚则遗精、口舌生疮等"阴虚火旺"的证候，治当用交通心肾之法，方用知柏八味之类以滋阴降火。肾水足而心火降，则水火既济，阴阳相交，升降气化功能正常。

（4）祛湿化痰。痰湿为阴邪，其性重浊黏腻，最易遏伤阳气，阻碍气机的升降出入，导致脏腑功能的失常，影响津液的敷布，营卫气血的运行。治当分寒热虚实，或清或温，或补或泻。但脾主运化水湿，为生痰之源，本《金匮要略》关于"病痰饮者，当以温药和之"的治痰通则，多用燥脾利湿之法为治，可用小半夏加茯苓汤或二陈汤之类。待痰湿浊气一消，气机振奋，经络畅通，则脏腑气化功能正常。

（5）活血化瘀。心主血脉，脉为血之府，血赖气行，气赖血载，气行则血行，血至气亦至，气滞则血瘀，血瘀则气机不畅。瘀在上焦，可见胸闷、心痛、口舌青紫；瘀在中焦，则多见胃脘痛甚于胀，按之不减，大便色黑；瘀在下焦，少腹、小腹疼痛，在妇女则有经行疼痛，经色暗红夹紫块，淋漓不断等。可见气机不畅能导致血液运行不利而形成瘀血停滞；同样，瘀血停滞也可造成气机不宣，而导致脏腑气化功能的失常。故在气机不畅而导致瘀血的情况下，常可用活血化瘀之法治之而取得疗效。如妇女气滞血瘀的经行疼痛，用逍遥散合失笑散之类加味治之，可使气机舒展，经行畅通，从而收到痛止经调的预期效果。

总而言之，气化失常的病变，虽然也要分清其致病根源，辨别其寒热虚实，但必须以调理脏腑气血为重点，其中尤以调理脾胃最为关键。因为脾胃同居中州，上则可输心肺，下则可达肝肾，外则可灌四旁，是上下升降出入的枢纽。正如《证治汇补》所说："治郁之法，多以调中为要者，无他，盖脾胃居中，心肺在上，肾肝处下，四脏所受之邪，过于中者，中气常先受之，况乎饮食不节，寒暑不调，停痰积饮，而脾胃亦先受伤，所以中焦致郁恒多也。治宜开发运动，鼓舞中州，则三阴三阳之郁，不攻自解矣。"这一段话，虽然是指治郁而言，但由于气化失常所引起的病变主要表现为"郁"，故亦可作为治疗气化失常的通则。

人体的脏腑经络和四肢九窍时时刻刻处在运动变化之中，这种运动变化，是气机升降出入的必然结果，是脏腑功能的集中表现。要是这种运动变化一停止，体内生克制化的功能活动就会停顿，生命就会结束。正如《素问·六微旨大论》所说："出入废，则神机化灭；升降息，则气立孤危。故非出入，则无以生长壮老已；非升降，则无以生长化收藏。是以升降出入，无器不有。故器者生化之宇，器散则分之,生化息矣。故无不出入,无不升降。"因此,我们必须时时刻刻顾护正气,保护脏腑的功能活动,促进脏腑气机的运动变化,从而维持人体的健康。

七、论 奇 经

奇经,就是督脉、冲脉、任脉、带脉、阳维、阴维、阳跷、阴跷八脉的简称。由于这八脉的循行、分布、配属与十二经脉有所不同,在生理上有其独特的作用,在病理的变化上亦有其特殊的表现,所以称之为"奇经",即是说与十二正经有所区别。现在就奇经的重要性、奇经与妇科的关系、奇经的用药等问题,谈谈个人的肤浅体会。

1. 奇经的重要性

奇经八脉是经络的重要组成部分,它在人体的重要性,可以从以下三方面来理解。

其一,辅助正经,调节气血。奇经八脉的循行,交叉贯串于十二经脉之间,与十二经有直接的联系。督脉之大椎穴,为手、足三阳经脉汇合之处,而手、足三阴经脉,则皆会于任脉之膻中穴,故称督脉"督一身之阳","为阳脉之海",任脉"主一身之阴",为"阴脉之海"。任、督二脉分别贯串于人身的腹背中线,上头入脑,统辖着阴阳十二经脉。冲脉下行至足,上行至头,为总领气血的要冲,故有"冲脉为血海"、"冲脉为十二经之海"之谓。其他五脉亦交贯于十二经脉之间,当十二经脉气血满溢之时,则可流注于奇经八脉,储蓄备用;不足之时,则由奇经灌注以补充。《难经》喻之十二经脉如"沟渠",奇经八脉为"深湖",确是切当。足见奇经八脉能辅助十二经脉,调节一身的气血。

其二,维系阴阳,保持平衡。奇经八脉通过十二经与脏腑有间接的联系,所以奇经八脉对人体阴阳的协调,气血的平和,起着重要的作用。例如,带脉环腰一周,有如束带,能约束前后左右诸脉;阳维则维系诸阳,主一身之表;阴维则维系诸阴,主一身之里。阴阳自相维持,则全身之经脉调和;阴跷和阳跷,是有轻健矫捷之意,阳跷主人身左右之阳,阴跷主人身左右之阴。只有奇经八脉的功能正常,才能维系一身之阴阳,促进气血流通,保持平衡矫健。要是两跷、两维失调,就会产生运动失常的病态,人的站行,便会摇摆不稳。

其三,胞宫和脑,直接相关。奇经八脉与奇恒之腑有密切的联系,尤其是冲、任、督、带四脉与胞宫、脑髓的关系更为突出。因为带脉环绕腰部一周,能约束冲、任、督三脉的协调。冲、任二脉皆源于腰中而上行至头;督脉起于会阴,沿脊椎上行至风府穴,进入脑中,并由项上巅循前额下行鼻柱至人中,与任脉交于承浆穴,负责阴阳营卫气血津液的调节。奇恒之腑之所以能贮藏阴精,头之所以能舒爽精明,审辨万物,除了依赖五脏六腑的功能之外,亦与奇经八脉的作用分不开。在这里,还要特别说明的,在强调奇经与脑、髓、胞宫直接关系的同时,并不否认奇经与五脏六腑的间接关系。例如,胃和冲脉同是五脏六腑之海,但前者储藏水谷,后者储藏精血,水谷精微为精血的物质基础,没有水谷的精微,精血便无从化生,所以在习惯叫做"冲脉隶阳明"。张景岳把胃和冲脉同属月经之本,叶天士有"八脉隶肝肾"之说,足见奇经与脏腑的关系,虽然是间接的,但仍然很重要。

2. 奇经与妇科

妇女以血为本,以血为用,奇经八脉既然能辅助十二经调节气血,又与胞宫、脑、髓等有直接的联系,因而妇女的经、带、胎、产都与奇经八脉息息相关。"女于二七而天癸至,任脉通,太冲脉盛,月事以时下,故有子……"妇女月经的正常来潮,婚后受孕而能足月顺产,除了依赖肾的封藏功能之外,还与任脉的通畅、太冲脉的旺盛、督脉的统摄、带脉的约束有密切的关系。如冲脉血海空虚,则月经不调,经行量少,或孕则胎萎不长;血海气滞不利,则少腹、小腹胀痛,月经不行;任脉气虚,则不能妊养胎元,可引起月经过多、崩漏、胎漏等冲任亏损之变;督虚不固摄,带脉失约,即有腰腿酸痛、月经漏下不止，或带下绵绵、不孕、堕胎、小产等。阴阳维脉和阴阳跷脉，有维系调节全身左右表里阴阳的作用，如阴阳维、阴阳跷发生了病变，则阴阳经失去固束维系之力，因而气血不和，阴阳失调，在妇女也会发生经、带、胎、产的病变。

在探讨奇经对妇科重要性的同时，不要忽视五脏在妇科中的作用。脏腑的功能是否正常，可以影响到奇经，进而影响到妇女的经、带、胎、产。另一方面，我们应看到奇经八脉既然有它独特的生理作用，因而也有它独特的病变。脏腑的病变，可导致奇经的病变；而奇经的病变，同样也可以引起脏腑的病变。例如，肝不藏血，脾不统血，肾气亏损，可导致冲任不固而有月经过多、崩漏、胎漏、滑胎等病；冲任的损伤，除了经、带、胎、产的病变外，还可导致脏腑功能失常而出现寒热、呕吐、头晕、失眠、心烦、心悸等症。所以，不能强调某一方面而忽视某一方面，应该局部与整体并重，奇经与脏腑并重。

3. 妇科的奇经用药

任何疾病的治疗，都离不了辨证论治，但在辨证论治的基础上，根据脏腑经络的特性，采取对某脏某经有特殊作用的药物，也是很重要的。奇经既与十二经、胞宫、脑髓有直接的联系，因而治妇科病，必须注意奇经用药。我们不能仍然囿于"八脉隶肝肾"，治肝肾之药便是奇经之药，从临床实践看，有些治肝肾之药，并不能尽达奇经。所以，清代温病大师叶天士有"论女科，须究奇经"之说，他对奇经的用药，有较全面的论述。现在结合个人的体会，举出一些临床中常用的奇经用药。

冲脉用药：冲脉为血海，冲脉为病，以血为主，多用补血、活血、通络、化瘀、镇逆之品，如当归、何首乌、桃仁、益母草、延胡索、香附、半夏、紫石英等。

任脉用药：任主胞宫，任脉为病，与阴血有关，多用滋阴养血之品，如龟板(胶)、阿胶、杜仲、沙苑子、菟丝子、枸杞子、茺蔚子、核桃肉等。

督脉用药：督为阳脉之海，主持一身之阳经，若督脉阳虚，多用益阳温煦之品，如鹿角胶、鹿角霜、紫河车、龙眼肉、熟附子、肉桂、巴戟天、锁阳等。

带脉用药：带脉为病，多用温涩之品，如桑螵蛸、鹿角霜、覆盆子、金樱子、白术、淮山药、赤石脂等。

以上冲、任、督、带用药的举例，亦不外乎是肝、脾、肾的常用药。但我们应该看到，如果从脏腑出发用药，必须有脏腑亏损的病变，若是依据奇经用药，不一定伴有脏腑病变。例如，阳虚宫寒不孕之妇，往往脉证并无明显的异常，仅仅有性感低落、月经色淡等变化，便可用温暖奇经之品，如紫河车、鹿角胶、蛤蚧、当归身、小茴香、熟附子、肉桂等。至于阴维、阳维和阴跷、阳跷的病变，相对来说，与妇科的病变关系不大，历代对其用药论述不多，个人体会亦肤浅，这里也就从略了。

总之，奇经八脉有独特的生理作用，也有独特的病变，尤其是与妇科关系密切。我们既要重视到"八脉隶肝肾"，治肝肾之药即是治奇经之药外，还要注意奇经的病变及其用药的特殊性。事实证明，在妇科疾病的治疗上，如果脏腑、奇经并重，既注意通过治肝肾达到治奇经，又注意奇经用药的特殊性，则其疗效较为迅速。目前，亟待我们探讨的是进一步充实提高奇经用药，以便更好地解除患者的痛苦。

八、论 妊 脉

妇女以血为主，以血为用，脉为血之府。当妇女受孕之后，由于生理上的特大变化，除了有月经停止、厌食、恶阻、疲倦等一系列的妊期表现之外，在脉象上也有一定的变化。一般认为妊脉多滑，其实孕妇脉象的表现如何，虽然有多方面的原因，但我个人的体会，主要是取决于三方面的因素：一是体质的强弱；二是季节的次序；三是妊期的早晚。

人的禀赋有刚柔勇怯之分，体质有强壮与羸弱之别，凡是气血充盛、阴阳洽调、活跃喜动之妇，孕后脉象多见滑而略数;反之,若是气血不足,身体瘦弱,静顺少动之孕妇,虽然同样受孕,其脉仍不见滑象,甚或反现沉细虚弱。可见,受孕后在脉象之所以有滑数与虚弱之分,是和气血的盈亏、阴阳的盛衰有密切的关系。阳生阴长,气能生血,阳足气充,则其脉多滑而略数,阳衰气弱,阴血生化不力,则其脉多现不足之象,即所谓"有诸内必形于外"之意。

四时气候有春温、夏热、秋凉、冬寒之不同,人是自然界生物之一,不可能脱离自然界而孤立存在,无论是生活起居、精神活动,都与四时的生、长、收、藏有极为密切的关系。春夏气候,由温到热,阳气升发,人体腠理疏泄,气血趋向于外;秋冬气候,由凉而寒,阳气潜藏,人体腠理致密,气血趋向于内,故《内经》对脉象有春浮、夏洪、秋毛、冬石之分。当冬令来临之际,朔风砭骨、天寒地冻,纵然是禀赋本强之怀孕妇女,其表现的脉象亦多见沉滑或和缓;若是气血不足,体质本弱,其脉多是沉细,甚或虚弱。同时,由于方土有东、南、西、北、中之分,水土环境不尽相同,人们有不同的风俗和生活习惯,因而对人体的生理变化、气血的运行、孕妇的脉象,也都有一定的影响,这是必须加以注意的。

前哲对妊脉有不少的论述,各有见地,如《内经》有"少阴脉动甚"之说,《金匮要略》则认为"妇人得平脉,阴脉小弱",《脉经》则云"脉平而虚者,乳子法也",《四言举要》:"尺脉滑利,妊娠可喜"。这些脉象的叙述,"动甚"、"滑利"是有余之脉;"小弱"、"虚"为不足之征。一为有余,一为不足,究竟孰是孰非?我个人的体会,两者都有道理,其说法之所以不同,关键在于孕妇在受孕初、中、晚期生理上的不同变化。一般来说,当受孕初期,在1~3个月之内,胎元初结,胎气未盛之时,气血骤然归宫养胎,相对来说,尺脉仍较寸、关脉为弱,所以"妇人得平脉,阴脉小弱",意即尺脉虽然小弱,但寸关之脉是平脉的,亦即《素问·腹中论》"身有病而无邪脉"之意,虽"平而虚",仍然是正常的生理状态。妊娠到中、后期,胎气愈长,胎气旺盛,脉搏便逐渐出现滑象,亦即《素问·平人气象论》"妇人手少阴脉动甚"之意。总而言之,在受孕的初期,纵然禀赋本强之体,滑脉也是不多见,必待中、后期,胎元长大,胎气旺盛,这时的脉象,不仅滑而且略数。如果体质瘦弱,怀孕到中、后期,脉搏仍然是虚细不足之象。说明气血不足以养胎,就要注意养胎保胎,防止堕胎、小产之变。

妇女怀孕,本是生理现象,其脉搏的表现,应该是平脉,而不是邪脉。但由于人体禀赋的不同,方土环境、生活习惯、时序变更等的差异,往往出现虚实相反的脉象,在临证时,既要注意"必知天地阴阳,四时经纪",又要详审"贵贱贫富、各异品理;问年少长、勇怯之理"(《素问·疏五过论》),"切脉动静而视精明,察五色,观五脏有余不足,六腑强弱,形之盛衰"(《素问·脉要精微论》)。结合孕妇体质的强弱,妊期体征的表现及气候变化、地理环境等全面地分析归纳,然后加以肯定,不要一见滑脉,便谓是妊娠。因为滑脉既主生理,也主病理。同时还要注意体质羸弱的妇女,虽然不见滑脉,但出现月经停止、厌食、恶阻、疲惫等一系列怀孕的体征,也应加以详审,不要孟浪从事,反而招致不良的后果。

九、"切脉识病"

望、闻、问、切是我们中医认识疾病、判断疾病性质的重要方法。四者之间,必须密切配合并加以全面分析,才能认识疾病的发生与发展的全过程,从而辨明正气的强弱、邪气的盛衰以及预后的吉凶,作为论治用药的依据。忽略了哪一方面对病情的认识都不全面,甚或错误。在临床实践中,有少数患者故意隐瞒病情,一伸手便询问医师是何病、轻重如何?而个别医者为了迎合患者的心理,或自恃高明,自称"切脉识病",凭三指之能而疏方遣药。这虽然是少数人的所为,但会影响中医的疗效,更会影响中医学在群众中的声誉,必须加以纠正。

脉为血之府,心藏神而主血脉,是五脏六腑气血的终始,为百脉之大会。通过诊察脉位的深浅和频率的快慢,可测知病位的表里内外、病性的寒热阴阳;脉象搏动强弱可测知邪正的盛衰、病势的进退;脉象有无神根和脉症是否相符可推断疾病的预后吉凶和治疗的难易。但是,由于人体禀赋的不同,疾病的发生和发展的错综复杂,仅凭"三指一枕"对疾病的了解是不全面的,甚或作出错误的判断。例如,有些生理特殊的人,其神色形态都正常,但诊其脉象则见浮、数、实一派阳脉,或沉、迟、虚一派阴脉,甚至还有脉现结、代、促而无所苦的人。对于这种平素都是阳脉或阴脉特异体质的人,如果不结合望、闻、问等手段,仅仅凭切脉而论病,便会大错特错。在疾病的发生和发展过程中,常见有些患者虽然有头痛鼻塞,鼻流清涕,肢节烦疼,畏风恶寒等一派外感风寒的现象,但诊其脉反而沉细无力,要是只凭脉象反投温里之品,其疗效是不佳的。唯有四诊结合,辨明其既阳虚于内,又外感寒邪,然后综合论治,既要温里以扶阳,又要疏解以祛外之寒邪,表里并治,才能收到扶正祛邪之功。

也许有人要问,既然对每一个疾病的诊察都要四诊结合,那前人所谓"舍症从脉",又如何理解?其实,这也不难理解,也不矛盾。由于疾病的发展过程是复杂的,当患者出现寒热真假、虚实错杂之时,即所谓"大实有赢状,至虚有盛候",往往脉象能反映真象。例如,感受暑热之邪而突然昏倒,四肢厥冷,乃由于暑热之邪内伏而格阴于外的假象,诊其脉则沉数有力,这是里热是真象,外寒是假,所以在治疗上要"舍症从脉",以脉象为论治的依据,投以白虎汤之类。同样,我们也不要忘记,当疾病症状出现真象而脉搏却出现假象之时,前人也有"舍脉从症"之说。例如,阳明热结而出现的脘腹胀满,疼痛拒按,大便燥结,舌红苔黄等所谓痞、满、燥、实、坚的大实症状,但由于热结于里,腑气不畅,脉道不通利,其脉反见沉迟的假象,症真而脉假,此时的治疗,仍以苦寒下夺、通腑泄热之法,投以承气辈,这便是"舍脉从症"。可见脉症的从舍,仅仅是在脉症真假的特殊情况下诊法的一部分,不要片面强调,以免导致以偏概全之误。

总而言之,切脉在诊断中固属重要,但四诊的方法,各有其独特的作用,各有其应用的范围和侧重,因而不能互相取代。忽略了任一方面都是不恰当的。我们应该依照《内经》所说:"善诊者,察色按脉,先别阴阳……视喘息,听声音,而知所苦……按尺寸,观浮、沉、滑、涩,而知病所生"(《素问·阴阳应象大论》),通过"望以目察,闻以耳占,问以言审,切以指考"(《医宗金鉴·四诊心法要诀》)的全过程,把四诊紧密地结合起来,才能得到全面而详细的病情资料,辨明其病位、病性及其兼证,为论治用药提供正确的依据,方可取得良好疗效。所以患者不要隐瞒病情,一伸手便"试"医者技术的高低,把自己的健康当儿戏;医者更不应自恃高明,片面强调"切脉知病"以致误己误人。

十、滑脉不一定是妊脉

妊娠的脉象,历来有两种不同的说法,如《内经》便有"少阴脉动甚"(《素问·平人气象论》)和"阴虚阳搏"(《素问·阴阳别论》)之说,《金匮要略》则认为"妇人得平脉,阴脉少弱"(《妇人妊娠病脉证并治》),《脉经》则云"脉平而虚者,乳子法也"。《四言举要》"尺脉滑利,妊娠可喜"。这些脉象的叙述,"动甚"、"滑利"是有余之脉;"少弱"、"虚"为不足之征。一为有余,一为不足,都是临床实践的经验总结,但是"滑利"之脉,亦即是我们常说滑脉的出现,是否即是妊娠之脉,是值得探讨的。

滑脉,《脉经》称之"往来前却,流利辗转,替替然与数相似"。后人多以"应指圆滑,往来流利,如珠走盘"喻之。滑脉的出现,既是生理之脉,又是病理之脉。如当外感邪热传里,壅盛于内,或痰湿宿食,久郁化火,这时邪气炽盛,正气未衰,正邪相搏,血流加快,冲激脉道,则可见滑数之脉;真阴暗耗,气血亏损,阴不济阳,则虚弦滑数并见。这是临床上常见的病理滑脉。在生理上,五脏调和,营卫充实,气血匀均之体,血流畅利,其脉滑而缓和。气血旺盛之孕妇,到了妊娠中后期,胎儿长大,气血汇聚胞宫以养胎,胎气波动,其脉滑而略数,如果孕妇体质瘦弱,虽然怀娠到中、后期,脉搏仍然是虚细不足之象,说明气血不足以养胎,就要及时以益气养血之品治之,注意养胎保胎,防止堕胎、小产之变。

从滑脉的出现,既有生理与病理之分,孕妇本身而言,更有强壮充盛与形瘦赢弱的不同,其脉象的出现,又有有余与不足之别。所以必须综合妇女体质的强弱,月经闭止的时间,妊娠期体征的表现及生活环境等全面分析归纳,然后才能下定论,不要一见已婚妇女出现滑脉,便谓是妊娠;同时还要特别注意体质瘦弱的妇女,虽然不见滑利之脉出现,但出现月经闭止、厌食、恶心、嗜酸、肢体软困等一系列怀孕的特征,也应该加以详审,谨慎用药,不要孟浪从事,导致不良的后果。

总而言之,滑脉之所以不一定是妊娠之脉,其理由归纳有二:一是气体旺盛,脉道充盈或痰湿化火、冲激脉道,都可以出现滑脉;二是孕妇体质禀赋的不同,体质强壮者孕后多见滑脉,体质瘦弱者,不仅不见滑脉,反而出现细弱不足之脉。所以对于妊娠的诊断,应该综合四诊和有关的资料,然后作出判断,庶免不应有的错误。

十一、辨证与辨病

辨证论治是中医的精华。疾病发生的原因是多方面的、错综复杂的,仅仅依靠四诊搜集资料,运用八纲、六经、脏腑等辨证方法,有时对某些疾病的认识不够全面,甚或无法认识疾病。例如,无子宫的闭经、不孕症的患者,往往六脉平和,神色形态如常人,纵然四诊周详,结果仍然无法探知其病变的所在,也不知其病性的症结。所以解决的办法是在辨证为主的基础上,辨证与辨病相结合。

谈到辨病,要注意既要辨西医的病,也要辨中医的病,因为中西医具有不同的理论体系,各有所长和所短。西医通过现代的检查方法,对疾病的病因、病位的认识相对来说比较具体化,但对疾病的性质及其邪正消长盛衰的认识却是有所欠缺。例如,输卵管梗阻而引起的不孕症,虽然经过通水或通气等检查,能证实其病位之所在。然而对其致病的因素是瘀血,或是痰湿,或是气滞及其病性的寒、热、虚、实,往往是认识不全的。中医则通过四诊的搜集,着眼于整体观,审证求因,能综合而较全面地认识疾病,不仅能定出病名,也能判断病性。例如,脾虚可以引起月经不调、带下量多、孕妇胎漏等不同的病变。这里月经病、带下病、胎漏病是不同的病名,而脾虚却是共同的病性,因而在治疗上便有同病异治、异病同治之说。月经病则本经者血也,多用健脾、益气、生血之法;带下病不忘湿,在健脾的同时还要佐以化湿之品;胎漏病则不仅要健脾,还要补肾安胎,以固封藏之本,这是我们中医辨证与辨病相结合的优越性。但对病因、病位的具体化认识是不够的。例如,带下量多,色泽白黄相兼,质稠秽而阴痒者,虽然可说是下焦湿热之患,但是否有霉菌或滴虫感染,没有通过阴道分泌物的涂片检查是无法证实的。

总之,以中医辨证为主,适当结合西医的辨病,有利于对疾病本质的认识和提高临床疗效,但要注意的是在结合西医辨病的同时,不要忽视中医的辨病,因为中医的辨病,由于客观条件所限,对病位认识不够具体,但往往在病名中包含了疾病的性质,如果能很好注意这一点,在立法遣方时当能左右逢源,收到满意的疗效。

十二、治本与治标

疾病的发生是错综复杂的,在发病上既有新病、旧病之分,在病情上又有轻重缓急之别。因而"急则治其标,缓则治其本"便成为临床治疗的原则。要掌握好这个原则,首先要弄清标与本、缓与急的关系。

疾病的发生,既有内在本质的一面,又有外在现象的一面。在发病的过程中,有缓慢和危急不同的阶段,所以才有标本缓急之说。但标与本不能截然分开,缓与急也是相对而言。例如,阳明腑实证的大便秘结,腹部硬满疼痛而用苦寒下夺之大承气汤峻下泄热通便。这里痞、满、燥、实的便秘、腹痛是病之标,而邪热内传,阳明腑气不通,则是疾病之本,采用大承气汤下之,是既治本又治标的方法。又如妇女的气虚崩漏,阴道大量出血不止,面色苍白,脉象虚迟无力,唇舌淡紫等,当用"急则治其标"之法,便可收效迅速。补气是针对气虚而设,即是"治病必求于本"之意。由此可见,急中有缓,缓中有急,治本中有治标,治标之中也有治本,治本可以达到治标。所以在临床中,不论是急性疾病或慢性的疾病,我主张以治本为主,即使病情危急,亦宜标本并治为佳。盖只顾其标而不顾其本,往往疗效是不佳的。例如,新产之妇,由于产程过长,出血过多,阴损及阳,以致肾阳虚衰而引起的小便不通,如果只着眼于标而妄投八正辈通利之品,不但疗效不佳,而且有耗伤肾气的不良后果。若能根据病因阳虚而导致小便不通,采用有扶阳利水之功的肾气丸(汤)治之。方中三补之熟地、山药、山茱萸,三泻之泽泻、茯苓、牡丹皮相反相成;肉桂、附子之益阳温煦,鼓舞肾和膀胱的气化,临床用之则常常收到预期的效果。同样,有些病已危及生命,如果只顾其本而不顾其标,也是对患者不利的。例如多年的肺结核病患者,体弱正虚,复感受外邪,新病、旧病交织为患,咳嗽痰红加重。要是只强调益气或滋阴固本,忽视新感外邪的一面,对新病的危害性认识不足,则新邪不去,正气更虚,则往往病情加重而恶化。

总之,在临床运用标本缓急的治疗原则时,既要掌握其原则性,又要根据病情的变化,注意其特殊情况下的灵活性。着眼于治本为主,或标本并治,治本之中不忘标,治标之中更要顾本,则疗效是可期的。

十三、浅谈同病异治和异病同治

同病异治和异病同治是辨证论治的重要内容之一,它是根据致病因素及病理变化的具体情况而决定的。前者虽然同是一种疾病,但由于人体有老少强弱之分,病变有寒热虚实之别,因而在治疗上便需采取不同的方法;后者虽然不属于同一种疾病,但由于相同的证候类型,病机相同,所以在治疗上可以采取同样的方法。在理解同病异治和异病同治的基础上,我们还应进一步认识:同病异治之中,仍然存在异中有同;异病同治之中,也同样存在同中有异。这样才能做到理、法、方、药丝丝入扣,收到满意的治疗效果。

同是一个外感病,但从病因来说,有风寒、风热之分;在体质上则有阴(血)虚、阳(气)虚之别。因而在治疗上除了辛凉解表、辛温解表之外,还有滋阴发汗、助阳发汗的不同。这些治疗方法,乍看起来,区别很大,但实际上都是以祛邪外出为目的。辛温解表、辛凉解表是以祛邪为主;滋阴发汗和助阳发汗是扶正和祛邪并用。用方选药虽然有所区别,而及早祛除病邪的目的则是一致的。对于病因相同而病理发展阶段不同的疾病采取"同病异治"的原则,更要特别注意"异中有同"。例如,温病的发展变化,一般有卫、气、营、血的不同阶段,其在治疗上便有在卫宜辛凉透表,到气宜清解里热,入营血宜清热凉血。但温病为阳热之邪,最易伤津耗液,因而不论病情发展到什么阶段,采取什么治疗方法,都要注意"存津液"。不然,在卫宜透太过,则过汗伤津;到气过用苦寒,不仅能化燥,而且易损伤脾胃的腐熟运化,不利于津液的化生和输布;入营入血,过用滋腻之品,则生机受遏,不利于津液的化生。所以,顾护津液是治疗各种温热病方法的异中有同。

例1 张某,女,30岁,农民,来宾县青岭乡人。1975年10月15日初诊。

初诊 已受孕5月余。头晕痛、鼻塞、流涕已3天,胃纳尚好,大小便正常。刻诊:其脉虚浮,重按无力,苔白滑润,舌质淡嫩。此为气虚外感,拟以益气、安胎、疏解之法为治。

处方 黄芪18g 桑寄生15g 川续断12g 生葱白18g 鲜苏叶30g 菟丝子20g

连服2剂,汗解而愈。

例2 李某,女,32岁,工人,北海市人。1976年6月10日初诊。

初诊 产后5天外感,鼻塞流涕,色白而稀,头晕痛,全身肢节困重,恶露未净,色量一般,胃纳、大小便正常。刻诊:其脉浮缓,苔白润滑,舌淡,面色苍白。此为产后血虚外感,拟养血疏解之法为治。

处方 鲜苏叶30g 生葱白15g 荆芥6g 秦艽9g 当归身24g 川芎6g 桃仁3g

炮姜 2g　炙甘草 6g

水煎温服,每天 1 剂,连服 3 剂,病愈。

以上 2 个病例均属外感,但例 1 病起于产前,例 2 发生于产后。故例 1 以黄芪、桑寄生、菟丝子、续断补肾益气安胎,紫苏叶、葱白疏解祛邪;例 2 以生化汤补血化瘀,以紫苏叶、葱白、荆芥、秦艽疏解而祛邪外出。一补肾安胎,一养血化瘀,此其治法之异也,而疏解祛邪则为共同之目的。

疾病的发生是千变万化、错综复杂的,不同的疾病出现相同的证候,固然可以根据其共性,采取相同的治疗方法,但在治疗时,仍然不能忽略每种疾病的个性。例如,脱肛和子宫脱垂,论其病情,都是由于正气不足、中气下陷而发生的病变,其治法均可"下者举之",以达到益气升提的目的。然脱肛之治,偏重在气血之化源,宜补脾胃为主;而子宫属肾,所以它的治疗,在温补后天脾胃的同时,更要补肾,以期达到脾肾气足,则既能升提,又能封藏。

例 3　钟某,女,56 岁,家妇,桂林市人。1974 年 5 月初诊。

初诊　咳喘多年,动则喘息更剧,心悸,肢冷,形瘦神疲,眼胞及下肢轻度浮肿,纳差,便溏,小便清长。刻诊:脉沉细,舌苔薄白,舌质淡。此为肾阳虚衰,寒水射肺,气不归根之虚喘。

拟温阳利水、纳气归根之法为治。

处方　制附子 9g(先煎)　茯苓 12g　炒白术 9g　补骨脂 9g　白芍 9g　党参 12g　桑螵蛸 6g　代赭石 24g　大红枣 10g

另取生蛤蚧 1 只,去内脏,捣烂炖服。连服 5 剂,病情好转。

例 4　姚某,女,49 岁,工人,柳州市人。1974 年 3 月 20 日初诊。

初诊　月经闭止不行 2 年。现腰膝酸软,头晕,四肢乏力,带下量多、色白、质稀如水、无特殊气味,纳差,便溏。刻诊:脉细缓,舌苔薄白,舌质淡嫩。此为脾肾阳虚,水湿不化所致之带下。拟健脾温肾之法为治。

处方　制附子 9g(先煎)　白茯苓 12g　白术 9g　白芍 9g　党参 12g　乌药 9g　益智仁 9g　淮山药 15g　桑螵蛸 6g

水煎温服 3 剂,带下正常。

以上 2 例,病虽不同,但其病情均属肾阳虚衰,故治之皆用温肾助阳之法。然例 3 之病变,其本在肾而标在肺,肺主气而气之根在肾,所以除用附子汤温肾健脾之外,酌加代赭石之重坠引降,桑螵蛸之温涩,以助其纳气。肾主水,脾主运化水湿,"夫带下俱是湿证"。例 4 之带下,除以附子汤温肾健脾、运化水湿之外,桑螵蛸、缩泉丸之温涩,以加强肾之封藏固摄功能。

总之,我们必须注意疾病共性和个性的规律,在同病异治之中,注意异中有同;在异病同治之中,不要忽略同中有异。只有如此,才能更好地掌握辨证施治的法则。

十四、谈"上病下取"

"上病下取"是《内经》中的治疗原则之一。《素问·五常政大论》:"气反者,病在上,取之下;病在下,取之上。"张景岳对此段经文分析很确切,他说:"气反者,本在此而标在彼也。其病既反,其治亦宜反。故病在上,取之下,谓如阳病者治其阴,上壅者疏其下也;病在下,取之上,谓如阴病者治其阳,下滞者疏其上也。"气,是指病气,即是病理变化;气反,即是病气相反之意,也就是说疾病表现的症状和疾病的症结所在不一致,如病本在下,而病的表现却在上,或病本在上而症状却表现在下。因而根据"治病必求于本"的原则,可以来取"上病下取"或"下病上取"的治疗,才能达到预期的疗效。

要掌握好"上取"和"下取"的治疗方法,首先要弄清上与下如何区分,它的根据何在?我的体会是上下指部位而言,是相对的。它是根据人体脏腑经络的部位和相互关系、经脉的循行路线及表里阴阳关系来划分的。人体是一个既分工又合作的有机统一整体,各组织器官是息息相关的。例如,三焦是"决渎之官",但分而言之,则"上焦如雾"在上,"下焦如渎"在下;从中焦、下焦来说,则中焦是上,下焦是下;心肺相邻,同居上焦,但肺为五脏之华盖,则肺在上而心在下;以肝肾而言,肾主封藏而肝主生发,则肾属下而肝在上;以心肺与肝肾来说,心肺俱居膈上,是属于上,肝肾居于下焦,是属于下;足三阳经起于头而走足,是属于上,足三阴起于脚而走胸腔,是属于下。可见上下的部位是相对的,但在相对之中,应以脾脏及脏腑之间的相互关系作为上下划分的重点。因为脾居大腹而主中州,是上下升降的枢纽,上则可输心肺,下能达肝肾,外则可灌四旁,凡脾以上则属上,反之则属下。其次要注意脏腑之间的密切关系,例如,肾主水属下,心主火属上;肺属金主肃降而在上,脾属土主运化则在下,这些关系,不仅从部位来说,而且从脏腑之间的特殊关系来理解的,心与肾,必须保持相互交通,水火相济的关系,才能使阴阳水火相互协调,保证人体的健康,脾为生气之源,肺为主气之枢,脾与肺,是有相互资生的关系,所以只有掌握好上下的划分,才能分清什么是"上病",以便在治疗上采取"下取"的原则。

人体上下部位的划分,既然是以脏腑、经络的部位以及相互关系而来,因而"上病"之所以"下取",也是以经络的循行、相互联属以及脏腑之间的相互依赖为依据的。

1. 根据经脉的根结标本

人体的经络是一个"内属脏腑,外络肢节"的系统,在内则联属脏腑,在外则联系筋肉、皮毛等组织。其中十二经脉的"根本"都在四肢,"标"和"结"却在头面和躯干,是"阴阳相随,外内相贯,如环无端"(《灵枢·卫气》),是气血运行转输的道路。气血的流通,阴阳的协调,都和十二经脉、奇经八脉有密切的关系。如经脉功能失常,则经气不利,往往发生病变。经络的病变,既可发生于本经,又可涉及其他有关的经脉。例如,手太阴肺经的病变,不仅出现胸胀、胸痛、咳喘、肩背痛等本经的症状,而且有发热、溺黄等他经的症状。这是因为人体经脉的分布,不仅上下之间有"纵向"的联系,而且在前后之间有"横向"的联系。《灵枢·卫气》:"气在胸者,止之膺与背俞;气在腹者,止之背俞与冲脉。"所以《灵枢·邪气脏腑病形》又说:"中于面,则下阳明;中于项,则下太阳;中于颊,则下少阳。其中于膺背两胁,亦中其经。"可见通过经脉根、结、标、本的联系,上病可及下,下病也可涉上,外病可传里,内病也可达表。

2. 根据脏腑之用的联系

五脏六腑虽然各有不同的特性和功能,但人体是一个有机的整体,脏与脏、腑与腑、脏与腑不仅在生理上有密切的联系,在病变上也相互影响。所以根据脏腑之间的相互联系,可找出病根之所在。例如,心与肾有阴阳水火升降的关系,当肾水不足,不能上滋心阴,以致心阳独亢而出现心悸、怔忡、失眠,甚则梦泄等心肾不交的症状,便可采取滋阴潜阳、壮水制火之法。又如肺与大肠有表里阴阳的联属关系,若大肠实热,腑气不通,可以引起肺气不利而胸满、咳喘等之变,采用苦寒通便之法便可达到"泄下可清上"的目的。

"上病下取"除了依据经脉的根、结、标、本和脏腑之间的密切联系外,还要根据疾病的具体情况而定。因为从病位来说有表里上下之分,在病性上则有寒热虚实之别。一般来说,表里寒热虚实诸证,都可用"上病下取",但以外感六淫的病变及内伤亏损而导致"上盛下虚"的病变,用"上病下取"法,疗效较为满意。

"上病下取"的临床应用很广泛,既用补法,也用于泻法;既有外治,又有内治;既用针灸又用药物。这是因为人体脏腑与体表苗窍有密切的联系,内脏的生理活动和病理变化,都直接或间接影响到体表各组织器官,所谓"五脏有疾也,应出十二原"。在内脏发生病变,要采取针灸治疗时,可依照"五脏有疾,当取十二原"之旨,用补或泻之法。如针灸学家所推崇的四总穴歌"肚腹三里求,腰背委中留,头项寻列缺,面口合谷收",便是"上病下取"在针灸治疗中的经验概括。在药物的治疗,更是能补能泻,既能内治,也能外治。例如,发热、鼻衄、量多色红,脉洪数者,此为肺热邪炽盛之变,本《血证论》"火升故血升,火降即血降也"之旨,采取仲景泻心汤加牛膝、白茅根、荷叶之类治之,便能达到釜底抽薪,泻火止血的目的。又如多年口舌糜烂,腰膝酸软,脉细数者,此为虚火上炎,阴虚阳浮,火不归原所致的上盛下虚之证,常用麦味地黄汤加少量肉桂为反佐,引火归原,往往能治愈多年的痼疾。再如高血压患者出现头晕头痛,目眩耳鸣,夜难入寐,指麻指颤等上盛下虚之证,每每投以三甲复脉之类而收到阴复阳潜之效。在外治上,凡外感风寒头痛、鼻塞者,用吴茱萸配生姜、生葱捣烂,加温外敷涌泉穴,则能振奋阳气、疏通经络,从而达到寒邪消散、表证解除的目的。

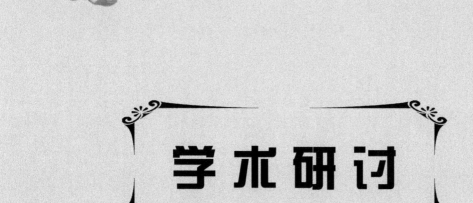

学术研讨

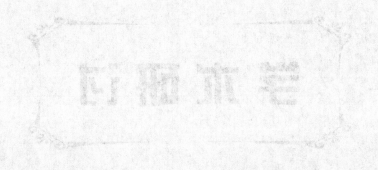

一、略论张景岳的学术思想及辨证论治的特点

张景岳是晚明一位杰出的医学家,著有《类经》、《类经图翼》、《类经附翼》、《质疑录》等书,晚年又辑成《景岳全书》。这些书既能阐发《内经》等经典著作及古代医家的理论,又有他自己的独特见解,不论对当时或后世中医学的发展都有很大的影响。

(一) 主要学术思想

张景岳的主要学术思想大致可以归纳为以下几个方面。

1. 阳非有余论

年轻时代的张景岳,对朱丹溪"阳常有余,阴常不足"的理论,非常信服,随着学识与临证经验的与日俱增,他对朱氏的上述论点逐渐产生怀疑,40 岁以后,更是大加反对,转而崇尚张元素、李杲益气补脾,薛己肾中水火之说,提出"阳非有余,阴亦不足"的观点,强调阳气在人体的重要性,认为"人是小乾坤,得阳则生,失阳则死"(《类经附翼·求正录·大宝论》)。为了说明"阳非有余",他从形与气、寒与热、水与火三个面来加以论证。

(1) 形与气。张氏说:"夫形气者,阳化气,阴成形。是形本属阴,而凡通体之温者,阳气也;一生之活者,阳气也;五官五脏之神明不测者,阳气也。及其既死,则身冷如冰,灵觉尽灭,形固存而气则去,此以阳脱在前,而阴留在后,是形气阴阳之辨也,非阴多于阳乎?"(《类经附翼·求正录·大宝论》)。这里说明了阳是指人体的热能,是生命的活力,而阴是指五脏六腑和四肢百骸。没有阳气的温煦长养,人体脏腑及四肢百骸的活动便要消失,而生命的死亡,首先表现在生理功能活动的消失,然后阴形之体才逐渐腐化,可见阳是非有余的。

(2) 寒与热。张氏说:"热为阳,寒为阴。春夏之暖为阳,秋冬之冷为阴……是热能生物,寒无生意"(《类经附翼·求正录·大宝论》)。自然界的一切生物,是不能脱离自然界而生存的。人生的历程同样是有生长化收藏的过程,人体的生、长、壮、衰、老和阳气息息相关,所谓"阳来则生,阳去则死。"

(3) 水与火。张氏说:"水为阴,火为阳也。造化之权,全在水火。"(《类经附翼·求正录·大宝论》)。水火是阴阳的征兆,天地造化生养之权,固然离不了水火,但阴水是由"天一"的阳气所生,而水之所以能化气生物,亦离不了阳气的温煦作用。

张景岳除了从以上三个方面来说明阳气的重要性之外,还根据《素问·生气通天论》"阳气者若天与日,失其所则折寿而不彰,故天运当以日光明……凡阴阳之要,阳密乃固"的理论来说明阴阳两者之间而阳居主位。他断然指出:"天之大宝,只此一丸红日;人之大宝,只此一息真阳。孰谓阳常有余,而欲以苦寒之物,伐此阳气,欲保生者,可是乎?"(《类经附翼·求正录·大宝论》)。

张氏反复申述阳气在人体的重要性,其目的在于阐明"阳非有余"的论点。而持"阳常有余,阴常不足"之说的朱震亨,每以"天癸"的来迟与去早作为主要理论依据。张景岳认为这是"但见阴阳之一窍,未见阴阳之全体"(《景岳全书·传忠录·阳不足再辨论》)。他说:"殊不知天癸之未至,本由乎气,而阴气之自半,亦由乎气,是形虽在阴,而气则仍从阳也"(《类经附翼·求正录·大宝论》)。这里说明"天癸"的来迟,正是由于阳气生机之未至;同样,"天癸"之去早,亦由于阳气生机的早衰。所以张氏最后说:"然则欲有生者,可不以此阳气为宝,即日虑其亏,亦非过也。而余谓阳常不足者,盖惜春之杞人耳"(《景岳全书·传忠录·阳不足再辨论》)。

2. 真阴不足论

真阴,一名元阴,又叫真精,是存在于肾中最基本的一种物质。真阴与真阳,是互为其根,不可分割的。所以张景岳在《类经附翼·真阴论》中说:"不知此一阴字,正阳气之根也,盖阴不可以无阳,非气无以生形也;阳不可以无阴,非形无以载气也,故物之生也生于阳,物之成也成于阴,此所谓元阴元阳,亦曰真精真气也。"由于真精与阳气有互根的关系,所以他认为人身之阳气既非有余,阴亦不足。他是从真阴之象、真阴之脏、真阴之用、真阴之病、真阴之治等方面阐明的。

(1)生理方面。五脏各有阴精,但统归于肾。《素问·上古天真论》:"肾者主水,受五脏六腑之精而藏之"。肾藏精之所,叫做命门,是"天一"之所居,是真阴曰之腑。精藏于此,是为阴中之水,气化于此,是为阴中之火。命门居两肾之中,而并俱水火,为性命之本。真阴是命门火的基础,命门火养于阴水之中,才能尽其水火的作用。所以张景岳说:"凡水火之动,缺一不可,命门之火,谓之元气,命门之水,谓之元精。五液充,则形体赖而强壮;五气治,则营卫赖以调和。此命门之水火,即十二脏之化源,故心赖之,则君主以明;肺赖之,则治节以行;脾赖之,济仓廪之富;肝胆赖之,资谋虑之本;膀胱赖之,则三焦气化,大小肠赖之,则传导自分。此虽云肾脏之技巧,而实皆肾阴之用,不可不察也"(《类经附冀·求正录·真阴论》)。这里说明五脏为人身之本,肾为五脏之本,命门为肾之本,阴精为命门之本。可见真阴的盈亏,直接与五脏的功能活动息息相关。

(2)病理方面。张氏根据《灵枢·本神》"五脏主藏精者也,不可伤,伤则失守则阴虚,阴虚则无气,无气则死矣"及《素问·三部九候论》"形肉已脱,九候虽调,犹死"的论述,认为阴为精,精成形,外在的形肉是由内在的阴精所化生,如五脏的阴精受伤则阴虚,阴虚则精虚,精虚则气无所附,生化的功能衰退,外在的形肉削脱,所以不论命门之水亏或命门之火衰,都是不足的病变,因为水亏其源,则阴虚之病迭出;火衰其本,则阳虚之证丛生。对于阴虚的病变,张景岳归纳为:"今人之病阴虚者,十常八九……虚火为病者,十中常见六七……虚火者,真阴之亏也"(《类经附冀·求正录·真阴论》)。从病情来说明真阴的不足。

(3)治疗方面。张氏信服王太仆"壮水之主,以制阳光;益火之源,以消阴翳"及许学士"补脾不如补肾"之说。凡阴阳的病变,都从肾的命门水火论治,水亏阴虚,则用壮水之剂,如左归饮;火衰阳虚,则用右归饮之类。这都是从治疗用药来论证"阳非有余,阴亦不足"的依据。

3. 君相之火是正气

张景岳是信服李东垣的脾胃学说的,但对"相火为元气之贼"、"火与元气不两立"的理论持有不同看法。他根据《素问·天元纪大论》"君火以明,相火以位"的论述,首先指出君火与相火是体与用的关系,他说:"明者光也,火之气也;位者,形也,火之质也"(《类经·运气类》)。又说:"明即位之神,无明则神用无由以著;位即明之本,无位则光焰无从以生,故君火之变化于无穷,总赖此相火之栽根于有地"(《景岳全书·传忠录·君火相火论》)。君火之所以能主神明,变化无穷,是依靠相火为根本而产生;相火的温煦长养,要通过君火的神明,才能发挥作用。一般地说,各个脏腑都有君火和相火,相火强则君火强,但"总言大体,则相火当在命门"(《景岳全书·传忠录·君火相火论》)。命门之火是人体的根本,能温养蒸发各个脏腑的功能活动,人体的正气,即由相火所化生,所以他总结地说:"君相之火,正气也,正气之蓄为元气"(《景岳全书·传忠录·君火相火论》)。因此,相火与情欲妄动而起的"邪火"是不同的。邪火是损害生机,伤残人体的,"邪火可言贼",而相火则可化生元气,是生命的源泉,"相火不可言贼",故也不能说"火与元气不两立"。

总而言之,张景岳的"以阳为主,以阴为本"、"阳非有余,阴亦不足"、"气不足便是寒"、"命门之水火"、"相火不可言贼"等论点,是在《内经》的基础上,并结合自己的临床实践及当时的实际情况而提出来的,既有正确的一面,也有不足的地方,我们要加以正确地对待。

（二）辨证论治特点

张景岳既然认为"阴以阳为主,阳以阴为基","阳非有余,阴亦不足",因而在理论上重元阴元阳,治疗上重虚证,用药上偏温补,强调滋阴。但并不能说张氏治病不辨证,相反地,他在著作中多处强调辨证论治的重要性,而且还有很多独特的见解。现择要介绍如下。

1. 辨证明确,治贵专精

张景岳指出:"天下之病,变态虽多,其本则一;天下之方,治法虽多,对证则一。凡治病之道,必确知为寒,则竟散其寒;确知为热,则竟清其热,一拔其本,诸症尽除矣。"这里明确地指出,疾病的发生,虽然是错综复杂,变化多端的,治病之方也是多种多样的,但只辨证明确,抓住疾病的本质,分清寒热虚,便能有目的地用药,治病求本,对证用药,则一切症状便会消除。张氏还明确地指出"凡施治之要,必须精一不杂,斯为至善……用补之法,贵乎先轻后重,务必成;用攻之法,必须先缓后峻,及病则已。若用治不精,则补不可以治虚,攻不可以去实"(《景岳全书·传忠录·论治篇》)。总之,要辨证明确,抓住疾病的发生发展规律,用药立方,既能对证又能精一不乱,则药到病除,反之,辨证不明,用药庞杂,不论或攻或补,或清或温,都达不到"补虚去实"的目的。

2. 补必兼温,泻必兼凉

"虚实之治,大抵实能受寒,虚能受热,所以补必兼温,泻必兼凉。"张氏此说,既有正确的一面,也有不足的一面。盖虚有阴(血)虚、阳(气)虚之分,实有热实、寒实之别,其治疗自有不同,阴虚则宜甘凉,如麦冬、枸杞子之类;阳虚则宜甘温,如人参、熟地黄、鹿胶之类;热实则宜苦寒清降,如大黄、芒硝之类;寒实则用辛热温下,如巴豆、硫黄之类。可见"补必兼温,泻必兼凉"之"必"字,应该活看,不可胶瑟。

3. 温补阴分,托散表邪

张氏对于正与邪的关系,主张以正为重,治病要扶正才能祛邪。对于一些虚人外感寒邪的疾病,采取温散内托的方法,如在《新方八阵·热阵》中的理阴煎(熟地黄、当归、炙甘草、干姜)是理中汤的变方,除了"通治真阴虚弱,胀满呕哕,妇人经迟血滞等症"之外,也用于"真阴不足,素多劳倦,因而忽感寒邪,脉见无力者"的虚人外感。乍看此方,并无表散之药,但仔细察之,确有深意在焉。盖阳本根于阴,汗液则化于血,此方以熟地黄、当归补阴养血,干姜温散,炙甘草和中,实收到"温补阴分、托散表邪"之功,"若寒凝阴盛而邪难解者,必加麻黄一二钱",以加强其温托之力。细察立方之源,仍然不离张仲景《伤寒论》之意,仲景对外感寒邪,首用麻黄、桂枝二汤汗之,使邪从阳分而出;景岳以理阴煎温补阴分,托散表邪,同是外感寒邪,故治之同用温散之法,但证有虚实之分,因而治之又有一从阳分,一从阴分,一从表散,一从内托之别,同中有异,异中有同,可见景岳不仅继承前人的经验,而且还有自己的创新。

4. 阴阳并补,皆从肾气

张景岳认为,阴以阳为主,阳以阴为基,必须"阴平阳秘",才能维持人体的健康。要是阴阳失去相对的平衡,人便要发病,甚或死亡。所以要注意调补阴阳。至于如何调补呢?他说:"治水治火,皆从肾气,此正重在命门,而阳以阴为基也"(《类经附翼·求正录·真阴论》)。命门为肾之精室,为"天一"所居,是真阴之府,精藏于此,精即阴中之水,谓之元精;气即阴中之火,谓之元气。肾是阴阳之根、水火之源泉,所以调补阴阳,应该"皆从肾气"。但在阴阳并补之中,他仍然是以阳为主的,他认为"故阳惟畏其衰,阴惟畏其盛,非阴能自盛也,阳衰则阴盛矣"(《类经附翼·求正录·大宝论》)。

5. 补阴配阳,补阳配阴

张景岳根据阴阳互根,命门水火互济的理论,对于虚损病变的治疗,确有其独到的地方。他认为虚损的疾病,阴损的可以及阳,阳损的也可以及阴,阴虚的患者,往往伴有阳虚,而阳虚的患者,阴分亦常常不足,所以他在《新方八阵·补阵》中说:"故善补阳者,必于阴中求阳,则阳得阴助而生化无穷;善补阴者,必于阳中求阴,则阴得阳升而泉源不竭。"只有补阳不忘滋阴,滋阴不离扶阳,从阴补阳,从阳养阴,才能保持阴阳互根,水火互济的密切关系。他的左归丸、右归丸便是这个治疗原则的代表方剂。左归丸有滋补肾阴、壮水之主的作用,凡真阴肾水不足、津液枯竭、精髓内亏之症,均可用之。此方在一派滋阴药中加入鹿胶之温煦,则其生化之力蓬勃。右归丸有温养肾阳、益火之源的作用,凡元阳不足、命门火衰亏损之症者宜之。本方原是补阳温养之剂,但仍以大补肾阴之熟地黄为君,并配以当归、枸杞子之益阴养血,在附子、肉桂项下又注"渐加"二字,点出附子、肉桂辛热刚燥,必须慎用少用。其目的在于补阳不伤阴,从补阴达到补阳,使阳气得到当归、熟地黄的滋阴养血而生化无穷。可见左归、右归立方之旨是补阴以涵阳,补火以配水,是景岳重视温补,重视命门水火真阴真阳的具体表现。

6. 药重四维,善用熟地黄

张景岳制方用药,有其独到之处。他特别重视人参、熟地黄、附子、大黄的运用。他在《本草正·毒药部》附子下说:"夫人参、熟地黄、附子、大黄,实乃药中之四维,病云至于可畏势,非庸医所能济者,非此四物不可设。"他把人参、熟地黄喻作治世的良相,附子、大黄喻为治乱的良将。非将帅之勇,不能平天下;无良相之才,难以安天下,治国如此,治病又何尝不如此? 当病势危发,非用走而不守之附子,不足以回阳救逆;热结硬痛,非用斩将夺关之大黄不为功。但兵能治乱而不能安天下,可暂而不可久。温通或寒泄之药,仅能用于祛邪,不能扶正归元,故平乱不可忘治,祛邪必须扶正,人参、熟地黄在所常用,亦犹治世之能臣。在附子的应用方面,他主张配合人参、熟地黄、炙甘草等甘润之品,才能"制其刚而制其勇",发挥其培补的作用。他对熟地黄、人参的论述,尤为中肯,他说:"人参、熟地则气血之必不可无,故诸经之阳气虚者,非人参不可;诸经之阴血虚者,非熟地不可。人参有健运之功,熟地禀静顺之德,此熟地与人参,一阴一阳,相为表里,一形一气,互主生成"(《景岳全书·本草正·隰草部》)。张景岳一生,喜用善用熟地,几乎每方必有,故有'张熟地'之称。

7. 疑似之间,治法探病

疾病是错综而复杂的,如症在虚实寒热疑似之间,一时难断者,张氏主张以相反之药探病。他在(《景岳全书·传忠录·论治》)中说:"如当局临症,或虚实有难明,或寒热有难辨,病在疑似之间,补泻之意未定者,即当先用此法。若疑其为虚,意欲用补而未决,则以轻浅消导之剂,纯用数味,先以探之,消而不投,即知为真虚矣。疑其为实,意欲攻而未决,则以甘温纯补之剂,轻用数味,先以探之,补而觉滞,即知有实邪也。假寒者略温之,必见躁烦。假热者略寒之,必加呕恶,探得其情,意自定矣。"以药探病,古有遗训,今有常例。如《伤寒论》:"阳明病……若不大便六七日,恐有燥屎,欲知之法,少与小承气汤,汤入腹中,转失气(矢气)者,此有燥屎也,乃可攻之"。这里"不大便六七日"是在使用大承气汤攻下疑似之间,盖大承气汤为苦寒攻下的峻剂,仲景恐后人不当用而误用,或者用之过早,或者用之过重,均足以偾事,故示以小承气汤探之,以有否矢气为用药的依据。今人对一时不明原因的疾病,偶然亦用药探病之法,如风温卫分阶段的发热与麻疹前驱期的发热,常常在疑似之间,但前者每投辛凉轻清之剂而热即退,而后者虽投辛凉疏解,必待疹出毒解而热始退。当然,为医治病,首先应该辨证清楚,诊断明确,有针对性地用药,才能提高疗效。但由于症情复杂,病变多端,在疑似之中,姑用药以探病,此非治疗之常规,而乃权宜之治法,"必不得已而用之"。

总之,张景岳的理论是以阳为主,认为"难得而易失者惟此阳,既失而难复者亦惟此阳"(《景岳全书·传忠录·阳不足再辨》),故重视补法,强调用温、用广、用纯、用久、用重。说明张氏在温补法的应用方面,确有宝贵的经验,以上所举,仅择其要而已。

(三)对景岳学说的初步评价

张景岳出身于"先世以军功起家,食禄千户,世袭指挥使"的家庭,青年时即游于豪门,他所接触的大多是贵族官僚等上层人物,这些人多是富贵思淫欲之辈,平日不知保养,恣意戕伐真元,损害生机,以致景岳见到的疾病是"虚者多,实者少",所以形成"凡临证治病,不必论其有虚证无虚证,但无实证可据而为病者,便当兼补,以调荣卫精血之气。亦不必论其有火证无火证,但无热证可据而为病者,便当兼温,以培命门、脾胃之气"(《景岳全书·传忠录·论治》)的重阳主补的思想。这种强调温补的学说,确实是张氏的理论核心。但他临证用药,并不局限于温补,也有用白虎汤、人参竹叶石膏汤、抽薪饮、绿豆饮等寒凉之剂的。同样,实热用石膏,阴寒用麻黄。所以我们说张景岳虽然强调重阳温补,但在临证用药,仍然是辨证的。

张景岳是晚明的大医家,知识广博,临床经验丰富,能文善辩,以评议各家学说著称,每每言之过激,确有"恃才自负"之嫌,但平心而论,他仍然能采取各家之长。例如,他虽然不同意刘河间"六气皆能化火",李杲"火为元气之贼"、"火与元气不两立",朱丹溪"阳常有余"等的论点,但论中风一证时,却很赞同河间、丹溪所论中风病因并不是外来风邪的说法;论三消时,却很推崇丹溪之说,而不尊薛己之论;论喘促亦援引东垣和丹溪之说为多。他如痰饮气血的辨证论治,都是受丹溪之说的影响。

张景岳主阳补虚的理论,其源盖出于《素问·至真要大论》"诸寒之而热者,取之阴,热之而寒者,取之阳",以及王冰"壮水之主,以制阳光,益火之源,以消阴翳"等理论,并受到李杲脾胃论、薛己重视肾中命门水火的影响,当然也和他自己长期的临床实践紧密结合在一起。在对医学理论的发展,或纠正一些"时医"滥用苦寒泻火之品的流弊方面,他都作出了很大的贡献。不过,在评议别人方面,确有过激之处。例如,朱丹溪根据"阳常有余,阴常不足"、"气有余便是火"的理论,提出以黄柏、知母等为主的苦寒泻火补阴的主张,其目的是从"邪"字着眼,在于祛邪以达到扶正,并纠正当时《局方》用药偏温偏热的流弊。而他持"阳常不足"与"气不足便是寒"的论点,极力指责朱氏用知母、黄柏的危害,认为泻火足以伤阳,不足以补阴。其实,他用补水的方来治疗阴血不足所致的虚火病变,是从"正"字着眼,目的在于扶正祛邪,与朱氏相比,方法不同,目的则一。只要辨证明确,都有殊途同归之效,但他对朱氏的主张却大加指责,这就未免过于偏颇了。

总而言之,一个医家论点的确立,一个学派的形成,是离不了当时的社会环境、师承授受关系及个人实践等方面,因而在其学术成就上,既有其所长,又难免有其所短;既有其全,又难免有其所偏。我们学习前人的学术思想和经验,务必取其所长,去其所短,才能在继承的基础上加以发展提高。

二、张景岳妇科学术思想初探

张景岳为明代一大医家,博学多才,医理精通,技术高明,经验丰富,对妇女的月经、带下、胎孕、产后等病变,曾有极为精辟的论述。兹根据《景岳全书·妇人规》的内容,结合个人学习的体会,加以扼要地介绍,有错误之处,请斧正。

(一)月经三本 其根在肾

经者血也。血为五脏精气之所化,其"生化于脾,总统于心,藏受于肝,宣布于肺,施泄于肾"(《妇人规·经脉类·经不调》)。在脏腑经脉之中,胃主受纳腐熟而为水谷之海,是水谷精微之源泉;脾主运化而统血,为气血生化之源;心为阳中之阳而生血,为胞脉之所属;冲脉丽阳明而为五脏六腑之血海,所以景岳特别强调"月经三本,所重在冲脉,所重在胃气,所重在心脾生化之源耳"(《妇人规·经脉类·月经之本》),血旺则经行自调,然三本之中,以冲脉为首。冲脉是否旺盛,一赖于五脏六腑阴血的来源,二赖于肾气的强弱,既要五脏功能正常,阴血生化不息,又要"肾气盛……天癸至,任脉通,太冲脉盛,月事以时下。"(《素问·上古天真论》)天癸是否依时而至,任脉是否通畅,太冲脉是否旺盛,取决于肾气的盛衰。所以说冲脉、胃气、心脾虽然均为月经之本,若是进一步溯本求源,分清来龙去脉,则月经的根源在于肾,只有先天济后天,后天养先天,两者相互为用,精血充沛而经行自调。

(二) 淋带微甚　总由命门

带浊为病,证情错综而复杂,有因外感六淫为患,有因内伤七情所致。景岳特别强调"不遂"、"太遂"、"遂而不遂"及房室之劳等病因,如其在《妇人规·带浊遗淋类·带下》中指出:"凡妇人淋带,虽分微甚,而实为同类,盖带其微而淋其甚者也,总由命门不固。而不固之病,其因有六:盖一心旌之摇之也,心旌摇则命门应,命门应则失其所守,此由于不遂者也;一以多欲之滑之也,情欲无度,纵肆不节则精道滑而命门不禁,此由于太遂者也;一以房室之逆之也,凡男女相临,迟速有异,此际权由男子,妇人情兴,多致中道而止,止则逆,逆则为浊为淋,此由于遂而不遂,乃女子之最多,而最不肯言者也。以上三证,凡带浊之由乎此者十居八九。"这里景岳指出淋带虽为同类而有微甚之分,总由命门之不固。当然,景岳在强调房室为患引起病变的同时,并不否认其他的致病因素,所以他接着便说:"此三者之外,则尚有湿热下流者,有虚寒不固者,有脾肾亏陷而不能收摄者。"景岳此论,固然不能囊括带浊的所有病因,但对临床仍有重要指导意义。盖带浊者,不外乎水湿不化和精液津血的滑脱。脾为土脏,主运化水湿而升清,肾主水而为封藏之本,脾虚不运,则水湿不化,清气不升,反而下流;肾气亏虚,则蒸腾、封藏无能,故带浊绵绵。"命门总主乎两肾,而两肾皆属命门。"脾肾的亏虚,致命门不固,所以治带、治淋,除随证施治之外,还要着眼于脾和肾,着眼于命门。

(三) 胎病多端　以虚为主

胎孕之为病,有内因,也有外因,其证甚为复杂。"盖胎气不安,必有所因,或虚或实,或寒或热,皆能为胎气之病。去其所病,便是安胎之法,故安胎之方不可执,亦不可泥其月数,但当随证随经,因其病而药之,乃为至善。若谓白术、黄芩乃安胎之圣药,执而用之,鲜不误矣"(《妇人规·胎孕类·安胎》)。这里景岳明确指出胎孕之病有寒、热、虚、实的不同,治之应当药随证用,不可执泥固定之方,以治灵活多变之病,否则纵然如白术、黄芩之所谓"安胎圣药",亦非所宜。可是,景岳在强调"当察其所致之由,因病而调"的同时,又特别指出胎病"总不离于气血之虚"。如言:"凡胎孕不固,无非气血损伤之病,盖气虚则提摄不固,血虚则灌溉不周"(《妇人规·胎孕类·数堕胎》),"胎不长者,亦惟血气之不足耳"(《妇人规·胎孕类·胎不长》)。诚然,妇女在怀孕期间,由于气血骤然汇集胞宫以温养胎元,母体气血相对地不足,以致往往有偏虚的现象。但气血不足之原因多端,有先天之影响,如禀赋本虚;也有后天之因素,如外感六淫之邪、七情过极所伤、房室不慎、跌仆损伤、药食不当等,是故证当有寒热虚实之分,或虚中夹实,或实中有虚,或寒热错杂。以景岳之博学而识广,当明乎此,决不会以纯虚纯补立论,其所以言胎病"总不离于血气之虚",亦不外乎告诫同仁以至后学,在辨证立法之时,要从照顾气血的生发着眼,凡是阻碍气机,耗伤气血之品,均非所宜。学习先贤,务必领其要旨,神而明之,不可执而不化,否则便要犯"虚虚实实"之戒。

(四) 产后为病　毋泥于虚

对产后之病,丹溪曾有"产后无得令虚,当大补气血为先,虽有杂证,以末治之"(《丹溪心法·产后》)之论。景岳初时,亦非常信服之,随着临床实践的不断深入,学验俱增,便逐渐对其产生怀疑,他说:"凡产后气血俱去,诚多虚证,然有虚者,有不虚者,有全实者,凡此三者,但当随证随人辨其虚实,以常法治疗,不得执有诚心概行大补,以致助邪,此辨之不可不真也"(《妇人规·产后类·论产后当大补气血》)。景岳此说,指出新产妇"有虚"、"有不虚"、"有全实"之分,确是符合临床实际的,是公允之评论。盖新产之妇,气血耗损过多,固然常有虚证之变,但产褥过程,不无离经之血,"既是离经之血,虽清血鲜血,亦是瘀血"(《血证论·瘀血》)。另外,外感客邪,内伤七情,饮食不慎等,亦可引起产后病。故产后之病,多是寒热错杂,虚实并见,临证当察其寒热虚实,辨其虚瘀之孰轻孰重,权其标本缓急,以虚为主者,当调补气血为失;瘀血停滞胞宫,以致恶露不止,或乍寒乍热,或小腹硬痛者,当祛瘀以生新,俾瘀血去则新血自生,营卫调和而正气可复。倘若不能知常达变,拘泥于"虽有杂证,以末治之"之说,则难免贻误病情,悔之莫及。

(五) 治妇人病 重在脾肾

景岳认为妇女之病变,"病之肇端,则或由思虑,或由郁怒,或以积劳,或以六淫、饮食,多起于心肺肝脾四脏,及其甚也,则四脏相移,心归脾肾。盖阳分日亏,则饮食日减,而脾气胃气竭矣;阴分日亏,则精血日涸,而冲任肾气竭矣,故予曰:阳邪之至,害必归阴;五脏之伤,穷必及肾,此源流之必然,即治疗之要着"(《妇人规·经脉类·经脉诸脏病因》)。外感客邪,郁怒忧思内伤,或房室劳倦等,可导致脏腑功能失常,气血生化无源,所以他主张"治妇人之病,当以经血为先"(同前)。因为,妇女以血为主,又以血为用,五脏功能不和,气血失调,均足致疾病丛生,应从调理气血着眼。而脾为后天,是气血生化之源,肾为先天,是气血之始,气血之盈亏,尤与脾肾密切相关。故在治疗上,必须重在脾与肾,正如景岳所说:"调经之要,贵在补脾胃以资血之源,养肾气以安血之室,知斯二者,则尽善矣"(《妇人规·经脉类·经不调》)。温补脾肾,既可以促进气血生化之恢复,又能调节气血储藏运行,经脉旺盛,营卫调和,则诸病不生。

三、试探李时珍的治学思想及其对祖国医药学的贡献

李时珍(1518—1593年),字东璧,晚年自号濒湖山人,生于湖北蕲州(今湖北省蕲春县)瓦硝坝的一个世医家庭。他的祖父是一位关心人民病痛、走乡串镇的"铃医"。父亲李言闻,号月池,是位热心为群众治病、博学多才的名医,很受人们尊重。李时珍在家庭影响下,从小爱读医书,尤其喜爱研究草、木、虫、鱼等。他的父亲多次带他到各处采访,蕲州广阔的原野和遍地的草药资源,为李时珍提供了辨药的知识和研究药物的兴趣。

李时珍是我国明代伟大的医药学家,受到我国各族人民和全世界人民的尊敬,这是他长期勤奋好学、刻苦钻研、严肃认真、勇于实践治学的结果。现在从他有关的著作中,研习他治学的主要内容,作为我们后人的借鉴。

博览群书,虚心求教 李时珍的父亲原来希望他学医之外,还要学好八股文,以便通过科举考试,打开通往仕途之门。只因接连3次赴试名落孙山,使时珍自感仕途无望,乃毅然而去举子业,"长耽典籍,若啖蔗饴",专心发奋攻读医书,废寝忘食,孜孜不倦,苦心钻研。为了扩大知识面,有利于整理医药学,李时珍除了阅读历代大量医药学著作之外,还阅读四书五经、诸子百家、历史地理、农林园艺、音乐诗歌、神话传奇等书籍达800多种,做到"上自坟典,下及传奇,凡有相关,靡不备采"。由于李时珍对历代群书既能深入研究,又能由博返约,在这些书籍中,摘录了大批有用的资料,为整理充实《本草纲目》做了理论上的准备。

李时珍知道,书是前人的理论经验总结,能指导实践;书不可不读,但光靠书本的知识是不够的。因而他不仅"渔猎群书,搜罗百氏",在书堆里下苦功,吸取前人的经验和成就,更注重实际调查研究,为了搞清楚每一个疑问,他不辞劳苦,不避艰险,不顾身体虚弱,脚踏实地"访采四方",进行了大

量的实地调查研究,向老药农、野老、樵夫、猎人、渔民等劳动人民请教。不仅在蕲州家乡原野、山谷、河滨进行调查,而且不避风雨寒暑,长途旅行跋涉到江西、安徽、江苏、河南、河北等地。他走遍大江南北,虚心地向群众求教,从老农处得到谷类果菜的知识,白头渔翁对他讲解鱼、虾、蟹、贝的品种,勇猛的猎人告诉他虎、鹿、熊、猿、鸟等飞禽走兽的特性,朴实樵夫介绍有关藤、木本等植物的形态。在群众智慧的海洋里,李时珍获得了许多书本找不到的知识。

师古能化,敢于创新　李时珍通过博览群书,继承前人的经验和成就,认真做到取其精华,去其糟粕。凡是不符合科学的东西,一律加以批判,如对久服水银、黄金、灵芝等可以成仙,久服白石英、雄黄、黄连、芫花等可以长生不老之说,李时珍斥之为"皆谬谈也矣","其说妄诞可鄙",其结果是"求生而丧生,可谓愚也矣"。如果前人对某些问题或药物的论述略而不详,甚或阙如,李时珍本着"有隐于古而显于今者",结合实践经验,则加以补充论述。如香附是理气解郁、调经止痛之良药,在李时珍之前,仅有"大下气,除胸腹中热"(《唐本草》)、"快气"(《医学启源》)等记述,均是略而不详;又如益母草为活血、祛瘀、调经、消水之要药,《本经》仅有"主癮疹痒"寥寥四字;又如田三七,是止血、化瘀、消肿、定痛之妙品,可是《本经》却是阙如不载,其他《本草》虽提而不详。时珍根据长期的临床实践,结合自己的经验总结,明确提出香附"散时气寒疫,利三焦,解六郁,消饮食积聚、痰饮痞满、胕肿、腹胀、脚气,止心腹、肢体、头、目、齿、耳诸痛,痈疽疮疡,吐血,下血,尿血,妇人崩漏带下,胎前产后百病"。香附不仅能理气解郁,而且能理血通脉,是各科气滞血郁疾病的常用药。益母草的作用和主治:"活血、破血、调经、解毒。治胎漏产难、胎衣不下,血晕,血风,血痛,崩中漏下,尿血,泻血,痢,疳,痔疾,打扑内伤瘀血,大便、小便不通"。可见李氏对益母草的应用,是有深刻而广泛的体会。益母草是一切血证的良药,是有瘀血的可化,有郁滞的可消,有闭塞的可通,出血的可止,是内、外、妇、儿各科疾病治疗常用之药,尤其是妇科的经、产疾病,本品更有特殊的功效。对于田七,李时珍记述更为详细。他说:"止血,散血,定痛,金刀箭伤,跌扑杖疮。血出不止者,嚼烂涂,或为末渗之,其血即止。亦主吐血、衄血、下血、血痢、崩中、经水不止,产后恶血不下、血运、血痛,赤目、痈肿、虎咬、蛇伤诸病"。这里说明田七的作用和主治,概括起来有二:一是用于人体内外多种出血之证,止血的作用甚佳,止中能化,无止血留瘀之弊;二是用于跌打损伤、虫兽咬伤的瘀滞肿痛,有活血祛瘀、消肿止痛之功。验于临床,确如李氏之言。

由于李时珍能正确地对待前人的论述,做到师古而能化,又能结合自己的长期实践,提出自己的见解,补充前人述而不详,或识所未识,为治疗群众的病苦立下了不朽的功劳。例如,他发现的药物,有麻醉作用的曼陀罗花、治毒蛇咬伤的半边莲、治疗痈肿疔毒的紫花地丁、治疗血证的百草霜、治癌的蟾酥、枯痔的砒霜、止痛的延胡索、治瘿瘤的海带、治麻风的大风子油、治梅毒的土茯苓、治肾虚久泻的骨碎补、止血止痛的煨姜、治夜盲症的猪羊等动物肝脏等等,一直到今天仍然为临床所运用,部分药物还为药理研究所证实,可见李氏的创新是有实践为依据的,是经得起验证的。

实地调查,善于总结　李时珍除了"渔猎群书,搜罗百氏",从前人的著作中吸取知识的结晶外,还亲自到深山旷野考察,收集各种植物、动物、矿物的标本加以研究,而且对某些药物亲自栽培、试服,以取得正确的认识。为了弄清蕲蛇的生活特性,他亲自去实地观察和捕捉;对穿山甲吃蚂蚁的实况,不仅亲自去观察,而且直接进行解剖;为了验证曼陀罗的麻醉作用,他曾亲口尝试,并加以总结:"八月采此花,七月采火麻子花,阴干,等分为末,热酒调服三钱,少顷昏昏如醉,割疮灸火,宜先服此,则不觉苦也。"指出口服曼陀罗等药之后,不论开刀或火灸,都不会感到痛。在实地调查中,凡是合理的东西,他都一一加以总结,如芸苔即油菜,乃老农的解释;旋花根的益气舒筋作用,是北方土车夫的亲身感受;五倍子并非植物果实而是寄生在盐肤木上像蚂蚁的小虫所作的"虫球",系"山人"、"皮工"传授的知识。于是他在《本草纲目》中指出五倍子"乃虫所造也",并把它由木部移入虫部。甚至有实用的民间谚语,他也加以记载,如"穿山甲、王不留,妇人服之乳长流",生动而形象地概括了诸如穿山甲、王不留行一类中药的性能与功效。由于李时珍注重书本知识与实地调查相结合,理论与实践相结合,同时又能及时总结概括,所以不论在药物的整理补充,还是医学理论的研究方面都取得了巨大的成就。

编纂修正,取舍慎重 李时珍在博览群书、刻苦钻研前人的医药学著作中,发现有很多的错误。他说:"舛谬差伪,遗漏不可枚数"。这些错误,不少直接影响到人民群众的健康,因此必须加以校正修补。例如砒霜是一种"大热大毒"之剧毒药,主要用于治疗疟疾和枯痔。但前人的本草著作只是一般指出"有毒",而且还错误地认为只有"久服"才伤人。因此导致后人用砒霜治疗疟疾时,由于用量不当而造成不少的医疗事故。因而他在《本草纲目》中大呼:"砒乃大热大毒之物,而砒霜之毒尤烈,鼠雀食少许即死,猫犬食鼠雀亦殆,人服至一钱许亦死。"李时珍对各种资料的查阅,都是经过严格鉴别和反复的考证,然后作出合乎逻辑的科学结论。例如关于生姜,梁代陶弘景认为不能常吃,不然便会"伤心气";唐代医家孙思邈也认为不能常吃,不然会患眼病,甚至"损寿减筋力";苏恭则引证《神农本草经》的记载加以反对,认为可以常吃,并谓陶弘景之说为谬论。两说纷纭,究竟孰是孰非?李时珍就亲自试验常吃生姜,果然得了眼病。待眼病治愈后再吃生姜,同样也患眼病。如此试验多次,他便得出"食姜久,积热患目"的结论,然后编入《本草纲目》之中。在医学理论方面,李时珍在取其所长的同时,亦能指出其所短。如《素问·骨空论》:"督脉生疾从少腹上冲心而痛,不得前后,为冲疝,女子为不孕、癃痔、遗溺、嗌干,治在骨上,甚者在脐下营。"对于这段原文,王冰认为是冲任二脉之病,不是督脉之病。李时珍根据任督的别络关系,明确指出:"督脉行于背,而别络自长强走任脉者,则由少腹直上贯脐,中贯心,入喉上颐,环唇而入于目之内眦,故显此证,启玄未深考尔。"总之,李时珍对前人资料的真伪、众说的正误,都反复加以研究,或则改,或补充,都采取慎重的态度。

李时珍是刻苦好学的医药学家,他的治学态度认真,治学方法非常丰富。以上所举,仅仅其要而已。由于李时珍是饱学之士,又非常重视实践,学识湛深,理论渊博,临床经验丰富,在医药学上的成就和贡献是很大的。择其要略陈如下。

整理本草,补充本草 李时珍在查阅大量资料及行医过程中,发现以往的本草书中存在不少的错误,重复或遗漏的不少,深感这关系到病患的健康和生命。因此决心要重新编著一部本草专书。从34岁开始着手这项工作,经过了27年的辛勤努力,参考800余种文献书籍,以唐慎微《经史证类备急本草》为基础,进行了大量整理、补充,加进自己的发现与见解,经过三次大修改,至1578年60岁时终于编著完成《本草纲目》这部本草专书巨著。

《本草纲目》共52卷,约190万字,是我国古代文化科学宝库中的一份珍贵遗产,它系统地总结了16世纪以前中国人民长期用药的经验和理论知识,具有多方面的价值。

(1)整理补充本草内容。16世纪以前,我国的药物种类,据《证类本草》所载有药物1518种。李时珍加以全面整理,并增加新发现的374种,一共收载药物1892种,有描绘药物形态图谱1110幅,附载医方11096条。这样内容极为丰富的一部药物著作,不仅是我国药学史上重要的里程碑,在古代的世界医药史上也是空前的。

(2)提出了当时最先进的药物分类方法。对于药物的分类,李时珍按照"从贱至贵"的原则,即从无机到有机,从低等到高等,基本符合进化论的观点,因而是当时世界上最先进的分类法。他把药物分为水、火、土、金石、草、谷、菜、果、木、服器、虫、鳞、介、禽、兽、人共16部,包括60类,每类标正名为纲,纲下到目,纲目清晰。

(3)系统地记述各种药物的知识。《本草纲目》对每一种药物的记述,包括校正、释名、集解、正误、修治、气味主治、发明、附录、附方等项,从药物的历史、形态到功能、方剂等的叙述,都很详细,尤其是李时珍对药物的亲自观察研究及实际应用的新发现新经验,更是丰富了本草学的知识。如三七的功效,总结为"散血、止血、定痛"。这是很符合临床实际的高度概括。其他如延胡索止痛、大枫子治麻风等功效,都加以肯定。

(4)纠正以往本草中的某些错误。由于历史的种种原因,以往的本草书中往往错把两药为一物，或本是一物而分为两药，如南星与虎掌，本是一种植物的两个名称，而《开宝本草》误分为二；天花粉和栝蒌实，本是一种植物的根和果实两个不同部分，而苏颂的《本草图经》却绘成两种不同的图形。诸如此类的问题，李时珍都通过亲身调查研究，一一予以纠正。尤其是一些反科学的迷信见解，如以往记载服食水银、雄黄可以长寿成仙说法，李时珍更加有力批判。他指出："大明言其无毒，本经言其久服神仙，甄权言其还丹元母，《抱朴子》以为长生之药。六朝以下贪生者服食，致成废笃而丧厥躯，不知若干人矣。方士固不足道，本草其可妄言哉？"

（5）保存了大量文献资料。《本草纲目》所引用16世纪以前的文献资料，现在有些原书已佚失，但由于《本草纲目》的摘录记载，使某些佚书的资料得以保存下来，为研究工作者提供参考的依据。

总之，《本草纲目》的广博内容，不仅对药物学作了详细的记载，同时对人体的生理、病理、疾病症状、卫生保健等作了不少正确的叙述。而且还综合了大量的科学资料，在植物学、动物学、化学、物理学以及天文、气象等许多方面，都有广泛的论述，丰富了世界科学的宝库。

阐明脉理，精明实用 李时珍不仅是伟大的药物学家，而且是临床经验丰富，有理论有实践的医学家，他对脉象的阐明，有独特的见解。在他的《濒湖脉学》中的二十七脉（浮、沉、虚、实、迟、数、滑、涩、长、短、洪、微、紧、缓、芤、弦、革、牢、弱、濡、散、细、伏、动、促、结、代），以比喻的手法来描写各种脉的体象，并作"体象诗"以便记诵，继以"相类诗"作脉象相类之间的区别，后立"主病诗"来说明每一种脉的主病。在《四言举要》的部分，更进一步对诊脉法、脉象的机理、五脏平脉、常见病症的主脉等等，都作了比较详细的叙述。全书对脉象、体状、主病等的描写，辨析精详，符合临床实际，不论对脉学的研究还是临床的应用，都具有很重要的价值。

论述月经，有所创新 妇女以血为主，经、带、胎、产为妇女特有的生理和病理，其中尤以月经为首要。李时珍对月经的理论分析非常透彻。他说："女子阴类也，以血为主。其血上应太阴，下应海潮。月有盈亏，潮有朝夕。月事一月一行，与之相符，故谓之月信、月水、月经。经者常也，有常轨也。天癸者，天一生水也。邪术家谓之红铅，谬名也。女人之经，一月一行，其常也。或先或后，或通或塞，其病也。复有变常，而古人并未言及者，不可不知。有行期只吐血、衄血或眼目出血者，是谓逆行。有三月一行者，是谓居经，俗名按季。有一年一行，是谓避年。有一生不行而受胎者，是谓暗经。有受胎之后，月月行经而产子者，是谓盛胎，俗名垢胎。有受胎数月，血忽大下而胎不陨者，是谓漏胎。此虽以气血有余不足言，而亦异于常矣。"又说："女子二七天癸至，七七天癸绝也，其常也。有女年十二、十三而产子，如《褚记室》所载，平江苏达卿女，十二受孕者；有妇年五十、六十而产子，如《辽史》所载，亟普妻六十余，生二男一女者，此又异常之尤者也。学医者之于此类，恐亦宜留心焉。"李氏对月经的这一段论述，既有生理，也有病理，常中有变，变中有常。归纳其内容有三：一是根据天人相应的理论，以月亮的圆缺变化、海水的潮退，说明月经的盈亏；二是点出月经的正常有月信、月水、月经之外，还有倒经、居经、避年、暗经、盛胎、漏胎的不同。除居经、避年曾为晋王叔和所说之外，余为李氏首论；三是幼女早孕、老妇晚生，间亦有之。由此可见，李氏对月经的观察是很细致的，在前人的基础上有所发挥。

刻苦治学的精神是事业成就的保证，而事业之成就，即是勤奋治学的结果。治学之中有成就，成就之根来自刻苦治学，两者不可截然分开。以上第一部分之所以重在李时珍的治学精神，后部分重在其学术成就，是为了方便探讨。总之，李时珍的一生是刻苦奋斗的一生，他的刻苦好学、虚心求教、注重实践、勇于创新的治学精神，永远值得我们钦佩和学习，他关心人民疾苦的高尚医德和内容丰富的《本草纲目》，永远留在人间，我们应该不断地继承和发扬，更好地为人民服务。

四、著名老中医刘惠宁学术思想

(一) 生平传略

先师刘惠宁老中医,系广西壮族自治区博白县人,生于1882年10月,卒于1959年12月,曾毕业于两广语言学校。先师生于中医之家,自幼喜读医书,青年时期游学于沪、穗等地,在课余仍不断钻研中医经典著作,并利用假日拜访当地名医为师,亲聆教益,学有所成,即世仟而执医业。1932年回桂,在南宁设诊所,并兼任南宁高中和南宁女中校医。1934年创办医药研究所,任所长兼温病教员,同时被推选为中央国医馆理事。

新中国成立之后,任博白县卫生协会主任,博白县中西医联合诊所所长,先后被选为博白镇、县人民代表。1954年调任广西省中医院医师,广西卫生厅中医委员会副主任委员,1957年又被选为广西省人民代表,1958年广西壮族自治区成立,被选为区人民政府委员。

(二) 治学态度和学术思想

刘老治学严谨,一丝不苟,强调学以致用,主张理论与实践相结合,他认为《内经》、《难经》、《伤寒论》、《金匮要略》等经典著作是中医学的根源,为医者必读之书,而金、元以后历代诸家有所创见,有所发挥的不同学派,也就是源与流的关系。所以他立论平正,无流派之分,无门户之见,唯善是从,他不仅博览古今历代医籍,而且虚心学习别人的所长,早在20世纪30年代,便向往"中西医合璧",在他诊治患者的过程中,既注重四诊八纲的辨证,又不忽视现代医学的检查方法,例如对发热的患者,除了根据四诊合参,辨别其表里虚实之外,还注意体温的记载,个别病例尚有西医的各项检查和论述。

刘老认为阴阳五行是中医理论核心之一,不读阴阳五行,不知阴阳五行,便不是中医。他为了解答一些人对阴阳五行的误解,常常引用现代医学的理论加以阐明,例如,对肝木乘克脾土的问题,他说:"所谓木克土者,谓肝有病,可以引起消化器官之疾病,如肝硬化或胆总管病变致胆汁不能输布于十二指肠,即可引起消化不良或发生腹水。《内经》以愉悦舒畅为肝德,忧愁忿怒为肝贼。考古书所谓肝,类似现代医学所说的神经,愉悦则神经舒缓,忧愁则神经郁结,所以肝木克脾土者,乃谓忧愁忿怒,足以阻滞消化耳。"

刘老认为一些人之所以对"伏气温病"有不同的见解,主要由于忽视经训和临床实践的结果,他说:"《内经》早有'冬伤于寒,春必病温'之说,时人若能结合临床实践,当不会怀疑'伏气'有无之争。"

刘老对于温病的治疗,注重汗解以排毒。尝说:"温热病证,必伤津液,津液愈竭,则毒邪愈盛,疾病因之日深,炎症更甚。然排除病毒的路径,有汗、吐、下之法,但以发汗为宜,因皮肤面积较广,从肌肤汗解排毒,其津液的损害,比从二便排毒受害要小,汗法为温热病祛毒之要法。"他很推崇银翘散、桑菊饮二方,吴鞠通《温病条辨》一书,论病238条,用药118方,立论新颖,制剂精究。银翘、桑菊虽称平剂、轻剂,实则为温病诸方之首。既能疏解风热,又能解毒,为温热病患者实用之方。他认为温热病初期,最易伤肺胃之阴,药宜辛凉甘润,银翘、桑菊出入最妙;温热病后期,肝肾之阴亏损,甚或阴涸津竭,药宜甘寒或咸寒,加减复脉汤、三甲复脉汤之类为佳。刘老最慎苦寒之品,因苦能化燥伤阴,寒能损害胃阳。主张药以轻灵精巧为贵,善用桑叶、菊花、竹叶、白茅根等平淡之品,为了方便后学,把《温病条辨》中大部分方剂编成歌诀,押韵顺口,易读易记,如增液汤歌:"增液汤为救阴虚,甘苦咸寒润下俱,麦地八钱玄一两,渴时频饮令无余。"

为了说明先师学术思想,如何指导临床,兹举其数例病案如下。

例 1　肺热燥咳

李某,男,45 岁。咳嗽频频,痰胶黏而夹带血丝,发热口渴,胸痛而不能卧,卧则咳嗽加剧,便结尿短,面足微肿,口燥苔黄,脉象滑数(100 次/min),体温 39℃。证属肺热燥咳,以清燥救肺汤治之。方中以沙参易人参,连服 3 剂,咳嗽、口渴减轻,脉数稍减(90 次/min),体温降至 38.2℃,药已中病,仍守原方,以石斛易石膏,连服 8 剂,诸症均痊。

查人参能大补元气,促进血液循环,有助红细胞的产生,是益气生津之品,但人参益气有余而养阴不足,故代以甘凉清润之沙参,取其滋阴润肺;石膏性寒气凉,本是清肺胃邪热之要药,然服药 3 剂之后,诸症已减,恐其过寒犯胃,故以甘平之石斛易之,既能清解未净之邪热,又能滋养肺胃之阴。

按语　清燥救肺汤本是喻氏为清肺润燥而立,刘老善读古人书,用方不泥方,食古而能化,以沙参易人参,石斛易石膏,加强清润之功,实有"顾护津液"之意在焉。

例 2　久热不退

雷某,男,9 岁。患白喉之后,发热不退,经西医检查心界扩大,心跳快,拟诊为并发心包炎。曾入某医院就医,内、儿科均谓难治。乃转来刘老处诊治。证见干咳无痰,口干舌燥,神倦欲眠,大便干结,体温常稽留 40℃左右,脉象虚数(100 次/min)。证属邪热久稽,阴津亏损,以加减复脉汤进治,服 1 剂后,体温下降 0.3℃,第 2 天守方再服,体温又下降 0.4℃,连服 5 天后,口干舌燥和脉象好转,但大便略溏,改投一甲复脉汤,第 6 天大便正常,然体温仍稽留在 39℃左右。病孩母谓:"小孩仍发热,精神疲倦,恐方不对症,要求换方。"但刘老辨证精确,明确表示"病孩口干舌燥,心血虚,津液伤,非此方不能见效,此乃王道医法,如用霸道医法,欲速而用燥热补血强心之猛将鹿茸,非特无效,恐舌即变黑而燥裂起刺,祸不旋踵矣,欲速则不达也。"病孩母听罢,乃坚定配合治疗,第 7 天仍进该方,第 8 天大便稍结,即将牡蛎减去,连服 2 天,体温降至 38℃,精神稍好,脉搏减为 92 次/min,脉象和缓而有神,但仍不时咳嗽,第 10 天在加减复脉汤中加川贝、桑叶各 6g,以加强镇咳化痰,连服 3 天,稍有见效,体温降至 37.5℃,口、舌转润,咳嗽亦减、能吃鸡肝粥一碗半,可以起床。第 13 天将上方减去桑叶,连服 3 剂,症情大见好转,体温降至 37.3℃,脉搏 78 次/min,咳嗽消失,在原方减去川贝,连服 3 剂,体温、脉搏正常,停止服药。"谷肉果菜,食养尽之",以善其后。

按语　本例乃疫毒邪热久稽,耗伤阴血,症情复杂,刘老辨证精确,抓住滋阴清热,扶正祛邪为法,始终不懈,以加减复脉汤复其津液,阴血回归,其热自退。

例 3　夜热早凉

刘某,女,4 岁。夜热早凉,热退无汗,舌燥唇焦,夜哭不眠,早晨体温 37℃,入夜则升至 39℃,脉数而细,缠绵月余,精神疲惫。曾经摄 X 线片及检验痰血,既非肺结核,又非伤寒、疟疾,经某省级医院、某军医院先后治疗,效果不满意。乃到刘老处诊治,细察脉证,乃属邪热深伏阴分,以辛凉合甘寒法之青蒿鳖甲汤治之,照原方连服 5 剂,热迟身凉,后以甘润之品调理,病不再发。

按语　本例感受温热之邪,邪热深伏阴分,唇焦舌燥,系因肺胃内分泌功能减退,以致津液枯燥。如用剧烈发汗之剂而欲解其热,恐无汗可出,即使能汗出,又有亡津液脱之虞。所以用青蒿为主药微发其汗而解热,青蒿为解热药中之最和平者,凡原因不明引起之虚热,用之有效。鳖甲、生地、知母滋阴生津而退虚热,有镇静神经之功;丹皮凉血除热,可助血液之养化。全方相须相助,配合紧凑,凡温病夜热早凉,热退无汗,口渴引饮者,用之多效。

例 4　伏暑夹湿

刘某,女,10 岁。半月前因高热无汗,某医院诊为"流感",予辛凉解表之剂,热退。2 天后又复发热,低热不退,时而呕恶,口渴欲饮而不多,自汗,尿黄赤,经某医院心肺和血检正常,初诊为"病毒性流感",虽用中西药治疗,效果不满意,乃邀刘老诊治。诊见:手足心热,苔白腻,脉细滑。证属伏暑夹湿,以杏仁滑石汤加味治之。

处方　杏仁9g　法夏9g　黄芩6g　郁金6g　黄连4.5g　通草4.5g　厚朴3g　橘红3g　滑石18g　扁豆花12g

水煎服每日1剂,连服3剂,热退病愈。

本例证属伏暑夹湿,前医用辛凉解表,表邪虽去而湿不化,热虽暂退而暑湿未清,邪热内伏,不得外越,故有潮热、呕恶、溺短、苔腻等症,投予渗淡苦辛之法,清暑化湿并用,药能对症,疗效良好。

刘老从事中医临床教学50余年,平生心地善良,态度和蔼,联系群众,虚心谨慎,时刻关心患者的疾苦,深受患者的爱戴和赞扬;热心中医教育事业,爱护学生,循循善诱,诲人不倦,桃李遍八桂,为我区温病学派之宗师和中医教育的创始人。惜生前诊务、教学过忙,未暇著述,目前尚存少数医案,正在整理中。

五、试谈风温的辨证论治

(一) 概论

1. 定义

风温是发于春季的一种新感温病。因感受风热之邪而引起,初起时必有恶风咳嗽等一系列的手太阴表证,故称之为风温。吴鞠通曰:"风温者,初春阳气始开,厥阴行令,风夹温也。"初春为厥阴风木主令,气候由寒凉转温暖,气候变化剧速,人体若不能与之相适应,往往为风热之邪所犯而即病。当然,也有认为发于冬季的,如陈平伯曰:"风温为病,春月与冬季居多,或恶风,或不恶风,必身热,咳嗽,烦渴。"

2. 源流

本病的名称,首见于《伤寒论》第六条:"太阳病,发热而渴,不恶寒者,为温病。若发汗已,身灼热者,名风温"。这是指温病误治后的变证。晋王叔和师承其意,谓"病中更感异气而风温。"这是温病过程中的重感证。朱肱《活人书》:"风温治在少阴厥阴,不可发汗。"这都是指伏气温病而言。清代的雷少易、俞根初等,亦未易其说。只有温病大师叶天士首先持不同见解,认为本病属于新感范畴。柳宝诒直接指出:"另有一种风温之邪,当春夏间,感受温风,邪郁于肺,咳嗽发热……皆指此一种暴感风温而言也。"

3. 性质和特点

风温是属于温热性质的新感温病,风为阳邪,善行而数变,温亦阳邪,两阳相合,风火相煽,故发病急骤而变化多端,最易化燥伤阴,后期尤多阴枯液涸之变。这是临床上常常出现逆转和内陷的原因,值得我们注意。

$$风温\begin{cases}性质——温热之邪\\特点——发病急骤,变化多端\end{cases}最易化燥伤阴$$

(二) 病因病机

1. 病因

春季为风木当令,阳气发泄,气暖多风,素禀阴分不足,腠理失于致密,不耐阳邪之扰,或起居不慎,过度作劳汗出,肺气失于清化,感受风热之邪而发病。

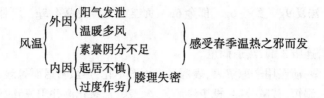

2. 病机

本病初起,病在上焦肺卫,因风热之邪,多从上受,故手太阴肺经首当其冲。吴鞠通说:"风病温者,始于上焦,在手太阴。"

$$风温初起\begin{cases}病位——手太阴肺经\\症状\begin{cases}发热,微恶风寒\\咳嗽,口微渴等\end{cases}肺经受邪,卫气失司\end{cases}$$

风性疏泄,善行而数变,故本病的传变,较其他温病急速,如在肺卫不解,则其发热趋势,有顺传和逆传之分。

$$顺传\begin{cases}病位:手太阴→足阳明(上焦→中焦)\\病机:卫→气→营→血(下焦)\end{cases}$$

$$逆传\begin{cases}病位:手太阴→手厥阴(上焦)\\病机:卫→营\end{cases}$$

叶天士说:"温邪上受,首先犯肺,逆传心包。""肺位最高,邪必先伤,此手太阴气分先病,失治则入手厥阴包络,血分亦伤。盖足经顺传,如太阳传阳明,人皆知之;肺病失治,逆传心包络,人多不知者。"

王孟英说:"细释其议论,则以邪从气分下行为顺,邪入营分内陷者为逆也。"

温邪顺传,由卫转气(手太阴→足阳明),多呈现邪热炽盛之征,若不能及时清解,每易劫烁阴液(肝肾之阴)使病邪陷入下焦。逆传心包,必见神昏、谵语等神志症状,若折入手太阴营分,即易外发红疹。这是本病的主要特征。

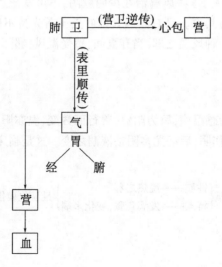

(三) 辨证论治

1. 卫分证治

风热之邪初犯肺卫,根据《素问·至真要大论》"风淫于内,治以辛凉"和叶天士"初因发热喘嗽,首用辛凉清肃上焦"之旨,本病初起,宜辛凉疏解为主。

(1) 风温客表——卫气被郁,腠理开合失司

1) 证候

证候
- 主证
  - 发热微恶风寒——邪正交争
  - 咳嗽、苔薄——邪在肺卫,肺气失宣
  - 脉浮数——风热在表,正气抗邪于外
- 次证——无汗或少汗,头痛,口微渴等

2) 治法——辛凉疏解表邪

3) 例方

银翘散
- 银花、连翘、竹叶——清热宣透
- 荆芥、豆豉、薄荷——解表发汗
- 芦根——生津止渴
- 牛蒡子、桔梗、甘草——清宣止咳

辛凉平剂

吴鞠通:"此方之妙,予护其虚,纯然清肃上焦,不犯中、下,无开门揖盗之弊,有轻以去实之能,用之得法,自然奏效。"

加减法
- 胸膈闷者——加藿香、郁金(护膻中)
- 渴甚者——加天花粉
- 项肿咽痛者——加马勃、元参
- 衄者——去荆芥,豆豉加白茅根、侧柏炭、栀子炭
- 咳者——加杏仁(利肺气)
- 热渐入里者——加生地、麦冬(清热保津)
- 小便短者——加知母、黄芩、栀子、麦冬、生地

(2) 风温犯肺——表证较轻,邪偏于手太阴肺经。

1) 证候

证候
- 主证——身不甚热、咳甚、微渴——表证轻微,温邪袭肺,肺气失宣
- 次证——脉浮数,微恶风,苔薄白

2) 治法——轻透风热,宣肺止咳

3) 例方

桑菊饮
- 桑叶、菊花、连翘、薄荷——泄风透热
- 桔梗、杏仁、甘草——宣肺达邪止咳
- 芦根——清热生津

辛凉轻剂

加减法
- 气粗似喘,燥在气分者——加石膏、知母(清气分之热)
- 舌绛暮热,苔燥,邪入营分——加元参、犀角(清营热)
- 肺热甚——加黄芩(清肺热)
- 热已入里,邪在血分——去薄荷、芦根,加麦冬、生地、丹皮(凉血护阴)
- 渴者——加天花粉(清热生津)

吴鞠通:"太阴风温,但咳,身不甚热,微渴者,辛凉轻剂桑菊饮主之。"

按风温之邪在肺卫阶段,治之以银翘散、桑菊饮为主方,前者以发热微恶风寒为主,邪偏于表,故以荆芥、豆豉解表之力较强,称之辛凉平剂;后者以咳嗽为主,邪偏于手太阴,故以解表之力较弱,辛凉轻剂治之。

(3) 卫分证治的几点注意

1) 注意风温与风寒的辨别。

2）掌握好上焦的治疗用药原则——药宜轻清,宣肺泄卫,透邪外达。

邪在上焦肺卫,病位在表而轻浅,其治疗之原则,宜依照叶天士"在卫汗之可也",吴鞠通"治上焦如羽,非轻不举"之旨。药要轻清,不宜过煎,取其气清味薄,从而达到宣肺泄卫,透邪外达的目的。要是过煎,适得其反,正如吴鞠通在银翘散方后所说的"右杵为散,每服六钱,鲜苇根汤煎香气大出,即取服。勿过煮,肺药取轻清,过煮则味厚入中焦矣……盖肺位最高,药过重则过病所"。

3）禁用辛温药和早用甘寒药。

证属温热之邪,药宜辛凉,如误用辛温之品,则生他变。吴鞠通:"太阴温病,不可发汗,发汗而汗不出者,必发斑疹,汗出过多者,必神昏、谵语。""风热咳嗽,虽系小病,常见误用辛温重剂,消烁肺液,致久嗽成痨者,不一而足。"此外,对于甘寒之品,亦不宜早用,以免敛邪内陷,邪不能外达。

4）熟悉银翘散、桑菊饮的加减法。

银翘散、桑菊饮为辛凉平剂、轻剂之方,素为临床医生所常用,但其加减法,易为人所忽略。其实二方之加减法,实含有其深意,尤以桑菊饮的加减法,其中包含着卫、气、营、血不同证治,所以必须加以重视,牢牢掌握。

2. 气分证治

热入气分,是温热之邪,由手太阴转向足阳明的病理过程,这时,邪气既盛,正气抗病能力亦强,是形成邪正相争最激烈的病理过程,出现舌苔由白转黄,不恶寒反恶热等一系列症状,其治疗之法,当本叶天士"到气才可清气"、吴鞠通"中焦如衡,非平不安"之旨,以辛凉重剂或增液通泄等方法。

(1) 热郁胸膈——邪初入气分,里热未甚,郁于胸膈而偏于手太阴。

1）证候

$$\text{证候} \begin{cases} \text{主症} \begin{cases} \text{心烦懊恼,坐卧不安——邪热扰于上焦胸膈} \\ \text{舌质微黄——邪初入气分} \end{cases} \\ \text{次症——身热,寸脉盛} \end{cases}$$

2）治法——轻清宣透郁热,使邪外出。

3）例方

$$\text{栀子豉汤} \begin{cases} \text{栀子——除胸中烦热} \\ \text{豆豉——宣郁透表} \end{cases} \text{酸苦法}$$

$$\text{加减法} \begin{cases} \text{表邪未尽——加薄荷、牛蒡子(解表透邪)} \\ \text{口渴——加天花粉(清热生津)} \end{cases}$$

热郁胸膈,是邪热侵入气分最轻浅的阶段,故身虽热而不高,舌苔亦仅微黄,脉虽寸盛而不甚数,心烦懊恼是其主证,故以本方轻清化郁除烦;有学者以为本方具有催吐作用,其实临床应用时未必都吐的,其偶然或吐者,乃热得以宣泄之故。

(2) 邪热壅肺——风温之邪,化热入里,邪热壅盛肺经气分。

1）证候

$$\text{证候} \begin{cases} \text{主症} \begin{cases} \text{身热、咳喘——邪热壅盛肺经气分,肺气失宣} \\ \text{汗出烦渴——里热蒸迫,津液初灼} \end{cases} \\ \text{次症——脉数,苔黄,舌红} \end{cases}$$

2）治法——麻杏石甘汤(辛凉甘淡宣透法)

$$\text{麻黄} \begin{cases} \text{石膏——泄肺热} \\ \text{杏仁——宣肺气} \end{cases} \text{甘草和中}$$

$$\text{加减法} \begin{cases} \text{烦渴不甚,汗多——去麻黄、石膏加芦根} \\ \text{痰多、咳甚、胸闷——加浙贝、瓜蒌、郁金} \\ \text{咳痰带血——加白茅根、侧柏炭、仙鹤草、黑山栀} \end{cases}$$

本方与银翘、桑菊同属辛凉方剂,病位亦同在手太阴肺经。但本方重在宣透肺热,而在肺经气分;银翘、桑菊则重在解表而在肺经卫分。

$$\left.\begin{array}{l}\text{银翘、桑菊}\\\text{麻杏石甘}\end{array}\right\}\text{辛凉剂,手太阴肺经}\left\{\begin{array}{l}\text{平、轻——解表祛邪,肺经卫分}\\\text{宣透——宣透肺热,肺经气分}\end{array}\right.$$

又本方与桑菊饮的病位均同偏于肺,但有表里轻重的不同,桑菊饮为风热袭肺,里证轻而重心在表,而本方则为里热壅盛,肺气郁而不宣,里证重而涉及足阳明经。

$$\left.\begin{array}{l}\text{桑菊饮}\\\text{麻杏石甘汤}\end{array}\right\}\text{病位均同于肺}\left\{\begin{array}{l}\text{风热袭肺,里证轻而重心在表}\\\text{里热壅盛,肺气失宣,里证重而涉及阳明}\end{array}\right.$$

麻黄本为发汗之峻剂,而本证有汗出烦渴而仍用麻黄,实于配伍不同的关系,盖麻黄得桂枝则发汗力猛,配石膏则转为辛凉重剂,其主要作用是宣透肺热而不在解表。

$$\text{麻石}\left\{\begin{array}{l}\text{麻黄+石膏}\left\{\begin{array}{l}\text{不在——发汗解表}\\\text{主要——宣肺定喘}\end{array}\right.\\\text{石膏+麻黄}\left\{\begin{array}{l}\text{不在——清阳明之热}\\\text{主要——泄胸中之邪热}\end{array}\right.\end{array}\right\}\text{配伍不同作用亦异}$$

麻黄与石膏配伍是 1 与 10 之对比,则麻黄五分,石膏五钱。因配伍剂量的关系,故起宣泄肺热之用,无过汗伤津之弊。

(3)痰热结胸——邪热内传,与痰湿互结于上焦胸脘,气机失于通降。

1)证候

$$\text{证候}\left\{\begin{array}{l}\text{主症}\left\{\begin{array}{l}\text{胸脘痞闷,按之疼痛——痰热结于胸脘}\\\text{呕吐便秘——胃气上逆,失于通降}\\\text{苔黄滑,脉洪滑——痰热内阻}\end{array}\right.\\\text{次症——面赤身热,渴欲凉饮——里热炽盛}\end{array}\right.$$

吴鞠通曰:"脉洪面赤不恶寒,病已不在上焦矣。"但亦未全部及中焦,仍在中上焦之间而偏于上焦,故病位、病机,应以上焦为主。

2)治法——苦辛通降,清热化痰开结。

3)例方

$$\text{小陷胸加枳实汤}\left\{\begin{array}{l}\text{黄连、瓜蒌——清热化痰}\\\text{半夏——和胃止呕除痰}\\\text{枳实——降气开结}\end{array}\right\}\text{清热化痰开结(苦辛寒法)}$$

本方治疗温热内发之结胸证最为适宜,吴氏因其大便秘结加入枳实,可助开胸。因传导失职,下窍不通,则胸中积聚更为因结,而无宣泄之路,此善用古方,虽加一味普通之药,而其功效更为奇捷。如呕甚者,可加少许生姜或竹茹。

本方之主治,其临床症状与邪热壅肺之麻杏石甘汤证,阳明之经腑证有相似之处,宜细而辨之。

$$\text{与麻杏石甘汤证}\left\{\begin{array}{l}\text{相同——上焦、气分}\\\text{不同}\left\{\begin{array}{l}\text{病位}\left\{\begin{array}{l}\text{麻杏石甘汤——手太阴肺}\\\text{小陷胸加枳实汤——胸脘}\end{array}\right.\\\text{病机}\left\{\begin{array}{l}\text{麻杏石甘汤——痰热阻肺,肺失宣降}\\\text{小陷胸加枳实汤——痰热结于胸脘}\end{array}\right.\\\text{证候}\left\{\begin{array}{l}\text{麻杏石甘汤——喘咳、痰嗽}\\\text{小陷胸加枳实汤——胸脘满痛}\end{array}\right.\end{array}\right.\end{array}\right.$$

$$与阳明经证\begin{cases}相同——身热面赤,渴欲凉饮\\不同\begin{cases}阳明经证——苔黄燥\\小陷胸加枳实汤——苔黄滑,且有胸脘痛\end{cases}\end{cases}$$

$$与阳明腑证\begin{cases}相同——大便秘结\\不同\begin{cases}阳明腑证——潮热或腹满硬痛,苔黄厚干燥,脉沉实\\小陷胸加枳实汤——苔黄滑,腹不硬满,脉洪滑\end{cases}\end{cases}$$

(4)痰热阻肺,腑有热结——肺气不下,腑气不通。

肺与大肠相表里,痰热阻于手太阴肺,阳明大肠又出现热结里实的证候。治宜宣肺涤痰与通腑并用。

1)证候

$$证候\begin{cases}主证\begin{cases}喘促不宁——痰热壅阻于肺、肺失宣降\\潮热便秘——腑实热结于肠\end{cases}\\次证——痰涎壅滞,右寸实大\end{cases}$$

2)治法——清化肺经痰热,攻逐肠中结热(宣肺涤痰,泄热攻下)。

3)例方——宣白承气汤

$$宣白承气汤\begin{cases}杏仁、瓜蒌皮——宣降肺气,化痰定喘\\石膏——两清肺胃之热\\大黄——攻下阳明腑实\end{cases}\Big\}苦辛淡法$$

吴鞠通曰:"以杏仁、石膏宣肺气之痹,以大黄攻逐肠胃之结,此脏腑合治法也。"

本方与麻杏石甘汤同属治疗风温气分的病变,但本方证情较深,且并有里实热结的腑证。从手太阴肺经而言,彼则主宣肺达邪,此则重在涤除痰热。

温病最易化燥伤阴,吴鞠通在《伤寒论》三承气汤的基础上,创造了五加减承气汤(从《温疫论》衍化而来)。

$$五加减承气汤\begin{cases}邪正合治法——新加黄龙汤(春温)\\脏腑合治法——宣白承气汤(风温)\\二肠合治法——导赤承气汤(伏暑)\\两少阴合治法——牛黄承气汤(风温)\\气血合治法——增液承气汤(春温)\end{cases}$$

按 宣白承气汤是临床上比较常用的方剂,适用于呼吸系统感染(肺炎、大叶性肺炎等),高热不退而兼有阳明腑实证的患者,其主要作用为清化太阴肺经痰热,兼泻阳明大肠热结,为脏腑合治之方,用之得当,每多获效。

(5)热阻胸膈微兼腑实

本证为邪热内传,聚于胸脘,且兼见腑实,病位较宣白承气汤深入一步。

1)证候

$$证候\begin{cases}胸膈灼热,脉浮滑数——上焦膈间实热\\烦躁不安,脉浮滑数\\口渴,舌干色红\end{cases}\Big\}邪热炽盛、津伤(上焦)\\便秘、苔黄——兼阳明腑实证$$

本证虽有口渴、便秘、苔黄,但腹不硬满,脉不沉实,异于阳明腑实证。故病在上焦胸膈,而兼有阳明腑实证耳。

2)治法——清上泄下(胸膈热盛,非清不去,肠中腑实,非攻不除)

3）例方——凉膈散

$$
凉膈散
\begin{cases}
连翘、薄荷、竹叶——轻宣膈热 \\
栀子、黄芩——清泄膈热 \\
大黄、芒硝——泄热通便——泄腑实 \\
生蜜、甘草——缓硝黄之性
\end{cases}
\left.\begin{array}{l}清上热\end{array}\right\} 清上泄下
$$

本方上则能清上焦胸膈之热，下则泻阳明之实，有清上泄下之功，使上散下行，膈热自除，腑实亦清，诚一方而有数法之妙，用之得当，自能达到立竿见影的效果。

按 本方为上焦郁热较重，重点在于胸膈，虽然涉及胃腑，然里证未全实，且腹不满痛，故不可单用承气攻之，否则药过病所，反生他变矣。本方主证与阳明腑实证、热郁胸膈证有相似之处，宜仔细分辨。

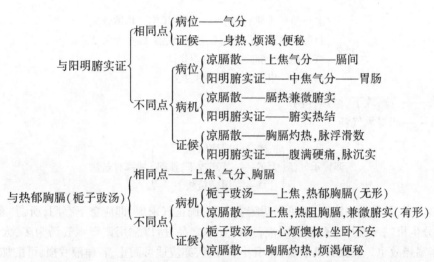

以上五个类型，病位在上焦手太阴和胸膈之间，虽兼有波及中焦阳明腑实证者，但均以上焦为重点。而以手太阴和胸膈划分，胸属肺，两者不能截然分开，内中以热壅于肺确属手太阴，而亦与胸膈有关，及余四者虽然以胸膈为主，然与肺有密切关系。

（6）**热在阳明**：风温邪热内传阳明，是邪正斗争激化阶段。由于病机、病位的不同，在临床上常常出现三种不同的类型。

1）**无形热盛**：温热之邪内传，由上焦传入中焦气分、无形之热邪燔炽阳明之经证。

①证候

$$
证候
\begin{cases}
身热面赤——阳明热盛 \\
脉洪大——邪正相争剧烈 \\
恶热大汗出——里热蒸迫，津液外泄 \\
大渴喜凉饮——热炽伤津
\end{cases}
\left.\begin{array}{l}\end{array}\right\} 里热亢盛，热炽伤津
$$

②治法——清泄里热而保津液

③例方——白虎汤

$$
白虎汤
\begin{cases}
石膏——辛寒、清泄里热 \\
知母——清热生津 \\
甘草、粳米——养胃生津
\end{cases}
\left.\begin{array}{l}\end{array}\right\} 辛凉重剂，清热保津
$$

对于白虎汤的禁忌，吴鞠通明确地指出："白虎本为达热出表，若其人脉浮弦而细者，不可与也；脉沉者，不可与也；不渴者，不可与也；汗不出者，不可与也。"

$$
白虎四禁
\begin{cases}
脉浮弦而细——表邪未罢,邪热未至阳明 \\
脉沉——邪热无外出之机(沉为在里) \\
汗不出——虽见里热,恐邪未尽 \\
口不渴——热未甚,津未伤(或内无热)
\end{cases}
皆不可用
$$

石膏治疗温热病,属于气分阶段,阳明胃经高热者,效果显著。所以吴氏有"立竿见影"之说。新中国成立以来治疗乙型脑炎,均先用大量石膏为主药。余师愚认为,石膏性寒属水,故治疗热疫,必须重用石膏,以达到"以寒胜热,以水制火"的目的。余氏之清瘟败毒饮,大剂石膏用至半斤,凡属温热型之热疫,用之多效,反之如属湿热的类型,则非所宜,吴氏四禁之说,诚属可贵,戒之。

2)有形热结:邪热内传,与积滞相结合而形成阳明腑实证,较阳明经证更进一步(或热结旁流)。

①证候

$$
证候
\begin{cases}
潮热便秘或纯利稀水——阳明里实或热结旁流 \\
腹部按痛,脉沉有力——里热成实,肠中燥屎结滞 \\
苔黄糙——邪热在里,热炽伤津 \\
谵语——里热熏蒸,神明受扰
\end{cases}
$$

②治法——苦寒攻下,泄热存阴

③例方——调胃承气汤

$$
调胃承气汤
\begin{cases}
芒硝——咸寒软坚 \\
大黄——苦寒攻下,泄热 \\
甘草——缓硝黄峻下
\end{cases}
咸寒甘苦法
$$

按温热之邪,最易劫伤津液,证见阳明腑实之变,倘正气未虚,即应急下存阴,所谓"留得一分津液,便有一分生机";又温燥之药易伤阴液,用药宜忌之品,所以常用调胃承气汤为多,大、小承气汤因其枳朴辛温燥故也。倘腹胀满硬痛,非枳朴不可者,亦应适可而止,若津液亏损,可酌加增液汤。

3)肠热下利——肺与大肠相表里,肺胃邪热,下移于大肠。

肺胃邪热不从外解,又不从内结而成里实证,下迫肠道而成下利。

①证候

$$
证候
\begin{cases}
下利热臭,肛门灼热——肠热下利 \\
苔黄,脉数——里热炽盛
\end{cases}
$$

②治法——苦寒清热,坚阴止利

③例方——葛根芩连汤

$$
葛根芩连汤
\begin{cases}
葛根——轻升清发,清热止利 \\
黄芩、黄连——苦寒清热,坚阴止利 \\
甘草——甘缓和中
\end{cases}
$$

本方为治痢的主要方剂,应用广泛,如腹痛甚者,可加白芍,如黄芩汤,或加白头翁,如白头翁汤法。总之,随证加减得法,自然收到病去正复之目的。

本证与热结旁流有类似之处,必须加以辨别:

$$
辨证
\begin{cases}
肠热下利
\begin{cases}
病机——脏热移腑 \\
症状
\begin{cases}
下利黄色稀便热臭 \\
肛门灼热
\end{cases}
\end{cases} \\
热结旁流
\begin{cases}
病机——结不下而水独行 \\
症状
\begin{cases}
下利臭恶稀水 \\
腹部按之满硬疼痛
\end{cases}
\end{cases}
\end{cases}
$$

总之,邪热传入气分,是邪正斗争的激化阶段,所以在这阶段中,大都出现高热,烦渴,舌苔黄燥,脉象滑数,或便秘潮热,脉沉实等证。其主要矛盾则反映在手太阴与足阳明(手阳明)两经部位。

气分的病变,是从肺卫转化而来,因而其初期则有热郁胸膈、热壅于肺。病位的表现,主要在手太阴,但亦牵涉到胸膈、阳明;痰热结胸、膈热腑(微)实,病位虽在胸膈,亦与肺、胃有关;无形热盛与有形热结病位在足阳明,然有形热结则牵涉到手阳明;手阳明病变如肠热下利又系手太阴脏热移腑所致(太阴与阳明兼病)。可见热壅于肺,虽属上焦,但已波及中焦,然亦系肺胃之邪下移,则牵涉上焦可知。

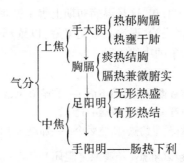

3. 营分证治

邪热入营,是温热病邪邪正斗争的第三阶段,是正气偏虚、阴液亏耗的阶段。气分邪热不解,津液受其灼伤,或素体阴虚,正气不能战胜病邪,于是邪热内迫,侵入阴分。在这阶段中,阴(津)液亏损是矛盾的主要方面。因此,临床上反映出舌绛、暮热、脉象细数等主要证候。治疗原则是清营泄热,透热转气;若太阴风温,邪热折入营分,可出现皮疹,又温邪入营,更进而内陷心包,而有谵语等之变。

(1)热灼伤营:气分邪热不解,灼伤阴液,邪热乘虚内迫而侵入营分。

1)证候

证候
- 主证
  - 舌绛无苔,心烦躁扰,身热夜甚——温燥入营,阴液耗损,波及神志
  - 脉细数,时有谵语——营阴耗损,并波及神志
- 次证
  - 口不甚渴——气分不再传转,"盖邪热入营,蒸腾营气上升,故不渴"
  - 斑疹隐隐——营分热毒外发

2)治法——清营泄热,透热转气

3)例方——清营汤

清营汤
- 犀角、黄连——清心营之热
- 生地、玄参、麦冬、丹参——清营热而滋营阴
- 银花、连翘、竹叶——轻宣泄热,透热转气

营分病变的出现,除了气分邪热不解,蒸迫内传之外,其次误用辛温发表太阴温病,使邪热炽张,迫入营分,或伏邪温病,里热外发,起病即出现营分证候。但必须注意,邪由气分初入营分,舌上尚有部分黄苔,若全入营分,即为纯绛。

营分(心包)证候与阳明腑实均有谵语的出现,但两者的本质,是有一定区别:阳明腑实谵语,是里热熏蒸而出现神志症状,兼见腑实证候;营分(心包)谵语,是营气通于心,邪热侵入心包而出现神志症状,无腑实证候。

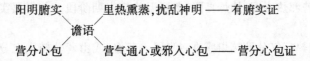

这里还要提出的是,口不渴或不甚渴的原因,根据吴氏:"邪热入营,蒸腾营气上升。"实际是由于心气偏虚,阴液不足,脾胃功能重度衰减,机能动用能量的消耗已甚为困难,为了持续抗御病邪,机体动用了一切贮备,以支援各脏腑器官能量消耗的需要,无须再经过气分的转输,是以出现口不渴或不甚渴而暮热。若是暑邪侵入手厥阴(逆传心包),由于病情急促,暑火灼烁,心阴亏损,因而出现烦渴、舌赤的证候。

若太阴风热,由气分折入营分,而外发红疹,证见身热、咳嗽、胸闷等,可以用银翘散去豆豉、荆芥加生地、丹皮、玄参、大青叶等以凉营透疹。

(2) 热闭心包:风温之邪,逆传心包,这是温病初期上焦手厥阴心包的病理反映。病邪是主要的矛盾,所以病情重、病势急。其原因失治、误治或心阴素亏,以致邪热内陷而神昏谵语、舌謇肢厥,形成内闭外脱的证候,是邪正矛盾斗争的决战阶段。

1) 证候

$$证候\begin{cases}神昏谵语或昏愦不语——邪陷心包、痰热内闭\\舌謇——痰热阻遏心窍\\舌绛、身灼热、四肢厥冷——邪热遏于内\end{cases}$$

2) 治法——清心开窍(清心包之邪热,开痰浊之阻闭)
3) 例方——清宫汤

$$清宫汤\begin{cases}犀角——清心营之热\\玄参心、连心麦冬、莲子心——清心滋液\\连翘心、竹叶心——轻透心包邪热\end{cases}\Big\}咸寒甘苦法$$

$$三宝——清心开窍\begin{cases}牛黄丸——清热解毒(高热神昏)\\至宝丹——芳香避秽(神昏甚、热不高)\\紫雪丹——清热息风(高热、抽搐甚)\end{cases}\Big\}窍开神清之后,配合凉营清热根治$$

吴鞠通:"大抵安宫牛黄丸最凉,紫雪丹次之至宝丹又次之,主治略同,各有所长。"神昏厥闭者可用。

营热与逆传心包,均有谵语之变,营热多由气分转入,病情较轻,只是时有谵语,心包则为逆传所致而病情较重,昏愦不语,甚至昏迷。

$$营热 \diagdown\ 多由气分转入,轻 —— 时有谵语$$
$$谵语$$
$$心包 \diagup\ 多由逆传所致,重 —— 神昏谵语,甚或昏迷(舌謇厥昏)$$

温邪入营,主要有热燥营阴、肺热发疹、邪闭心包等三部分。前者邪正矛盾斗争偏于内,由气分迫入(亦有伏邪内发),波及心包,出现神志症状较轻。肺热发疹是由太阴风温折入营分所致。若出现紫黑疹,则侵入血分,并出现神志症状。邪闭心包,有误治、失治或逆传之别。既入心包,神明为乱,故神昏谵语,或舌謇肢厥。总之,这是温热病邪正矛盾第三阶段的病理反映,是阴液耗损正气偏虚。

4. 血分证治

风温之邪侵入血分,是温热邪正斗争在临床上第四个阶段的病理反映,也是病情发展最深重阶段。大多由气分病变而来,或由失治、误治而致之。临床上可划分为虚实两个类型。血热炽盛属实,多属初期、中期病变,若邪热内羁,灼烁真阴,多属温热病末期阶段。前者属实,治宜凉血散血;后者属虚,应予滋肾养肝。

(1) 血分实证:温热病气分邪热炽盛进一步侵入营血,或由营分转入血分,或热与血结,大都为邪热偏盛导致陷入所致,故临床上多出现身热夜甚、神昏谵语、斑疹吐衄、便血、舌绛、脉细数等。

1) 气血(营)两燔:气分之邪未解,而邪热则进一步侵入营分、血分,形成气营或气血两燔的合并证候,故治之宜清气营或气血。

①证候

$$证候\begin{cases}壮热、口渴、苔黄——气分热炽\\舌绛、烦渴、不宁——热扰心营\end{cases}$$

②治法——气营两清

③例方——加减玉女煎

$$加减玉女煎\begin{cases}石膏、知母——清气分之热\\生地、玄参、麦冬——凉营养阴\end{cases}气营两清$$

若兼见发斑者,是气热未解,邪已入血分,为气血两燔,可用化斑汤。若出现吐衄者,白虎合犀角地黄汤主之。

$$气血(营)两燔\begin{cases}病机——气分之邪未解,而邪热已侵入营血\\证候\begin{cases}气分——壮热、口渴、苔黄\\营分——舌质红绛,烦躁不宁\\血分——发斑、吐衄\end{cases}\\治疗\begin{cases}治法——气血(营)两清\\方剂\begin{cases}气营——加减玉女煎\\气血\begin{cases}发斑——化斑汤\\吐衄——白虎合犀角地黄汤\end{cases}\end{cases}\end{cases}\end{cases}$$

加减玉女煎,原为张景岳玉女煎加减而成,因风温病位在手太阴,原方牛膝性趋下,不合在上的治疗原则,故去之,以生地换熟地黄加玄参,取其滋阴凉血之义。

2) 热入血分:温邪侵入血分,大多为传变或误治转化而来,以营为血之浅层,营热不解,每每侵入血分,以血热炽盛,故吐衄便血等妄行证候出现。

①证候

$$证候\begin{cases}吐衄、便血,斑疹紫黑,舌质深绛——血分热毒炽盛,迫血妄行\\灼热扰躁,甚则昏狂谵妄——热邪扰乱神志\end{cases}$$

②治法——凉血散血解毒。叶天士说:"入血就恐耗血动,直须凉血散血。"

③例方——犀角地黄丸

$$犀角地黄丸\begin{cases}犀角——清热解毒\\丹皮、生地、芍药——凉血散血\end{cases}$$

血分证治的标准,是舌质深绛、身热夜甚、吐衄便血、脉象细数等。治之宜犀角地黄汤出入,但也有不是因热炽伤及血络而出血者,舌质不红绛,病在上焦时出现脉洪大兼浮的脉象,这就非犀角地黄汤了。其治应以清肃上焦热气,佐以凉血解毒。更有湿温病,痰热(湿)阻遏肺经气分而出血者,比胸闷、苔腻或微黄、口不渴、脉濡、喜太息等,宜芳香化浊,祛湿涤痰为治。可见要分气分血分,属温热或湿热的重要性。

吴鞠通:"太阴温病,血从上溢者,犀角地黄汤合银翘主之,有中焦病者,以中焦法治之。""时欲嗽口,不欲咽,大便黑而易者,有瘀血也,犀角地黄汤主之。"

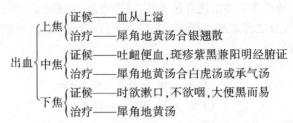

血出上焦(清窍),用本方合银翘散,在中焦则用白虎汤或承气汤配合;在下焦则宜用本方。可随证加入茅根、藕节、大蓟、小蓟、侧柏叶、槐花、地榆、仙鹤草等。若血瘀甚者,可加入桃仁、三七或赤白芍。

营为血之浅层,营热不解,则邪热内迫而侵入血分,"入营犹可透热转气",当邪入营分,犹可用清透之法,使邪转气分而解,或可用清营汤加玉女煎之类;若深入血分,则已不能使之转出,故从血分治疗,是以直须凉血散血治之。

3)热与血结:邪热深入血分,而与瘀血相结于下焦,其原因一是邪热入血分,血液受损成瘀,邪热与之相结而成;二是平素跌打损伤,存在血瘀,适患热病,则成为此证(妇女热病,经水适来适断)。

①证候

证候 {
　主证——少腹坚满疼痛,小便自利——热与血结
　次证 {
　　神昏如狂或清或乱——血分瘀热,扰乱神明
　　大便秘,脉沉实——里实血瘀
　}
}

②治法——清热活血,通下逐瘀
③例方——桃仁承气汤

桃仁承气汤 {
　大黄、芒硝——攻逐瘀结
　桃仁、丹皮、芍药、当归——活血祛瘀生新
} 苦辛咸寒法

本方是《温疫论》(吴又可)三方,是《伤寒论》桃核承气汤加减而成,两方名称经常混淆,应当注意辨别:

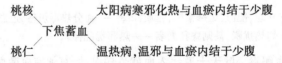

证属温热之邪内结,侵入阴血,故原方去桂枝之辛温,欲其攻下有力,即去甘草之缓,加丹皮、芍药、当归以活血祛瘀。

血分实证虽属温热病邪正矛盾斗争在临床上第四个阶段的病理反映,但在这个阶段中,邪正矛盾斗争仍剧烈,因正气未虚,抗病机能亢奋。在温热病发展过程中,初、中、末三期均能发现,这是我们应当注意的。《温病条辨》中上、中、下三焦均有血分实证的辨证治疗,就是这个原因。

温邪初传营血,而气分之邪未尽,谓之气血两燔,治宜气血两清;若侵入血分,而见斑疹、吐衄等证,则应凉血散血解毒;若热与血结,证见少腹坚满,小便自利,如狂发狂等证,则当破结通瘀为法。

(2)血分虚热(热烁真阴):温热病的病理反映出现热烁真阴,是温病末期下焦肾阴损伤阶段。这是邪正斗争后期相持,形成邪少虚多的病理机制。阳明温病邪热久羁,消耗大量阴液(体液),所以出现肾阴亏损,若再进一步发展,则成虚风内动,是下焦温病两个主要辨证治疗重点,故以滋肾涵肝(扶正)为主要治疗原则。

1)阳亢阴虚:温热病邪由邪盛阶段,初步转入正衰阶段,但邪热尚多而正虚亦不甚(相对),形成真阴既虚、壮火复炽的病理,故以滋肾泻火为治。

①证候

$$证候\begin{cases}心中烦不得卧——心肾不交,阴虚热炽,水火不济\\舌绛、苔黄、身热、脉细数——邪热耗损阴液\end{cases}$$

②治法——清邪热,育真阴

③例方——黄连阿胶汤

$$黄连阿胶汤\begin{cases}黄连、黄芩——清邪热、坚真阴\\芍药、阿胶、鸡子黄——抑亢阳、救真阴\end{cases}苦甘咸寒法$$

叶天士:"阳亢不入于阴,阴虚不受阳纳。"吴鞠通:"少阴真阴欲竭,壮火复炽。"

真阴既已虚,而心火之邪复炽,于是心肾的矛盾不能得到相对的平衡,出现水火不能互济,心肾不交,所以心中烦不得卧,是下焦虚实互见的证候。

$$\begin{matrix}手少阴——壮火复炽——阳亢不入阴\\足少阴——真阴欲竭——阴虚不受阳纳\end{matrix}\Bigg\}心肾不交,水火不济$$

2)真阴欲竭:阳明温病,邪热久羁,劫烁津液,真阴既伤,病邪则由中焦转入下焦,而成邪少虚多的少阴温病。治宜滋阴润燥,以制亢阳为主。

①证候

$$证候\begin{cases}主证\begin{cases}身热而赤,口干舌燥,耳聋\\手足心热甚于手足背\end{cases}少阴温病的病理反映\\次证——脉虚大,神倦欲眠——真阴亏损,神失所养\end{cases}$$

②治法——滋阴养液,以制亢阳(甘润存津法)

③例方——加减复脉汤

$$加减复脉汤\begin{cases}生地、麦冬、白芍、阿胶——滋阴补血\\麻仁、炙甘草——润燥扶正\end{cases}滋阴退热,养阴润燥$$

如因误汗劫津,心气亦伤,宜急用滋阴镇摄法,宜救逆汤。

$$救逆汤\begin{cases}加减复脉汤去麻仁(以防其滑泄)\\加龙骨、牡蛎——镇心安神,固摄津液\\加人参——气虚欲脱,固正气\end{cases}滋阴镇摄$$

若因误下,致阴液下泄,而兼大便微溏。宜滋阴固摄法,方用一甲复脉汤(加减复脉汤去麻仁,加牡蛎)。

对于疑似的症状,要注意辨别。

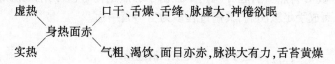

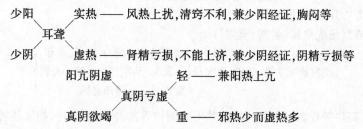

加减复脉汤是炙甘草汤(复脉汤)衍化而来的,两者不同,兹比较如下。

$$
炙甘草汤
\begin{cases}
病机——阴血亏虚,心阳不足 \\
证候——脉结代,心动悸 \\
方义
\begin{cases}
补心阳——人参、桂枝、生姜、大枣、炙甘草 \\
养阴血——生地、麦冬、阿胶、麻仁
\end{cases}
\end{cases}
$$

$$
加减复脉汤
\begin{cases}
病机——温病久羁、劫烁真阴 \\
证候——身热面赤、口干舌燥、舌绛、脉虚大等 \\
方义
\begin{cases}
去——人参、桂枝、生姜、大枣(不补心阳) \\
加——白芍(滋阴)
\end{cases}
\end{cases}
$$

吴鞠通:"热邪深入,或在少阴,或在厥阴,均宜复脉。"

3)邪留阴分:本证多见于温病后期,往往久延不解,其病势较缓,见证较轻,多由温病余邪伏留于阴分所致。阴液既虚,而伏留之邪不得出,故宜滋阴养液,佐以透邪。

①证候

$$
证候
\begin{cases}
主证——夜热早凉,热退无汗——热伏阴分,不能外解 \\
次证——能食形瘦,脉细数兼弦
\end{cases}
$$

②治法——滋阴清热透邪,使阴分之邪透出阳分而解

③例方——青蒿鳖甲汤

$$
青蒿鳖甲汤
\left.
\begin{cases}
青蒿、鳖甲——芳香入阴搜邪 \\
生地、知母、丹皮——凉血、清热、滋燥
\end{cases}
\right\}育阴清热透邪
$$

按 青蒿鳖甲汤在《温病条辨》中有二方,一方治少阳证,症状同有暮热早凉,但本证邪不可外达,故热退无汗,所以用此方滋阴透邪。若少阳证因有气虚邪热,故热退有汗,且渴饮,脉弦。所以去生地加桑叶、天花粉兼清气分。此方治骨蒸劳热、舌绛唇干、暮热者有效。

5. 动风证治

温病出现动风病证,是邪正矛盾斗争在厥阴肝经的病理反映,是危急的病变,其主要矛盾关系:①热邪炽张,引动肝风,多出现于温病邪盛阶段,由上焦、中焦邪热鸱张,内陷厥阴肝经所致,名曰肝风(实风);②阳明温病,邪热久羁,劫烁真阴,由阴虚阳亢,导致痉厥瘛疭而陷入厥阴肝经者,多出现于温热病心衰阶段的下焦厥阴病,名为虚风。

(1)动风实证:由于体质及外界环境的关系,临床上有由心营热盛、阳明热盛、肝经热盛引起的动风的不同类型。

1)逆传心包动风(心营热盛引起肝风):本证由于邪热逆传心包,内陷厥阴肝经所致。因手足厥阴同气,故易于侵入而成手足厥阴病,其病过程多为卫→营→血。

①证候

$$
证候
\begin{cases}
手足瘛疭——足厥阴肝经动风 \\
神志昏迷,灼热肢厥,舌謇质绛——热入心包
\end{cases}
$$

②治法——清心开窍、凉肝息风

③例方——清宫汤配牛黄、紫雪、至宝丹

$$
清宫汤配牛黄、紫雪、至宝丹
\begin{cases}
清宫汤——清心、清营、透邪 \\
牛黄丸、至宝丹——清心开窍 \\
紫雪丹——清热息风
\end{cases}
$$

三宝的应用,高热神昏者,可用牛黄丸;热不高而神昏甚者,配至宝丹;抽风甚者可用紫雪丹或紫雪散(大便溏忌用),痰多者可加贝母、竹沥、天竺黄;热盛舌绛,中心干者可加黄连、芦根。

2)阳明热盛动风:本证系由阳明邪热炽盛而引起厥阴肝经动风,在临床上分为经证(无形)和腑

证(有形)两种类型。

①证候。一般说来,出现了角弓反张,多属阳明腑实证。

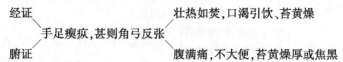

经证 —— 壮热如焚,口渴引饮、苔黄燥
手足瘛疭,甚则角弓反张
腑证 —— 腹满痛,不大便,苔黄燥厚或焦黑

②治法——凉肝息风,清泄胃热或攻下腑实。

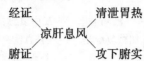

经证 —— 清泄胃热
凉肝息风
腑证 —— 攻下腑实

③例方——白虎汤或调胃承气汤

经证——白虎汤
腑证——调胃承气汤 } 加羚角、钩藤、石决明、全蝎、生地、龙胆草、地龙等

阳明热盛与邪闭心包,都可引起肝风,其辨证如下

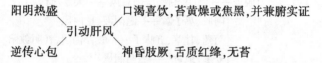

阳明热盛 —— 口渴喜饮,苔黄燥或焦黑,并兼腑实证
引动肝风
逆传心包 —— 神昏肢厥,舌质红绛,无苔

3)肝经热盛动风:在急性热病时,最易引起的病变,尤其是风温病常可出现,由于邪热炽盛,或者患者肝阴素虚,导致邪热内陷引动肝风,为肝经本经病变。

①病机——邪热内盛,阴液亏耗,陷入厥阴,引起肝风
②证候

证候 { 主证——手足躁扰,甚则瘛疭、痉厥——邪正相争在厥阴肝经的病理反映
次证——狂乱,头晕胀痛、壮热、舌红无津,脉弦数

③治法——凉肝息风
④例方——羚角钩藤汤

羚角钩藤汤 { 羚羊、钩藤、桑叶、菊花——凉肝息风
茯神——安神定志(息风)
贝母、竹茹——化痰通络
白芍、甘草、生地——滋阴柔肝

严重可配合紫雪丹加全蝎、石决明、龙胆草等。

总之,热盛风动,是邪正矛盾斗争的激化阶段,病邪是矛盾的主要方面,它和下焦肝肾阴亏、虚风内动的性质不同,所以在处理上,以祛邪息风为主,相对地照顾扶正。但由于致病因素和体质不同,因而又有肝经热盛、阳明热盛、邪闭心包等之分。

(2)风动虚证:本证多见于温热病后期,因邪热久羁,劫烁真阴,不能涵养肝木,以致筋脉失养引起,一般多是真阴欲竭,进一步发展而来。可分为轻证、重证、脱证三部分。

1)病机

病机 { 轻证——阴液亏损,筋脉失养,水不涵木,虚阳妄动
重证——阴液枯涸,木火上亢,内风鼓动,热深厥甚
脱证——邪热久羁,误表妄攻,真阴更虚,瘛疭欲脱

2)证候

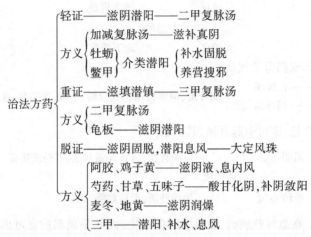

```
        ┌轻证——手足蠕动,舌干齿黑,脉细数
        │重证——热深厥甚,心中憺憺大动,甚则心中痛,脉细促
证候 ───┤      (肝肾之阴更亏,虚风内扰)
        │    ┌神倦瘈疭,脉虚细弱┐
        └脱证┤                    ├下焦阴血大亏,筋脉失养,水亏木旺
             └时时欲脱,舌绛苔少┘
```

3) 治疗及方剂

```
          ┌轻证——滋阴潜阳——二甲复脉汤
          │    ┌加减复脉汤——滋补真阴
          │方义┤牡蛎┐        ┌补水固脱
          │    └鳖甲┘介类潜阳┤养营搜邪
          │重证——滋填潜镇——三甲复脉汤
治法方药 ─┤    ┌二甲复脉汤
          │方义┤龟板——滋阴潜阳
          │脱证——滋阴固脱,潜阳息风——大定风珠
          │    ┌阿胶、鸡子黄——滋阴液、息内风
          │    │芍药、甘草、五味子——酸甘化阴,补阴敛阳
          └方义┤麦冬、地黄——滋阴润燥
               └三甲——潜阳、补水、息风
```

少阴温病发展到厥阴温病、虚风内动的初期,吴鞠通虽云防其痉厥,但痉厥已发,亦可选用。温病痉厥已作,脉现细促,其心中憺憺悸动而痛,是阴血更虚的病理反映,故加龟板以滋阴潜镇。温病之脱证,多为误表、妄攻所致,所以真阴更虚,营气更弱,故非大定风珠不可。本方补阴息风之力最雄,故名曰大定风珠,但其腥浊浓腻,颇难服食,如平时胃弱患者,应轻剂,更分数次服。若神倦脉虚欲脱者,应加人参为要。

虚风与实风,同属厥阴肝经疾病,但其病机有所不同,实风多因邪热亢盛,筋脉干燥挛急所致。如风火相煽所引发,每发于邪盛阶段(极期)。虚风则由于邪热久羁,劫烁真阴,阴虚不得濡养筋脉(血虚不能养筋)导致阴虚阳亢,水不涵木而出现。其病多于温热病末期的正衰阶段。故前者以凉肝息风为治,后者以滋阴潜阳为治。

```
水不涵木——虚┐    ┌证┌虚——手指蠕动,甚则瘈疭,舌绛苔少,脉虚神倦
              ├风 ┤  └实——手足抽搐,灼热肢厥,神迷,脉弦数
热极生风——实┘    └治┌虚——滋阴潜阳息风,二、三甲复脉汤,大定风珠
                     └实——凉肝息风,羚羊钩藤汤,紫雪丹
```

吴鞠通:"壮火尚盛者,不得用定风珠、复脉;邪少虚多者,不得用黄连阿胶汤;阴虚致痉者,不得用青蒿鳖甲汤。"

下焦温病主要治疗原则,专在存阴退热,但亦须注意以下禁忌。

甲、存阴以退热:

①补阴以退热——加减复脉汤之类。

②填阴以护阳——大定风珠。

③补阴搜风并用——青蒿鳖甲汤、黄连阿胶汤。

乙、治疗禁忌:

①壮火尚盛,忌用大定风珠、加减复脉汤,以免滋腻滞邪难解。

②邪少虚多,忌用黄连阿胶汤,以免黄连苦寒化燥伤阴。

③阴虚欲痉,不宜用青蒿鳖甲汤,盖本方能透邪助升发而无镇摄。

(四) 小结

(1) 风温是发于冬春两季(主要是春季)的新感温病,相当于现代医学的呼吸系统传染病。其发病的原因,主要是气候异常变化及摄生不慎,使机体对外界环境适应力的改变,导致病原微生物的侵袭而发病。

(2) 本病发展多数急骤,在病理变化的过程中,有顺传和逆传两种不同的转化,邪从气分下行为顺,邪入营分内陷为逆。

(3) 初起邪在肺卫,宜辛凉透表,应分别表证的轻重,而选用银翘散或桑菊饮治疗。

(4) 传入气分,是邪正矛盾斗争的激化阶段,临床上掌握手太阴和足阳明的不同病理反映。手太阴应重点掌握"邪热壅肺"和"痰热结胸"及"脏腑合治"的宣白承气汤及凉膈散邪。邪入阳明应掌握"经证"、"腑证"和"脏热移腑"的葛根芩连汤证。

(5) 气分邪热不解,内迫而入营分或心包(尚有逆传),是邪正矛盾斗争的激化阶段,以舌绛、暮热为主证,宜清热透营转气,用清营汤。如邪闭心包,神昏谵语,舌謇肢厥,当清心开窍,用清宫汤、牛黄丸之类。其由太阴风热折入营分发疹者,宜清营透疹,用银翘散加减。

(6) 若邪热已入营血,而气分之邪未尽,则成气血(营)两燔,在气营者,用加减玉女煎,属气营两燔之治。若在气血者,则应化斑汤或白虎合犀角地黄汤。倘深入血分,迫血妄行,用犀角地黄汤以凉血解毒。若热与血结,宜桃仁承气汤。

(7) 温热病后期,由邪热久羁,劫烁真阴,其病理反映主要在足少阴肾经,是正衰、邪正矛盾斗争相持阶段(邪少虚多),治之宜滋阴润燥,壮水制火之法,以加减复脉汤为主。若误表伤津,心气亦伤,急投救逆汤镇摄,若误下大便微溏,与一甲复脉汤。

(8) 温病后期(下焦),若邪热留阴分不解,证见暮热早凉、热退无汗,宜青蒿鳖甲汤以滋阴清热透邪。

(9) 风温病动风,虽同属足厥阴肝经病变,但有两种不同的病机,在邪盛阶段,由气、营、血陷入者为实风。由正衰阶段之少阴病(下焦)发展而成者为虚风。

热盛动风,谓之实风,亦邪正矛盾斗争的激化阶段。但因病机的不同,治疗方法亦有所别,如肝经本经病变,可用羚羊钩藤汤以清热凉肝息风,严重可配合紫雪丹。若阳明热盛引发,经证用白虎、腑证用承气,均加犀角、钩藤之类。若由心营热盛引动,当清心开窍与凉肝息风并用,用清宫汤加羚角、紫雪、钩藤等。

虚风多由少阴温病(下焦)发展而成,是少阴温病,真阴更亏,水不涵木所致,宜滋填潜阳以息内风。虚风将发或初发之轻证,用二甲复脉汤,重用三甲复脉汤。脱证用大定风珠。

六、壮族医药学的防治特点

壮医药是我国传统医药学的一个重要组成部分,曾对本民族的繁衍强盛作出了很大的贡献。由于地理环境和气候的特殊性,壮医在同疾病作斗争的长期实践中,逐步积累了许多防治疾病的独具一格的方法,并产生了相应的理论来指导临床实践。

壮族人民的主要聚居地是两江(左江、右江)和红水河流域,这里山水秀丽,产物富饶,山峦起伏,江河溪沟网罗,林荫茂盛,加之气候骤变,空气中湿热交蒸,因此多有虫毒的孳生,产生危急的疫疬性病变。北宋时范成大撰的《桂海虞衡志》所称"两江水土尤恶,一岁无时无瘴",即是指此而言。壮医把这些疾病归类为痧、瘴、蛊、毒等,在防治上有一套相应的方法,如药物内服、熏洗、外敷、针法(陶针、金针、银针、木刺)、刮痧(磁碗刮法、骨弓刮法)、角法、药物洗鼻或雾化、药线点穴灸、灯芯火烧等。如能审证准确,用药及操作精当合拍,皆可获得较好疗效。

壮医对疾病的认识及防治方法,既有独特的风格,与中医学又有相同之处,其特点可以归纳为以下几点。

(一) 以外治为主　偏重祛毒

壮医认为人之所以发生疾病,是由于受到"毒气"的侵犯,这种"毒气"能使人的气血紊乱,脏腑不和,所以治疗一定要祛毒为先。根据毒气侵犯不同的部位采取不同的治法。如毒气自皮毛肌肉入,则用刮法或挑法;毒气从口鼻而入,则用洗鼻漱口或雾化;毒气从脐口而入,则用磁拔法,或脐部药线点灸法;毒气从二阴而入,多用熏洗之法。当然对于特别危重的患者,或缠绵多年不愈的痼疾,也要适当配合草药内服,例如,高热神昏的患者(如闷痧之类),则刮痧、挑痧,又用鲜南蛇勒苗捣汁灌服;肢节烦疼,每遇气交则加剧的患者,除了以大风艾叶、山苍树叶煎水熏洗之外,也常常配服千年健或半枫荷之类。

壮医这种外治祛毒法,根据的是人体内外相通的道理,但我们在分析用外治法获效的原因时,壮族人民所处社会环境特殊性的一面是应考虑的。居位分散,人与人的交往不多,虽不能用"嗜欲不能劳其目,淫欲不能惑其心"(《素问·上古天真论》)来说明,但他们生活比较朴素,思想比较单纯,确是事实。因而内伤杂病,尤其是七情所致的精神方面异常症较少,这也可能是导致壮医重祛毒,重外治的重要原因之一。

(二) 防治结合　有病早治

壮医在防病上有独特的方法,如早晨的山村,瘴气雾露迷蒙,外出赶路,要口含生姜以散寒避秽;野外耕作,为暴风雨淋湿,则取姜葱汤冰浴,姜糖汤热服,以驱寒湿;褥暑无日,多热多雨,湿热多蒸,山溪洞水,流入江河,大气污染,水源混浊,饮用之水,必先用白矾沉淀过滤,并多吃生大蒜头,以防虫毒在肠胃孳生;当疫病流行之时,走村串寨回家,常用草药汤清洗,以避秽解毒;年老力衰者常用避秽解毒或舒筋活络之品垫席而睡;正在发育的儿童则于胸前佩带芳香解毒之品。

对疾病的治疗,壮医主张迟治不如早治,方法或刮或挑,或熏或洗,或外治内服并用。病情较轻多用刮法或挑法;病情复杂而重的多是内服药和外治并用。例如,头晕头痛、胸脘闷胀,多用挑法或刮法,使血脉通,毒气尽;咽喉红肿疼痛而发热者,常用金果榄、玉叶金花、火炭母煎水内服,同时还在四肢指(趾)末端放血,使其热毒有出路;发冷发热有定时,泛恶欲呕者,既用鲜黄荆叶煎水熏洗,又内服黄皮树叶汤,促进毒随汗解。尤其值得一提的是,上述防病、治病的方法,不仅专业的壮医能掌握,甚至一般群众也或多或少能掌握其中一、二种,所以在壮族聚居的地方,不论病倒在田头,或病倒在山边,随时都能得到简便的治疗。这种群防群治的经验,尽管有些是粗糙的,但它都是壮族人民与疾病作斗争的结晶,只要加以整理提高,仍然是有其实用意义的。

(三) 用药简便　贵在功专

广西地处亚热带,药源丰富。据初步调查,植物药、动物药、矿物药共 1000 多种,其中大部分出产在壮族居住地。壮医的用药很讲究简、便、验,注意选用作用大、功效快的药品,一般常用 1~3 味,最多也不超过 5 味,以防药多而杂,反而影响疗效。例如,桂西山区有位壮医,擅于治疗急性乳腺炎,他常用的两味药,在屋前寨边都可以找到。当患者乳房红肿疼痛,热灼难堪,发热恶寒的时候,及时取适量鲜芭蕉根捣烂加温外敷患处,约 1 时许,乳房疼痛即消失,继在背部心俞穴、肝俞穴针挑出血,第二天换用鲜马鞭草捣烂加温外敷患处。一般治疗 2~4 天则痛肿完全消失。在右江盆地有位女壮医,善治妇科疾病,她对血虚引起的月经不调,常用黑豆与嫩鲜益母草(酌加油盐)作饮食疗法。她认为黑豆能补肾而暖子宫,鲜嫩益母草能补血活血,有利血液的运行。这种事例,在壮族地区的村村寨寨都可以找到,实在不胜枚举。

（四）扶正补虚　必配用血肉之品

在广西丰富的药物资源中,有蛤蚧、黄精、何首乌、土当归、土党参等补养药物,壮医多用它与血肉有情之品配伍治疗气血两虚、正气不足之体。例如,宫寒不孕,常用羊肉、麻雀肉、鲜嫩益母草、黑豆作饮食疗法;肾虚腰痛,则用猪骨或牛骨配藤杜仲、千年健熬汤;肢节胀痛,经久不愈,每逢气交之变则加剧者,主张多吃各种蛇肉汤或穿山甲肉汤,既能扶助正气,又能祛风通络;干咳无痰,用猪肺或老母鸭肉、鹧鸪肉煮莲藕吃,取其甘润以清养肺胃。不仅虚证如此,有时虚瘀夹杂之体,也配用血肉之品,例如,脾虚不统血而肌肤紫癜者,在用土党参、土黄芪、苏木益气化瘀之外,常配服淮山牛肉粥,以加强其扶正之力。总之,壮区在长期的医疗实践中,对动物药的运用,已经积累了很宝贵的经验。他们认为凡是虫类药都能祛风止痛;鱼鳞之品可化瘀通络,软坚消块;介甲之属能滋阴潜阳,安心神而定魂魄;飞禽和走兽,虽然有刚柔不同的性能,但都能温养气血,燮理阴阳,为扶正平和之品。这些经验,尤其是饮食疗法的内容,值得加以总结推广。

总而言之,在"雾露炎蒸,为瘴为疠"的山区,长期与"马虫蛇草木之毒"(《岭南卫生方原序》)作斗争形成的壮族医药,其内容是很丰富的,其治法用药的特点也是多方面的。以上的初步探讨,仅仅是其梗概而已。

七、读"我对疾病内外因关系的认识"后的意见

1962 年 2 月中医杂志发表了俞长荣先生"我对疾病内外因关系的认识"的大作,拜读之余,受益良多。但其中有某些论点,还值得进一步的讨论,兹将管见所及,略陈如次,谅海内中医同仁和俞先生指正。

"……至于喜、怒、忧、思、悲、恐、惊七情,仍然是属于外因发病范围。因为七情的产生,都必须有外在的异常事物刺激才会产生……所谓七情,只能说是机体在接受外来异常刺激因素后所产生的种种内在精神情绪的反应,不能说是病因。"俞先生这段话,乍看起来,似乎很有道理,但细玩之余,却值得讨论的。

第一,七情是人之常性,这谁都公认的。但当七情失调异常的时候,是能危害机体的。如陈无择所说:"七情者,喜怒忧思悲恐惊是也。若将护得宜,怡然安泰;役冒非理、百疴生焉。"又说:"不可使其偏胜,偏胜则偏复,偏复则偏害,胜克流变,则真病生焉。"既然七情偏胜异常的时候,能够危害人体的健康,这岂不是正如自然界之六气,在正常的时候能生长万物,在反常的时候便侵害人体而叫"六淫"的一样吗?一内一外,"六淫"既能叫做病因,为什么"七情"不能说是病因呢?

第二,由于人体禀赋的不同,气血盈亏的差异,因而"七情"的胜负表现,也各有它不同的特征。如《灵枢》有"阴阳二十五人"与"五态之人"等之别,不论从其体质形态,或从其情志的流露,都各有其突出的风格,例如,木形之人,有才多忧;阴阳和平之人,居处安静,无为惧惧。又如,《素问·调经论》:"血有余则怒,不足则恐。"《灵枢·本神》:"正气虚则悲。"《灵枢·经脉》:"肾……气不足则善恐。"从这些经文,可见由于体质形态气血的差别,也可以致使七情有所失调偏胜。

第三,当人体有某种病变,以致阴阳失调,五脏不合的时候,也可以引起七情偏胜偏负。例如,《素问·宣明五气论》:"五精所并,精气并于心则喜,并于肺则悲,并与肝则忧,并与脾则畏,并于肾则恐。"

从以上看来,可见七情的产生,主要是属于内因。它的产生并不一定是外界异常的刺激;当偏胜偏复的时候,对于人体有很大的危害,所以可以说是病因的。当然,这样的说法,并不是完全排除外因对内在精神情绪的一定反应,但关键在于主次问题,正如中国各族人民敬爱的伟大领袖毛泽东主

席在矛盾论中教导我们:"外因是变化的条件,内因是变化的根据,外因通过内因而起作用。"

"……有人认为饮食、情绪、房事是属内因之一(也有说是不内外因),其实饮食、劳动、性生活都是属于人类正常的生活本能……都是属于外在的异常刺激,只能说是外因之一,不能说是内因。"不错,饮食、劳动、性生活都是人类正常的生活本能,但认为是外因之一,我却不以为然,古人列入不内外因,固然是不恰当,而列入外因,亦有所不宜。我们知道,从饮食物、劳动工具、伉俪情深等来看,这只能说是外因之条件,而其关键则决定于人本身之思想意识活动。如果在思想上注意饮食养生,注意劳逸结合,注意节欲善身,正如《素问·上古天真论》所言:"饮食有节,起居有常,不妄作劳"的话,则非但无害,而且益寿延年。反之,"以酒为浆,以妄为常,醉以入房,以欲竭其精……起居无节。"随意恣食生冷,饱食终日;操劳无常,作息不时;房事纵情,孤注一掷,那便损害身心,甚而危及生命。

饮食、劳动、房事是外界的条件,它是有益或有害,决定在于"常"与"妄"的取舍;而"妄"与"常"的选择,是视乎人本身思想意识的活动,如果思想健康,对于饮食、工作、房事都有正常的规律,能适可而止,那便有益而无害,可见或去或从,完全事在人为,怎能说是外因呢?所以个人愚见,还是列入内因比较妥当。

俞文:"……外因发病必须通过内因起作用,这是一般规律。但在外因特别强烈的情况下,有时也不尽然。比如,汤火、金刃、跌打、虫兽外伤以及饮食中毒等,确是在强烈的外因条件下使人体致病的。"诚然,有时在强烈的外因条件下,是能使人致病的。但这是事物发展结果的现象,只是消极的一面,而不是问题的根本所在。要是人们选择主观能动性,积极地防盗防特,防火防毒,注意保卫安全,捕杀虫兽;反对战争,保卫世界的持久和平。哪里还有汤火、金刃、跌打、虫兽外伤等的病害呢?退一步来说,至少它的危害也是很小了。所以"防"与"不防",便是根本的所在,便是内在的主要因素,也是决定性的因素。

我们都是旧社会过来人,都还记得旧社会瘟疫流行危害人民的惨状,例如,霍乱、天花、疟疾等急性的传染病,在旧社会里,不知夺去了几许无辜的生命!这初看起来,似乎是疾病的暴烈,所以人们的抵抗,是无能为力!其实,惨状之造成,实由于反动政府不关心民疾,不积极采取预防措施所致。新中国成立之后,党和政府在卫生战线上贯彻"预防为主"的方针,从根本上去消灭疾病,尤其对于危害人类最大的疾病,采取积极的预防措施,并进而根绝疾病的发生。例如,传染最暴烈、危害最大的霍乱、天花,不是早已绝迹了吗?其他如疟疾、血吸虫、血丝虫、梅毒也基本消灭了。

总之,强烈的外因条件,虽然其危害是强烈而迅速,有时似乎防不胜防。不过,只要人们提高警惕,随时加强预防,进而根据具体情况,采取有效的措施,任何暴烈的疾病,都可以预防,都是可以制止的。强调"强烈的外因条件"的决定作用,我认为是不宜的。

以上的几点,是我读俞先生的大作后不同的意见,由于个人学术肤浅,也许是错误的。但为了响应党"百家争鸣"的号召,本着各抒己见的精神,特提出来共同讨论,敬请海内中医同仁不吝批评指导。

八、我对"三焦"的看法

近年来,先后在中医杂志上读了许多有关三焦问题的文章,从这些佳作里,学习了不少有益的东西,对个人的帮助启发很大,现在就管见所及,略陈一二,仍请海内同道不吝见教。

(一)三焦是有形或无形

三焦是有形或无形,是历来争论焦点之一,要解决这个问题,应该以《内经》、《难经》有关的条文作为探索的依据。因为《内经》是祖国医学理论的基础,而《难经》不但是发"灵素之难",况且又首先提出"三焦无形"之说。

在《内经》里,没有明确提出三焦是有形或无形,而其有关的经文,主要是说明三焦在人体中的作用和病理状态。有人认为《灵枢·营卫生会》、《灵枢·论勇》、《灵枢·本藏》有关三焦的条文,可作为三焦是有形的佐证。个人却有不同的见解:

(1)《灵枢·营卫生会》:"上焦出于胃上口,并咽以上,贯膈而布胸中,走腋,循太阴之分而行,还至阳明,上至舌,下足阳明,常与营俱行于阳二十五度,行于阴亦二十五度,一周也。故五十度而复会于手太阴矣……中焦亦并胃中,出上焦之后,此所受气者,泌糟粕,蒸津液,化其精微,上注于肺脉,乃化而为血,以奉生身,莫贵于此,故独得行于经隧,命曰荣气……下焦者,别回肠,注于膀胱,而渗入焉。故水谷者,常并居于胃中,成糟粕而俱下于大肠,而成下焦。渗而俱下,济泌别汁,循下焦而入渗膀胱焉。"从这几节经文来看,好像三焦是有一定的位置和分布,但这只可说是三焦作用的分布,而不是有形的分布,因为所言上焦,实际上主要是指胸膈以上心肺的作用和经脉的循行;所称中焦,可以说是胃的容纳腐熟和脾脏运化食物精微与水湿的功能;而下焦一节,也可以说是大、小肠和膀胱的作用。所以,个人认为这几节经文,只不过说明三焦有上、中、下不同之分,而每一部分各有它的重点作用,并不能代表一定的位置和有形的。

(2)《灵枢·论勇》:"愿闻勇怯之所由然?以俞曰:勇士者,目深以固,长冲直扬,三焦理横,其心端直,其肝大以坚,其胆满以傍……怯士者,目大而不减,阴阳相失,其焦理纵,𩩲骬短而小,肝系缓,其胆不满而纵……"这节经文,按其实质而言,主要是说明勇怯的原因,是由于内脏功能盛衰的结果。其中尤以心、肝、胆三个脏器最为密切,因为心为君主之官,神明之所由出,主宰人的精神意识和全身功能活动;肝为将军之官,主人之谋虑;胆为中正之官,主人之决断。所以,从全面分析,由于人禀赋的不同,脏腑生理功能的盛衰,一身气血的强弱,因而肌肉便有结实或是弛纵之分,人的性情也有刚强勇敢或懦弱怕事之异,如果仅仅从"三焦理横"、"其焦理纵"去着眼,作为三焦有形的论据,愚意似有未宜,正如《灵枢·背腧篇》:"肺腧在三焦之间……"之说,难道便可以说三焦的位置在"肺腧"吗?

(3)《灵枢·本藏》:"肾应骨,密理厚皮者,三焦膀胱厚;粗理薄皮者,三焦膀胱薄;疏腠理者,三焦膀胱缓;皮急而无毫毛者,三焦膀胱急。毫毛美而粗者,三焦膀胱直;稀毫毛者,三焦膀胱结也。"这节经文中"厚、薄、缓、急、直、结"的归属,是指三焦来说呢?还是指膀胱而言?是值得深思的。从本篇五脏之应来看,各脏之应均指相合之府而言,而肾为水之脏,膀胱为水之府,肾与膀胱相为表里,所以可以说文中的"厚、薄、缓、急、直、结"是指膀胱来说的。至于为什么"三焦、膀胱"并提呢?个人的理解有以下二点。

1)三焦为决渎之官,职司水道之通行,而膀胱为水府,主持一身之水液,两者之间在作用上很密切,当然和水脏的肾也不可分离。

2)膀胱是水液贮存的地方,水液之所以能排出体外,主要是依靠阳气的蒸化作用,正如经文所说,"气化则能出矣"。而三焦是主持诸气,气化之通行,无不有赖于三焦的作用,可见二者之间,是相互依存,息息相关的。所以三焦、膀胱之并提,主要从作用的密切关系而言的。

总之,这里"厚、薄、缓、急、直、结"的归属,是关键的所在。个人认为是指膀胱而言,所以不能说是"三焦"有形的佐证。

从以上三方面的讨论,再结合到其他有关的条文,个人的浅见:三焦是有名而无形的。也许有人要问:三焦是六府之一,有名而有用,怎能说是有名而无形呢?要解答这些问题,个人是从以下几点去体会的。

(1)在《内经》里,有名有用而无形的东西是不少的,例如,阴阳是人身的根本,阴阳的存亡,决定生命的存亡,所谓:"阴平阳秘,精神乃治;阴阳离决,精神乃绝。"但阴阳的形是看不见的,所以《灵枢·阴阳系日月》:"且夫阴阳有名而无形"。又如神、气、魂、魄、意、志等,不但是有名,而且对人体起着决定性的作用,是系乎人生命存亡的枢纽,但又何曾有形呢?可见有名有用,不一定是有形的。

（2）三焦之所以列入六腑之中,可能是由于它的作用决定的。因为从脏腑的分工,六腑的功能,主要是"传化物、泻而不藏"。而三焦的"决渎"作用,正是六腑"泻而不藏"的总体现。虽然在经文里,没有明确地提出,但可以从以下的经文中去体会。《素问·六节藏象论》:"脾、胃、大肠、小肠、三焦、膀胱者,仓廪之本,营之居也,名曰器。能化糟粕,转味而出入者也。"又《素问·五脏别论》:"夫胃、大肠、小肠、三焦、膀胱,此五者,天气之所生也,其气象天,故泻而不藏……名曰传化之府。"从这两节的经文,可见脏腑的归列有一定的机动性,由于作用的关系,脾脏亦可列入六腑之中,而三焦为决渎之官,职司水道的通行,列为六腑之一,是可理解的,也是应该的。

（3）《难经》一方面说三焦是有名而无形,另一方面又说三焦是水谷的道路,这乍看起来似乎是自相矛盾的。因为水谷是有形之物,如果三焦是无形,怎能说是水谷的道路?但我认为应从"气之所终始""主持诸气"去进一步地考虑:三焦虽然是无形,但由于它是气之终始,主持诸气,因而能推动六腑的传化作用,所以"水谷之道路"之说,是通过六腑来完成的。如果认为这样的提法,于理有所欠通,那还可以从《内经》去找一些论据,例如,《灵枢·五味》:"血脉者,中焦之道路也"。这虽然只是说血脉的生化和中焦的密切关系,但可以作为三焦无形的一个参考。

（4）《素问·六节藏象论》:"故形藏四,神藏五",对于"形藏四",注家有说是指头角、耳目、口齿、胸中。也又说是指胃、大肠、小肠、膀胱而言,不管是指哪一方面,其中总没有指出"三焦",可见"三焦"不在有形之内。

（5）在宇宙间的事物,仅仅有名有用而无形(指肉眼看不见的),也有很多。例如,苹果落地,灰尘粘在衣服上,地球围绕太阳而运转等等,苹果、灰尘、地球是看得见的,但引起苹果落地的地球吸引力、灰尘的分子和衣服之间的黏附力、地球的时时刻刻的围转运行也是肉眼看不到的,难道便可以否认它的作用吗?

（二）三焦是什么

三焦是有名有用而无形的,但并不等于三焦是玄虚而空洞的。其实,所谓"无形",主要是指没有一定固定形态,肉眼看不到的意思。三焦既然对人体有很大的作用,当然有它的物质基础,也可以说"无形而有实"。不过,究竟三焦的实是什么?自《难经》之后,两千多年来,各说不一。愚意要解决三焦的"实",应该从有关三焦生理作用的条文去分析。

（1）三焦能通调水道,职司全身水液的调节。例如,《素问·灵兰秘典论》:"三焦者,决渎之官,水道出焉"。《灵枢·本输》:"三焦者,中渎之府也,水道出焉,属膀胱。"由此可见,三焦是"决渎"之官,因而人体水液的流通或贮存,都由三焦来调度进行,然后人体之水,才能保持平衡,而三焦之所以能够有这种作用,是依靠它的气化的收摄和推动的力量。如果三焦病变,水液通行失职,则有肿、胀、满等候的发生。如《灵枢·邪气藏府病形》:"三焦病者,腹气满,小腹尤坚,不得小便,窘急,溢则水留,即为胀"。《灵枢·胀论》:"三焦胀者,气满于皮肤中,轻轻然而不坚。"故临床治肿、治胀、治满,虽然是辨证用药,但疏气之品在所常用,是取其鼓动三焦之气化而已矣。

（2）三焦能腐熟水谷和分清别浊。例如,《灵枢·营卫生会》:"中焦如沤",又说:"中焦亦并胃中,此所受气者,泌糟粕,蒸津液,化其精微,上注于肺脉,乃化而为血"。所谓"如沤",简而言之,即是饮食之物,经过胃的容纳,然后通过三焦的变、化、蒸、泌等一系列的生理活动,才能提取其精微而生血脉,把它的糟粕泌泄于体外。三焦既然能将饮食物变成营养的物质,以滋养四肢百骸,将没有用的东西排出体外,可见三焦有改变物质,推陈致新的力量。

（3）三焦能宣通气血津液。由于三焦能腐熟水谷,提取食物的精微,因而说明它具有生化和推动的力量。人体气血津液的化生和流通灌渗,无不有赖于三焦的作用。如《素问·调经论》:"阳受气于上焦,以温皮肤分肉之间"。《灵枢·五味》:"辛入于胃,其气走上焦者,上焦者,受气而荣诸阳者也。"《灵枢·五癃津液别》:"水谷皆入于口,其味有五,各注其海,津液各走其道,故三焦出气,以温肌肉,充皮肤为其津,其流而不行者为液。"《灵枢·决气》:"上焦开发,宣五谷味,熏肤、充身、泽毛,若雾露之溉,是谓气……中焦受气取汁,变化而赤,是谓血。"《灵枢·平人绝谷》:"上焦泄气,出其精微,剽悍滑疾,下焦下溉诸肠"。从这些经文看来,可见人体气血精液的生成,固然有赖于三焦的作用,而气血津液之所以能上下流通,内外运行,以温养灌渗脏腑九窍,四肢百骸者,尤有赖于三焦的推动作用。

从三焦的作用看来,既然是有通调水道,腐熟水谷,宣导气血精液等作用,也可以说有生、化、动的力量,由于有生有化,才能腐熟水谷,才能把食物化为精微,变成有营养的物质。由于有推动的力量,才能推动人体脏腑机能的活动,将气血精液输送全身,把无用的东西排出体外。根据以上的分析,个人认为"三焦是人体生化的动力"。要是离开了三焦,人的生化便陷于瘫痪而死亡!

(三) 三焦与脏腑是否有关系

三焦是人体生化的动力,它和脏腑有不可分割的密切关系。例如,《灵枢·本藏》:"六府者,所以化水谷而行津液者也。"《灵枢·冲气》:"六府者,所以受水谷而行化物者也。"从这两条经文,便可见三焦的"决渎"作用,是和六腑的传化物、行津液是分不开的。为了进一步地探讨,可以从有关脏腑作用的条文来体会。

(1)《素问·六节藏象论》:"心者生之本……其充在血脉。"《素问·五藏生成》:"诸血皆属于心,诸气皆属于肺。"《素问·咳论》:"皮毛者,肺之合。"《素问·痿论》:"肺主一身之皮毛。"从这些经文,可知心主一身之血脉,肺主一身之气而合皮毛,要是没有心肺的作用,三焦的"如雾"、宣五谷味、熏肤、充身、泽毛等作用便无法兑现。

(2)《素问·灵兰秘典论》:"脾胃者,仓廪之官,五味出焉。"《素问·厥论》:"脾主为胃行其津液者也。"《素问·六节藏象论》:"肝者,罢极之本……以生血气。"《素问·五藏生成》:"故人卧血归肝。"《灵枢·五味》:"胃者,水谷气血之海也"。从这些经文分析,可见三焦的"如沤"、腐熟水谷、蒸津液、化生气血等作用是推动脾、胃、肝等进行的。

(3)《素问·灵兰秘典论》:"大肠者,传导之官,变化出焉;小肠者,受盛之官,化物出焉……膀胱者……津液藏焉,气化则能出矣。"《素问·上古天真论》:"肾者,主水。"这些经文告诉我们,人体水液的调节通利,以及清浊的分别,主要是依靠肾、膀胱和大肠、小肠来进行的。要是没有水脏、水腑等的作用,三焦的"如渎"和水谷的"分清别浊"的作用便不能完成,便会出现病态。正如《素问·水热穴论》:"肾者,胃之关也,关门不利,故聚水而从其类也。上下溢于皮肤,故为胕肿。"

总之,从三焦和脏腑的密切关系看来,可见三焦的物质基础是来源于人体的脏腑,并不是玄虚无物的;而脏腑的生理功能活动,又是依靠"三焦生化的动力"来推动完成的。所以说,三焦是人体生化的动力,也可以说是脏腑生理功能活动的概括。因此,《灵枢·本输》一方面说三焦是"孤之府",另一方面又说"是六府之所与合",是有它深刻的意义的。

(四) 结束语

三焦有形与无形之说,历来争论不一,但从有关经文看来,个人认为三焦是无形的。不过所谓"无形",是说没有固定形态,肉眼看不到的意思,并不是说它是玄虚无物。

从三焦的作用来分析,三焦是有名有用而无形的,它是人体生化的动力,它的物质基础来源于脏腑,所以,也可以说它是脏腑生理功能活动的概括。

由于个人读书不多,对祖国医学基础理论体会不深刻,以上肤浅之见,也许是错误的,但为了贯彻党的"百家争鸣"的方针和各抒己见的精神,特提出以上的看法,以就正于博雅之前,并希望能起到"抛砖引玉"的作用。

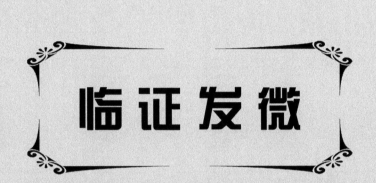

临证发微

一、治郁不离肝

郁证的致病原因,有外感六淫之邪、有七情内伤之变、饮食所伤、药石乱投、久病生郁或郁久生病等不同。因而,在分类上《丹溪心法》有气郁、血郁、痰郁、湿郁、火郁、食郁等之分,在治疗上同样要探本溯源,针对不同的病情而采取相应的方药。但在六郁之中,以气郁为最主要,无论应用什么方药,都要着眼于气机的调节,治郁先治气,调气先治肝,才能达到治疗效果。

肝为风木之脏并贮藏血液,内寄相火,性喜疏泄条达,是一身气机的枢纽。人身脏腑气血的调和、经脉的运行循环、营卫的和谐、表里上下的畅通均与肝气的疏泄条达有关。如七情过极以致肝不能行其条达之性,气失疏泄,则本经自郁而为气郁。气为血之帅,气行则血行,气滞则血行不畅而为血郁;气机郁滞,则脾失健运,肺不治节,肾的蒸化失常,痰、湿、食郁乃生;气郁久则化火,灼伤阴血,则为火郁之变,可见气郁是诸郁的关键。所以,《证治汇补》曰"郁病虽多,皆因气不周流,法当顺气为先,开提次之",确是经验之谈。丹溪以越鞠丸统治六郁之论,为治郁之规范。盖此方的组成主要是理气之品,气机畅通,则诸郁自舒。

治郁必治气,调气不离肝。我是常用逍遥散加减论治,盖此方有疏肝扶脾之功,不仅肝郁脾虚用之有效,如用之得当,则诸郁可解,兹举例如下。

1. 痰郁瘰疬

本病初期,于颈项及耳前后一侧或两侧结块肿大如花生米大,一个或数个不等,肤色不变,按之坚实,推之能动,不热不痛。多由于肝失疏泄,脾失健运,痰湿内生而致,常用本方配消瘰丸加合欢花、猫爪草治之,从而达到疏解、化痰、软坚并用之功。

2. 经行胀痛

妇女经行前后不定,量多少不一,色泽暗红而夹紫块,经将行乳房、少腹、小腹胀痛剧烈,经行之后则舒,平时带下量多,色白、质如米泔,此属肝气郁结,脾失健运,湿瘀互结之变。常用本方配金铃子散加香附、素馨花、扁豆花、炒苡仁、吴茱萸、莪术治之。此为治气郁为主的同时,兼治血郁、湿郁之法。

3. 妇女乳癖

乳房一侧或两侧出现大小不一的硬结肿块,呈卵圆形,质地坚实,推之移动,边缘清楚,肤色如常,经将行胀痛剧烈。多由于情志内伤,肝郁痰凝,痰瘀互结而致。常用本方配二陈汤加夏枯草、海浮石、瓜蒌皮、莪术、炒山甲治之。此即疏肝解郁为主,兼以化痰通络之法。

4. 哭笑无常

夜难入寐,甚或夜间游走,或喃喃自语,或悲伤哭泣,或痴笑不休。此属心阴亏损,魂神不安之变,多由于情志内伤,肝郁化火而病。治宜柔肝解郁,养血安神之法。常用本方配甘麦大枣汤加酸枣仁、合欢花、玉兰花、熟地黄治之。此即疏养合用,心肝同治之法。

5. 宿食郁滞

暴饮暴食之后,脘腹胀满,嗳腐吞酸,肠鸣腹痛,腹痛即泻,泻后痛减,大便酸臭。此属过食损伤脾胃，食不及化，壅滞中焦，脾失健运，肝失疏泄之变。治宜消食导滞，行气和中。常用保和丸加柴胡、甘松、炒谷芽治之。在消食导滞之中，加用疏肝之品，即是治郁不离肝之意。

从以上的举例可以说明治肝郁的重要性。当然，我们强调治郁不离肝，并不否定其他的治法，如宿食停滞的食郁，以消食导滞的保和丸为主，加用治肝郁之品，其目的在于促进脾的健运。

二、疏肝与柔肝

治肝之法，前贤留下极为丰富的经验。如《素问·脏气法时论》："肝苦急，急食甘以缓之……肝欲散，急食辛以散之，用辛补之，酸泻之。"《素问·六元正纪大论》："木郁达之。"《难经》："损其肝者缓其中。"《金匮要略》："见肝之病，知肝传脾，当先实脾。"清时王泰林在《西溪书屋夜话录》分有肝气、肝风、肝火三大证治，提出治肝三十法。这些丰富的内容，温病大师叶天士归纳为"治用、治体、治阳明"三大法。

前贤以上的论述，都是极为宝贵的经验总结，应该很好地继承和发扬。在多年的临床中，笔者认为疏肝与柔肝最重要，因为肝为风木之脏，内寄相火，体阴而用阳，主藏血疏泄，性喜条达，恶抑郁，主生发阳气，为将军之官，易动易升，为刚强之脏。所以七情过极，最易伤肝，导致肝气郁结，气机不畅，治之当用调气之法，以达到"疏其血气，令其调达，而致和平"的目的，如治不及时或不当，则郁久化火伤阴，治之当用柔养之法，才能使其阴精恢复，保持"敷和"的功能。

由于肝阴易亏，肝阳易亢，因此，在疏调肝气郁结之时，必须注意"疏中有养"，防其损伤阴血。如妇女月经将行之时，胸胁、乳房、少腹、小腹胀痛并作，经行前后不定、量多少不一等，此多属平素抑郁，或忿怒过度，以致肝气逆乱之变，常用柴胡疏肝散加当归、黄精治之，以疏为主，兼以养之。肝阴亏损，精血大伤，宜用滋润柔养之法，但必须"养中有疏"，防其滞腻。如妇女经行淋漓，量少色红，头晕耳鸣，夜难入寐，脉象细数，苔少舌红者，此属肝肾阴虚，冲任亏损之变，常用两地汤配二至丸，酌加当归、素馨花、合欢花、生谷芽治之，以柔养为主，兼以疏解。

以上疏肝与柔肝的不同用方，是根据病情的不同而定的，但也可选用在一方之中疏、养并治的，如《和剂局方》之逍遥散，傅山称之"逍遥散最能解肝之郁与逆"。方中以当归、白芍养血柔肝；茯苓、白术、甘草健脾和中；柴胡、薄荷调舒肝郁；陈皮、煨姜暖振胃气。全方是"治用、治体、治阳明"俱备的妙剂，符合"木郁达之"的原则。如以疏肝解郁为主，则加芳香鼓舞之玫瑰花、玉兰花；以柔养肝阴为主，则加黄精、熟地黄、枸杞子，则疏解而不伤阴，柔养不呆滞。

总之，治肝之法，不论是疏解或柔养，都要注意"肝阴易亏，肝阳易亢"的特点，用药宜甘润而不宜刚燥，宜平和而不宜攻伐，柔之则木荣，和之则肝阳不亢，肝血充足，阴精盈满，气机舒畅，诸病可除。

三、谈治血之法

治血之法，前人的论述很多，首先要辨别疾病的寒热虚实，血寒则温通，血热则清润，血虚则补养，血实则攻破。但血病多瘀滞，不论是或温或清，或补或攻，都应着于瘀，有瘀则化，无瘀则防，则其疗效显著。如血寒有实寒、虚寒之分。前者治之宜温经通行，可用当归四逆汤加干姜、附子之类，以干姜、附子加强其温开之力，促进血脉的通行；后者则宜温养扶阳，可用当归生姜羊肉汤加肉桂、附子之类，既能扶阳散寒，又能温养血脉，则阳复血充，自无瘀滞之患。血热则宜清宜凉，但血性本温，遇寒则凝，用之不当，反而留瘀为患，故在选方用药之时，在清热凉血之中，必须佐以通行之品，如芩连四物汤、泻心汤之类，即取芩连能泻火止血，又取当归、川芎之辛润，大黄之苦降以祛瘀逐陈，清除离经之血，则血止而无留瘀之患。血虚则宜补宜养，补养之法，有补血与活血并用，如四物汤之类；有阳生阴长,益气生血之法,如当归补血汤。在补养之中,取当归之滑润,川芎之走窜,可防止纯补壅滞之偏颇。血实则宜攻宜破,但血实有热结和寒凝之分,治之又当有凉开与温行之别,前者可用桃核承气汤、泻心汤或抵当汤之类以清热逐瘀、化滞通行;后者则宜小调经汤(《血证论》)或少腹逐瘀汤之辛窜走动、温化逐瘀。痰湿为患者,宜用祛湿化痰、活血逐瘀之品,如导痰汤加当归、赤芍、苏木、浙贝、石菖蒲、远志之类。虫积壅塞而导致血脉不通者,可宗酸苦辛甘能温下清上之乌梅汤加槟榔、使君子、榧子、三棱、莪术之类以杀虫逐瘀。七情过极,肝气郁结而导致气滞血瘀者,可用疏肝理气、活血化瘀之法,如越鞠丸、血府逐瘀汤之类化裁。

总之,气血以流通为贵,而血病多瘀,影响血脉的通行,因而对血病的治法,虽然有或补养,或攻伐,或温化,或凉开之别,但其终归均在“通行”二字,在选方用药之时,既有常法,又有变法,必须注意“止中有化,化中有止”,止血不留瘀,补血不滞腻,有瘀则化,无瘀则防,从而达到如《素问·至真要大论》所说的“疏其血气,令其调达,而致和平”的目的,才能保证气血运行不息,营养全身,维持健康。

四、治水与治血

水病血病的发生,各有不同的病机,自有不同的治法和方药。但在病变过程中,两者往往相互影响。正如《金匮要略·水气病脉证并治》所指出的“病有血分水分之分”,以及其治疗的难与易而言,但实际上却导出了血病可累及水,水病可累及血。在治疗上,则“去水,其经自下”,可见治水与治血的密切关系。

治水与治血之法,同样是要根据病情的寒热虚实而定的。在这里,我想谈治瘀利水与滋水生血的一些体会。

1. 化瘀能利水

水肿之为病大致有阴水与阳水之分,阴水治宜温化补养,阳水则宜清利通行,此为常治之法。若由于瘀积日久(肝脾大)而引起水肿,则必须用化瘀行水之法,如臌胀一病,历来有气、血、水、虫等之分。凡是湿热壅结于下焦,阻滞经脉,膀胱气化不利,以致气滞血瘀而腹大胀满,胸胁窜痛,腹部青筋暴露,小便短少者,此时治疗单用五苓散之类化气行水,其效不显。必须先用或配用桂枝茯苓丸、大黄䗪虫丸等活血化瘀之药,使其癥块消除,经脉得通,其水始行。又如妇女产后,多属虚瘀之体,小便淋沥或不通,少腹、小腹胀痛,身面浮肿者,此是冲任损伤,肝肾亏虚,瘀血内停,影响膀胱的气化功能。治疗时,在扶正的基础上常配用活血祛瘀、利尿消肿之法,以生化汤加辛而微温之泽兰和辛苦微寒之益母草治之,则既能养血化瘀,又能利水消肿。近年来时有报道,用益母草等活血化瘀之品治疗慢性肾炎尿蛋白,有一定的疗效,其理即是根据“血虚则精竭水结”(《血证论·阴阳水火血气论》)。瘀消则水通,其胶结自能消散。

2. 滋水可生血

血之为病,有寒热虚实之分,治之寒则温通,热则清开,虚则补之,实则攻伐。而补血之法,有从心以生血,如天王补心丹;有从肝以养血,如四物汤;有从脾论治,以养血之源,如圣愈汤、归脾汤;有从五脏互益以补血,如人参养荣汤。上述诸法各有侧重,但均取得了很好的效果。但我认为肾藏精而主水,藏真阴而寓元阳,是气血生化之始,有些疾病必须滋养肾水,补其根基,才能促进血液的恢复。如长期接触放射性物质而导致四肢困倦,全身乏力,以致血红细胞、白细胞减少,血色素偏低者,常用左归丸(饮),加减治之,能收到理想的效果。又如妇女月经过多或分娩时出血过多,以致出现头晕目眩,面色苍白,肌肤干燥,头发易脱,脉象细弱等一派虚证,常用归芍地黄汤加减治之,从而达到滋阴补肾、益水生血的目的。

以上是就水病血病的偏重,谈了在治疗上有主次之分,但由于水与血均属阴类,其病变时时相关,因而在治疗上往往是水病血病同治。正如《金匮要略·妇人杂病脉证并治》指出"水与血俱结在血室也,大黄甘遂汤主之"。如妇女经闭不行,小便不利,两胫浮肿者,用大黄、甘遂攻破血水之结,以当归、阿胶、益母草养血化瘀,则小便通利,经水来潮。

五、谈 瘀 血

瘀血,是体内一部分血液潴留停滞于一定部位的病证。根据瘀积部位的不同,凡流溢在经脉之外,积存于各个脏器及组织间隙的坏死血液,称之为"恶血"或"败血";因血液的运行受阻,瘀涩在经脉内或器官内的称之为"蓄血",如太阳病热邪与血搏结于膀胱,少腹急结、硬满的抵当汤证。

瘀,既是致病的因素,又是病理变化的产物。在临床上有因瘀致病和因病致瘀之分,前者叫做血瘀,如产后气滞血凝,经脉阻塞,恶露不下的血晕证;后者称之为瘀血,如跌仆损伤、月经闭止等而致之血液离开经脉或在经脉中停滞。但两者均属血行失其常度,治疗均不离活血、行血之法。

(一) 瘀血的形成

七情过极、外感六淫、跌仆损伤及出血处理不当等,都可以导致血液运行的失常:有的停阻于经脉,有的离经叛道而妄溢。

七情过极:七情的活动,是人体对外界环境的一种生理反应,在正常的范围内,是不会发病的。但情志的活动,是以五脏精气为基础的,如情志的活动过度,往往引起体内阴阳的失调,气血的不和,脏腑功能失常,经脉壅阻,血行停滞。正如元代朱丹溪所说:"气血冲和,万病不生,一有怫郁,百病生焉"。朱氏此说,虽是泛指气、湿、痰、热、血、食六郁而言,但《素问·举痛论》有"百病生于气"的说法,可见气郁为六郁之首。

外感六淫:六淫之邪,为人体重要的致病因素,其中尤以寒、湿、热三邪对气血的影响最大。寒为阴邪,其性收引凝固,能使血液凝聚。《素问·调经论》说:"血气者,喜温而恶寒,寒则泣而不能流,湿则消而去之……寒独留,则血凝泣,凝则脉不通"。湿为阴邪,其性重浊黏腻,阻碍气机的运转,最易伤人阳气,阳伤则血行不利而积聚。热为阳热之邪,主升主散,热甚则迫血妄行,热极则消耗津液,灼伤阴血,使血郁而成瘀。

跌仆损伤(包括刀伤、虫兽伤等)《灵枢·邪气脏腑病形》提到:"有所堕坠,恶血留内"。经脉受损,血液流溢脉道之外,停聚于各个组织间隙之处而为瘀。

出血处理不当:出血的病变,如经崩吐衄,用止血的方法治疗,这是不可非议的。但是只止而不化,血虽暂止而瘀留,则贻害匪浅!凡是吐、衄、经漏之症,均有离经之血,如恶血不清除,既妨碍新血的再生,又能聚而形成癥瘕。

总之,气滞、寒凝、湿困、热郁及跌仆、虫兽所伤等,为瘀血形成的主要因素,不论其停滞在脉管之内还是脉道之外,均足以造成脏腑功能的失常,气血的不和而引起种种病变,正如《素问·调经论》所说:"血气不和,百病乃变化而生"。所以对瘀血为患,必须加以重视。

(二) 瘀血的特征

瘀血的症状很复杂,但它的主要特征是:痛有定处,按之不减,夜痛较剧,甚则坚硬成块,固定不移,推之不散,舌质暗红,多有紫斑,脉沉涩有力。因瘀血停滞部位的不同,还可以出现不同的特征,如瘀在上焦心肺,可出现心悸、胸胁刺痛,或咳咯痰血,午后潮热,烦躁不宁,嗽水不欲咽,甚或健忘、神志昏迷。瘀血在中焦脾胃,则腹痛、肋痛或者四肢紫癜。瘀血在下焦肝肾,则季胁、少腹胀满刺痛,大便黑色,甚或少腹急结、硬满,如狂或发狂。在妇女则可出现月经不调、痛经、闭经等病变。瘀在肢体,可出现肢体疼痛、麻木或运动不灵、瘫痪、偏枯等症。总之,不论瘀血停滞在什么部位,都有它的临床特征,必须根据其所在部位及上下深浅,加以细辨,方能对症施治。

(三) 瘀血的治疗

治血之法,综合前人的经验,主要是治血先治气。《医宗金鉴》说:"见血休治血,必先调其气"。《证治汇补》提到:"活血必先顺气,气降而血自下行;温血必先温气,气暖而血自运动;养血必先养气,气旺而血自滋生"。血与气,有十分密切的关系。气行则血行,气滞则血凝。所以治疗气弱血虚,可用益气生血之法,如投以当归补血汤;治疗气虚血停,可用补气消瘀之方,如《医林改错》的补阳还五汤,便是治疗气虚而有瘀积瘫痪的常用方剂。

根据治血的大法,对瘀血的治疗,不外乎疏、温、活、行之法,如气滞血凝的月经疼痛,可用逍遥散加味,以收疏肝解郁、活血化瘀、调经止痛之效;寒凝经闭,可用温经养血之方如温经汤之类;产后恶露不下,少腹、小腹硬痛,可用又生又化活血祛瘀之法,如生化汤;瘀血久积,癥瘕已成,需用行血破血之品,如桂枝茯苓丸、抵当汤之类。由于瘀的所在部位不同,因而在治疗上除针对病情之外,还应根据其不同的部位,采取灵活的方法。如瘀在上焦,药宜宣通;瘀在中焦,又宜芳化,药应冲和,以顾护胃气;瘀在下焦,药宜宣通;瘀在肌肤、经络,疼痛青紫,除内治之外,还应酌情配合外治,以促进其活血化瘀的功能。

活血化瘀之剂,用之得当,可祛瘀而生新血;如猛攻太过,则正衰而瘀不化,反而贻误非浅。所以选药时,宜用既能活血,又能补血之品,如参三七、鸡血藤、益母草等;气行则血行,化瘀宜酌用血中之气药,如延胡索、香附等。血液为人体重要的物质,纵宜峻攻,亦应选用攻瘀而不伤正之品,如虫药的水蛭、虻虫及泽兰、苏木之类,从而达到瘀去正复,早日恢复健康的目的。

(四) 病例介绍

例1 咳血胸痛

蒙某,男,27岁,贫农社员,百色县长平大队人。1968年6月就诊。

一月前发热、口渴、咳嗽、胸痛,痰带鲜红血丝。自行煎服鲜黑墨草100g,枇杷叶15g,藕节50g,每天一剂。2天后,咳嗽减轻,发热、痰血已愈,唯仍不时微咳,左胸隐痛。隔5天之后,又咳出痰血,如此反复咳血已4次。能寐而多梦,胃纳尚可,二便正常。脉弦细而略数,苔薄白,舌边尖红。

按 患者体形高瘦,为阴虚阳亢,火邪刑金之变,自用益阴、肃肺、敛血之法,药尚对症,故暂收止血之功。然止血不化瘀,离经之血,始终未除,瘀不去则新血不生,所以胸胁隐痛,不时咳血。为祛瘀以生新血,仍守原方,加入炒大黄6g,苏木15g。苏木甘平,为化瘀而不伤正之品;大黄苦寒,既能理气导滞,又有引降消瘀之功。患者连服3剂后,果然胸痛顿消,咳血亦止。嘱自取新鲜山药半斤至1斤煮当菜吃,连续半个月。观察3个月,病未再发。

例2 产后血晕

梁某,女30,岁,百色县某小学教师。1956年4月就诊。

患者平素心悸气短(经X线透视为心脏扩大)。新产第2胎后,恶露量极少,色紫红,少腹、小腹胀满疼痛。气息短促,神昏口噤,两手握拳,牙关紧闭,面色唇舌紫暗。脉迟而中止,止无定律。

按 本例为新产之妇,症属有余,脉为不足,乃虚实夹杂之症。拟采用补气消瘀并施之法,用独参汤(红参6g)送服失笑散6g。取独参汤益气生血,失笑散活血通窍。并针刺手厥阴心包经之中冲穴,以加强醒神开窍,促进气血流通。针入之后,患者果然苏醒。当天连续独参汤送服失笑散3次,以后转用加参生化汤半个月,以巩固其效果。也许有人会说,十九畏歌中明明写着"人参最怕五灵脂",今以独参汤送服失笑散,岂不是明知故犯吗?人参畏五灵脂,那是常法;今根据病情而合用,这是变法。与张仲景在甘遂半夏汤中将甘遂与甘草合用之意相同。

例3 阳明头痛

陈某,男,36岁,某部队。1972年1月就诊。

一年来睡眠时好时差,入寐则多梦。前额头闪痛,入夜更剧,曾先后服过镇静止痛之药(药名不详),仅能取效于一时,药力过后,头痛依然。胃纳尚可,大便干结,小便自利。脉沉而有力。苔薄白而微黄,舌边尖紫暗。

按 前头为阳明经所属,阳明系多气多血之经,此乃瘀热互结,上冲精明之府,所以前额头闪痛未已;血者阴也,故入夜更剧。用苦寒下夺,佐以活血祛瘀之法,以小承气汤加桃仁、红花、白蒺藜治之,连服3剂,头痛消失,后以人参养荣汤以善其后。

例4 瘀血腰痛

王某,女,28岁,合浦县某水产站营业员。1971年11月就诊。

三月前腰痛、尿痛、尿血,经西药治疗,尿痛、尿血已好,但仍腰痛,久坐久站不能。下午潮热,口干而不多饮。睡眠欠佳。胃纳尚可,大便正常。脉细而略数,舌边尖有红点。

按 肾主水而腰为肾之府,尿血虽好而腰痛未已,此属贻瘀之变;失眠、潮热、脉细而数,又为水不足以济火之征。拟补肾之阴,佐以化瘀之法,用五子补肾丸加减:

覆盆子10g 车前子10g 五味子5g 女贞子10g 枸杞子12g 鸡血藤20g 益母草50g 泽兰6g 地骨皮10g 旱莲草20g 丹皮10g

守上方出入,共12剂收效。

例5 少女经痛

黄某,女,17岁,某厂工人。1972年8月不诊。

十三岁月经初潮。一年来经前、经中小腹胀痛,痛甚于胀,痛剧时冷汗出,唇面青紫,四肢凉而不温,经行三、四天之后,痛胀自然缓解。经期落后,量较多,色紫红有块,平时带下量多,色白质稀如米泔,无特殊气味。胃纳、二便正常。脉沉实,舌苔正常。肥胖体形。

按 其脉证,乃寒凝血瘀之证,拟活血温通之法,以《医林改错》少腹逐瘀汤加减:

当归10g 赤芍12g 川芎6g 五灵脂6g 蒲黄5g 肉桂丝2g(另包冲服) 干姜5g 延胡索10g 小茴香3g 益母草10g

上药连服6剂,以后在月经将行之前服3剂,3个月为1个疗程。经服9剂后,次月月经来潮痛胀减轻,经色转红,夹块亦少,前后共服药15剂,月经即正常,观察1年,病未再发。

例6 瘀血脱发

农某,男,25岁,平果县城人。1945年10月就诊。

半年来,头有轻度痒感,头发脱落斑斑,已自服补肾药品如何首乌、黄精之类多次,不见效果。脉沉涩有力。苔薄白,舌有紫暗点。形体壮实。

按 发为肾之外荣,亦为血之余,精血不足,固然可导致头发枯萎脱落,但患者形体壮实,且多次服用滋养精血之品,亦无见效,这说明不是全身精血不足,而是络脉阻塞,精血不能上注滋养头发,故头发枯萎自脱。乃取活血通窍之法治之:

石菖蒲6g 柴胡3g 葱白10g 川红花5g 当归尾10g 荆芥穗3g

上药连服10剂后,头发停止脱落,以后守本方出入,每隔3天服1剂,连续半年而收效。

六、见痰休治痰

痰浊是某些疾病的病理产物,反过来也是致病的因素。但总的来说,因病而致痰的为多,是主要方面,而因痰致病者临床上较为少见。疾病是本,痰浊是标,所以前哲有"见痰休治痰"之说,在治疗上,要着眼于"治其生痰之源"。

痰浊的发生,既有外感六淫之邪,也有七情内伤以及饮食失度,劳役损伤等多方面的因素,这些因素,都能导致脏腑功能失调,气血不和,水谷津液输布排泄障碍而发生痰浊的病变。例如,肺是娇脏而主皮毛,为水之上源,有宣发肃降,通调水道的功能,若外受风寒之邪侵犯,治节无能,则水道的通调失常,水液停聚而变为痰;肝司疏泄而喜条达,主生发之气,以敷和为荣,有斡旋一身阴阳气血的作用,若七情内伤,肝气郁结,疏泄失常,横逆脾土,则津液不能输布,停聚日久而变为痰;心主血脉的运行,是阳中的太阳,心阳旺盛,则血行通畅。津液得化,若心阳不振,或脉道痹阻不通,则津液凝聚成痰;脾属土而居中州,有运行水湿之功,能通达上下,为水谷精微升降运行的枢纽,若脾气虚弱,运化升降失常,则水湿、精微可化为痰;肾为水火之脏,内藏真阴而寓元阳,能蒸化水液,使体内水液保持相对平衡,若肾中阳虚,命门火衰,则水液凝聚而化为痰。从以上的说明,可见五脏的病变,都能导致痰浊的产生,其中尤以脾肾二脏为甚,因脾主湿而肾主水,脾肾阳虚,不仅本脏自病而凝聚成痰,而且脾肾属先天和后天,其病变还常常波及他脏。所以前人有"脾为生痰之源","肾为生痰之本"。张景岳则更明确地指出:"五脏之病,虽俱能生痰,然无不由乎脾肾"。前哲之论,确是明析而珍贵。

痰浊的原因,虽然是错综复杂的,但都不离脏腑经络气血的失常,因而其治疗之法,应从调理脏腑经络气血入手,"善治者,治其生痰之源"。使脏腑经络功能恢复,气血调和,则邪去正复,痰浊自消。

治痰之法,前人的论述很多,有攻逐、消导、和、补、温、清、润、燥、息风、化瘀等的不同,但我认为最主要的是温化与清热,因为痰之所以产生,不是阳虚不化湿,就是火热炼液成痰。现举例略陈如次。

肾阳虚弱不化水,水湿停聚而为痰,当本"病痰饮者,当以温药和之",以苓桂术甘汤或肾气丸(汤)治之,即是温阳化痰之法;肺结核正虚,肾阴亏损,虚火上炎,炼液成痰,当用都气丸或知柏八味丸之类治之,即是滋润肺肾之阴而清虚火以化痰;又如肥人多痰而气虚,常见体质肥胖,气短乏力,性感冷淡,纳食不香,在妇女则有带下量多,色白质稀,月经量少等,此为脾肾阳虚,水湿不化成痰,治当温煦脾肾,可用附子汤或肾著汤加附子、巴戟天、淫羊藿之类,使脾肾阳气振奋,则水湿能化,其痰自消。

总之,疾病是本,痰浊是标,"见痰休治痰",不是不治痰,而是从根本去治痰之源。当然,在病情危急的情况下,偶然也有"急则治其标"的,例如,痰浊蒙蔽心包,出现神昏谵语而用苏合香丸的温开,便是治标之法。

七、虚痰治肾

痰的形成,有外感六淫之邪,也有内伤七情之变。在病性则有寒、热、虚、实之分,在病位有在经、在络、在脏、在腑之别。但痰之所生,不论病因是由于外感或内伤,均是脏腑功能失常,水谷不能化为气血,反而变为痰湿停滞,所以治痰之法,依照标本缓急,虽有清热、燥湿、温化、润燥、消食、理气等的不同,但最终仍着眼于脏腑功能的恢复,从而达到治病之本以除痰。这里着重谈谈虚痰治肾的重要性及其一些临床体会。

虚痰,张景岳作了简要说明:"虚实二字,全以元气为言,凡可攻者便是实痰,不可攻者便是虚痰……虚痰者何? 谓其元气之虚也。"痰是病之标,元气虚是病之本,而元气之所以不足均与脾肾有关,其中尤以肾为最主要。盖肾为先天,藏真阴而寓元阳,是水火之脏,为元气之根本。肾阳虚弱,命门之火衰微,既不能蒸化水液,又不能煦暖脾土以制水,水津不化而壅滞为痰湿;肾阴亏损,虚火上炎,肺失治节宣降,灼烁肺阴,炼液成痰。故痰的表现虽在脾与肺,但其根源则是肾阳的衰微或肾阴的亏损。所以,虚痰的治疗必须从肾功能的恢复着眼。

本着"虚则补之"的原则,虚痰之治,当用扶正祛痰之法,但肾的不足,有阴虚与阳虚之分。阴虚者,宜壮水以制火,如肺结核潮热盗汗,咳嗽痰多,痰中夹血丝,苔少舌红,脉细数者,常用百合固金汤(熟地黄、生地黄、百合、麦冬、当归、白芍、贝母、玄参、桔梗、甘草)加减治之。本方既能滋肾水以制火,又能润肺以化痰,是肾阴亏损,虚火上炎,灼伤肺阴,炼液成痰常用之方。阳虚者,宗"病痰饮者,当以温药和之",而用补火以制水之法。如老年咳嗽痰多,气喘时作,神疲倦怠,四肢不温,舌苔薄白而润,舌质淡嫩,脉象虚迟者,常用桂附八味丸配参蛤散治之。本方既能温补命门之火以化水,又有渗湿以化痰之功,标本并治,其效可期。总之,痰之本在肾,痰者水也,治痰必治水,治水不离肾,尤其是虚痰虽然病情错综复杂,但其根源则在于肾之不足,当辨明其属阴虚或阳虚,采取滋补或温养之法,治其病根,则其痰自消。

八、虚人感冒的治疗

《素问·通评虚实论》说:"精气夺则虚。"虚人,是指脏腑亏损、元气虚弱、抵抗力减弱的人而言。凡禀赋不足,后天失养,病久正伤,均可致之。在此种情况下患感冒,称之为虚人感冒。

根据临床症状,感冒一般分为外感风寒和外感风热两大类。在一般情况下,前者宜麻黄、桂枝之类辛温解表,后者宜银翘、桑菊轻剂辛凉取汗。若是虚人感冒,正气本虚,如果单取汗法,不仅邪不外解,且有汗出正伤、引邪内陷之虞。所以对虚人外感的治疗,必须根据阴阳气血之亏损、邪正的消长,采取"损者益之"、"虚则补之"、"劳者温之"、"形不足者温之以气、精不足者补之以味"的基本原则,在扶正的基础上,加以疏解之法,才能收到预期的效果。

1. 血虚感冒

本型的临床主症为头痛,发热,鼻塞,流涕,微寒无汗,口渴不欲饮,形体瘦弱,面色苍白,大便干涩,小便淡黄,苔薄白而舌质淡。以其血脉不足、抗邪力弱,虽属表证而脉不浮。治宜养血解表,可用《外台秘要》葱白七味饮(葱白、干葛、新豉、麦冬、熟地、生姜、劳水)加减治疗。

例1 薛某,女,37岁,灵山县人。

平素体质羸弱,诊前刚流产3天,症见头痛,鼻塞,微咳,腰痛,神疲乏力,脉虚浮,苔薄白,舌质淡。证属堕胎之后,气血已亏,复感外邪。治以扶正疏解为法。

处方 当归身9g 川芎3g 熟地黄15g 杏仁9g 鲜葱白18g 鲜苏叶18g 炙甘草6g 红枣3枚 老生姜3片

以当归、熟地黄、川芎养血扶正而充汗源,葱白、苏叶、生姜疏解祛邪,杏仁苦泄降气、宣肺止咳,红枣、炙甘草益脾和中。全方使祛邪而正不伤。服药2剂,表邪随汗解,复以人参养荣汤以善其后。

2. 气虚感冒

本型的特征为头痛,鼻塞,发热恶寒,自汗出,渴喜热饮,少气懒言,肢体倦怠,舌苔薄白,舌质淡嫩,脉浮大而无力。治宜益气解表,方选《脾胃论》补中益气汤加减。

例2 黄某,男,40岁,平果县人。

患肺结核已1年,现仍服抗结核药。近3天来头晕痛,鼻塞,流涕,咳嗽有痰,色白质稀,纳差,便溏,脉虚大,苔薄白,舌淡嫩。证属正气不足,邪乘虚而入。拟健脾补肺为主,佐以疏解之法。

处方 党参15g 白茯苓9g 炒白术9g 生黄芪12g 荆芥6g 羌活4.5g 北杏仁9g 百部15g 陈皮4.5g 炙甘草6g 大枣3枚 老生姜3片

方中以黄芪、四君健脾益肺,荆芥、羌活疏表祛邪,百部、陈皮、杏仁降气宣肺、化痰止咳,复以生姜、大枣、甘草调和诸药而调营卫。全方扶正而不滞邪,发表而不伤正。服药3剂,外邪解除。

3. 阴虚感冒

本型的主症为头晕耳鸣,虚烦不寐,腰膝酸软,鼻塞,微咳,有痰或无痰,大便干结,小便淡黄,脉细或细数,舌苔少而舌质红。治宜滋阴发汗,方选《通俗伤寒论》加减葳蕤汤(生葳蕤、生葱白、桔梗、白薇、豆豉、薄荷、炙甘草、红枣)化裁。

例3 陈某,女,42岁,灵山县某公司职工。

平素头晕耳鸣,心悸不寐,自感时冷时热,经行前后不定,量多少不一。近日头晕而重,鼻塞微咳,大便4日不解无所苦,小便淡黄,脉细,苔少,舌质淡红。证为阴血不足,复感外邪。拟滋阴养血与发汗解表并用,防其偏弊。

处方 生党参15g 当归身9g 麦冬9g 熟地黄15g 生苏叶9g 生薄荷叶9g 生葱白15g 炙甘草6g 大红枣3枚

方中以党参、当归身、熟地黄、麦冬益气养阴以扶正,葱白、紫苏叶、薄荷发汗解表以祛邪,草、枣和中而调和诸药。全方滋其阴以充汗源,发其汗以祛邪,熟地黄与发表药同用,补而不腻,散而不伤阴,补中有散,散中有补。服药2剂,汗出表解。

4. 阳虚感冒

本型的特征为头重痛,鼻塞,发热或不发热,恶寒重,无汗,肢节酸痛,倦怠乏力,语言低微,苔白舌淡,脉浮软或沉细无力等。治宜温阳、益气、发汗,方选《伤寒论》麻黄附子细辛汤或《伤寒六书》再造散(黄芪、党参、桂枝、白芍、熟附子、细辛、羌活、防风、生姜、大枣、川芎)之类加减治之。

例4 陈某,女,29岁,钦州地区某厂职工。

婚后3年未孕。平素自感形寒肢冷,少腹、小腹不温,月经错后,量少色淡,带下色白质稀。经妇科检查提示子宫发育不良。现感头晕痛,鼻塞,恶寒无汗,大便溏薄,小便清长,脉虚细,苔白舌淡。婚后3年不孕,形寒肢冷,月经错后,带下色白质稀,此乃阳虚宫寒之变;头痛,恶寒,鼻塞,为外感寒邪之征。按照"急则治其标,缓则治其本"的原则,拟标本并治,待新邪已解,然后专图其本。

处方 炙黄芪15g 党参15g 制附子9g 当归身9g 细辛3g 生葱白9g 羌活4.5g 艾叶6g 吴茱萸1.5g 老生姜3片 大枣3枚

黄芪、党参、附子、当归身温阳益气养血以扶正,细辛、羌活、葱白、艾叶、吴茱萸温经散寒以解表,姜、枣同用,不仅能调和诸药,防其偏弊,且能调和营卫,从而达到扶正祛邪的目的。服药2剂表解,后以艾附暖宫丸(艾叶、香附、当归身、川芎、白芍、熟地黄、续断、肉桂、黄芪、吴茱萸)加减以治其本。

总之,感冒、表证、新病,标也;虚人、里证、旧病,本也。治之当以本为主,兼以治标,以达扶正祛邪之目的。治本之法,虽有多端,但不外乎脏腑、气血、阴阳这几个方面。而五脏之中,又以脾肾之脏为治疗中心。因为脾主健运而升清,是气血生化之源,是后天之本;肾贮藏精气而为阴阳之根源,是气血之始,是先天之本。肾气充沛,脾气健旺,精血满盈,则正气可复,营卫调和,抵抗力强,外邪易除。

九、房事外感证治

房事外感,是指行房伤精之中,骤然风寒,或感冒风寒未愈而行房,或夏日行房之后,恣意乘凉,触犯风寒之气而得,或旅途劳役伤精,抗病力弱而感受外邪之病变。古人称之"夹阴伤寒"。由于本病的发生,是与性生活有关,民间称之"夹色伤寒"。多见于男子,临床少见。但由于行房而得的病变,精气亏虚,复感外邪,表里合病,虚实夹杂,来势猛烈,如处理不及时,常有生命之危!

1. 病因病机

前人对本病的发生,历来有主阴主阳之分,主阳者,认为病属阳虚阴盛,治宜温肾回阳,药用四逆汤、参附汤、麻黄附子细辛汤之类;主阴者,认为本病属阴虚阳亢,治宜滋阴抑阳,药用黄连阿胶汤、黄连鸡子黄汤、加减复脉汤之类。虽然两者均有道理,但均是片面之说,只强调阴阳问题,忽略了外邪为患,是不符合临床实际的。从临床所见,其症状身热面赤,头痛如破,全身骨节酸痛(尤以腰胫为剧),困倦嗜卧,头重不举,或身虽热而下肢冷,口虽渴而喜热饮,少小腹拘急而痛,六脉沉细弦,或浮而无力等一派表里虚实杂夹之症,临床之时,必须加以细察,全面分析,庶不致误。症见行房之后,身热恶寒,肢节疼痛,头痛如破,少腹拘急,口燥咽干,心烦不寐,面赤肢冷,苔少舌红,脉象细数无力者,此为肾阴本虚,行房之后,肾精愈亏,复感外邪之变,治宜滋阴以固本,清解以祛外邪,六味地黄汤加麦冬、生地、桑叶、薄荷、防风、白蒺藜、龙眼叶、桃叶治之。行房之后,畏寒肢冷,头目晕重,倦怠乏力,懒言气短,面青肢凉,脉象虚弱者,此为素禀阳气不足,行房之后,肾阳更虚,感受风寒之邪而发病,治宜温里解表,急时可先用艾条灸神阙、中极、足三里等强壮穴位,以回阳救逆,再煎服参附再造汤以温里解表。

2. 典型病案

例1 黄某,男,24岁,干部,1994年5月22日初诊。

初诊 自诉头痛发热已2天。前天参加篮球赛之后,当天即以冷水淋浴,睡至半夜发热恶寒,头痛如裂,全身酸痛,腰痛如折,胸腹灼热,下肢不温,头重不欲举,舌边尖红,苔薄白,脉沉伏。脉证不合,舍脉从证,拟外感风热论治,用辛凉解表法,方用桑菊饮合银翘汤合剂加减,连服2剂。

二诊 药后仍发热昏沉,头痛尤以两太阳穴剧痛,全身骨节酸痛,舌尖红,苔薄白,脉仍沉伏。为何按外感辨治无效?是病重药轻,还是辨证有误?乃详询其家属,追查病史,始知当晚入睡之时,曾有过性生活,半夜醒后,即觉头晕头痛,发热恶寒,全身困倦,四肢乏力,病发于行房劳累之后,故症似外感,而脉似内伤,虚实夹杂,故治宜用滋阴疏解之法,用六味地黄汤加减出入。

处方 熟地黄15g 生地黄10g 山茱萸10g 淮山药15g 南丹皮10g 茯苓10g 泽泻10g 桑叶10g 白蒺藜10g 防风10g 苦丁茶10g 生甘草6g

水煎服,连服3剂。

药后热退,头痛头重消失。继用龙眼叶、鲜桃叶当茶饮,以清余邪,服异功散,人参养荣汤善后调理十余日后收功。

按语 本案初诊脉证不符,舍脉从证,从外感风热论治,药重清解邪热,未能顾护衰竭之阴精,故疗效不满意。二诊询得其有性交史,故按房事外感辨治,用六味地黄汤滋阴补肾以固其本,桑叶、防风清润疏解而不伤阴,白蒺藜、苦丁茶二药甘苦凉温并用,则散风清利头目之功倍增,甘草解毒而调和诸药,共奏扶正祛邪,标本兼顾之功。

例2 李某,男,28岁,农民,1954年元月25日诊。

初诊 自诉夜来连续2次行房之后,即感腰脊酸软,头晕头重,两目昏花,恶寒肢冷,鼻塞,虽盖厚被而不温,神疲乏力。诊时面青唇白,语音低沉,但尚能对答如流。脉虚细弱,舌苔薄白,舌质淡嫩。症属肾阳不足,行房之中,复感风寒之邪。治拟益气温阳为主,以驱外邪,仿参附汤与麻黄附子细辛汤出入。

处方

(1)制附子10g(先煎) 党参20g 北细辛3g(后下) 防风10g 秦艽10g 当归10g

2剂,水煎服。

(2)隔姜灸百会、神阙、中极、足三里各10分钟。

二诊 隔姜灸和服药以后,四肢稍温,头晕头重减轻,脉细,舌淡,苔薄白。守上方去防风、秦艽,加龙眼叶10g,桃叶10g。清水煎服3剂。

三诊 药已,精神好转,头晕重减轻,药即中的,仍守上方再服3剂,旋后饮食调理恢复。

按语 夫妻房帏之事,本为人情之常,但过之则有伤身体。本例患者,在寒冬之时,一夜连续行房2次,肾阳受戕,复感风寒之邪,故畏寒肢冷,头晕头重,神疲乏力,治之当以扶阳为主,以参附之温补,配隔姜灸百会、神阙、中极、足三里,则扶正回阳之力倍增,酌选北细辛、防风、秦艽以驱外邪,表里并治,以温里为主。方中之所以配用当归、龙眼叶、桃叶旨在化瘀导浊,且能防温药之燥,药证合拍,故收到预期效果。

3. 体会

(1)本病的发生虽有阴阳表里虚实之分,但病起于房事之中或房事之后,肾气先亏,阴精枯竭,复感外邪,治之应以肾虚为主,用药从扶正祛邪着眼,注意温阳不伤阴,滋阴不碍阳,疏解不伤正,正邪兼顾,表里并治,才能收到预期之效。

(2)肾藏精而为阴阳之根,是真阴真阳之所在,内寄相火,当其行房交合之时,相火与欲火交蒸,败精浊阴留于精室,影响精液的再生。故在辨证论治的基础上,宜酌配化瘀导浊之品,常用龙眼叶、桃叶。前者性味甘淡平,前者能疏解,后者能化瘀导浊,二药合用,既能疏解外邪,又能宣导气血,促进血液的流通,对舒筋养络,缓急止痛,收效更捷。

(3)行房外感是性生活过程中得的疾病,有些患者囿于习俗,隐讳实情,往往只说外感之事,而不愿提及房帏之事。为医者若不加以诊察,以普通外感论治,药不对症,则收效甚微,故在临证之时,除对患者注意四诊的详细收集,综合分析外,还要向患者家属了解,才能得到正确的辨证施治。

(4)本病虽是表里虚实夹杂之变,但都是肾阴亏竭,或肾阳衰微,正气先虚,复感外邪,治之宜时时顾护正气,选方用药,以冲和为贵,温不过燥,凉不过寒,清药防伤气,补药忌壅。

十、治麻贵透

麻疹是小儿流行性传染病,古人列为小儿四大症之首,多发生于冬末春初。由于各地生活、风俗习惯不同,其名称也不一致,如北京称之温疹,江南称痧疹,两广称之为疹子。

本病发生的原因,前人虽然有"内蕴热毒"和"外感时行"之说,但实际上主要是外感乖戾之气,火毒之邪从口鼻侵袭肺胃而起。以发热、咳嗽、目赤、眼泪汪汪、口腔黏膜上有粟形白点为特征,属于温疫病的范畴。一般可分为疹前期、疹出期、疹没期三个阶段。在发病的全过程,每一阶段都有不同的临床特征,但总的来说,主要是辨别疹子出没、色泽的吉凶顺逆。凡是发热三、四日,疹子按序而出,自头而胸背,由躯干而至四肢,从上到下,从阳经到阴经,色泽红润,热势不高,体温在38℃左右,三日出齐之后,先出先收,后出后收,热势渐退,三日收完,脉和身凉,为吉为顺;如疹子骤出骤没,色泽紫暗,或高热脉躁,或肢冷脉伏,均属凶逆之证。

麻疹的治疗,同其他疾病一样,也要辨证论治,根据不同的体质和不同阶段的脉证,采取不同的治疗原则。但总的来说,主要以清透解毒为主,尤其着重于"透"字。在疹前期,常用辛凉透毒之法,以银翘散(汤)加紫草、防风或宣毒发表汤(薄荷、葛根、防风、荆芥穗、牛蒡子、木通、枳壳、淡竹叶、桔梗、甘草、灯心草、升麻)治之。方中木通一味,嫌其苦寒,不利于宣透,常改用通草代之。通草性味甘淡微凉,能清热毒而不伤阴。如天气寒冷疹子欲出不出,则加葱白、芫荽之温开,以收反佐之功,促进疹子外透。在疹出期,热毒鸱张,热毒俱重之际,治之既要清热,又要解毒,但苦寒清热之品,最易引邪内陷,导致气闭血凝,肌肤闭塞,不得开通,麻疹不能出。所以当疹子正出之际,宜用辛凉解毒之法,常用升麻葛根汤加金银花、连翘、紫草、红花以清热解毒,开窍宣透,使疹出累累如珠,全身躯干、四肢、上下相同,总成一片,是为麻疹出透。升麻一味,前人曾有"升麻能升动阳气上冲,是以麻证最忌"之说(《麻科活人全书》),但升麻性味辛甘微寒,为足阳明太阴引经药,是清热解毒,辛开透疹之佳品,用之得当,其效显著。

当麻疹正出之际,若天气骤寒,或过用寒凉之品,以致疹子骤收而气息浅短者,此为麻毒内陷肺胃,肺失宣发,胃失和降之变,宜用荆防败毒散(荆芥、防风、柴胡、前胡、枳壳、羌活、独活、茯苓、甘草)煎水内服,并以芫荽煎水熏洗,以收温透疏开,促进疹子复出;如禀赋本虚,正气不足,以致疹子欲出不出,或出而不透者,宜用益气温透之法,以人参败毒散加葱白或芫荽治之。

疹没期为麻疹第三阶段,麻疹依次逐渐回没,症状减轻,又无合并症,此时宜注意余热未清,余毒未净,阴津亏损之候,当用滋养肺胃之阴及清余毒之法,以沙参麦冬汤(沙参、麦冬、玉竹、甘草、扁豆、天花粉)加金银花、淡竹叶、野菊花治之,既养肺胃之阴,又能清除未净之余毒。

以上的治疗,是指麻疹的顺证而言,如属险恶的逆证,又当别论。如麻毒内陷,人事昏沉,咳喘气短,此为火毒郁逆于内,肺气闭塞之变,当用麻杏石甘汤加黄芩、鱼腥草、前胡、龙脷叶之类治之,并外用芫荽温搽之法。

药物治疗固然重要,但饮食的宜忌,护理是否得当,也是不容忽视的。护理周全,饮食调节,可以减少或防止并发症的发生,一般要注意:①病孩绝对卧床休息,卧室要温暖,空气要流通,但要避免冷风直吹和强烈的光线直射;②衣着睡具要柔软,不宜太厚太硬;③保持口、眼、鼻的清洁;④注意多喝开水;⑤饮食以清淡而富于营养之品为宜,戒忌肥甘油腻或辛热燥辣之品。

总之,麻疹治疗的全过程,如能既注意护理的调节,饮食的宜忌,又时刻不忘"透"字,则火毒之邪得散,麻毒得解,其效可期。

十一、麻疹证治

麻疹俗称"疹子"或"痧子",是一种急性传染病,6个月至5岁的儿童最易感染,一年四季均可发生,但以冬春二季为最多。在祖国医学的论述中,对于本病的证因、防治等都有系统而详细的记载。兹将个人学习点滴体会,略谈如下。

(一) 麻疹的病因

本病的病源,古来多与天花同论,因而其议论纷纭,莫衷一是。如万罗田氏谓:"痘疹之原,有论秽毒者,有论淫火者,有论时行正病者,无有定论"。不过综合起来,大概有以下三种说法。

1. 外感天行说

宋以前的医家,多认为麻疹的病因,是由于外感时行不正之疠气而得。如晋代支法存氏谓:"疹症之发,多在天行疠气传染之时,沿门比屋相传,轻重相等"。支氏的提法,明确指出了麻疹是外感天行导致的疾病。后世的医家,亦多宗此说,如《张氏医通》说:"麻疹者……小儿居多,大人亦时有之,亦是时气传染之类"。《麻疹会通》也说:"麻非胎毒,皆属时行,气候暄热,传染而成"。

2. 内蕴胎毒说

胎毒之说,始于宋代。如宋时儿科专家钱乙说:"痘疹由于胎毒"。清时《万氏痘诊家秘》:"痘与疹皆胎毒"。所谓"内蕴胎毒",简而言之,即是胎儿在母胞孕育的过程中,禀受母体欲火之毒,或饮食不节之毒,即指与生俱来的一种火毒之气。由于此种毒气之蕴郁有轻重,因而其发病随之而有深浅的不同。

胎毒的所属问题,古来医家,见仁见智,各有所宗。有的说是"淫火",有的说是"秽毒",有的说是"血秽",也有说是"火毒",议论纷纷。如主张"火毒"之说的《幼幼集成》说:"胎毒者,即父母命门相火之毒也……凡思虑火起于心,恚怒火生于肝,悲哀火郁于肺,甘肥火积于脾,淫纵火发于肾,五欲之火隐于母胎,遂结为胎毒"。又说:"痘麻皆胎毒所为,毒者,火也……麻乃少阴君火,阴道常乏"。

3. 胎毒天行说

元代杰出医学家朱震亨除了将麻疹分别立论之外,对于麻疹的病源,还肯定了胎毒天行并存之说。他说:"疹虽胎毒,多带时行,气候暄热非令,男女传染而成"。明之王肯堂更进一步充实此说:"痘疹之发,显系天行时气,尘市村落,互相传染,轻则俱轻,重则俱重,虽有异于众者,十之一二而已,岂可概谓胎毒哉?然疫疠终身不感者,比比皆是,而痘疹无一人可免,疫疠一染之后,不能保其不再染,而痘疹一发不再发,则胎毒之说,又何可尽废乎?"王氏的说法,实际上是综合了上述的两种说法。关于麻疹的病因,还是以广州中医学院儿科教研组主编的中医学院试用教材《中医儿科学讲义》(重订本)的论述较为正确。麻疹的发病,主要由于感受麻毒时邪所致。其具体论述,详见讲义,此不赘述。

本病总的病机,为阳热之症,其毒蕴蓄于肺脾二经,发于六腑;先起于阳,后归于阴,脏腑虽皆见症,而以肺经独甚。

(二) 麻疹的症状

麻疹的发病过程,一般可分为疹前期、疹现期和疹没期三个不同的阶段。

1. 疹前期

主要症状为发热、喷嚏、咳嗽、鼻塞流涕、口内颊黏膜有细小白点(西医称费一柯氏斑)、眼红畏光、流泪等。此外,尚见耳凉,手足时冷时热,疲倦思睡,胃纳不佳,两眼常闭,或有时烦躁等。脉多浮数,舌苔薄白。此期一般经过 3~4 天即转入疹现期。

2. 疹现期

发高热(39~40℃),全身症状显著,首先在耳后及额部出现红色斑点,形如麻粒,渐渐自颈部蔓延到胸、背、四肢,一般是 3 天左右出齐。初现的皮疹,是一种玫瑰色的斑疹,稀疏分明,略为凸出,摸之碍手;以后逐渐稠密增多,互相融合成不规则的大小形状,颜色渐渐加深而呈暗红色,但疹与疹之间,仍有健康皮肤之空隙。这时面颊潮红,气粗,舌苔黄,脉象多呈现滑数。皮疹一般多持续 2~4 天后即顺序消退而转入疹没期。

3. 疹没期

疹没期也就是恢复期,全身症状逐渐减轻,热势亦逐渐下降。疹子消退后,皮肤有小糠麸样落屑,疹处暂时遗有暗褐色的斑点。如无并发症,一般 10 天左右,可以完全恢复。

上述之麻疹症状,是指顺症而言。若是现逆险之候,则有所不同。例如,麻疹将发之际,为风寒之邪暴袭,则热毒之邪,为寒遏郁于内,不能向外疏托,因而虽高热 6~7 日,疹仍隐隐于皮肤之中,欲出不出;另外,患者中气本虚,无力托毒外出,症必缠绵难已,疹子多是似现非现,或呈晦暗,或干涸等。所以临证之时,必须细致入微,避免错误。

(三) 麻疹的辨证

麻疹的确诊,首先应该抓住临床主症,做到早期诊断,以便掌握其病变的转归,作出正确的处理。现分述如下。

1. 根据病史、临床主症和体征确定诊断

(1) 注意患者年龄及发病的季节,有否麻疹或接触史。

(2) 牙龈上有否白色腐皮,口内颊黏膜有否白色斑点。

(3) 临床主症:①发热恶寒,眼胞浮肿,目赤多泪,干咳喷嚏,呵欠昏睡,呕吐便溏等;②揉眼擦鼻,手足乍冷乍热,中指独冷;③耳后筋脉紫红,耳垂稍冷;④耳根下颈项连耳之间与脊背至腰,常常先有3~5红点;⑤指纹浮露红紫,多成直线。

2. 脉象、舌苔及麻疹的辨识与预后

(1) 脉象与舌苔:麻疹是阳热之症,其脉象见浮大洪数;若见短涩结代之脉,多为表实邪郁,气道闭塞,毒气不能宣泄所致。有的由于素禀不足,气血两脱,亦往往有此种脉象。故宜结合四诊,综合细辨。

舌苔初起,多为薄白而微黄。若全属黄苔,为邪入里化热;黄糙不润,为津液被劫之征;黑而润滑者,为热而夹痰湿;黑而干燥者,为热从火化,真阴受劫愈甚;绛舌为邪逼入营血,绛而剥者,为营阴已竭;又苔中有刺裂者,乃热毒炽盛之征。

(2) 疹出次序和色泽:疹子依次而出,先阳后阴,自上而下,头面背及四肢等阳经的部位多,而胸腰及四肢之阴经部位较少,疹色红活润泽,疹形尖耸碍手,分布均匀者为吉。反之,如果从阴经先起而后渐及阳经者为逆。疹色淡红而暗,多为风寒闭塞;疹色赤紫滞黯,为毒热壅炽于内。素体不足,正气虚弱者,疹色白而不红;黑暗如煤或干枯,一出即没者,乃正不胜邪,多属危候,预后不良。

3. 主证观察

(1) 发热与气喘:麻本阳毒,非热不能出,初起时微热汗出为顺;疹子正出之时宜壮热,微热则麻出不能透;出齐宜热渐退,如发热仍不减,乃邪毒炽盛壅遏于内;疹子收没之后,宜热退身凉,如仍热势缠绵,是余毒未清,或复感外邪所致。

疹初出未透,身热无汗而喘急者,多属表实遏郁,毒气不能宣达于外。疹出齐而犹壮热喘急者,多因邪毒内陷,熏灼肺金,以致肺气失宣,清肃之令失职。

(2) 喷嚏与咳嗽:喷嚏与咳嗽,是麻疹常见之症状,有喷嚏而流涕,则肺窍宣通,疹毒得从外解,故疹出之时喷嚏频仍者,其邪热之有毒必轻;疹出齐或收后,仍有喷嚏者,乃余毒尽解,可免后患之忧。反之,若无喷嚏,鼻干无涕者,多属风热壅郁于内,灼伤肺金,不能宣达所致。

麻疹有咳嗽,则肺气疏通,腠理皮毛开豁,麻易出而透彻,疹毒全解于外。如麻正出之际,不咳或少咳者,多属肺金素弱,不能抗邪外出,则腠理闭塞,麻难透彻,往往反而内陷。麻收之后,则以无咳为宜。如仍微咳者,多是余毒不清,肺气未平所致。

(3) 眼肿与流泪:目赤胞肿,时流眼泪,是本病必有之征。如哭时无泪,是热毒灼伤津液,肝气将绝之兆。麻疹收后,仍目赤胞肿者,是风热余毒未尽解。

(4) 出没快缓:麻以徐出缓收,一般以3天出齐,3天收尽为宜。如暴出暴没,多属素体本虚,又感风寒,或早用寒凉药,或误食酸物,以致疹毒反而内陷。如疹出齐已5~6天,而仍不收没者,是热毒之邪过盛,壅遏于内而致。

一般来说,根据临床的观察,麻疹顺症固多,但逆险之症亦不少,所以麻疹在发病过程中,往往有顺、逆、险、恶的四种不同趋向。

4. 麻疹顺症、逆症、险症、恶症的鉴别

(1) 顺症:疹子出没有序,稀疏均匀,徐缓适宜,色泽红润。疹出齐后,身热渐退,全身症状减轻。

（2）逆症：神识昏蒙，目常闭不开，咳嗽声浊，疹之出没无序，稀疏不匀，急出或暴没，色泽晦暗，疹虽出齐而热不退，间有烦躁等。

（3）险症：神志迷糊，时烦躁或惊厥，疹子欲出不出，欲透不透，隐隐约约，或突然而出，一出即没，色泽黑黯干枯，气喘口张，鼻翼煽动者。

（4）恶症：昏沉恍惚，语无伦次，疹子一出即没，疹虽没而身热不退，循衣摸床，或烦乱狂叫，口鼻出血，疹闭不出者。

总之，凡是疹子缓出徐没，有序不紊，色泽红活，神识清醒者多吉，否则多属凶恶之候。不过所谓顺、逆、险、恶之候，只是代表症情轻重不同而已。如果护理治疗不当，顺症即可变成险恶之症；同样，虽然是逆险凶恶之候，如果及时救治，亦往往可以转危为安。

（四）麻疹的治疗

麻疹如属顺症，只要细心护理，一般可以不药自愈。但由于麻疹是阳热之症，火毒之邪熏郁于肺胃，最易伤耗津液，稍一护理不当，便可以变症百出。所以古人对本病的治疗，早立"清凉"之法，为治疗的总纲。但由于麻疹的发病过程，有疹前、疹现、疹没三期之别，因而其治疗的原则，亦先后有所不同。一般疹前期以宣透为主，解毒兼之；疹现期则以解毒清热为主，养阴兼之；疹没期则以养阴为主，清毒兼之。这三种治疗原则，虽然各有重点，但都是交错贯穿的。因为"宣透"即是要托邪外出，达到解毒之目的；而解毒之功，使热邪不能伤耗津液，即含有养阴保津之意；而养阴之目的，即所以扶助正气，以达到清解余毒之功。

根据这些治疗原则，应结合病情的具体情况而灵活运用。前人的立方甚多，兹根据笔者常用方略浅淡如下。

1. 疹前期

本期的治疗，以宣透达表为宜。盖麻疹初起，其邪热之毒偏于肺胃，所以宜辛凉宣透，使邪外出，切不可早用寒凉，反使邪毒内陷。

（1）发热重恶寒轻，微汗或无汗，咳嗽喷嚏，眼泪汪汪，口渴咽痛，疹子欲出不出之间，舌尖红而苔薄黄者，宜银翘散、桑菊饮合剂治之。方中之芦根，味甘性寒，影响疹子外托，宜去之；酌加蝉衣数分，以加强宣透之功。

（2）麻疹未出，而有发热泄泻者，宜宣毒发表汤加苏叶、蝉衣治之。

按 本方为疹将出未出常用之方，有学者认为升麻能升动阳气，每致热邪上浮，桔梗载引浊气上行，甘草甘壅，最易滞邪，对麻疹的宣透有偏过之弊，俱主张不用。其实桔梗气微温而味辛，正取其能载药上行入肺，增加辛透的作用。升麻气平微寒，味苦无毒，能解百毒而辟瘟疫瘴邪之气，正如叶天士所说："其解毒者，气平而寒，味甘而苦，能清能和，所以解毒也。"甘草甘平，不但能调和诸药，更能清热解毒。所以，除了息短气急、疹已透齐不宜桔梗、升麻之外，如辨证确切，仍可用之，不可一概而论。

（3）气候严寒，疹子欲出不能出，无汗，脉浮紧者，宜荆防败毒散温透，体壮者去人参，体弱者加黄芪。

按 四时气候，有寒、热、温、凉之不同。凡麻之发于春夏者，多主凉解之法，常用银翘散、桑菊饮之类。麻之发于秋冬者，则以辛散为主，以荆防败毒散为宜。如风寒外束，热郁于内兼见泄泻者，以宣毒发表汤为宜。若麻疹欲出不能出，外治亦起很大的作用，春夏宜紫背浮萍，秋冬宜芫荽，俱用水煎沸乘热熏洗，并加以涂擦，使皮肤红润，腠理疏通，则疹子易出。

2. 疹现期

本期以清热解毒为主。盖疹子已出，热邪甚炽，非清热则阴液更伤，不解毒则恐毒内陷，反生他变。但寒凉之剂,最易犯胃滞邪,仍宜慎用。所以临床之时,总以辛凉重剂较宜,以辛则能托毒外出,凉则能清热。

(1)身热无汗,疹出不畅,隐隐现现,或疹色淡红而暗者,宜用升麻葛根汤加苏叶、荆芥、川芎、蝉衣治之。

(2)麻疹初出而大热烦渴,口咽肿痛糜烂者,此为热毒壅遏,宜银翘散去荆芥、淡豆豉、薄荷,加生石膏、天花粉、淡竹叶、北杏仁治之,以宣透清热解毒。另外,用冰硼散撒涂口腔咽喉疼痛处。

(3)麻疹出齐而壮热气急喘促,口张鼻煽者,此为邪热之毒炽盛,蕴郁于肺胃,肺胃的阴液伤耗过甚,正不胜邪所致,治宜桑菊饮去薄荷,加生石膏、知母、银花、牛蒡子、天花粉、尖犀角等投之。

按 麻疹收没过快,毒向内攻者,亦往往出现此种险症,治之仍宜托毒外出,使疹子复见为佳。但须注意"热隐"与"寒隐"的辨别:

四肢虽冷而胸腹仍灼热,口唇红或干焦,苔干燥,舌质红绛,脉滑数者,此为"热隐"之征,多由于早用或过用苦寒之剂,或时值严冬,外感风寒所致,治之宜宣毒发表汤(升麻、前胡、荆芥、淡竹叶、银花、枳壳、连翘、牛蒡子)加蝉衣、僵蚕、苏叶、葱叶、犀角煎水热服。

四肢厥冷,口唇苍白,舌苔不干,小便清长,大便自利或便秘,脉微细等,此为"寒隐"之征,多由于素体本虚,正不胜邪所致,宜荆防败毒散加生黄芪、蝉衣、僵蚕扶正解毒。

(4)灼热烦渴谵妄,疹色赤紫晦暗,舌绛苔黄燥,脉数者,此为热毒炽盛,壅遏于里,气血两燔,治之宜化斑汤去粳米加银花、连翘,两清气血,解毒化斑。

(5)高热神昏,时有烦躁,舌苔干绛起刺,疹色紫暗者,此为热毒过盛,逼入营血,急宜犀角地黄汤加生石膏、银花、连翘、元参治之,以清营凉血,解毒透斑。如出现四肢抽搐者,宜配服安宫牛黄丸、至宝丹、紫云丹之类。

(6)身热不退,疹子连绵5~6日不收者,乃阳毒过于炽盛,宜化斑解毒汤。

3. 疹没期

疹子回收之后,本应热退身凉;但由于久热之后,往往因阴液亏损,正气一时尚未来复,以致邪热缠绵,或干咳未已,此是余毒未清,故治疗之法,宜养阴清热,以扶助正气而扫除未清之余毒。

(1)疹后高热不退,羸瘦少气,口渴咽燥,舌红少苔,脉虚数者,宜竹叶石膏汤,以益气生津,清热养阴。

(2)疹后干咳微热,时微汗出,短气咽燥,舌红无苔,脉虚数者,宜麦门冬汤与泻白散。

(3)疹后不热,干咳频仍而无痰者,宜生脉散加北沙参、杏仁、石斛、天花粉治之;有痰者去五味子加瓜蒌仁、桑白皮、浙贝母之类。

(4)疹后牙龈腐烂出血,流脓气秽者,宜内服银翘散去薄荷、淡豆豉、荆芥,加马勃、犀角、元参、紫花地丁,并用牙疳散外撒患处。

总之,麻疹的治法,虽然有一定的规律可循,但病情是千变万化的,还须注意自然环境的气候特点,人体之强弱而灵活运用,才能达到治疗的目的。例如,荆芥、防风、升麻、桔梗、甘草为治疗常用之药,但如病发于春夏,又值久旱无雨之时,多属阳热太过,阴阳失调,如过用上升之桔梗、升麻与荆防之辛温,反而导致热邪骤壅于上,伤及阳络,往往引起口鼻出血等症;甘草本能泻火解毒,但如过用,则甘缓太过,过于阳毒之症,反有壅邪留热之弊。所以临症之时,必须灵活掌握,细心辨证,方不致误。

(五) 尾语

麻疹是儿科四大症之一,严重威胁着儿童的健康,进一步做好防治工作,是刻不容缓的,以上是笔者多年来对麻疹学习的点滴体会,有不对的地方,请批评指正。

十二、麻疹之治在于透

麻疹透为顺，这是前贤对麻疹病理的认识和治疗原则的宝贵经验总结。患麻疹的患儿，正气旺盛则能祛邪外出，由内向外，自血分达气分，毒邪外透，显现于皮肤肌肉，皮疹红润，循序出没，由阳及阴，自上而下，先出先收，后出后收，是为顺证。若正气虚弱，无力祛邪外出，或麻疹期间复感外邪，或误用攻下，则疹出不显，或暴出暴收，疹毒内陷，或闭肺并发肺热咳喘，或内陷心包发生昏厥，或心阳衰竭等逆证、险证。故治法必须注意顾护正气，时时不忘一个"透"字，因势利导，使疹毒外出有机。

麻疹之热毒为阳邪，多属热证，但初期（疹前期）还须辨正气的强弱，邪气的盛衰，随证加减，用辛凉宣透，银翘散、宣毒发表汤。但骤用寒凉，不利于透，尤其冬春寒冷季节，防其寒凝滞邪，宜酌加芫荽、苏叶、葱白芳香温开之品，正气虚弱，疹出不透，当用温托透毒之剂，人参败毒散或补中益气汤，配合鲜芫荽煎水外洗，以助肌肤腠理的温开，使邪毒能顺利外发。见形期热毒炽盛，宜清热、解毒、透邪并重。只有解毒，才能解除麻疹热毒之嚣张之势，只有清热才能驱疫毒的邪热。但清热解毒多为寒凉之品，选方遣药，当常用能清能透之剂，如葛根解毒汤之类，并宜加忍冬藤、蝉蜕、土茯苓。疹没期（后期）多见气阴耗伤，宜养阴扶正，尤须防其余毒未尽，余热未清，且养阴之品又多柔腻，故应选用滋而不腻、柔而不滞之剂，常用沙参麦冬汤加青蒿、木蝴蝶、谷精草之类，养中有清，滋中有透，既能扶正养阴，又能清其未尽余邪，从而达到扶正祛邪的目的。

总之，小儿麻疹的治疗，各个阶段有所侧重，又着眼于透，始终贯彻一个"透"字，则邪去正复，才能疗效可期。

十三、漫话头痛的治疗

"头痛，头痛，医生头痛。"话虽俗语，却说明头痛虽然是一个很普通的常见疾病，但它的致病原因相当复杂，要治愈一个头痛的患者，并非易举之事。

五脏六腑的精气皆上注目，耳、目皆为百脉之所聚，头为精明之府，是诸阳之会。头痛的发生，除了外感六淫之邪外，内脏的任何病变，气血的不和，阴阳的失调，都会影响到头部而发生头痛。所以，前人把头痛总归纳为外感头痛与内伤头痛两大类，确是宝贵的经验总结。外感头痛，由于外邪骤然侵袭而来，邪盛而正未衰，正邪相搏，病多属实，故头痛不已，甚则如破裂；内伤头痛，由于内脏亏损，气血不和，头的精明失养而起，故头痛发作乍轻乍重，时发时止。

外感头痛的治疗，总的原则是疏解祛邪。属于外感风寒，则用辛温解表之法，轻证用葱豉汤加紫苏叶、荆芥之类；偏正头痛，头巅作痛为主者，此属"伤于风者，上先受之"，宜川芎茶调散疏风止痛；如头痛而恶寒甚，当辨别有汗、无汗而分别选用桂枝汤或麻黄汤；素体阳气虚衰，又感风寒而头痛，偏于气虚则用人参败毒散益气解表；偏于阳虚则宜麻黄附子细辛汤扶阳疏解。属于外感风热而引起的头痛，则用辛凉解表之法，以银翘散、桑菊饮轻平之剂最为合宜。若咽喉肿痛，加木蝴蝶、板蓝根；若风热夹湿，头痛而困重，宜桑菊饮加防风、秦艽、藿香、佩兰之类，以使既能疏解风热之邪，又能化湿浊之气。

内伤头痛，病情较为复杂，一般是有气、血、痰、火四方面。其治疗之法，方随证而灵活应用，气血虚则补，气滞血瘀则疏则化，有痰则温化祛痰，有火则清润泻火。如体质肥胖而偏头痛，右侧甚于左，夜轻而日重者，此为肥人气虚头痛，宜二陈汤合六君子汤加白附子、白蒺藜、蝉蜕治之，以补气化痰，息风止痛；体质瘦弱，头痛而日轻夜重，左侧甚于右者，此属血虚有风，宜用补血柔肝、息风止痛之法，以四物汤加桑叶、白蒺藜、荆芥治之；晕痛并作，入夜闪痛尤甚者，多属瘀血为患，宜用活血化瘀，行气止痛之法，以桃红四物汤加三七花、凌霄花、白蒺藜、白芷治之；头中痛而如雷鸣，夜难入寐，时恶心欲吐者,此属痰火为患,宜用清火化痰、息风止痛之法,以温胆汤合消瘰丸加天麻、白蒺藜、胆南星治之;妇人经断前后,心烦易怒,失眠头痛者,此属肾阴亏虚、水不济火、阴虚阳亢之变,宜用滋阴壮水、养血息风之法,以六味地黄汤合增液汤加当归、白芍、桑叶、白蒺藜治之。

头痛一证,除了药物治疗之外,针灸疗法也有很大的作用。如外感头痛,针刺风池、风府、太阳、外关、曲池;内伤头巅痛,又针又灸百会、上星、神门、三阴交;痰火头痛,针风池、风府、太阳、丰隆等穴位。只要针刺手法强弱得法,灸壮适当,便有很好的疗效。

在治疗头痛的过程中,除了注意辨证论治之外,对内伤头痛,我喜欢用桑叶、白蒺藜。因为桑叶味苦甘而性寒,不仅能疏风清热、清肝明目,而且有滋阴收敛之功,是疏、补、散、敛之妙品;白蒺藜味苦辛而性平,苦则能降,辛则能开,平则不伤正,有疏肝平肝、祛风明目的作用,对于阴虚阳亢的头痛,确实疗效较好之品。外感头痛,则常用苏叶、荆芥。盖苏叶、荆芥虽温而不燥,外感风寒用之,能疏风散寒而不伤阴;在辛凉疏解剂用之,则可防凉药之凝滞。至于挟湿头痛蒙蒙然则常用防风、秦艽,取其"风能胜湿"之意,再加藿香、佩兰、石菖蒲之类的芳化,常收满意的效果。

十四、治痹证贵通

痹者闭也,即是由风寒湿三气杂至而发生的病变。由于侵袭部位的不同,其表现有轻重缓急之分。偏于风则为行痹,偏于寒则为痛痹,偏于湿则为着痹。"在骨则重而不举,在脉则血凝而不流,在经则屈而不伸,在血则四肢不匀,在皮则顽而不自觉"的特点表现。但其所以有"不举"、"不流"、"不伸"、"不仁"、"不自觉"的症状,实际上其总的病机都是由于气血闭塞不通,以致肢节、肌肤、经脉得不到精气的濡养或温煦而发生。所以治疗痹证应着眼于疏通血脉,使气血流通。治血之法,总其大要,不外血虚则补,血瘀则活,血热则凉,血寒则温。

1. 温通血脉

凡是素体阳虚,遇寒冷则肢节疼痛剧烈,触之则加重者,属寒凝血滞,经脉不通,以当归四逆汤治之。此方本为"手足厥寒,脉细欲绝者"而设。因寒邪凝滞血脉而为痹,故以此方之桂枝、芍药、当归入阴破结,行血通脉;细辛气味辛温,芳香通窍,能通达内外,通行血中之滞而利九窍;甘草、大枣和中而调营;且甘淡微寒之通草配细辛,不但通达内外而行气于卫,更能上行下达,疏通经络。全方补养温行,通达内外,血脉通畅,通则不痛,则疼痛痹麻自止。如疼痛剧烈者,可加入辛热之附子,以增强温化通行之力。

2. 燥湿通达

湿为阴邪,其性重浊黏腻。湿邪偏胜之痹证,肢体困重、胀、痛、酸麻交织,宜燥湿通脉之法,常用当归芍药散合五苓散治之。前者为肝虚血滞,脾虚湿阻疼痛者而设;后者是化气行水之通剂。二方合用,既能健脾化湿,又能养血通脉。如湿邪久郁化热,肢节红肿疼痛者,则以大秦艽汤或豨桐丸加减化裁治之。

3. 祛瘀通脉

凡是跌打损伤,或举重劳损,或是经产之后,每遇气交之变,则肢节掣痛或入夜闪痛加剧者,此为瘀血内留经脉,复受外邪侵袭,为内外合邪之患。宜温散祛瘀,以化瘀通脉之法治之。可用桃红四物汤去生地加桂枝、秦艽、羌活、独活、威灵仙治之。

4. 清热通脉

血气喜温而恶寒,血得热则行,遇寒则凝;但过热则津伤血郁,阻滞经脉,以致肢节疼痛,痛处灼热红肿者,此为热邪偏胜之痹证。宜用清热通脉之法为治,可用四妙散合豨桐丸(汤)加生石膏、知母、凌霄花、鸡血藤、当归治之。其中豨莶草性味苦寒,常用量为 10~15g。但我个人体会,必须用 20~30g,其清热解毒、祛湿消肿之力始现。

5. 补虚通脉

凡是虚劳损伤,血行不畅而四肢麻木重着者,此乃营血不足,血行不畅之血痹。可用补血通脉之法,常用四物汤加黄芪、桂枝、秦艽、鸡血藤治之。《金匮要略》中之黄芪桂枝五物汤,亦是补虚通脉治血痹之良方。

痹证的病情错综复杂,变化多端,当随证的寒热虚实而选方用药,但我总以"通"为贵。正如《类证治裁》所指出:"治法总以补助真元,宣通脉络,使气血流畅,则痹自已。"在用药上,温通必用附子、桂枝;辛开则细辛、秦艽不可少;凉开则选用凌霄花、通草。盖附子辛甘大热,能直达十二经,走里达表,畅行上下,为走而不守之温;桂枝甘温入心,有温经通脉调和营卫之功;秦艽苦辛微寒,不仅能散风祛湿,而且能养血通络;细辛芳香辛温,能温开三阴而利九窍,有通里达表之功;通草甘淡轻清,既能渗湿祛浊,又能清热而行血中之滞;凌霄花甘酸而微寒,能入厥阴血分,清血中伏火而清热祛瘀,是治因郁而致瘀者之妙品。

十五、富贵病——肺痨

肺结核是一种慢性传染病,病原体为结核杆菌。祖国医学根据临床症状和病因病机,最早列入"虚损"、"虚劳"、"马刀挟瘿"、"痨瘵"等的范畴。晋代以后,通过长期的临床观察,发现本病有广泛的传染性,又有"传尸"、"尸注"、"鬼疰"等记载,现代通称为肺痨。由于本病的发生不仅要有药物的准确治疗,还需要充分的休息,足够的营养配合,所以民间称之富贵病。

祖国医学对其病因的认识,在晋唐之前多认为感受疫疠气或邪气而成。宋元之后,明确提出"痨虫"为患,而痨虫之所以能侵犯人体,是由于七情过极,劳损过度,五脏虚损,气血不和而引起。所以虽有痨虫之说,仍然是以五脏虚损,肺肾为重点。

本病的临床症状以咳嗽、咯血、潮热、盗汗、胸痛、体瘦为特征,对其治疗,虽然曾提出"当补虚以复其元,杀虫以绝其根"之说。但由于认为"邪之所凑,其气必虚",痨虫之所以能侵入人体,是由于正气的虚弱。因而在治疗上多侧重于"补虚扶正",在如何杀灭痨虫方面,历代的论述不多。我对本病的治疗,遵照前哲的经验,同样是以扶正祛邪为治疗的总原则,注重标本并治,甚或通过治本达到治标的目的。根据临床症状的表现,一般是有肺肾阴虚、脾肺气虚、阴阳俱虚、以阴虚为多见等不同的类型。在治疗总原则的基础上,采取不同的方药。如疲惫乏力,午后发热,两颧潮红,干咳少痰,或痰中带血,夜难入寐,寐则盗汗,口燥咽干,脉象细数,苔少舌红者,此为肺肾阴虚,治宜滋肾润肺,方选月华丸合百合固金汤加茜草、侧柏叶、仙鹤草、浮小麦;虚火过旺者,加黄柏、知母、生鳖甲。咳嗽有痰,痰带血丝,少气懒言,声音低沉,纳食不香,面色㿠白,形体消瘦,大便溏薄,脉象细弱,舌苔薄白,舌质淡嫩者,此属脾肺气虚之征,治宜健脾补肺,以六君子汤加淮山药、百合、百部、仙鹤草、白及治之。咳嗽气短,声音嘶哑,胸部隐痛,骨蒸劳热,形寒肢冷,面目四肢浮肿,食少,便溏,脉象微细,舌红而干者,此属阴阳俱虚。治宜滋阴补阳,以补天大造丸加减治之。如遗精、滑精加金樱子、覆盆子、芡实、桑螵蛸之类。妇女月经不调或闭经可加鸡血藤、丹参、益母草以调养冲任。

以上仅就常用方药而言,如咯血量多、色红、脉数,病势较急,仍然以治标为主,以十灰散凉血止血。本方在一派凉血药之中,配用大黄、丹皮、大蓟、小蓟能止血能化瘀之品,从而达到止血而不留瘀。如久病阳虚而咯血,量多色淡者,用黄土汤加三七花、百部、仙鹤草温阳摄血,待出血缓解,再从本论治。

杀痨虫祛邪之药,方出多用百部、葎草,根据现代药理研究有抑制结核杆菌的作用。百部气味甘苦而微温,葎草味苦甘而性寒,均是治肺痨杀虫之药,以其甘则能调养,能补益,温则能益气生机,寒则清热止血,苦虽能降火,但容易化燥伤阴,损伤脾胃,故用之必须配在扶正药之中,始能取其利而弃其弊。

肺痨是虚损有传染性的慢性疾病,治疗必须调养并重,既要辨证准确,用药中的,更要休息适当,营养充分。对于休息,不仅要避免重体力劳动,还要保持思想开朗,精神愉快,不要想入非非,禁止性生活;食物营养要多样化,除了米饭、蔬菜、水果、肉类之外,我主张多吃豆类,尤其是黄豆和黑豆,因为黄豆甘平,能入脾以补后天,促进气血的恢复;黑豆甘涩,能补肾涩精,调养肾的生殖作强功能。一个肺痨的患者,如果睡眠良好,胃纳旺盛,又不遗精,则病愈较快。因能食则脾健,能睡则神安,不遗精则肾充,精神气血的恢复,则邪去而正安。

十六、浅谈冠心病的治与防

冠心病,是由于冠状动脉病变或冠状循环功能障碍而引起以心前区绞痛,胸膺闷痛,汗出肢冷为特征的病变。中医学无此病名,类属于"真心痛"、"厥心痛"、"胸痹"的范畴。

要防治疾病,首先要认识疾病的寒热虚实,阴阳表里。《金匮要略》认为本病总的病机是"阳微阴弦",上焦阳虚,阴盛于下,阴乘阳位,本虚标实。根据前人的论述,结合临床所见,我个人认为虚、瘀、痰三字可以概括冠心病的病机。正虚是本,痰浊、瘀血是标。正虚,主要是心肾虚衰,标实是由正虚而引起。肾为先天,藏真阴而寓元阳,是水火之脏,主水液的蒸化调节。肾阳虚,一则火不能制水,二则脾失温煦,不能运化水湿,水湿泛滥为痰为饮。肾阴虚,虚火上炎,灼烁肺金,可以炼液成痰。故有"肾是生痰之本,脾为生痰之源,肺为贮痰之器"之说。肺为水之上源,主持宣降而朝通百脉,虚火上炎,炼液成痰,痰火胶结,阻遏清窍,胸阳不通,肺失宣降,故胸膺闷胀而痛;心为阳中之阳,主持血液的运行循环,心阳虚,则血行不力,甚或凝滞于经脉,形成瘀血,或痰浊停滞,痰瘀胶结,阻塞脉道,故心猝然而绞痛。

对于冠心病的治疗,目前公认"活血化瘀"是最好的治疗原则。但我认为本法始终是治标为主,当病情正在发作的时候,本着"急则治其标",固然应该从"邪实"着眼,治标是重要的。但病的根本是"正虚",治本尤为关键。故其治疗之法,最好是从本治标,或标本并治。因而当病发作之时,胸胁胀闷,心区抽痛或刺痛,短气不得卧,症属气滞血瘀之变。我常用丹参饮合归脾汤治之。丹参饮取其理气行血以治标,归脾汤取其温养心脾以治本。如体质肥胖,苔厚而腻,脉弦滑者,症属痰浊之变。本着"病痰饮者,当以温药和之",常用苓桂术甘汤或肾气丸为基础,然后酌加理气宽胸,通阳行痹之品,如瓜蒌、薤白、郁金、沉香之类。在病情缓解,巩固疗效之时,应该以治本为主,我是常用参附汤与复脉汤交换服用。参附汤有益气通阳,扶助正气的作用,方中附子辛热,为走而不守的刚品,能通走十二经脉,痰湿用之则收到温化之功;瘀塞用之则能通行;阳虚阴盛用之,则能扶阳抑阴。本方能治本,又能治标,凡属心肾阳虚用之最宜。复脉汤本为"伤寒脉结代,心动悸"而设,方中既有人参、阿胶、地黄、麦冬、麻仁、大枣甘润之品以养阴,又有姜桂之温热以辛开通阳,尤其以甘温之炙甘草为主药,主持脾胃之气而资气血生化之源。在正常的情况下,人的阴阳互根而不分离,保持相对的平衡,在病变时,阴损可及阳,阳损可及阴,复脉汤在柔润滋补之中,有辛开刚燥之品,实为阴损及阳,阴阳并治之方。

前人有"丹参一味,功同四物"之说,说明丹参在治血中的重要性。目前应用丹参治疗冠心病的效验,已为中西医家所瞩目。但我认为丹参的性味苦而微寒,有凉血行血之功,凡由血热而瘀滞之症则较宜。若是偏于阳虚,反而疗效欠佳。我是喜用苏木、三七之甘平以代之,既不妨碍温阳的作用,又能化瘀止痛,疏通血脉。气为血之帅,气行则血行,治疗冠心病,理气之药不可少,但破气之药如枳实、厚朴之类,最易耗阴伤正,以少用或不用为佳,宜选用顺气之品,如砂仁壳、玫瑰花、佛手花、素馨花、甘松之类,既能理气导滞,行血止痛,又可避免耗气伤阴之弊。总而言之,病情错综复杂,当以正虚为主,然后察其兼证,辨其虚实,在扶正祛邪的基础上,夹瘀者则加理气活血之品,如三七、丹参、乳香、没药之类;痰浊重者,当加温化祛湿之品,如制南星、白附子、远志、石菖蒲之类;偏于阳虚者,参附汤必用;偏于阴虚火旺者,复脉汤去生姜、桂枝加栀子、丹皮之类。

针灸疗法,用之适当,对本病的治疗,也起很大的作用。我常用内关、足三里、天突、膻中、气海、心俞等穴位,在发病时针之则缓解,平时针而加灸,则能增加抵抗力,收到扶正保健的作用。

古有明训,防病重于治病。本病为脏腑功能衰退,气阴耗损,精血不足而引起的病变。其预防的方法,自然有它的特殊性。我个人认为应注意以下5个方面。

(1)坚持锻炼:气血以流通为贵,只有持之以恒,坚持体育锻炼,才能促进气血的循环运行。"生命在于运动"是已为人们所公认的锻炼方法,其形式多种多样,我个人认为太极拳、八段锦、老人保健操、早晨慢跑等是最好的锻炼方法。其中保健操、慢跑等是最适合老年心脏病患者,只要天天早上能坚持30分钟至1小时的锻炼,自然达到药物不可达到的效果。我不主张快跑,因为跑的速度过快,往往血液流量加大,增加心脏的负担,反而于病情不利,以致引起不良的后果。

(2)防避风寒:人体的健康不仅有赖于气血的充盈,尤赖于气血的温通,风寒之邪乘虚侵袭,最易导致气血的凝滞。所以在气候突变之时,须注意衣着的加减,气温的调节,防止风寒的侵袭。

(3)调节精神:人的思想活动,与疾病的发生有极为密切的关系,精神上过度的忧郁或狂欢暴喜,都能影响身体的正常活动。如长期忧郁,则气机不能调达,气滞则血瘀,血瘀则脉道不通,故卒然而痛;狂欢暴喜,哭笑无常,同样能引起精神上的失常,所谓"暴喜伤阳"、"喜则气缓"。心阳既伤,心神涣散,脉道滞塞,故病卒然而发。所以在精神上,必须防止过度的喜怒哀乐,保持精神上的舒爽,所谓"恬恢虚无,真气从之;精神内守,病安从来"。虽是古语,却是珍贵的名言。

(4)慎忌房事:男女两性的关系,是人类生活不可少的一部分。但必须有所节制,适可而止,否则反而影响身体的健康,尤其是心脏病的患者,本来是气阴不足,精血亏虚之体,更宜慎少同房,如果可能,最好完全禁止房事,避免精气的亏耗,有助于疾病的康复。

(5)注意饮食:饮食五味,是物质营养的来源,是人类生活中一日不可缺少的。但心脏病的患者,在饮食上,首先要定时定量,不宜过饥或过饱,其次是慎吃肥甘厚腻和燥热辛辣之物。有人主张饮少量米酒以通血脉,我则以为不然。盖酒性燥热,有升火动血之弊。所以对心脏病患者,我主张吃清淡而富于营养的食品,如玉米粥、牛肉、鲮鲤鱼、水果、蔬菜之类,既能保持食物营养的来源,又不影响身体的健康。当然,这是指一般而言,该吃什么,忌什么,还要结合病情和体质的具体情况而定。

十七、带状疱疹的治疗

带状疱疹,是现代医学的病名,是一种在皮肤出现红斑,很快成簇水疱,又痛又痒如火燎的皮肤病。由于病变的部位多在胸胁的一侧,缠绕弯曲如蛇形,故祖国医学称之为蛇串疮,因其色红而痒痛,又有缠腰火丹之称。

本病多发于春末秋初,任何年龄都可发生,但以成年人为多见。其发病的原因,有七情过极,肝气郁结,郁久化火的;有脾虚不运,湿邪蕴结,郁久化热的;火热之邪为阳主动,能迫血外溢皮肤而发生。有由于劳累太过,或久病之后,或年老体弱,以致正气虚弱,复感外来之邪毒而发生。故临床特点,常常突然发生,很快出现皮肤发红,痒痛交织,集簇成群,排列成带状,簇与簇之间,皮肤正常。

本病的治疗,宜内治、外治并重,药物治疗与针灸疗法。不论内治或外治,都要根据病情的轻重缓急,采取不同的治疗方法。如皮疹色红,又痒又痛,口干口苦,脉数舌红者,此属痰热邪毒为患,宜用清热解毒、利湿化瘀之剂,方选普济消毒饮加赤芍、紫草、土茯苓;如热邪过盛,以龙胆泻肝汤加减治之;如热轻湿重,皮疹淡红,水疱明亮,或溃烂浸渍,舌淡,苔白腻者,宜用健脾利湿,佐以清热之法,方选参苓白术散加泽泻、苍术、紫草、忍冬藤、车前草、连翘、白茯苓易土茯苓,取其利湿兼解毒。若皮疹消退,留下瘢痕仍疼痛刺痒不止者,此为瘀毒内蕴,气机不利,宜用疏肝理气、活血化瘀之法,用丹栀逍遥饮加丹参、凌霄花、延胡索之类治之。

外治之法,既要用药物,又要用针刺疗法。药物外用有外敷与外洗之分,我主张两者均用之。外洗则能直接较快清洗局部污毒之气;外敷则药力功专而持久,对祛除病毒能起到较大的作用。外敷之品,我喜用青黛调米醋如糊状外涂,每日涂2~3次,一般3~5天有效。外洗则以蚂蚱勒为佳。盖青黛性味咸寒,"热者寒之",寒能清热解毒,咸能软坚,有凉血消肿、除秽解毒之功;醋性温而味酸苦,酸能软坚解毒,温则能宣阳化瘀,为能收能散、能清能化之品,与青黛同用,则清热解毒、活血化瘀之力倍增。蚂蚱勒又称杠板归、蛇不过草,是多年生的散发或攀援散状草本,性味酸凉无毒,有清热解毒、收敛除腐、行血利尿之功,用之外洗每日2~3次,皮疹很快由红色变黑色,连续外洗2~3天,即能见效。

针刺疗法有疏通经络、宣导气血的作用,对带状疱疹有较好的疗效,尤其是对发病过程中的胁腹、脐腹胀痛或刺痛,通过针刺疗法,能很快止痛,常用的穴位是中脘、足三里、中极、三阴交、天枢、阳陵泉等。中脘是任脉之所属,为六腑之会;足三里是属阳明经穴位,为胃府之枢纽,中脘与足三里配用,则能收到升清降浊、解毒除秽、宣通气血、安胃止痛之功;中极为三阴任脉之会,三阴交亦为三阴之所属,是肝、脾、肾三经之枢纽,二穴合用,则能调理气血,血虚则能补,血热则能清,故本病用之,则有清热解毒,活血化瘀之功;天枢乃大肠之募穴,能清肠胃浊积之气,阳陵泉为诸筋之会,是胆经之枢纽,天枢与阳陵泉配用,则能通阳活血、渗湿解毒,凡皮疹溃烂浸渍,脐腹痒痛者,用之相宜。

带状疱疹的致病因素,主要是温毒之邪,故治之不离清热解毒之剂;"见红必治血",故凉血化瘀之品,在所常用;血者,阴也,故针刺疗法选穴,多侧重于阴经。选穴准确,手法强弱得当,则病遂霍然而愈。

十八、漫 话 疳 积

疳积是小儿科四大病(麻、痘、惊、疳)之一,是泛指小孩因多种疾患之后而致形体干瘦、津液干枯的一种慢性疾病。其临床症状以面黄肌瘦、毛发焦枯、脐眼突出、肚大青筋、午后潮热、尿如米泔、精神委靡为特征。由于它包括多种疾病,因而其名称也是繁多。以五脏分类及病因病理命名的有五脏疳、疳痨、蛔疳等;以症状命名的有疳热、疳痢等;以病变部位命名的有脑疳、牙疳等。这些名称,都各有不同的症状,但总的来说,其中以脾疳为中心,因为"无积不成疳","积为疳之母"。不论积滞或虚损,首先是与脾胃的腐熟、运化有极为密切的关系。

疳积形成的原因虽然是多方面,但最主要的是由于过食肥甘杂物,胃的腐熟和脾的健运失常,或饮食不洁,感染虫毒,以致损伤脾胃,造成胃不腐熟、脾不运化,因而积滞于中,滞久则化热,热则伤阴,脾胃津液耗竭,四肢肌肉失常,故肌肉干瘦;积滞郁结不化,故肚大青筋。前人曾有"疳者甘也"。即是指病由于过食肥厚甘腻而致病;积久生热,津液干涸,毛发焦枯,故又有"疳者干也"之说,此即是指病理变化而言。从临床所见,本病虽有虚实之分,但以虚实夹杂者为多见。

疳积病变的重点在脾胃,因而其治疗的原则是以调理脾胃为主,然后根据虚实的具体情况,或先补后攻,或先攻后补,或攻补兼施,或寓消于补,或寓补于消。大抵壮实之体,先去积后扶脾;气血衰弱则先养胃气固其本,然后去积消疳。从临床所见,既以虚实夹杂者为多,故主张以攻补兼施为佳。自拟消疳肥儿丸为治疗脾疳的主方,方中党参、白术、茯苓健脾益气;淮山药、莲子甘涩平,既补脾气,又益脾阴;鸡内金甘平,是血肉有情之品,能运脾消食而不伤正;气血以流通为贵,取莪术之辛苦温,导滞祛瘀,行气消积;神曲、麦芽缓消和胃,陈皮理气调中,炙甘草调和诸药。全方有健脾益气,消导去积而不伤正之功,如能随证灵活加减,用之相宜,疗效甚佳。

消疳肥儿丸是治脾疳的主方,也是治疳的通用方。如两眼迎风流泪,隐涩难睁,目眦多,甚或白膜遮睛,昏盲溃烂者,此属肝疳(又名筋疳、风疳),本方减去异功散加防风、密蒙花、白蒺藜、赤芍、夏枯草治之。异功散虽能健脾培土,但恐其壅塞影响气机,对肝的疏泄不利,故去之。如症见惊悸不安,口舌生疮,咬牙弄舌,五心烦热,睡喜伏卧,懒食干瘦者,此为心疳(又名惊疳),宜加胡黄连、独脚柑、布渣叶以清热解毒、健胃消食。证见肌肤干燥,毛发焦枯,咳嗽气喘,潮热盗汗,两颧潮红者,此为肺疳,宜加地骨皮、银柴胡、布渣叶治之。此三者均是甘淡微寒之品,能退疳热而无化燥伤阴之弊。症见面色黧黑,牙龈出血,腹痛泄泻,啼哭不已,口中气臭,囟门过期不合者,此为肾疳(又名骨疳、急疳),是五脏疳中之最重者,治之宜滋肾养阴为主,以六味地黄汤加党参、鸡内金、独脚柑、布渣叶治之。徐图用药,待其正复,庶能收功。症见肚大青筋,腹中扰痛,吐出蛔虫者,此为虫疳,本方加使君子、榧子、川楝子治之。如属绦虫,则加槟榔、雷丸、南瓜子治之。

总之,疳积一证,包括范围虽然很广,但其重点则是脾胃的疾病,因而其治疗之法,当以调理脾胃为着眼点,偏虚者,则以健脾扶正为主,佐以消导祛积之法;偏积者,则以消导祛积为先,后用调补以扶正;虚实夹杂,消则正愈虚,单补则壅滞,当以消补兼行为佳。

十九、"婴病治母"

婴,一般是指女孩,但这里包括以母乳哺养为主,不满 1 周岁的男女孩而言。婴孩由于体质娇嫩,脏腑脆弱,抵抗力差,容易感受外邪的侵袭,更易为母病所感染,除了本身自病之外,还有所谓"母病及子"。其致病因素,如《小儿药证直诀》所说:"伤热乳食,吐而不消;吐乳泻青,当冷乳也。"指出"热乳"、"冷乳"都能引起婴孩吐泻。又如《保婴撮要》:"生下半月旬内吐者,宜调治其母,恐婴儿脏腑脆弱,不胜药饵。"指出婴孩娇嫩,不能耐受药物刚燥寒热的偏胜。所以"婴病治母",在儿科领域是很重要的。

"婴病治母"虽然是很重要,但要正确理解在什么情况下只治其母,在什么情况下治母为主、母婴并治?我个人的理解是要根据母婴体质的强弱,致病因素的寒热虚实及病情的轻重缓急而定。母体羸弱,气血两虚,乳汁少而稀薄,甚或夹酸味,以致婴孩营养不良而面黄肌瘦、毛发不荣者,当用八珍汤、十全大补汤、人参荣汤之类大补气血以调养其母,待其气血充盈,乳汁多而甘甜浓厚,足够哺养,则其婴自健,生机活泼,发乌毛荣,身体结实;如母体感受温热之邪,火热偏盛而煎熬乳热,或素体阳虚,或过食生冷而乳冷,以致损伤婴孩脾胃而又吐又泻者,当调治其母为着眼。乳为血所化,乳热者宜用清营汤、犀角地黄汤之类以清热凉血;素体阳虚者,宜用附桂理中汤温中扶阳;过食生冷者,宜用平胃散行气和胃、芳香化湿或用藿香正气散理气和中、健脾化湿。通过温调脾胃,则血温乳甜。如果病情较急,不仅治母,而且要治婴,也就是说治母为主,兼治婴孩。如母过食寒冷而导致乳冷吐泻频作,病势较急者,既要其母禁食寒冷之品,内服温中健脾之剂以治其根的同时,也要适当给病婴喂灌理中丸或保和丸之类,母婴并治,对病情较急者,其效较佳。若是母体本无病,哺养又适宜,婴孩外感热邪而发热、咳嗽者,这是婴孩本身自得之病,按照病情,应治婴孩,但由于婴孩是幼苗之体,脏腑脆弱,不堪受药饵之苦,所以不但治婴,还要用辛凉之剂如桑菊饮、银翘散之类治其母,使药力通过母乳的哺养,达到解表清热,宣肺止咳的目的。

以上是就得病之后的药物治疗而言,实际上所谓"治",不仅仅治疗,而且包括防病在内,因为 1 周岁以内婴孩的健康发育,取决于母亲对婴孩的保护,寒温是否适宜,哺养是否合理等问题,如母亲疏忽大意,不注意季节的更替,衣被寒温不适,则往往容易感冒发热;又如母亲过食辛辣香燥,肥甘厚腻之品,或哺乳失度,使婴孩过饱或过饥,都容易造成婴孩的肠胃病变。所以说"婴病治母",不论是从已病的治疗,或防病于未发,都有极为重要的意义,值得加以研究。

二十、滋养肝肾治死精

凡是已婚男子,在性交时能正常射精,但爱人虽身体健康而婚后多年仍不能受孕,经精液化验检查,精子计数少于正常,成活率低,活动力差,死精子占 2/3 以上者,称为死精,是男子不育主要原因之一。

造成死精病变的原因,虽然复杂,但总不外乎先天不足,或后天失养,以致真阴亏损,虚火内炽,或命门火衰,阴盛于内,寒湿过重所致。我在临床过程中所见的精液液化不正常,死精过多的患者,大都是肝肾阴虚,水不足以济火,虚火内动的病变,故常以滋阴补肾、柔养肝阴之法论治。

肾藏精而为水火之脏,藏真阴而寓元阳,是生殖的根本,肝藏血而主生发调达,肾的阴精充盈,肝的气血调和,则性功能正常,生机蓬勃,阴阳合而能受孕。如肝肾阴虚,精血亏损,水不能济火,虚阳浮动,冲任伏火内炽,煎熬津血,真阴耗竭愈甚,则精液的液化功能失常,精子无法生存而死亡。治之当用柔养之品,如何首乌、桑椹、枸杞子等以治肝体;调舒之剂,如合欢花、素馨花、玉兰花,以治肝用;用滋补之方,如六味地黄汤、八仙长寿汤、何首乌、枸杞子,并酌加芳香平淡之素馨花、合欢花、玉兰花论治。六味地黄汤为"六经备治,而功专肾肝,寒燥不偏,而补兼气血"(《医方集解》),加入当归、白芍、何首乌、枸杞子和二至丸、甘麦大枣汤,旨在加强补肾益肝,滋阴养血之功,而配"三花"者,取其调舒肝气之用,促其生发。终用五子衍宗丸加当归、白芍、太子参、山药、山茱萸、女贞子之类以平补阴阳善其后而巩固疗效。

总之,阴虚阳亢或阳衰阴盛,都能导致精子的异常。阴虚阳亢则虚火妄动,灼伤真阴,故精液胶结而液化失常,精子生存不适而死亡;阳衰阴盛,湿困寒凝,则精少或无精子,成活率偏低等等之变。治之或滋阴,或温养,自当审因论治。以上所论,仅就阴精亏损,相火妄动的调治而言。

郑×,男,32 岁,演员。1988 年 5 月 22 日来诊。

结婚 4 年,双方共同生活,迄今爱人不孕。性欲一般,时有头晕目眩,腰膝酸软,夜难入寐,寐则多梦,胃纳一般,大便干结,隔日一次,小便正常。脉象细数,90 次/min,苔少,舌尖红。精液化验检查:灰白色,量约 3ml,计数 4000/ml,成活率 10%,活动力差,死精子 90%,液化时间不正常。爱人妇检:无异常发现。证属患者本人真阴不足,虚火内动,阴精愈竭。以壮水济火之法论治。药用:

熟地黄 15g　山茱萸 10g　山药 15g　牡丹皮 10g　茯苓 10g　泽泻 6g　麦冬 10g　当归 10g　白芍 6g　女贞子 10g　素馨花 6g　红花 2g

每日清水煎服 1 剂,连服 20 剂。精液化验:成活率 30%,死精 50%,液化时间正常,余无特殊。药见初效,仍守方加太子参 15g、小麦 20g、夜交藤 20g、旱莲草 15g,每日水煎服 1 剂,连服 12 剂。精液化验:成活率 50%,死精 10%,活动力一般,计数已接近正常。继用五子衍宗汤加味。

菟丝子 15g　女贞子 10g　枸杞子 10g　五味子 6g　车前子 6g　覆盆子 10g　太子参 15g　当归 10g　白芍 6g　玉兰花 6g　红枣 10g

上方连服 30 剂,身体康复,爱人次月受孕。

二十一、温养软坚,唯求一通

输卵管,是现代医学的解剖名称,属于祖国医学的胞脉范畴。输卵管是卵子和精子的必经的通道,又是它们两者结合的场所,所以输卵管阻塞不通,是妇女不孕的主要原因之一。

导致输卵管不通的原因,根据现代医学的记载,最常见的是输卵管的急慢性炎症、输卵管结核、急慢性盆腔炎、盆腔手术后附件粘连,或子宫内膜异位等所引起。我根据经络学说和审证求因的理论,认为临床常见引起输卵管阻塞不通的原因有以下几种。

（1）气滞血瘀。输卵管之所在，为足厥阴肝经之所属，如七情过极，则肝气郁结，疏泄失常，气机不畅，形成气滞血瘀，瘀阻胞脉而不通。

（2）气血虚弱。《难经》有"气主煦之，血主濡之"之说，气虚则不能温养运行，血虚则不能润通，形成载运乏力，虚涩而不通。

（3）寒湿凝滞。寒与湿都是阴邪，寒性收引凝滞；湿性重浊黏腻，寒湿之邪为患，凝滞黏腻胞脉，则气机不利，久滞瘀积而不通。

（4）湿热下注。湿邪重浊，热邪蒸散，湿热交蒸于胞宫，既能损伤络脉，又能阻塞胞脉，形成湿、热、瘀互结而梗阻。

（5）痰湿瘀阻。素体肥胖，阳气本虚，或自食肥甘厚味，痰湿内生，导致气机不畅，胞脉不通。

以上原因，虽然各有不同的特点，但均能导致输卵管阻塞而不孕。

本病的治疗，以活血通络，软坚散结为主，但证多虚实夹杂，而血气喜温而恶寒，故以温养通行为重点。

如少腹、小腹胀痛并作，胸胁苦满，经行前后不定，量多少不一，色暗红而夹紫块，脉弦细，舌苔薄白，舌质有瘀点者，此属气滞血瘀，胞脉不通，宜疏肝理气，化瘀通络之法，以柴胡疏肝散加当归、鸡血藤、刘寄奴、郁金、青皮、急性子、夏枯草治之。除夏枯草为苦寒之药外，余均为苦辛甘温或微寒之品，急性子舒而能补，疏而不伤正。

经行错后，量少，色淡，经行中或经后小腹、少腹绵绵而痛，得温得按则舒，倦怠乏力，面色苍白，舌苔薄白，舌质淡者，此属气血不足，温运乏力，胞脉不通，宜用补养气血，佐以通行之法，以十全大补汤加鸡血藤、肉苁蓉、路路通、小茴香治之。方中肉桂一味，温而不走，改用桂枝辛甘温走通血脉。

经行错后，色暗夹块，小腹、少腹掣痛或绞痛，畏寒喜热，脉沉紧或细缓，舌苔薄白，舌边尖有暗点者，此属寒邪凝滞，胞脉不通，宜用温养通行之法，以少腹逐瘀汤加桂枝、穿破石、王不留行、穿山甲、香附治之，阳虚寒甚，则加制附子之辛热，以加强温行之功。

经行超前，色泽暗红夹紫块，平时少腹、小腹热痛或辣痛，带下量多，色白黄相兼而质稠秽，阴道瘙痒而灼痛，脉象滑数，舌苔白黄而腻，舌边尖红者，此属湿热下注，蕴结胞宫，为虚实夹杂，瘀热交结之变，宜用清热利湿，解毒除秽，以四妙散加土茯苓、马鞭草、鸡血藤、丹参、赤芍、忍冬藤、猫爪草、石菖蒲治之。

经行错后，量多，色暗，带下质稠黏，平时心烦胸闷，时泛恶欲呕，舌苔白而厚腻，舌尖黯红，脉弦缓者，此属痰湿郁滞胞脉之变。宜用理气化痰，活血通脉之法，以苍附导痰丸加白芥子、皂角刺、浙贝母、鸡血藤、刘寄奴、路路通、穿破石治之。

临床所见，输卵管阻塞大多是正虚邪实，故以温养通行为重点，常选用鸡血藤、当归、川芎、桂枝、制附子、路路通、皂角刺、急性子、王不留行、穿破石、猫爪草等温养通行，软坚散结之品，随证加减，在临床中取得较好疗效。

例1 王某，女，31岁，某医院护士。1987年7月10日初诊。

初诊 结婚5年，双方共同生活，迄今不孕。经行错后，量少，色淡，有时夹紫块，经期少腹、小腹憋痛，腰脊胀痛，平时带下量多，色白质稠，阴痒，胸闷，时泛恶欲呕，纳呆，大便溏薄，小便一般，脉沉细弦，苔白腻，舌质淡嫩，体质肥胖，面色苍白。末次月经：6月1日~6月3日。医院通水术提示：双侧输卵管不通。证属阳虚宫寒、痰湿内阻、胞脉不通的不孕症。拟当归芍药散加减。药用：

鸡血藤20g　当归15g　川芎10g　赤芍10g　白术10g　苍术20g　土茯苓20g　益母草15g　艾叶6g　槟榔10g　桂枝6g

每日清水煎服1剂，连服10剂。

二诊（7月22日）　上方服后，阴道不痒，带下正常，但经行仍错后，量少，色稍红。脉沉细，舌淡苔白。仍守上方，去槟榔、泽泻、土茯苓，加黄芪20g、路路通15g、急性子15g，每日1剂，连服10剂。

三诊(8月1日) 经行周期基本正常,色红,量较上月多,但经期少,小腹及腰脊仍胀痛,脉沉细弦,苔白,舌淡红。以附子汤加味:

制附子10g(先煎) 茯苓10g 白术10g 党参15g 赤芍10g 王不留行15g 刘寄奴10g 穿破石15g 香附子6g

每日清水煎服1剂,连服10剂。

四诊(8月12日) 药已,无不适。脉沉细,舌淡苔白。守上方,去王不留行、刘寄奴,加皂角刺10g,猫爪草10g。

每日清水煎服1剂,连服10剂。

五诊(9月1日) 经行周期正常,色量一般,但经净后,腰脊稍感胀痛,脉细缓,苔薄白,舌质淡红。以温养肝肾善后。药用:

当归10g 川芎10g 赤、白芍各10g 鸡血藤20g 菟丝子15g 蛇床子6g 茺蔚子10g 狗脊10g 杜仲10g 路路通10g

每日清水煎服1剂,守本方加减,连服30多剂而受孕,已于1988年生下一男孩。

例2 李某,女,27岁,某厂中学教师。1989年8月20日初诊。

初诊 1986年元月结婚,当年3月及1987年4月各人流一次,迄今2年多不再受孕,经行周期基本正常,量一般,色红,夹紫块,经将行乳房及腰脊、少腹、小腹胀痛,经行之后则舒。脉沉细,苔白,舌质淡红,医院输卵管通水提示:双侧输卵管不通,证属虚瘀夹杂,拟用养血通络之法。药用:

当归10g 川芎10g 赤芍10g 茯苓10g 白术10g 泽泻10g 五眼果核10g 鸡血藤20g 皂角刺10g 马鞭草10g 甘草5g

每日清水煎服1剂,连服5剂。

二诊(8月27日) 药已,无不适。昨日下午月经来潮,量一般,色泽浅红,经前乳房不痛,腰脊胀痛大减。脉弦细,舌苔一般。以调养之法论治。药用:

当归15g 川芎6g 白芍10g 茯苓10g 白术6g 益母草10g 丹参15g 续断10g 路路通10g 炙甘草5g

每日清水煎服1剂,连服10剂。

三诊(9月8日) 二日来少腹隐痛。脉弦细,舌苔薄白,舌质一般。药用温通法:

鸡血藤20g 北黄芪20g 丹参15g 桂枝6g 赤芍10g 桃仁6g 丹皮6g 当归10g 威灵仙15g 路路通10g 猪蹄甲30g 红枣10g

每日清水煎服1剂,连服10剂。

四诊(10月3日) 经行周期正常,色量一般,经中无不适。脉缓和,舌苔正常。药用平补肝肾、调和气血之法。

菟丝子20g 当归12g 白芍6g 枸杞子10g 党参15g 白术6g 茺蔚子10g 路路通10g 合欢花6g 炙黄芪20g 猪蹄甲30g

每日清水煎服1剂,连服40剂后受孕。

二十二、五淋为病皆秽湿,通治有方土茯苓

淋证,是指小便急迫、频数、短涩、疼痛的一种病证。初起多是湿热结聚下焦,流注膀胱。其治疗之法,一般热者宜清,涩者宜利,陷者宜升,虚者宜补,常用的方剂有八正散、五淋散、萆薢分清饮、知柏地黄汤、补中益气汤、济生肾气丸等的不同。但"诸转反戾,水液浑浊,皆属于热"(《素问·至真要大论》)。淋证总属湿、热、毒为患,不过在发病过程中有寒、热、虚、实转化而已。因而,淋证治疗的总原则是清热解毒,祛湿除秽。自拟土茯苓治淋汤,药用:

土茯苓　忍冬藤　玉米须　泽泻　车前草　通草

上六味皆甘淡微寒平和之品，既能清热解毒，利水通淋，又不损伤阴气，在临床应用取得满意的疗效。其中土茯苓一味，是本方的主药，不仅有渗利下导，利水通淋之功，而且能解毒杀虫，祛除秽浊，凡小便淋浊秽恶、梅毒溃烂、疮疔痈肿，非此莫属，其剂量一次必须用40~60g，其功效始显。

血淋、石淋、气淋、膏淋、热淋等均可用土茯苓通治。

如小便涩痛有血，尿时茎中灼热刺痛或痛如刀割，血色暗红夹块，小腹硬满疼痛，按之不减，脉弦数有力，此为水血互结，瘀热为患的血淋，宜本方加马鞭草、益母草、刘寄奴、丹参、赤芍、生地、白茅根之类，以收清热化瘀，活血止痛之功；如小便虽有血，但尿时不痛，或涩痛很轻微，尿色淡红，脉虚数者，此属肾阴亏损，相火妄动之变，宜加何首乌、白芍、旱莲草、生地黄、玄参、荷叶、苎麻根以滋阴凉血。

排尿困难，小腹涩痛剧烈难受，砂石排出则痛解者，此属下焦郁热，煎熬水液杂质而成的石淋，又称之砂淋或沙石淋，宜加海金沙、石韦、金钱草以清热涤石。

小便涩痛，尿出无力，小腹胀甚于痛，脉虚缓者，此属脾肾气虚，膀胱有热，称之气淋，宜加北黄芪、川杜仲、怀牛膝、菟丝子、小茴香，全方温清并用，补利兼施，有促进利水通淋之功。

小便淋漓，涩痛不明显，每劳倦之后而易发者，称之劳淋，此属先后天不足，脾肾两虚，宜减去忍冬藤、车前草、通草、玉米须之甘寒渗利，加北黄芪、补骨脂、制附子、肉桂以温肾扶阳，利气通淋。

小便混浊如米泔，或如脂膏，或如鼻涕，尿行不畅，但无涩痛，伴有头晕耳鸣，腰酸膝软者，属脾肾虚弱、蒸化无能、制藏不固之膏淋，治宜健脾温肾，佐以通利，以附桂理中汤配缩泉丸加菟丝子、补骨脂、土茯苓治之。

总之，淋证虽有寒、热、虚、实之分，治之当有温、清、补、泻之别，但淋证任何类型均夹有秽浊之邪，蕴结于下焦。浊邪为患，必须清之利之。土茯苓性味甘淡平，甘则能健脾养胃，调和营卫，淡则能渗湿除毒而利关节，用之既能利水通淋，解毒杀虫，又不损伤正气，是治淋最好之药，故喜用之。

二十三、话说癫痫

癫痫是一种以阵发性发作、神志昏迷、肢体抽搐、口吐涎沫、移时清醒为表现的疾病。根据病情的属阴属阳，有阴痫、阳痫之称；从表现不同的症状，更有五脏痫、羊痫风等之别。

本病发生的原因，综合历代医家的论述，有由于七情过极、饮食不节及先天遗传因素导致脏腑功能失调而发生的疾病。盖七情过极，暴怒则伤肝，惊恐则伤肾，肝肾一伤，疏泄失常，蒸化无能，则津液输布障碍，反而为湿而停滞于中焦；脾属土而主运化水湿，忧思太过，或暴饮暴食，过食肥甘厚味或燥烈之品，都能损伤脾胃，以致脾失健运，水湿不化。脾肾两伤则湿浊化痰，所谓"肾为生痰之本，脾为生痰之源"。痰湿重浊黏腻，最易阻遏气机，阳气不伸，则生热化火，火动则生风，故卒然而发，抽搐吐涎；痰火上蒙心窍，故神志昏迷；风扇火动，则两目直视。至于先天遗传因素，多是禀赋本虚、肝气不足之体，所谓"肝虚则怒恐"，多发于儿童时期。

本病的临床症状，有轻重的不同。重者在未发之前多有预兆，如头晕心悸、口臭异味、胃脘不舒、气上冲胸、眼见萤火闪闪等，发作时突然大叫一声、猝然仆倒、神志昏迷、两目直视、牙关紧闭、口吐涎沫、四肢抽搐，甚则大小便失禁，一般持续3~5分钟，抽搐停止而进入昏睡状态，精神恍惚，约15~30分钟左右才慢慢清醒，醒后感觉头痛，全身乏力。轻者无仆倒，无抽搐，仅有短暂的神志丧失，或者仅做一些无意识的动作。

癫痫的治疗，同样要根据病情的轻重缓急而采取不同的方法。新病暴病多属实属阳，发时以标为主，应着眼于痰、火、风，宜用涤痰泻火、息风开窍之法；久病多属阴属虚，治宜标本并治，以本为主，用补益肝肾、健脾养心，佐以化痰安神、息风止痉之法。既要豁痰、泻火、息风，又要调理脏腑功能的恢复,才能达到治愈的目的。

病发之时,乃火煽、风动、痰涌之时,当本着"急则治其标"的原则,以针灸疗法为主,常用穴位为大椎、心俞、肝俞、丰隆。神志昏迷加人中、神门;抽搐加外关、阳陵泉;实证则单用针刺,行强刺激手法;虚证则既针又灸,加灸百会、足三里、气海。

不发病时的治疗,当分清寒热虚实而选用药。凡属痰火过盛,病情重者,宜用清热泻火,涤痰开窍之法,以定痫丸合龙胆泻肝汤加减治之;属于肝肾阴虚而发作病情轻者,可用大补阴煎加生牡蛎、生鳖甲、生龟板等治之;属于脾虚有痰,可用六君子汤或归脾汤加减治之。不论是实证还是虚证,病到后期,发作的次数稀少,当以培补脾胃为主,盖土充则肝木荣,则无内风煽动之患,脾旺则气血足,可以养心宁神,后天足则可以养先天,从而达到心、肝、脾、肾并治的目的。当然,这仅是指一般情况而言,如由于外伤而引起的癫痫患者,经过治疗,仅有头晕目眩,仍然以调治心肝为主。因为心藏神而主血,肝藏血而主疏泄,治伤必治血,治血不离心肝。又如由于先天禀赋不足而发病的患者,虽然仅有短暂不正常的动作,仍然以调养肝肾为主。因为肝藏血而主升发,肾藏精而为作强、伎巧之官。人的体质如何,除了后天的锻炼、营养等因素之外,关键取决于肝、肾的功能,肾气盛、肝血足,自然发育正常,身体健壮。

矿物药和虫药有潜阳息风、涤痰止痉的作用,是癫痫患者常用之药,但只可暂用而不可久施,必须适可而止。因为矿物药多重坠沉着,容易损伤脾胃;虫药多燥,容易伤阴,而且有些(如朱砂、露蜂房、蜈蚣、守宫)具有轻重不同的毒性,久服对身体有一定的影响,甚至引起不良的后果,这是应该审慎的。

二十四、勿拘癫狂,详审虚实,实泻肝胃,虚扶心脾

历来医家根据《难经·二十难》"重阳者狂,重阴者癫"之志,大都认为狂症是阳邪,癫症是阴邪。其实从临床听见,癫与狂的症状表现,虽然有所不同,但两者的发生,大都是由于七情过极而起,均是精神失常的疾病,不过是有先发后发之分,有先癫而后狂者,有先狂而后癫者,由癫而狂,自狂而癫的相互转化而已。所以在治疗上,不必分癫与狂,唯以虚实论治为纲。

对于癫狂的治疗,实证宜从肝胃论治,虚证宜治心脾。如先癫而后狂者,在癫的阶段,患者表情淡漠,神志痴呆,喃喃自语,时或哭笑,不食不寐,脉象弦滑或细涩,舌苔白腻者,此属肝气郁结,脾失健运,气郁生痰。气痰交结,蒙蔽清窍之变。常用温胆汤加石菖蒲、浙贝母、白芥子、瓜蒌皮、夜交藤、合欢花、佛手花、生谷芽之类治之。如治癫不当,由癫而狂者,此为痰气久郁化火,上扰心神,横逆犯胃。症见急躁易怒,狂躁不安,詈骂不避亲疏,甚或打人毁物,弃衣裸体,面红目赤。舌质红绛,舌苔黄腻,脉象弦滑而数,此属痰火实证。治之常用调胃承气汤加龙胆草、山栀子、浙贝母、天花粉、瓜蒌仁、川黄连之类治之,从而达到通腑泻火、清热化痰、肝胃并治的目的。

病初起即狂,治之不及时,由狂而癫者,此是痰火内炽,久灼律液,阴血大亏,此时气郁夹痰乃其标,心脾亏损则其本,为虚实夹杂之证。治之当标本同治,常用归脾汤加浙贝母、海浮石、天竺黄,或六君子汤加石菖蒲、远志、炒枣仁、川黄连、浙贝母之类治之。如脉细而数,舌红少苔者,此属心阴亏损,神不安藏,宜用甘麦大枣汤配百合地黄汤加何首乌、合欢皮、枸杞子、夜交藤、生牡蛎、生龙骨之类治之。

总之,病初起由癫而狂,多属实证,治之以泻肝清胃为主。久狂而癫,证多属虚,治之以补养心脾为宗。同时,还应该注意,癫与狂都是七情所伤、神志失常的病变,除了药物治疗外,必须注意精神上的慰藉,使患者有了正确的认识,才能巩固其疗效。

例1 伍某,男,40岁,农民。1989年7月20日初诊。

陪人代诉:患者因家庭突变,半个月来,狂躁急怒,打人骂人,不避亲疏,乱食或不食,大便已4日

未解。诊时躁扰不安,狂言乱语,目赤面红,脉象弦滑而数,舌质红,舌苔黄腻。证属肝气郁结,郁久化火生痰,横逆犯胃,上扰神明。以通泄痰火之法为治。药用:

龙胆草10g　山栀子10g　生大黄6g(后下)　枳实10g　芒硝10g　瓜蒌仁10g　浙贝母10g 生甘草5g

煎服3剂,大便通畅,神志安静。旋用清气化痰丸(瓜蒌仁、胆南星、黄芩、制半夏、枳实、杏仁、陈皮)出入加减,守方10剂余而安。

例2　甘某,女,32岁,农民,广西钦州县人。1974年6月15日初诊。

患者平素情志不遂,近日因家中琐事,暴以郁怒,旋即不思饮食,狂躁不安,夜不能寐,甚至乱跑乱窜。诊时赤身裸体,毫不羞耻,时或嚎哭,时或骂人打人。脉弦而数,舌苔薄黄腻,舌质红。症属七情所伤,阴虚气郁,痰火内生之变。本着"急则治其标"的原则,立即针刺丰隆、神门、后溪、阳陵泉等穴位(俱取双侧),用强刺激手法,以泻其痰火,反复行针,约半个小时,患者稍安静,再针百会、三阴交,患者清醒,自觉疲倦,四肢乏力。从其脉证,本例患者肝阴本虚是其本,痰火发狂是其标。采取标本并治,内外同用之法,以针刺疗法治其痰火,药物内服治其阴虚。药用甘麦大枣汤配百合地黄汤加生牡蛎、炒枣仁、枸杞子、何首乌、合欢皮治之。经半个月的针药并用治疗,并结合心理疗法,患者恢复正常。

例3　韦某,女,13岁,学生。1975年12月10日初诊。

患者因考试成绩不佳,即开始经常叹息,喃喃自语,淡漠痴呆,夜寐时惊叫,或起床游走。近日病情加重,少食或不食,又哭又笑,以牛马为父母,视父母为仇人。诊见面色萎黄,舌质淡润边有齿痕,舌苔薄腻,脉虚细无力。症属心脾两虚,痰湿蒙蔽心窍。治宜以本为主,兼治其标,用归脾汤加石菖蒲、浙贝母、郁金、合欢花治之。守方出入,经过月余而愈。

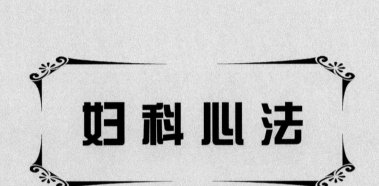

妇科心法

一、论脏腑学说与妇科的关系

脏腑学说主要是研究人体生理功能、病理现象及其相互关系的一门学说。人体的生命活动,都是起源于内脏的生理功能活动,内而饮食消化、血液循环,外而视听言行、肢节运动。实质上就是人体整个的生命活动。妇女以血为本,血旺则经调而有子嗣。心主血,肝藏血,脾统血,而血来源于水谷的精微所化。可见,妇女的经、带、胎、产与脏腑的关系极为密切。

肝为风木之脏,内寄相火,体阴而用阳,具有疏泄气机、储藏调节血液的作用,为冲任二脉之所系。肝气条达,则脏腑安和,气血津液生生不息;肝血充足,气机冲和,则冲任脉通盛,月事得以时下,已婚育龄妇女,易孕而胎壮,分娩顺利,产后乳汁充溢。倘若肝失疏泄,肝郁则诸脏皆郁,气机怫结,则诸病丛生,如经行前后不定,量多少不一,甚则崩漏或经闭不行,已孕则多有胎萎不长、堕胎、小产等之变。不论从肝的生理功能或病理变化,都说明肝在妇科中的地位是十分重要的。所以,叶天士强调"女子以肝为先天",确是卓识之论。

例1 黄某,女,21岁,学生。

13岁月经初潮,一向周期、色、量、质正常,经期中无不适。近因毕业考试将临,情绪紧张,作息失常,已2个月无经行。3天来头晕腰痛,心烦易躁,夜难入寐,寐则多梦,胃纳不振,大便干结,小便淡黄,脉象细弦,舌质淡红,苔薄黄。

处方 当归身12g 柴胡5g 白芍9g 枳实6g 香附6g 川芎6g 益母草20g 黄精12g 薄荷3g(后下) 淮牛膝6g 甘草3g

此为肝体、肝用合治之法,并用益母草、牛膝之通降,服药2剂,经水即来潮,诸症消失,精神舒爽。

按语 肝藏血而主谋虑,患者因思虑过度,思则气结,以致肝气抑郁,故月事不能以时下;郁久则化热,相火内动,经水欲行而不能行之际,故心烦易躁,腰痛楚楚。本《笔花医镜》"养血疏肝"之法,以柴胡疏肝散加味治之。

心为火热之脏,为五脏六腑之主,主血脉而司神明。"主明则下安",心的功能正常,能协调各个脏腑的功能活动,气血流通,神志爽朗,思维敏捷,保持人体的健康。反之,"主不明则十二官危",不仅发生神志和血脉的各种病变,而且导致各个脏腑的功能失调,所谓"心动则五脏六腑皆摇"。妇女以阴血为主,胞脉属心而络于胞中,心主血脉、神明的功能如何,将直接影响到妇女的生理活动和病理变化。心神畅达,心阳之气下降,心血下交于胞中,则月经按期来潮,胎孕有期。倘若忧愁思虑太过,以致暗耗心阴,营血不足,神志郁结,胞脉不通,气血不能下达于胞宫,血海空虚,则月经不调,甚或闭止不行,胎孕艰难,如《素问·评热病论》:"月事不来者,胞脉闭也。胞脉者,属心而络于胞中,今气上迫肺,心气不得下通,故月事不来也。"月经的通行或闭塞,虽然有多种的原因,但总的来说,是与心主血脉的运行息息相关。

例2 韦某,女,36岁,南宁某厂干部。

往时月经基本正常,经中并无不适。自随爱人调邕工作迄今半年,月经闭止不行,自觉并无所苦,睡眠、胃纳、二便一般,脉细数有力,苔薄白,舌质如常。

处方 当归9g 川芎5g 桃仁6g 红花6g 老葱9g 桂枝6g 佛手9g 石菖蒲5g 远志5g 益母草15g 炙甘草5g

上方水煎服3剂,经水即行。

按语 患者平时月经本无异常,自调邕工作之后,由于环境变迁,生活骤变,公私事务,肇端从新,难免暴喜多思,"喜则气缓","思则气结",以致心阳之气不能下达胞脉,胞脉闭塞,故月事不行。其所以无所苦者,以病在神而不在形故耳。拟芳香辛开,温通血脉为法,以通窍活血汤加减治之。

脾居中焦,性属湿土,为后天之本,主运化而升清,输送水谷精微于心肺,化为津液气血,故称脾为气血生化的源泉。脾气健运,则气血的生化源源不息,使气血循经脉运行,上输心肺,下达肝肾,外灌四旁,保证各个脏器和四肢百骸得到充足的营养,从而支持人体的生命活动。倘若脾气虚弱,运化失常,统摄无能,往往月经来潮前后不定,量或多或少,甚则崩漏或闭经等之变;脾阳不摄,不能运化水湿,湿浊下注,则带下绵绵,湿邪泛溢于肌肤,在孕妇则为子肿;脾气下陷,血亏不养胎,往往有堕胎、小产之虞。可见脾气的盛衰盈亏,都直接影响到妇女的经、带、胎、产。

例3 赵某,女,32岁,南宁市某门市部售货员。

经期前后不定,量多少不一,色淡质稀,经期眼胞及四肢轻度浮肿,平时带下量多,色白质稀,神倦嗜卧,四肢乏力,纳差,便溏,舌苔薄白,舌质淡嫩,脉象虚迟。

处方 制附子9g(先煎) 白茯苓9g 白芍12g 党参15g 益智仁9g 台乌药9g 当归身12g 炒谷芽15g 炙甘草6g

上方为经、带合治之法,守方出入,每天水煎服1剂,连服9剂,胃纳转佳,大便正常,精神良好,经行周期、色、量均正常。

按语 脾虚不统血,故经行前后不定,量多少不一,脾阳虚则不化湿,故带下绵绵,经行浮肿,余亦为脾虚之征。拟温肾健脾之法,药用附子汤加味。

肺为乾金,主持一身之气而朝百脉,有宣发肃降的作用。肺气宣发,才能输送气血津液于全身,以营养各个脏器;肺气肃降,才能通调水道,下输膀胱,保持人体水液的输布排泄;肺主气而朝百脉,气为血之帅,气行则血行,周流全身,循环不息。若肺虚气弱,宣发肃降功能失常,不能朝通百脉,则心主血脉不畅,常有胸胁苦满,甚则闭痛;肝失疏泄,不能储藏调节血液,因而常常有月经不调、崩漏或闭经;子病及母,以致脾失健运,湿浊下注,带下绵绵;脾不统血,则月经前后不定,量多少不一,甚则经闭不行;肺主气,气之根在肾,肺气虚弱,则可导致肾气封藏无能,便有月经过多,崩漏;在孕妇则多有堕胎、小产之变。

例4 孙某,女,28岁,南宁市某中学教师。

患肺结核病2年,经治疗肺结核病灶钙化,但尚感疲劳,四肢乏力,经行错后2~3周,量少而色淡,2天即净,胃纳一般,二便正常,脉虚细,苔薄白,舌质淡,体质消瘦。

处方 炙黄芪20g 潞党参20g 当归身9g 川芎6g 熟地黄15g 白芍5g 佛手5g 益母草9g 红枣10g

上方每日一剂,连续守方出入煎服半月,经行周期、色、量正常,再以异功散善后。

按语 肺痨虽有好转,但元气尚未恢复,肺气未充,治节无能,故疲倦乏力,经行错后而量少,拟益气养血为法,药用圣愈汤加味。

肾为先天,乃水火之脏,是元阴元阳之所出,有藏精、主水、主骨及生髓的作用。肾的功能正常,则能主宰人体的生长发育及其生殖的活动。所谓"肾气盛……天癸至,任脉通,太冲脉盛,月事以时下,故有子。"要是肾气不足,精血衰少,肾的主蛰藏无能,则往往经行量多,崩漏,带下质稀如水;"胞脉系于肾",在孕妇则多有小产、滑胎之患。所以肾气的强弱,是决定经、带、胎、产的关键。肾气充沛,作强封藏功能正常,则康健无恙;肾气虚弱,则百病丛生。

例5 黄某,女,35岁,南宁市公共汽车售票员。

结婚10年,堕胎3次,现又受孕2个月余,阴道量出血已3天,色淡红,小腹胀堕,隐隐而痛,腰脊酸痛,腿膝软弱,面色苍白,头晕耳鸣,胃纳一般,大便正常,小便较多,脉虚细,苔薄白,舌质淡。

处方 菟丝子20g 桑寄生9g 川续断9g 川杜仲9g 阿胶珠12g 太子参30g 荷叶蒂6g 缩砂仁3g

上方每日煎服 1 剂,连服 3 剂,出血即止。以后转用泰山磐石散出入,以善其后,足月顺产一婴。

按语 患者多次堕胎,其原因未明,但据现在脉证,乃属肾气虚弱,封藏不固,故孕后 2 个月余而漏红,此为胎漏之兆,仿寿胎丸加味。

除了以上从五脏的生理及病理说明五脏与妇科病的密切关系外,六腑的传化和奇恒之腑的藏泻功能如何,当然也影响到妇女的生理和病理,其中以胃、女子胞以及冲脉的关系更为密切。不过五脏与六腑互为表里,奇恒之腑通过经脉与五脏相连,所以以五脏为中心,也包括六腑和奇恒之腑在内。

总而言之,心主血,肝藏血,脾统血,肺主气而朝百脉,肾藏精,精血同源。妇女以血为主,其经、带、胎、产、乳等与血有密切的关系,而血来源于水谷的精微,尤其是血的生成和运行循环,更要有脾的生化、心的总统、肝的藏受、肺的宣布、肾的施泄的协同作用,才能完成的。所以说五脏的生理活动和病理变化,都直接或间接影响到妇女经、带、胎、产的变化,它们的关系是非常密切的。

二、试论心与妇科的关系

张景岳说:"经本阴血,何脏无之。"可见妇女的经、带、胎、产与五脏的关系极为密切。可是过去对心在妇科的应用,多略而不详。我认为心在妇科中的地位很重要,它对妇女病变的分析,在治疗上的立法遣方,都有指导的意义。

(一) 经本阴血,血以心为主

心为火热之脏,为五脏六腑之大主,主血脉而司神明。心的功能正常,"主明则下安"。"主不明则十二官危",不仅发生神志和血脉的各种病变,而且导致各个脏腑的功能失调,所谓,"心动则五脏六腑皆摇"。妇女以阴血为主,而血的来源、生成,虽然是有以脾胃的水谷精微为物质基础,但还要经过一系列的气化作用,才能变为血液。在这过程中,既有脾胃的气化作用,更要有心阳的气化功能,所以《内经》对血的生成,不仅指出"中焦受气取汁,变化而赤是谓血",而且还提出"营气者,泌其津液,注之于脉,化以为血"、"心生血"。说明水谷精微津液之所以能变化为血液,心是起着主导的作用。只有心气旺盛,心的功能正常,则血液化生不息。要是心阳衰败,便不能化生血液,则血海空虚,不能濡养四肢百骸,经源枯竭。

(二) 心与胞宫,联属密切

心与胞宫有直接的联属关系。"胞脉属心而络于胞中"。奇经中的冲、任、督三脉同起于胞中而上行,冲脉"至胸中而散"。任脉行于身之阴,督脉行于身之阳,一前一后,"贯心","入目","络脑"。"头者,精明之府"。可见胞宫通过经络的联属,实际上与"血肉之心"、"神明之心"都有密切的关系。心神的爽郁,心气的盛衰,心血的盈亏,都直接影响到胞宫的作用。心气旺盛,心血充足,脉道畅通,血液才能在脉道内正常运行,周流不息,营养全身。心阳之气下达,心血下交于胞宫,血海满溢,则月经按期来潮,胎孕有期。倘若忧愁思虑太过,喜怒无常,以致心阴暗耗,营阴不足,神志郁结,胞脉不通,则月经不调,甚或闭止不行,胎孕唯艰。月经的通行或闭塞,胎孕的难易,虽然有多种的原因,但总的来说,是与心主神明,心主血脉息息相关的。

(三) 治法多端,不离于血

从临床方面来说,妇女的疾病,尽管多种多样,但综合其证情,不外乎寒热虚实。因此在治疗上,当有温清补泻之分。不过,不论是温清或补泻,均不离于调理气血,使其和平。例如,思虑过度,劳伤心脾,因而心悸怔忡,健忘失眠,面色萎黄,经行超前,量多,色淡,质稀,或淋漓不止,脉细弱,苔薄白,舌质淡者,此属心脾两虚,摄血无能,常用养心健脾、益气补血之归脾汤治之。方中既有人参、白术、黄芪、甘草以补脾,更用茯神、远志、酸枣仁、元肉之甘温酸苦以补心,其目的在母子并治,使心脾功能恢复,保证完成心主血,脾统血的作用。血液能生化不息,又能固摄循经,则月经周期正常。又如崩漏一症,以血热、气虚、血瘀者为多见。治之血热者当用清热凉血,药如生地、丹皮、栀子之类;气虚者则用补气摄血,药如党参、黄芪之类;血瘀者,本"通因通用"之旨,不离祛瘀以止血,药如红花、桃仁、蒲黄之类。这些药有的是凉血,有的是祛瘀,有的是补气生血,其作用虽然有所不同,但都是入心活血。又如湿热带下,量多而质稠秽,赤白黄相兼者,常用龙胆泻肝汤利胆泻心,以清其湿热而止带。婚后多年不孕,久虑多思,营阴暗耗,以致心虚血少,神气不宁,怔忡惊悸,月经错后,量少,甚或闭止不行者,常用补心汤治之。本方以"人参、黄芪以补心气,川芎、当归以养心血,二茯、远志、柏子仁、酸枣仁以泄心热而宁心神,五味子收神气之散越,半夏去扰心之痰涎,甘草以培心子,赤桂引药以入心经,润以滋之,温以补之,酸以敛之,香以散之,则心得其养矣(《医方集解》)"。

总之,血是"生化于脾,总统于心,藏受于肝,宣布于肺,施泄于肾"(《景岳全书》),和五脏都有密切的关系。但由于心为神之所居,主一身之血脉,是主持全身血液循环和精神意识思维活动的中心,其生理功能如何,都会影响到各个脏器的活动,尤其是妇女以血为本,长期处于"有余于气,不足于血"的状态,当心有病变时,往往影响到经、胎、产、乳等的异常。因此对妇科疾病病机的阐述,用药法度的调遣等一系列问题,必须注意心神是否舒爽,心血是否充溢等等,然后根据不同的证情,或以调为主,或以养为宗,则其疗效可事半功倍。

(四)从心论治病案举例

例1 韦某,女,36岁,南宁某厂干部。

往时月经基本正常,经中无不适。自随爱人调邕工作,迄今半年,月经闭止不行,自觉并无所苦,睡眠、胃纳、大便、小便正常。脉细数有力,苔薄白,舌质如平。

按 患者平时月经本无异常,自调动工作之后,实由于环境变迁,生活骤变,公私事务,从新伊始,难免暴喜多思,"喜则气缓","思则气结",以致心阳之气不能下达胞脉,胞脉闭塞,故月事不行。其所以无所苦者,以病在神而不在形故耳。拟芳香辛开、温通血脉为法,以通窍活血汤加减治之:当归9g,川芎5g,桃仁6g,红花6g,老葱9g,桂枝6g,佛手9g,石菖蒲5g,远志5g,益母草15g,炙甘草5g。连服三剂,月经来潮,色量一般。

例2 赵某,女,28岁,南宁市某大学,干部。

结婚半年,现受孕二月余,阴道少量出血,点滴而下,色淡红。夜能寐而多梦,腰腿酸软,大便干结,三日一次,小便正常。脉细数,苔少,舌尖红。

按 受孕二月余而见红,显系胎漏之兆,结合脉证,乃属心火有余,肾水不足而导致肾失封藏,冲任不固而发生的病变。拟用滋阴济火之法治之。仿两地汤加味:生地黄20g,玄参20g,杭白芍10g,麦门冬15g,地骨皮10g,珠阿胶10g(另包烊化服),柏子仁10g,鲜荷叶15g。三剂后阴道出血停止。再以《衷中参西录》之寿胎丸加川杜仲、覆盆子、川栀子治之,连服六剂。疗效巩固,足月顺产。

(五)小结

心在妇科中的地位是很重要的。但并不否定肾藏精,肝藏血,脾统血,肺主气而朝百脉等在妇科中的重要作用。

人是不可分割的整体,在强调治血治心的同时,必须注意脏腑之间的相互关系。例如,心血不足,不仅是心的病变,往往多是心脾两虚或心肝血虚,治之当选用既能治心又能治脾治肝之方,如归脾汤或四物汤之类;又如心火不能下降于肾而独亢,多由肾阴不能上济,以致"心肾不交"之变,治之当用壮水制火之法,临床常用归芍地黄丸(汤)。既要滋养肾之阴,又要濡养心之血,从而达到心肾并治。可见症有主次,察其所兼,权衡其轻重缓急,以心为主导,选方遣药,以平和中的为贵,则疗效可期。

三、论治肝特点及其在妇科病中的应用

任何疾病的治疗,都离不了辨证论治。肝病的治疗,当然也和其他疾病一样,"治病必求其本"。肝为风木之脏,内寄相火,体阴而用阳,主藏血,司疏泄,性喜条达,恶抑郁,主生发阳气,以升为用。同时,肝又为将军之官,易动易升,所以在治肝时,必须根据肝阴易亏、肝阳易亢的特点,多宗以柔养为法。

治肝之法,前人已留下极为丰富的经验。如《素问·脏气法时论》:"肝苦急,急食甘以缓之……肝欲散,急食辛以散之,用辛补之,酸泻之。"《素问·六元正纪大论》:"木郁达之"。《难经》:"损其肝者缓其中"。《金匮要略》:"见肝之病,知肝传脾,当先实脾"。清时王泰林在《西溪书屋夜话录》分有肝气、肝风、肝火三大证治,提出治肝三十法。这些丰富的内容,叶天士归纳为"治用、治体、治阳明"三法。

肝体阴而用阳,治肝必须体、用并重;阳明为水谷之海,主津液的来源,土润而木荣,故治用、治体之外,必须兼及阳明。所谓治用,即是调理肝的功能,舒其肝气。因为"气有余便是火"。肝用不仅有太过,也有不及,但由于肝为刚脏,所以肝用之变,一般多指实证,如头晕、头痛、口苦、吐酸、目赤、耳聋或耳肿等症,是属于肝经实热,肝火上扰,功能亢进的病变,治之当用龙胆泻肝汤以泻肝清热。肝胆相为表里,泻肝即是泻胆通腑,使邪热从胆下泄。又如七情过极,暴怒伤肝,气逆动火,胸胁胀痛,烦热目赤等症,治之常用左金丸、金铃子散之类清肝泻火之外,又常加丹皮、栀子泻胆火而凉血,从而使肝胆之火下降,脏病以通腑气而有出路。此即叶桂所说的"肝用宜泄"之意。

治体,即是指滋补肝血和肝阴的亏损。肾水滋生肝木之体,津血来源于脾胃水谷的精微,肝实质之所以受到损害,除了其他的因素外,实与肾和脾胃有密切的关系。例如,脾虚不能健运,肝脏藏血不足,不能濡养肝木而致肝气郁结,证见胸胁胀痛、头晕目眩、神困食少等症,常用逍遥散疏肝扶脾,解郁和营。血虚太甚则加熟地黄、何首乌、黄精之类;血虚而生内热,则加丹皮、栀子,使火从胆腑降泻。又如肝肾阴虚,肝木失养,导致肝气横逆,或肝火上逆,因而证见头晕目眩、胁肋疼痛、目赤、耳聋、苔少、舌红、脉弦细数等,治之当用一贯煎或归芍地黄丸以养肝肾之阴。

《临证指南》:"治肝不应,当取阳明。"《沈绍九医话》:"柔肝当养胃阴,疏肝当通胃阳。"可见治阳明是治肝病重要法则之一。所谓治阳明,这里包括脾和胃,因为脾胃是津液、气血生化的来源,当肝脏藏血不足,或肝阴亏损之时,必须通过健脾养血以调达肝气,滋养胃阴以濡润肝阴,前者如黑逍遥散治血虚肝郁所致的脘胁作痛;后者如一贯煎滋养肝肾肺胃之阴,以治肝气不舒,胸胁、脘腹胀痛等,都是通过治阳明达到治肝的。

以上论述治肝要治用、治体、治阳明三个方面,其中以治肝用、肝体为主要,前者以疏泄清降为主,如丹栀逍遥散,既能养血解郁,又能清泻胆火,使邪热从胆腑出,亦即"肝欲散,急食辛以散之,辛以补之"之意;后者以柔养阴血为主,如归芍地黄丸以滋阴生肝体,一贯煎以养肝胃之阴而荣肝木,亦即"肝苦急,急食甘以缓之"。

总之,肝木以"敷和"为荣,但肝为风木之脏,为将军之官,主动主升,有刚脏之称,在病变上,肝阴易亏,肝阳易亢。所谓"治肝不难,难在肝阴不足",即是指此而言。故《类证治裁》有"大抵肝为刚脏,职司疏泄,用药不宜刚而宜柔,不宜伐而宜和"之说。以柔养之剂,木得之则荣;以调和之法,则肝阳不偏亢。

治肝的方法,既然是以治肝用、治肝体、治阳明为纲,用药以柔和为贵,当妇女的经、带、胎、产发生病变时,是否要治肝? 如何治肝? 对于这个问题,我认为应该从生理上的相互依赖和病变上的相互影响来研究。

在生理上,肝藏血而司疏泄,为罢极之本;能生血气,以血为体,以气为用。肝脉络阴器,肝主筋,前阴为宗筋之所会,而妇女以血为本,以肝为先天,"奇经八脉隶于肝肾为多。"肝的功能活动,直接影响到奇经八脉,因为奇经八脉均汇集于小腹下焦,为足厥阴肝和足少阴肾所属地带,督脉、冲脉、任脉皆起于胞中,一源而三歧。督脉行于身之后,总督一身之阳,维护人身的元气,这除了与肾的命门有密切的联系外,还与肝息息相关;冲脉从中直上,主血海,涵养精血,温濡表里;任脉行于身之前,主一身之阴经,主胞胎生育,冲任的功能,除了取决于肾气的盛衰之外,是和肝的生发血气分不开的。带脉环腰一周,能约束诸脉,有赖于脾气的升清和肝气的生发。肝"罢极之本"之极和主筋的功能,能促阴跷、阳跷对人体的跷腱活动;阳维起于诸阳之会,阴维起于诸阴之交,能维系全身的经脉,也是依赖肝肾的功能才能完成。可见奇经八脉与肝肾的关系甚为密切,正如《温病条辨·解产难》所指出:"盖八脉隶于肝肾,如树木之有本也;阴阳交构,胎前产后,生生化化,全赖乎此。"肝肾的功能既直接影响奇经八脉,当然也影响到妇女的经、带、孕、育。

在生理上,肝肾与奇经八脉息息相关,因而肝肾功能的失常,必然要波及奇经八脉。奇经八脉失其正常的功能,则导致妇女经、带、胎、产诸病的发生。如肝的疏泄太过,肾失固藏,冲任固摄无能,则月经超前,量多,甚或崩漏不止;肾阴不足,肝血亏少,血海空虚,则经行错后,量少,甚或经闭不行;七情过极,肝气横逆,木强土弱,脾失健运,因而带下绵绵,色黄或赤;"胎之生发,主乎肾肝",肝肾阴虚,肝的藏血不足,冲任亏损,肝的生发之气不振,常常导致胎元不长;肝火旺盛,疏泄太过,肾的开合失职,督脉失其统摄,带脉不能约束,往往有堕胎、小产之变;临产忧思惊恐,情志抑结,肝不疏泄,常常有滞产或难产之变。《医学心悟》曾有保产无忧散为"撑开"之法,实取其养肝血、舒肝气以催产之意。总之,妇女的病变,就是奇经八脉的病变,其原因有两方面:一是,脏腑气血的亏损(尤其肝与肾),导致奇经八脉的失常;二是,奇经八脉自身的病变,如房室纵欲、产育频多、手术损伤、药物局部刺激等,均能直接损伤冲、任二脉。但局部与整体有密切的联系,经脉离不了脏腑,脏腑的病变,固然可以影响到经脉,而经脉的损伤,同样也可以累及脏腑。奇经八脉之所过,主要是肝肾之所属,故不论是生理或病理,肝肾与奇经八脉之间的关系,尤为密切。

根据以上的分析,可见肝在妇女病变中的重要性。现就个人多年来的临床实践,谈谈治肝在妇女病中的应用。

肝的病变,对妇女病的影响,虽然是错综复杂的,但总的来说,主要是气滞血瘀、肝血不足、阴虚阳亢、阳虚不振等方面,因而其治疗在治用、治体、治阳明的大原则下,不外乎调气、化瘀、补血、滋阴、温肝等。

1. 舒肝解郁

肝喜条达而恶抑郁。凡证见月经将行,胸胁、乳房、少腹、小腹胀痛,经行前后不定,量多少不一等。此属素性抑郁,或忿怒过度,导致肝气逆乱之变,治宜本法,可用《和剂局方》逍遥散治之。《傅青主女科》谓"逍遥散最能解肝之郁与逆"。以归、芍养血平肝,苓、术、草和中培土,柴胡、薄荷舒肝解郁,陈皮、煨姜暖振胃气,实为"木郁达之"之旨,是治用、治体、治阳明之妙剂。如肝郁乘脾,经行量少或多,色淡质稀,平时带下色白、四肢不温等,宜用《金匮要略》之当归芍药散养血舒肝,健脾渗湿。有血块者,则加香附、延胡索、莪术、益母草以调气化瘀;腰脊胀痛者,则加桑寄生、川续断、杜仲以壮腰补肾。

2. 温血化瘀

血气喜温而恶寒,凡证见经行不调,经行时少腹、小腹胀痛剧烈,唇青肢冷,经行不畅而夹血块者,此属冲任气虚,寒凝血瘀之变,可用《金匮要略》温经汤加益母草、三棱、莪术治之,从而达到温养冲任、补血化瘀之功。如阳虚宫寒,少腹、小腹冷痛,脉沉紧者,可加鹿角霜、制附子、小茴香、艾叶之类以温肾暖肝。祛瘀之剂,本属攻伐之品,最易耗气伤血,何况妇女本属娇嫩之体,不堪受药物之偏颇,故祛瘀之法,以温化为佳。

3. 健脾柔肝

脾统血,为气血生化之源;肝藏血,为冲任脉之所系。凡是血海空虚而证见经行后期,量少色淡,甚或经闭不行者,宜用八珍汤或人参养荣汤治之,以四物汤滋养肝血,四君健脾和中,气血双补。冲任旺盛,血海充溢,则经期自调。人参养荣汤本是五脏交养之方,能促进五脏气血的修复,但其重点仍在归、芍、地养血,参、芪、术、苓、草补气,故名之"养荣",即含有健脾益气、柔肝养营之意。

4. 疏肝清热

带下的病变,有寒热虚实之分,但其终归均为湿邪下注,故《傅青主女科》有"夫带下俱是湿症"之说。凡是证见带下赤白,质稠黏而臭秽,时有阴痒,口干口苦,溲黄而痛,抑郁胁痛者,为肝郁化火,湿热停滞下焦,治之轻则用丹栀逍遥散加蓲菜、土茯苓、龙胆草以调肝解郁,清热化湿;湿热过盛,质稠秽而阴痒难忍者,宜清肝泻热,以龙胆泻肝汤治之。肝属脏,主藏,邪无可出之路,名为泻肝,实则利胆(胆属腑,以通降为用,肝胆相为表里)泻心(心为肝之子,实则泻其子)以清肝邪,下焦湿热一除,则带下、阴痒自止。

5. 滋肾养肝

肾藏精,肝藏血,肝与肾为母子关系,又为精血同源的关系。凡是证见经行或前或后,量多少不一,色淡质薄,面色苍白或晦暗,头晕耳鸣,小腹不温而坠痛,腰膝酸软者,多属房室纵欲,或多孕多产,以致损伤冲任、肝肾亏损之变,治之可用定经汤。傅青主称"此方舒肝肾之气,补肝肾之精",有调有养,以养为主,养中有舒,肝肾同治,精血充足,则经行正常。又肝肾阴虚,冲任损伤,经行淋漓不断,量少色红,头晕耳鸣或口鼻出血者,宜滋养肝肾以摄血,可用六味地黄丸配二至丸加当归、白芍、桑叶治之。如阴虚生内热,舌红苔少,脉细数者,宜两地汤配二至丸治之。水旺阴复,其虚火自平。

6. 温肾暖肝

肾为水脏而主津液,肝肾同是内寄相火,如命门火衰,不能化气行水,因而证见带下量多,质稀清冷,终日淋漓不断,面色晦暗,便溏溺多者,此为肾阳不足、下元亏损、带脉失约、任脉不固摄之变,当用《伤寒论》附子汤加川椒、小茴香、菟丝子、桑螵蛸、益智仁、鹿角霜之类,以温肾暖肝、健脾温涩之法治之,以温则能化气行水,涩则能收敛培元,温涩并用,邪去正复,其效可期。又肾为经水之源,胞宫系于肾,如婚后多年不孕,经行衍期,性感淡漠,甚或厌惧者,此多属肾阳虚衰、肝阳不振、阳虚宫寒、卵子发育不良之变,治宜温养肝肾,可用张景岳之右归丸加蒌蔚子、蛇床子、淫羊藿治之,以调动肾的"作强"、肝的"罢极"生发功能,肾阳振作,肝木得温,生机之气蓬勃,子脏温暖,经行正常,卵子活跃,受孕有期。

7. 补肝固胎

肝者主升主动,主开主散;肾者主沉主静,主合主伏。肝肾洽合,则肝能生发,肾能主蛰封藏,孕后胎元长养,足月顺产。如素体本虚,肝肾不足,或其他原因损伤冲任,则孕后胎元不固,往往 1~2 月之间而堕胎。治之当于未病之先,补养肝肾,调摄冲任,可用《医学衷中参西录》寿胎丸加川杜仲、沙苑子、覆盆子之类治之。根据《临证指南医案》"治肝不应,当取阳明"之意,也可用泰山磐石散健脾益气,温补气血,使土厚木荣,肝血充足,血海盈满,则能荫养胎元,其胎自固。

8. 调肝顺产

胎之未生,有赖于肝肾精血以长养;胎之将生,有赖于肝肾之气以运载。如孕妇临盆之时,忧思惊恐,情志抑结,则肝不疏泄,肾的开合失常,往往导致滞产或难产,可用益气补血,舒肝解郁之法,以保产无忧散治之。本方既能益气补血,扶助运胎之力,又有舒肝解郁,促进开合功能,血足郁解,其胎自下。

总之,妇女以阴血为主,以肝为先天,妇女经、带、胎、产的病变,均属带脉以下肝肾所管地带的病变,因而从肝论治妇科疾病,是很广泛的,以上仅说其梗概而已。

四、调补肝肾在妇科病的临床应用

妇科病的治疗原则,和中医其他各科一样,都是从整体出发,根据辨证论治的精神而定的,这些原则都是从长期临床实践中总结出来的。现仅就调补肝肾在妇科病的临床应用,谈谈个人的体会。

(一) 调补肝肾的重要性

1. 妇女的经、带、胎、产都和肾有直接的关系

(1) 肾气的强弱,决定月经的盈亏有无及畅通与否:正如《素问·上古天真论》"肾气盛……天癸至,任脉通,太冲脉盛,月事以时下……七七任脉虚,太冲脉衰少,天癸竭,地道不通,故形坏而无子也"。肾为经水之源,肾气充沛,则月经按期来潮;反之,肾气不足,则月经错后或闭止不通。

(2) 带下的异常,决定于肾气的蒸化是否正常。带下的发生,《傅青主女科》说:"夫带下俱是湿证"。脾为土脏而主运化水湿,脾的运化功能如何,除脾自身之外,在很大程度上取决于肾阳温煦,而肾本为阴阳之根,是水火之宅,是人生气血之始,又"肾者水脏,主津液"(《素问·逆调论》)。这说明了带下的病变,不仅与脾有关,而且与肾的关系尤为密切。

(3) 胎孕的牢固,依赖肾脏的封藏。《素问·六节藏象论》"肾者主蛰,封藏之本,精之处也"。胞脉络肾,与肾的生理、病理有密切的关系。肾的封藏正常,则胎元牢固,足月顺产;反之,若肾气虚衰,封藏不固,则胚胎夭折。

(4) 产的难易,和肾的开合有关。《胎产心法》有"胎之发生,主乎肾肝"的说法。总之,胎之未生,赖肾气以载之,胎之将产,赖肾气以运之。

2. 肝藏血而主生发 在妇女为先天

(1) 肝为风木之脏,以血为体,以气为用,体阴而用阳。妇女以血用事,血为气配;气血不能分离。

(2) 肝主疏泄,能生化气血。如《素问·六节藏象论》:"肝者罢极之本……以生血气"。同时肝为冲任所系,肝性刚喜调达,人若精神舒畅,肝气冲和,则血脉流通,经气正常;反之,木郁不达,肝气不得疏泄,则气血失调,势必影响冲任而引起经带胎产诸病。

(3) 肝脉络阴器,肝主筋,前阴为宗筋之所会。如《素问·上古天真论》曰:"七八肝气衰,筋不能动"。《素问·五脏生成》也说:"肝之合筋也"。因此,肝的功能失调,会影响到前阴。同时,妇女的经带胎产都与奇经八脉有关,而肝肾的亏损,必导致奇经的失常,奇经功能失常,则妇女经常诸病丛生。

(二) 调补肝肾的依据

妇女的疾病多属气血亏损,脏腑功能失调,属于内伤的范畴,而肝肾功能正常与否尤为主要。因

为肝肾与脏腑之间有密切的关系，它们在生理上相互依赖，病理上相互影响，治疗上相互促进，五行上相互生克制约，形成不可分割的整体。肝肾也有它的特性，正如《素问·五常政大论》曰："木曰敷和……水曰静顺"。《尚书·洪范》亦有"水曰润下，火曰炎上，木曰曲直"之说。同时还应了解《内经》所说："肝苦急，急食甘以缓之……肝欲散，急食辛以散之，用辛补之，酸泻之"，"肝恶风"；"肾苦燥，急食辛以润之，开腠理，致津液，通气也"；"肾欲坚，急食苦以坚之，用苦补之，咸泻之"；"肾恶燥"。在治病时除了正确的辨证外，还要搞清脏腑的特性。例如，肝与肾，除了精血同源的关系外，由于肝主疏泄，肾主封藏，这里就存在开与合的关系。脾以升为健，胃以降为和，脾之升要赖肝的升发，胃之降从乎胆的下泄，但反之脾胃虚弱，中焦湿盛，也可导致肝木不升，胆气不降的局面。可见在临床上全面分析各方面的情况是很重要的。

（三）调补肝肾的临床运用

调补肝肾之法，不仅可用于妇女的疾病，也可用于其他各科的疾病。在辨证上，肝病同样有虚实之分，但虚证"虚则补其母"从肾论治，所以有"肝无补法"之说。其治多以疏肝为主，由于肝阴易亏，肝阳易亢，用疏肝之法，亦常用辛平芳香为宜，做到"疏中有养"、"养中有疏"，即不但要调还要补，如柴胡疏肝散以疏为主，而一贯煎则为"养中有疏"之方。所以《素问·至真要大论》说："疏其气血，令其条达，而致和平"。

一般来说，肾无表证与实证。肾之热，属于阴虚不济火之变，肾之寒，属于命门火衰阳虚之变，在临床上分为阴虚和阳虚两大类。总的治疗原则，是"培其不足，不可伐其有余"。所谓"壮水之主，以制阳光，益火之源，以消阴翳"。阴虚者则用甘润壮水之剂，忌用辛燥或苦寒之品。阳虚者则用甘温益气之品，忌用凉润或辛散，不论是滋补或温补，均要注意补阴要配阳，补阳要配阴，如果阴阳俱虚，则精气两亏，就宜阴阳并补。

现就调补肝肾在妇科经、带、胎、产临床上的应用分述于下。

1. 月经病

经者血也，血者阴也，冲任二脉主之，冲任二脉皆起于胞中，俱通于肾，肾主蛰，有藏精系胞的作用。故妇女月经病变，凡属虚证者，都和肾有直接或间接的关系。《女科经纶》说："月经全赖肾水施化，肾水既乏，则经水日干涸"。同时由于肝藏血而主疏泄，喜条达为冲任之所系，所以月经病变的过程多与肝脾肾有关，故其治疗以疏肝调气为主，兼以养肾扶脾。因为胞宫系于肾，冲任二脉又起于胞中，经水出于肾，脾为气血生化之源，正如《景岳全书·妇人规》说："故调经之要，贵在补脾胃以资血之源，养肾气以安血之室"。

（1）月经不调：月经不调是指月经前后不定期，量多少不一，断断续续不净，其原因有以下几个方面。

1）血热：症见月经先期，量多，经色紫黑或鲜红，脉滑数，舌红苔黄。治以凉血清热之法，用芩连四物汤或地骨皮饮，实热则泻肝心之火；虚热则养肝肾之阴，方如两地汤之类。

2）血寒：症见经行后期，量少色淡，畏寒喜热，舌质淡，脉沉迟。治以温经散寒，用温经汤。

3）血瘀：症见经行腹痛拒按，经血紫黑有块，脉沉迟。治以行血逐瘀，用桃红四物汤。

4）血虚：症见经行后期，色淡而量少，脉虚细，舌质淡嫩，苔薄白。治以补血益气，用圣愈汤。

5）气郁：症见经行不畅，量少色紫，经行胸胁、少腹、小腹胀痛，精神抑郁，脉弦细或细涩，治以疏肝行气，用逍遥散。

6）阴血虚衰：症见经量少，色淡红，舌淡苔少，脉虚弱或细数。治以滋阴养血，用归芍地黄丸（汤）。

7）肝肾亏损：症见经行时断时续，量少、色淡、质薄，腰酸膝软，舌淡，脉弦细。治以调肝补肾，用定经汤。

（2）痛经：引起本病的原因，虽有气滞、血瘀、寒凝、血虚、肝肾亏损等之分，但总不外乎虚实两方面的原因。实证采取疏肝调气、活血化瘀、温经散寒、健脾渗湿等法治之，选用加味乌药汤、宣郁通经汤等。虚证当着眼于肾，以促进经水之化生，待经水一足，筋脉得养，肝肾之气得舒，则经痛自除。如经行量少色淡，经后少腹、小腹绵绵而痛，腰酸膝软，舌质淡，脉细弱者，此为肝肾不足，经后血海空虚，不能濡养筋脉之变，治之常用《傅青主女科》中之调肝汤，益精柔肝并用。

（3）崩漏：崩漏是月经病中常见而比较重的病变。其发病原因，虽有瘀、虚、寒、热等之别，但肾为封藏之本，是胞宫所系，肾的功能和冲任之盛衰，可直接影响月经，甚则崩漏，所以治疗以肾为主，肝肾同治，可选寿胎丸、五子衍宗丸、两地汤等，俱加二至丸、益母草，血虚宫寒用胶艾汤。

2. 带下病

带下是妇科常见病，临床上有白带、青带、黄带、赤带、黑带之分，《傅青主女科》说："而以带名者，因带脉不能约束而有此病，故以名之"。关于带下的原因，《傅青主女科·带下》认为"夫带下俱是湿证"。所以历来治带多从湿论治。脾为土脏，位居中州，上输心肺，下达肝肾，外灌四旁，主升而运化水湿，故治湿先治脾，脾气健运则湿化而带自止，健脾升阳确是治带的大法之一。但从探本求源来说，治肝肾与治带的关系尤为密切，因带下的异常，决定于肾气的蒸化。同时肝郁可化火生热，肝木乘脾土，也可使脾失健运，引起湿热下注而为带下，所以治带以温肾健脾为主，兼以疏肝清热之法。

根据带下不同的临床表现，下面重点介绍调补肝肾在带下治疗中的应用。

（1）脾虚带下：症见带下色白，如涕如唾，无臭秽之气，质稀水样或如米泔，面色苍白，四肢不温，甚或下肢浮肿，胃纳不佳，大便溏薄，舌淡嫩、苔薄白润，脉细缓者，宜温肾健脾，升阳除湿，方用完带汤。

（2）肝郁化火：症见带下赤白，溺黄，舌苔白黄，精神抑郁，胸胁痛，脉数，舌红干、苔黄，宜调肝解郁，方用丹栀逍遥散；热甚宜清肝泻热，方用龙胆泻肝汤治之。

（3）阳虚带下：症见带下色白质稀，肢冷，脉迟，舌淡嫩、苔薄白，宜温肾培元，方用附子汤加缩泉丸。

（4）阴虚带下：症见带下赤白，口干，舌红少苔，脉细数，宜壮水制火，方用知柏八味丸。

3. 妊娠病

妇女从怀孕到分娩前的一段时间，称为胎前。在这段时期内，由于生理上的特殊变化，往往容易产生一些与妊娠有关的疾病，称之妊娠病。这些疾病的发生，在病因上虽然也有内伤、外感的不同，但与肝肾功能失调有密切的关系。胎之生赖于肝肾，胎之长赖于脾土，故妊娠的病变应以补肾安胎为主，兼以健脾益气、柔肝养血之法，如此则胎气牢固。现就常见妊娠病分述如下。

（1）妊娠腹痛：本病发生由于气血运行不畅所致，其引起的原因一般有血虚、气滞、虚寒等不同。子宫虚寒用附子汤温寒补虚，附子为大辛大热有毒之品，用之必须细察，确属阳虚者宜，同时必须适可而止，方不致误。气滞腹痛治以行气舒肝，用逍遥散加味。

（2）子肿：临床所见虽有虚实之分，但以脾肾阳虚为主。肾阳虚可用温肾扶阳，健脾行水之真武汤；气滞引起可用理气行滞之天仙藤散。

（3）胎漏：引起本病的原因，虽有虚实寒热的不同，但总的来说，均属冲任不固，不能摄血安胎所致。若肾虚胎漏，可用益气养血的圣愈汤加杜仲、川续断、桑寄生、菟丝子等补肾安胎之品。肝气郁滞胎漏，可用疏肝理气的紫苏饮酌加摄血止漏之品治之。

4. 产后病

产后的疾病，其发病原因虽多，但总的来说是亡血伤津，既虚又瘀，虚实夹杂的病变，因而其治疗原则,既要补养气血扶正以固本,又要活血通络化瘀以去其标,而补虚与化瘀又是与肝肾有密切的关系,因为肾为水脏而主津液,肝藏血,肝肾同源,津血耗伤,实是肝肾亏损;胞宫与肾同居下焦,"胞络者系于肾",瘀血停积胞宫,不仅小腹刺痛,恶露淋漓不断而且腰痛,腰为肾之外府,故产后病的论治,调补肝肾仍是重要法则之一。

(1) 产后恶露不下,属气滞者,宜理气行滞,可用七气汤;属血虚的宜补血活血,佐以益气,用圣愈汤。

(2) 产后小便频数或不禁,多是产后劳倦,气虚下陷所致。属虚者,宜补肾固胞,八味地黄丸加桑螵蛸、补骨脂之类。

(3) 产后血崩者,急宜补气回阳,用救败求生汤治之。

总而言之,妇科的疾病,主要是经、带、胎、产的疾病,治经必先治血,治血必先治气,气生于肾而主于肺;带下以湿为主,水之制在脾,水之主在肾;孕育的生长,胎产的顺易,均与肝肾有直接的关系,所以调肝补肾是妇科病治疗的重要法则。"调"就是疏解调养之意,补则有滋补和温补之分。前者偏用于肝,后者偏用于肾,因前人有"肝无补法,补肾即补肝"(虚则补其母)。"肾无泻法,泻肝即可泻肾"(实则泻其子)。肝是体阴而用阳之脏,肝阴易亏,肝阳易亢,所谓"治肝不难,难在肝阴之不足",因此疏肝之品,必须疏中有养,养中有疏,所以说肝以疏解调养为宗;肾藏精为水火之脏,故治之以补为主,但肾是阴阳之根,病变有阴虚、阳虚之不同,治之有温补、滋补之分,临床中要分清楚。

五、活血化瘀法在妇科病应用的体会

活血化瘀是治疗血证大法之一,历来为临床医家所重视和应用。清代王清任著《医林改错》一书,根据《素问·阴阳应象大论》"血实宜决之,气虚宜掣引之"之旨,立活血化瘀和补气化瘀之说。唐宗海《血证论》强调"凡血证,总以祛瘀为要",使治瘀之法日臻完善。近年来,由于中西医结合,活血化瘀法被广泛应用于内、外、妇、儿各科各系统的疾病,都取得相当高的疗效。

妇科疾病,尽管是错综复杂的,但总的来说,主要是经、带、胎、产等的病变,其致病的因素有外感六淫、内伤七情、多产房劳等之分,其病情亦有寒热虚实的不同。而妇女以血为主,病变均与血分的虚、瘀息息相关。故活血化瘀之法,是治疗妇女疾病的重要法则之一。笔者在学习古人及前贤经验的基础上,谈谈个人的一些肤浅体会,以就正于同道。

(一) 掌握瘀血的本源是治疗的关键

《内经》有"治病必求其本"和"必伏其所主,而先其所因"之说。要掌握好活血化瘀之法,首先要深入了解瘀血的本源,也就是说导致瘀血的因素。妇女瘀血的病因,在临床上常见的有气滞、气虚、寒凝、热郁、湿困、撞伤以及出血处理不当等。

(1) 气滞与气虚:血为气之母,气为血之帅,气赖血载,血赖气行,气行则血能行,气滞则血瘀,故《素问·举痛论》云:"百病生于气也"。朱丹溪则谓:"气血冲和,万病不生,一有怫郁,百病生焉。"气滞则气机不宣,升降失常,以致经脉不利,血行受阻;气虚则气机鼓动乏力,不能运通血液。可见气滞与气虚,虽然是一虚一实的不同,但均能导致血液运行障碍而形成瘀血停滞,所以《素问·调经论》有"血气不和,百病乃变化而生"的论述。

(2) 寒凝与热郁:寒为阴邪,其性收引凝滞,故血得温则行,遇寒则凝,正如《素问·调经论》所说:"血气者,喜温而恶寒,寒则泣而不能流,温则消而去之……寒独留,则血凝泣,凝则脉不通"。妇科寒凝血瘀的病证,临床上是多见的。关于热郁血瘀,自从《伤寒论》提出"瘀热在里"、"下血乃愈"的理论之后,热瘀便为后人所重视。张洁古、李东垣治疗妇人血瘀经闭(热瘀),皆主和血泻火;唐容川《血证论》对"热瘀经闭"的病理和治法,分析得比较细致,给我们启示除寒凝血瘀之外,热郁血瘀也不能忽视。所以寒之与热,虽然有属阴属阳的不同,但过寒过热均能导致血液运行不畅而成血瘀。

(3) 湿困气机:妇女疾病的发生,俱是带脉以下的病变,为下焦阴湿之地,湿为阴邪,其性重浊黏腻,既能阻遏阳气,使气机升降失常,五脏气血不和,经络阻滞不畅,复能直接阻滞胞脉而损害胞宫。所以瘀血的病变,亦与湿邪浑浊息息相关。

(4) 跌仆损伤:《灵枢·邪气脏腑病形》:"有所堕坠,恶血内留。"凡是刀伤跌仆、虫兽咬伤等,直接损伤肌肤经脉,或损及五脏六腑,血液溢脱于经脉之外,停滞于组织间隙而为瘀积之患。

(5) 出血处理不当:出血的病变,虽有寒热虚实的不同,但均有离经之血。《血证论·瘀血》认为:"吐衄便漏,其血无不离经……然既是离经之血,虽清血鲜血,亦是瘀血。"出血的病变,如果处理不当,则留瘀为患。如过早服用炭药(包括一切收敛药),离经之恶血不清,残留阻塞经隧,导致新血不得归经,因而留瘀遗患。

(二) 根据病血的不同病因,应当采取不同的治则

活血化瘀之法,总的来说,具有疏通经络、祛瘀生新、行血止痛、软坚散结、止血归经等作用。但由于瘀血的形成与多种因素有关,因此必须在活血化瘀的基础上,针对其不同的性质,采取权宜通变的办法,方能达到预期的目的。常用的方法如下:

(1) 理气化瘀:凡是七情所伤,气机不宣,升降失常而致血瘀不畅者宜之。如妇女经行衍期,经将行时,胸胁、乳房、少腹、小腹胀痛剧烈,经色紫红有块者,此为气滞血瘀之患,可本《素问·至真要大论》"疏其血气,令其条达而致和平"之精神,采取疏肝理气、活血化瘀之法,方选柴胡疏肝散合金铃子散、失笑散之类。肝主疏泄而藏血,是冲任之所系,在妇女与肾同为先天,理气必疏肝,肝能条达,则经血自调,但肝体阴而用阳,肝阴易亏而肝阳易亢,疏肝理气之品,性多升散香燥,最易损伤肝阴,所以在疏肝理气之剂中,宜酌加甘润之品,以防其偏弊。我曾治一乳癖(某医院诊为乳腺小叶增生症)患者,连续使用逍遥散合失笑散加桃仁、红花、路路通之类出入,连服三十多剂,乳块有所缩小,但胁痛、乳痛未减,后审察其脉细而略数,苔少,舌尖红,伴有头晕、夜寐不佳等之变,显系肝阴已亏之兆,乃改用滋润疏肝之一贯煎合润化消块之消瘰丸,加泽兰、苏木、瓜蒌皮之类,取其既能疏肝理气,又能滋养柔肝,破瘀不伤正,连续服二十余剂,乳块消失,诸痛俱除。

(2) 益气化瘀:正气衰弱,气虚不运,血行不畅而致癥瘕积聚者,均可用益气化瘀之法,王清任之补阳还五汤,为本法公认之代表方剂。我常用本方或桂枝茯苓丸(汤)合当归补血汤加减出入治气虚而有卵巢囊肿者,有一定疗效。对于气虚血瘀引起的月经不调,常用桃红四物汤加黄芪、益母草、鸡血藤治之,收到较好的疗效。黄芪甘温,能益气生血,与化瘀药同用,既能扶正,又能化瘀;黄芪不仅能益气生血,而且善于运阳利水,如脾气虚弱,水湿不化而带下绵绵者,配用黄芪治之,则效果较佳。如口干口渴者,为气津不足之象,宜配党参以益气生津。

(3) 温经化瘀:凡是由于寒邪凝滞而引起的月经不调、经痛、经闭、不孕等,都可用"寒者热之",以温经化瘀之法治之。不过寒有实寒、虚寒之别,前者宜温经化瘀并用,后者则宜温肾扶阳、补消兼施。例如,经行错后,量少,色暗红而夹块,小腹绞痛,得热或血块出稍舒,伴有畏寒肢冷,唇面发青,苔薄白,脉沉紧者,此为实寒引起的月经不调,常用温经汤(《妇人大全良方》)加益母草、延胡索之类,以达到温经化瘀、行气止痛的目的。如属阳气不足,寒从中生而致宫寒血凝者,宜扶阳温经、补虚化瘀并用。曾治一肾虚多年不孕的患者,经行错后量少,血色紫暗而夹块,小腹疼痛,按之则减,腰腿酸软,四肢乏力,小便清长,苔薄白而滑润,脉沉迟等。用毓麟珠与少腹逐瘀汤,轮换服用,连续半年而月经正常,以后受孕足月顺产。

(4) 凉血化瘀:郁热火毒之邪,炽盛于胞脉之中而致血液沸溢妄行,或灼伤津液,以致阴血受损而血液停滞为瘀者,均可用"热者寒之",以清热凉血化瘀之法治之。如素体阳盛,经行超前量多,色红而夹紫块,口苦苔黄,舌红脉数者,宜用地骨皮饮去当归、川芎之辛窜,加白茅根、荷叶、鸡血藤、丹

参、泽兰、益母草之辛甘凉以治之。盖妇女以阴血为主,苦寒之剂,虽能退热,但用之不当,容易化燥伤阴,戕伐脾胃之生机,若投以辛甘凉之品,则不仅能退热,且有养营益血之功,对于顾护正气,祛除瘀块,都有极大的作用。

(5)滋阴化瘀:阴虚火旺而致月经超前夹块者,当用此法治之。我治一女年16岁,月经超前量少,夹有小血块,经行时心烦易躁,夜寐不佳,小腹胀痛,平时皮肤发痒,身上、面部、四肢时起红疹,以面部较多,形如蝴蝶(经某医院诊断为红斑性狼疮),当时以阴虚不能制火、邪毒内结而致血液停滞论治,以滋阴解毒、清热化瘀之法治之,用杞菊地黄丸(汤)加丹参、红花、凌霄花、紫花地丁、野菊花、赤芍之类加减,守方连服3个月余,月经周期正常,红疹亦得到近期的控制。

(6)补血化瘀:气血不足,又有血瘀之患者,当用补血化瘀之法。如新产妇人,气血骤虚,一时尚未能恢复,又有离经之恶血停滞,证属虚瘀夹杂之体,生化汤为常用之方。顾名思义,本方是有生血化瘀的作用,素为各地临床医师和民间所广泛应用,实践证明确有疗效。对于虚瘀夹杂的患者,随证加减用药方面,最好选用补中有化、化中有补之品,如鸡血藤、丹参之类,盖鸡血藤甘、平、微温、涩,能补血活血,且有舒筋活络的作用。丹参苦而微寒,前人曾有"丹参一味,功同四物,能补血活血"之说。虽然言过其实,但其活血化瘀之力较为平稳,确为虚而瘀者之良药。此外,如苏木之甘咸平,泽兰之苦而微温,均为化瘀而不伤正之品,用之得当,实能收到事半功倍之效。

(7)燥湿化瘀:既有血瘀月经的病变,又有带下绵绵者,当用燥湿化瘀之法。《傅青主女科》:"夫带下俱是湿症"。可见带下多与湿有关。湿为阴邪,其性黏腻重浊,湿之不去,则带下不止,血瘀难化,故《丹溪心法》论带下的治法,有"主治燥湿为先"之说。一妇年三十,已婚五年不孕,体胖,经行错后,量少而夹紫块,经行时腰酸胀,少腹、小腹胀痛,肛门有坠胀感,平时带下绵绵,质稀如水,大便溏薄,诊其脉濡缓,苔薄白,舌质淡嫩。按阳气虚弱、阴盛于内论治,以附子汤合缩泉丸(汤)加泽兰、苏木治之,调治数月,带止经调而受孕。盖附子汤之温化,缩泉丸之固涩,泽兰、苏木之活血化瘀,治湿又治瘀,面面俱到,故药到病除。

以上仅就妇科常见的瘀血病变,谈些治疗原则。至于跌仆损伤以及出血处理不当而导致的瘀血,如属正气未衰,可直接用活血行血、破瘀导滞之品。总之,在具体应用时,应当根据病情的变化,采取既有原则性、又有灵活性的办法,才能收到预期的效果。

(三)徐图缓攻 时时顾护正气

在治瘀的过程中,必须正确处理正气与瘀血的关系,因为正气是本而瘀血是标。一般来说,瘀血的病变,多是顽固之疾,首先要根据正气的强弱,采取徐图缓攻之法,或温化,或凉散,或行血,或软坚,或滋润,或攻补兼施,或先补后攻,务必时时顾护正气,才能收到瘀去正复的目的。如果猛破峻攻,妄图收效于旦夕之间,则往往伤伐生机,反而导致病情的加重。同时,在瘀血已基本消除之时,应该适可而止。正如《素问·五常政大论》:"大毒治病,十去其六,常毒治病,十去其七……无使过之,伤其正也。"我曾治一体壮的癥瘕(某医院妇科诊断为慢性附件炎,附件增厚)患者,开始时冀图速效,用桂枝茯苓丸(汤)加穿山甲、水蛭、虻虫、当归尾、红花等品大破猛攻,以为药到病除,可收到立竿见影之功。讵知服药十多剂之后,少小腹疼痛加剧,腰酸胀如折,且有头晕、眼花、耳鸣、四肢乏力等之变,显系攻伐太过,瘀血未除,正气已伤。乃改用桃仁四物汤加鸡血藤、茺蔚子、黄芪治之,又补又攻,徐图缓攻,扶正祛邪并重,调治月余而收效。

总之,在应用活血化瘀法的过程中,必要时时顾护正气,而保护正气的方法,除了慎用活血破瘀之品,切忌峻破猛攻之外,还要注意适当的营养,所谓"毒药攻邪,五谷为养,五果为助,五畜为益,五菜为充,气味合而服之,以补益精气"(《素问·脏气法时论》)。治病与调养,是不可偏废的。

六、谈谈妇女病治疗的一些问题

妇女占全国人口的二分之一,在社会主义革命和社会主义建设中起着"半边天"的作用。如何做好妇女病的防治工作,保护妇女的健康,是每一位医务工作者必须加以注意的课题,也是义不容辞的责任。为了互相学习,特根据近年来临床治病中的肤浅体会,谈谈个人对妇女病治疗的一些看法。

(一)要自觉地用唯物辩证法指导医疗实践

祖国医学是劳动人民长期与疾病作斗争的经验总结,它包含着朴素的唯物论和自发的辩证法思想。我们要遵照毛主席关于"中国医药学是一个伟大的宝库,应当努力发掘,加以提高"的教导,自觉地用唯物辩证法指导医疗实践,以便能更系统、更全面地认识疾病的本质,作出正确的诊断,施以合理的治疗。疾病发生原因及临床症状表现,尽管错综复杂,但总离不了正与邪的斗争关系。"唯物辩证法认为外因是变化的条件,内因是变化的根据,外因通过内因而起作用。"人所以得病,归根到底主要是正气不足。"邪之所凑,其气必虚"。正气是本,邪气是标,所以治疗的着眼点,应放在扶助正气方面,以达到祛除病邪的目的。

人体是以五脏为中心的有机的统一体。在心的主导下,脏与脏,腑与腑,脏与腑,内腑与五官九窍及体表组织,保持着紧密的联系。因而人体发生病变时,既有局部的症状,又有全身性的反应。例如,一个久治不愈的Ⅲ度宫颈炎患者,既有小腹疼痛,脓浊秽臭带下的症状,又有脉虚乏力,气血两虚的表现,这就要求"我们必须学会全面地看问题,不但要看到事物的正面,也要看到它的反面。""不但要看到部分,而且要看到全体。"只有正确理解局部与整体的关系,才能全面认识疾病的本质。

同一个疾病,往往存在着矛盾的普遍性和特殊性。例如,痛经的致病原因,虽然有气滞血瘀、寒湿凝滞、气血虚弱、肝肾亏损等之不同,但其主要的机制是血气运行不畅所致,故其临床症状,均有"痛"的表现,这是痛经的普遍性。由于致病原因有一定的区别,因而除了其普遍性的一面外,又有其特殊性的一面。经将行又胀又痛,按之不减,多属气滞血瘀;经行抽痛,得温则稍减,乃寒湿凝滞之变;经中、经后绵绵而痛,按之则舒,多属气血虚弱或肝肾亏损之征。

唯物辩证法是无产阶级的世界观、方法论,是无产阶级进行阶级斗争、生产斗争和科学实验的强大思想武器,也是推动医学发展的强大思想武器。我们要在毛主席的哲学思想的指引下,自觉地改造世界观,坚持唯物辩证法,不断地"实践—认识—再实践—再认识",更好地认识和掌握妇女病的发病规律,提高治疗妇女病的效果,并在实践中闯出新的路子,发现新的疗法,为防治妇女病提供更完善、更有效的方法。

(二)脏腑辨证是妇女病治疗的主要依据

审证求因,辨证论治,是认识疾病和立法用药的依据。辨证的方法有八纲辨证、脏腑辨证、气血津液辨证、六经辨证、卫气营血与三焦辨证等之分。妇女病的治疗,主要是以脏腑辨证为依据,这不仅是因为脏腑辨证是各种辨证的基础,而且妇女的疾病,主要属于内伤病的范畴,只要结合八纲辨证,掌握脏腑生理功能的共性和每个脏腑的特性,便能对病变的部位、性质有较全面的认识。例如,脾虚、肾虚都可导致带下,共同出现带下色白质稀、大便溏薄、脉虚细等一派虚寒的症状。但脾为后天之本,主运化水湿和肌肉四肢;肾为先天之本,主水,是元阴元阳之根。所以除了上述共同症状外,前者多有胃纳不振,四肢不温,面色㿠白等表现;后者常伴有小便频数,腰酸如折,面色晦暗等症状。当然,我们强调脏腑辨证为主要的依据,并不否认气血津液等其他的辨证,但这些辨证,必须在脏腑辨证的基础上才能完成,因为气血津液的来源,先天始于肝肾,后天来自脾胃。疾病的反应情况如何,标志着正邪搏斗的胜负,是脏腑气血盛衰强弱的表现。

（三）充分调动患者的积极性，注意防与治的结合

药物是治疗疾病的重要因素，但不是决定的因素，决定的因素是人不是物。各种治疗的措施，只有通过人才能起作用，所以在治疗疾病的过程中，要正确处理好人与物的关系。医务人员要有深厚的无产阶级感情和高度的政治责任感，处处关心和体贴患者的痛苦，并做好患者的思想工作，使患者树立为革命治病的思想和革命乐观主义精神，正确对待并努力战胜疾病。临床上常常碰到一些由于肝气郁结引起月经不调、经痛、崩漏、胎漏等的病例，如果患者树立了革命的乐观主义精神，就能情志舒畅，正气振奋，气血调和，阴平而阳秘，抗病能力加强，从而收到比较满意的疗效。反之，疗效就相对缓慢。

治病，始终是一个消极、被动的措施，我们应该积极地贯彻预防为主的方针，根据疾病发生的规律及可能的传变，做到未病先防，已病防变，防微杜渐，保证妇女的健康。例如，痛经的病变，多与寒凝有关，应告诉患者平时及行经时多注意保温，避免寒湿之气的侵袭。又如胎漏往往容易引起滑胎，当胎漏出现的时候，应该及时地通过滋养肝肾或温肾健脾，以达到止漏安胎的目的。

（四）妇女病的治疗，要从调理气血着眼

人体以脏腑经络为本，以气血为用。妇女的月经、胎孕、产育、哺乳等，都是脏腑经络气血化生作用的表现。因为月经的主要成分是血，胎元的成长，主要是依靠母血的滋养，分娩时又耗血伤气，产后哺育婴儿的乳汁为气血所化。故妇女的病变，往往表现在血分的不足，所以《灵枢·五音五味》说："妇人之生，有余于气，不足于血，以其数脱血也"。气为血之帅，血为气之母，两者有着极为密切的关系，在治疗妇女病时，要时时考虑到气血的调和，阴阳的相对平衡，要做到"治血不忘气，治气要顾血"，以防其偏弊，从而达到"疏其血气，令其条达，而致平和"的目的。

（五）正确掌握血药与气药的应用

妇女病的治疗既然要从调理气血着眼，因此对血药与气药的应用，必须要有足够的认识。一般来说，气药有补气、行气、破气、降气之分，血药有补血、行血、化瘀、止血之别。对于血药与气药的应用，我认为有以下几点值得注意。

（1）气药多辛温香燥，容易耗伤阴血；血药多甘腻，容易阻滞生机。所以使用血药与气药时，要掌握好剂量与疗程，做到恰如其分。

（2）气为阳，血为阴，气行则血行，阳生则阴长，在血药中要适当配用气药，甚至采用益气以生血，如当归补血汤之类。

（3）补血与行血，有相辅相成的作用，宜补中有行，行中有补，以达到补而不腻，行而不伤正的目的。

（4）出血证的正治是止血，反治是化瘀，止血与化瘀，两者有极为密切的关系，不止血则有血崩阳脱之虞，不化瘀则新血不得归经，虽止血而不效。所以宜止中有化，化中有止，以止血不留瘀，化瘀不破血为准则。

（5）血赖气以行，得温则通，遇寒则凝结。所以前人说："大抵气行血行，气止血止，故治血病以行气为先，香附之类是也；热则得通，寒则凝结，故治血病以热药为佐，肉桂之类是也"。对于瘀血凝滞的疾病，除了应用行气活血破瘀之品外，必须适当佐以温通之剂，疗效才比较满意，如少腹逐瘀汤，便是常用的温通逐瘀代表方剂。

（6）炭药（包括一切收敛药）的应用不宜过早，以免留瘀遗患。炭类药性能收敛，在出血证中是常用的，但必须在无腹痛或痛极轻，无血块或血块极少的情况下，才能应用。如血块多，腹痛激烈而妄投炭药，不仅疗效不佳，而且遗患无穷！同时应用炭药，还要根据病情的寒热虚实而用，如血热最

宜用黄芩、黄连、栀子之类凉血炭,血寒的宜用干姜、艾叶之类温血炭。

(六) 适当配合现代医学检查,走中西医结合的道路

走中西医结合的道路,是我国医学发展的方向。祖国医学由于受到历史条件的限制,仅凭四诊、八纲等方法,有些病的发病部位是难以作出正确判断的。例如,先天性无子宫引起的闭经和输卵管闭塞所致的不孕症,如无现代医学的配合检查,就较难证实它的病位所在。因此必须把中医的辨证和西医的辨病很好地结合起来。这样才能全面地了解疾病。当然,我们在强调要配合现代医学检查,全面了解疾病的同时,切不可忽视辨证论治的重要性,因为不问寒热虚实,不考虑患者的具体情况,生搬硬套,一病一方,始终不变的治法,往往不仅收不到预期的效果,而且还会给患者带来不应有的痛苦。

总之,疾病是千变万化、错综复杂的。对于妇女病的治疗,我们必须以唯物辩证法为思想武器,通过四诊的搜集,结合八纲辨证,以脏腑辨证为主要依据,在辨证的同时,适当结合辨病,从调理脏腑气血着眼,扶助正气,祛除邪气,这样才能收到预期的疗效。

七、治血法在妇科病的临床运用

血液的病变是错综复杂的,从病因而言,有外感六淫之邪,有内伤七情之变,或饮食不节,劳倦过度等之分;在病性上则有寒热虚实之别;在病位上有在上在下,在经在络,或脏或腑的不同。但不论病位的上下深浅,病性的寒热虚实,其结果都能影响血脉的通行,如血寒则血行不畅,甚或凝滞,阻遏经脉;血热则迫血妄行溢出常道,停滞经脉之间隙而为瘀,灼伤阴血,枯竭凝结;血虚则血脉不充,搏动乏力,血液不能畅利通行;血实有寒实、热实、痰湿、气滞、虫积等之分,均足以阻塞经脉,使血液不能正常运行。所以血液的病变,尽管有寒热虚实的不同,其结果均能影响血行不畅,甚或闭止不行,以致脏腑经络、五官九窍、四肢百骸得不到充分的温养灌注,因而导致功能的失常。

治血之法,前人的论述很多,首先要辨别疾病的寒热虚实,血寒则温,血热则清,血虚则补,血实则破。但血寒有实寒、虚寒之分,前者治之宜温经通行,可用当归四逆汤加干姜、附子之类,以干姜、附子加强其温开之力,促进血脉的通行;后者则宜温养扶阳,可用当归生姜羊肉汤加肉桂、附子之类,既能扶阳散寒,又能温养血脉,则阳复血充,自无瘀滞之患。血热则宜清宜凉,但血性本温,遇寒则凝,用之不当,反而留瘀为患,故在选方遣药之时,在清热凉血之中必须佐以通行之品。如芩连四物汤、泻心汤之类,既取芩连能泻火止血,又取当归、川芎之辛润,大黄之苦降以祛瘀逐陈,清除离经之血,则血足而无留瘀之患。血虚则宜补养,补养之法,有补血与活血并用,如四物汤之类;有阳生阴长,益气止血之法,如当归补血汤。在补养之中,取当归之润滑,川芎之走窜,可防止纯补壅滞之偏颇。血实则宜攻宜破,但血实有热结和寒凝之分,治之又当有凉开与温化之别,前者可用桃核承气汤或抵当汤以清热逐瘀,化瘀通行;后者则宜小温经汤(《血证论》)或少腹逐瘀汤之辛窜走动,温化逐瘀。痰湿为患者,宜用祛湿化痰,活血逐瘀之品,如导痰汤加当归、赤芍、苏木、浙贝、菖蒲、远志之类。虫积壅滞而导致血脉不通者,可宗酸苦辛甘能温下清上之乌梅汤加槟榔、使君子、榧子、三棱、莪术之类杀虫逐瘀。七情过极而导致气滞血瘀者,可用疏肝理气,活血化瘀之法,如血府逐瘀汤之类。总之,气血以流通为贵,而血病多瘀,影响血脉的运行,因而治疗血病之法,虽然有补养、攻伐、温化、凉开等之别,但其着眼点均在"通行"二字,亦即要达到《素问·至真要大论》所说"疏其血气,令其调达,而致和平"的目的,使气血运行不息,营养全身,维持健康。

妇女以血为本,以血为用,其月经、带下、妊娠、产乳等的生理功能活动或病理变化,均与血分息息相关,所以可以说治血之法,即是治疗妇科病之法。

（一）经本阴血　经病要治血

经者血也,血液是月经的主要成分,月经的病变可以说即是血液的病变,所以治月经病必定要治血,根据其寒热虚实的不同病机,有针对性地采取或清火、或温经、或消瘀、或补养的不同方法。如月经超前,量多,色红,脉数,舌红苔黄者,是外感热邪或过食燥热之品,以致血热炽盛而引起的病变,治之当用清热凉血之法,方用如芩连四物汤之类。但当归、川芎辛温走窜,容易动血,在出血量多的情况下,用之不大相宜,在临床中多用味苦而性微甘温之鸡血藤和苦而微寒之丹参代之,既能凉血止血,又能防止离经之血留瘀为患;血热由肝郁化火而起者,当用疏肝清热之法,可宗丹栀逍遥散加减治之。血得温则行,过热则妄,遇寒遇冷则凝滞。苦寒之品,虽然能凉血止血,但又能凝滞血液,化燥伤阴,所以对苦寒之品如黄芩、黄连、栀子等必须慎用或不用,或者改用甘平或甘凉之品如白茅根、藕节、荷叶之类,既能凉血,又能化瘀;经行错后,量少色淡,腰腹冷感,腿膝酸软,脉虚细而舌淡者,此属阳虚宫寒,气血两虚之变,当用大补气血,温肾暖宫之法治之。常用人参养荣汤加龙眼肉、巴戟天、制附子之类,本方为五脏互养补益之方,再加附子、龙眼肉、巴戟天温养通行,则血海充溢,经行如期。由于七情过极,肝气郁滞,血行不畅而导致经将行少腹、小腹、胸胁、乳房胀痛者,治之当用行气导滞为法,方用逍遥散、越鞠丸之类;少腹、小腹胀甚于痛,偏于气滞者,当酌用芳香行气之品,如素馨花、佛手花、甘松之类;少腹、小腹痛甚于胀,经血紫暗有块者,此偏于血瘀,当用活血化瘀之法,以逍遥散加苏木、泽兰、延胡索、益母草治之。益母草辛苦微寒,能活血化瘀,也能止血;苏木甘咸平,能活血祛瘀而不伤正;泽兰甘苦微温,泄热和血,"补而不滞,行而不峻,为女科要药"。如虚瘀夹杂之经行疼痛,又当用温经散寒,补血化瘀之温经汤治之。崩漏出血量多,或量少淋漓日久不净者,当辨别其寒热虚实,病情的轻重缓急,或"急则治其标",或"缓则治其本",从而达到血净漏止的目的。从临床所见本症以血热、血瘀、气虚、虚瘀夹杂为多见。如出血量多,色淡质稀,脉虚缓者,此属气虚不摄血之崩漏,宜用归脾汤或补中益气汤补气摄血;量多如山崩,病势危急,当取独参汤单味直入,以益气固脱;出血量多,色红而夹紫块,脉数,苔黄舌红者,此属冲任伏火内动血热之变,治之当用清热止崩之法,常用《妇人良方》之四生丸(汤)加丹皮、丹参、藕节、旱莲草、大蓟、小蓟之类出入;阴道出血量或多或少而夹紫块,小腹胀痛剧烈,块出则痛减者,此属血瘀之患,常见于西医诊为子宫肌瘤或子宫内膜异位症,治之有缓急之分,出血时以《傅青主女科》之逐瘀止血汤为主方,酌加三七末、炒山楂、仙鹤草之类,取其既能化瘀,又能止血,从而达到"化瘀之中有止血"的目的。

从以上说明,治经病一定要治血,但由于妇女"有余于气,不足于血"的生理特点,在治血之时,必须着眼于冲任,注重于肝肾的调节。

（二）带下多湿　见赤要治瘀

带下的病变,在分类上有白带、黄带、赤带、青带、黑带、五色带等之分;在病机上有湿热虫毒、肝郁化火、湿瘀郁结、脾肾气虚等之别,但总的来说,均与湿邪有关,所以傅青主对带下病作了"夫带下俱是湿症"的概括论述,确是经验之谈,因而在治疗上虽然有温肾健脾以升阳除湿,清热利湿以止带,疏肝清热以化火,解毒以杀虫等之不同,但均着眼于湿邪之为患,尤其是湿瘀互结之害更烈。湿邪重浊黏腻,阻遏气机,则血脉不利,血行不畅易为瘀滞,瘀积壅闭,又影响水液的蒸腾输布,反而下注胞宫,瘀湿互结,损伤胞脉,则带下色赤,或白赤相兼。所以凡是带下色红,似血非血淋沥不断者,都是湿热之邪蕴于带脉之间,导致冲任之功能失常,胞脉受损而血随湿热之气下注,治之既要清热利湿,又要化瘀止血,常用四妙散加土茯苓、凌霄花、鸡冠花、刘寄奴、海螵蛸、茜草、丹参、鸡血藤之类治之,则湿可除,瘀可消,其赤带可愈。

（三）孕病之治　要顺气养血

妊娠的疾病同样是错综复杂的,但其治疗总的原则要求不外乎治病安胎。只治母病不顾胎元,则有堕漏之虞,只安胎不治母病,则胎元之本不固,两者是相互影响的。母血是胚胎的营养物质,孕妇情志之舒爽或忧怒,气血的充盈或亏损,时时刻刻影响胎元的发育,而胎气的壅滞,又导致影响孕妇五脏功能的不和、气血的失调。所以必须在辨证论治的基础上,既要养血以治病,又要顺气以安胎,才能达到治疗的目的。例如,妊娠呕吐、妊娠腹痛、胎漏下血等,在症状的表现,虽然有所不同,但妊娠之用桂枝汤,旨在调和营卫,使脾胃调和,气血平和而已;妊娠腹痛之用当归芍药散或加味逍遥散,虽然是有一偏于肝虚血滞,一偏于肝郁气滞的不同,但其着眼点均不离开血,不过一则重在肝脾调和,养血理气,健脾利湿而止痛,一则通过疏肝解郁,理气行滞以止痛;胎漏下血的治疗,血虚的用胶艾汤以调补冲任,养血安胎;气血两虚,治重肝脾的调养,常用泰山磐石散以益气养血,顺气以安胎;肾虚胎漏之用《医学衷中参西录》寿胎丸,已为医家公认的良方。总之,安胎之剂所以喜用菟丝子、桑寄生、川杜仲、川续断和黄芪、党参、白术、当归身、熟地黄等双补气血,补肾壮腰之品,盖肾不仅是主蛰封藏之本,而且又是气血之始,肾充则胎固;脾统血而主升,肝藏血而主生发,脾土气旺,肝血充足,则胎气生长不息,发育正常,足月顺产。

(四) 产后之治　要养血化瘀

产后的疾病,既有外感六淫之邪,又有七情过极及饮食不节等致病因素。但分娩的全过程,既有阴血耗损,元气不足的一面,又有分娩时离经之血,溢出经脉之间隙,或胞衣残留不尽的一面。所以对产后病的治疗,在审证求因,审因论治的基础上,既要养血扶正,促进气血的恢复,又要活血祛瘀以生新。在以虚证为主时,固然要用补养之剂以养之,但为了防止留瘀之患,应该在补养之中酌加行滞化瘀之品,如益母草、莪术、泽兰之类,则补而不滞,有利于血液的再生;如以瘀证为主者,贵在逐瘀祛邪,《金匮要略》曾有产后腹痛,"干血著脐下"而用下瘀血汤之法。盖瘀不去则新血不生,祛邪即可以扶正,两者相反而相成。

今人对新产妇的调养多善用生化汤出入,此方为钱氏首创,《傅青主女科》推崇是"血块圣药"。顾名思义,本方有生血化瘀,推陈出新的作用,凡产后又虚又瘀的疾病,均可加减用之,对虚证则能补,瘀滞则能化,补血不滞瘀,祛瘀不伤正,有病则能治病,无病则能防,扶正抗邪,促进血液的再生,胞宫和冲脉、任脉的修复。

总而言之,新产之妇,既虚且瘀,其病变的治疗既不要忘于产后,又不泥于产后,补血之中要化瘀,化瘀之中要扶正,所以补血与化瘀均属治血的范畴。

从以上的分析可见,妇女的月经、带下、胎孕、产后等的病变,尽管有寒、热、虚、实的不同,在治疗的立法遣方上,有温化、清凉、补养、攻邪等之分,但均以治血为着眼,如能正确掌握治血之法,则对妇科病的治疗当收到左右逢源之功。唐宗海在《血证论》中概括治血之法有止血、消瘀、宁血、补血等四方面,确是宝贵经验,足为后人效法。

八、从肾治经

经者血也,血者阴也,冲任二脉主之。冲任二脉皆起于胞中,俱通于肾;肾主蛰,有藏精、系胞的作用,故妇女的月经病变,凡属虚证者,多与肾有直接或间接的联系,所以临床上治肾与治经有着极为密切的关系。月经的盛衰盈亏与五脏都有关系,但与肾的关系尤为密切。《素问·上古天真论》说:"女子七岁,肾气盛,齿更发长;二七而天癸至,任脉通,太冲脉盛,月事以时下……七七,任脉虚,太冲脉衰少,天癸竭,地道不通,故形坏而无子也。"又《女科经纶》也说:"况月水全赖肾水施化,肾水既乏,则经水日以干涸。"

肾藏真阴而寓元阳,为水火之脏,是人体十分重要的器官,故称之为"先天之本"。它的主要作用是"藏精"。精,既是生命的原始物质,又是生活的最基本物质,只宜固藏,不宜泄露。所以一般来说,肾无表证,无实证,其病变多属阴虚或阳虚之证。根据"虚则补之"的原则,阴虚宜甘润壮水以滋养,阳虚宜甘温益气以温养。但阴阳有互根之密切关系,无阴则阳无以生,无阳则阴无以长,所以张景岳有"善补阳者,必于阴中求阳";"善补阴者,必于阳中求阴"之说。他所制的左归丸、右归丸,便是补阴以配阳、补阳以配阴的代表方剂。

从肾的阴阳偏盛或偏衰来说,不是泻其有余,而是补其不足,通过治调阴阳的偏颇,才能达到培源固本的目的。

月经既与肾有着密切的关系,因而对月经的病变,除了综合分析,辨别其寒热虚实及病在何脏何腑而进行施治外,还必须固肾培本,以善其后,下面谈谈治肾法在妇女月经病中的应用。

(一) 月经不调

本症为常见的妇女月经病。凡属经行前后不定,量多少不一,断断续续不净而腰酸膝软者,多属肝肾亏损所引起,治宜滋肾壮水、养阴摄血,可用麦味地黄丸(麦冬、五味子、熟地黄、泽泻、山茱萸、丹皮、淮山药、茯苓)与二至丸(旱莲草、女贞子)加益母草治之。经行超前,量少而色红,心烦潮热而脉细数者,此为阴水不足而火旺于中之变,可用地骨皮饮(当归、白芍、生地黄、川芎、地骨皮、丹皮)或两地汤(地骨皮、麦冬、玄参、生地黄、白芍、阿胶)治之,待其肾水一足则火自消,经行自调。如阳虚宫寒,经行错后,量少而色淡,经后绵绵而痛者,治宜温肾暖宫,选用桂附四物汤(肉桂、附子、当归身、川芎、白芍、熟地黄)加味治之。不仅由肾虚引起的月经病变要从肾论治,即使是脾虚肝郁引起的月经不调,治疗仍不离于肾。盖"肾为先天,脾非先天之气不能化",肝为肾之子,肝郁则肾亦郁。故脾虚则健脾温肾并用,如助仙丹(茯苓、白术、陈皮、白芍、淮山药、菟丝子、杜仲、甘草)之类。肝郁则舒肝肾之气,补肝肾之精,如定经汤(当归、白芍、熟地黄、菟丝子、淮山药、茯苓、荆芥穗、柴胡)加减治之。既调其郁结之气,又滋其肝肾之阴,疏中不忘养,肝肾并治,血足精充,其精自调。

例1 魏某,女,20岁,南宁某学校学生,1977年8月初诊。

16岁月经初潮,一向超前7~10天,量一般,色暗淡,间或夹紫块,经后腰及小腹有胀感,并且绵绵而痛,持续3~5天。平时带下量多,色白或黄,无特殊气味。诊其脉细缓,苔薄白而润,舌质淡。证属脾肾两虚,冲任不足,肝木失荣之变,拟温肾、补脾、调肝之法为治。

方药 菟丝子9g 白芍9g 鸡血藤15g 当归身9g 覆盆子9g 党参12g 淮山药18g 益母草9g 茯苓9g 荆芥穗2g 甘草5g

上方每天水煎服一剂,连续6天,次月经行周期正常,腰及少腹、小腹无胀痛,平时带下亦极少。

例2 曾某,女,37岁,南宁某幼儿园教师,1977年2月初诊。

多年来经行超前量多,色淡紫。经行少腹、小腹轻微胀疼,口干而饮不多,能寐而多梦,大便干结,小便多而混浊。诊其脉虚细,苔薄白,舌质淡红,皮肤干燥,体质瘦弱。证属水亏而火旺之变。拟滋阴清热,壮水以制火之法为治。

方药 地骨皮10g 生地12g 玄参15g 白芍10g 益母草10g 葛根15g 旱莲草15g 茜草10g 鸡血藤18g

上方水煎服,连服3剂,每天1剂,以后守本方出入加减,连服十余剂,经行周期正常,色红不紫,量一般。

(二) 痛经

引起本病的原因,虽有气滞、血瘀、寒湿、血虚、肝肾亏损等之分,但不外乎虚实两方面的原因。对实证病变应根据病情,分别采取疏肝调气、活血化瘀、温经散寒、健脾渗湿等方法治之;对虚证的病变,本《女科经纶》"调经莫如养血,而养血莫如滋水养火"之说,其治疗之法,当着眼于肾,以促进肾水之生化,待其经本一足,筋脉得养,肝肾之气得舒,则经痛自除。例如,经行量少而色淡,经后少腹、小腹绵绵而痛,腰酸膝软,舌质淡,脉细弱者,此为肝肾不足,经后血海空虚,不能濡养筋脉之变,治之常用《傅青主女科》中之调肝汤(当归、白芍、淮山药、山茱萸、阿胶、巴戟天、甘草)益精柔肝并用,酌加川续断、川杜仲、小茴香之类,则本方既能补肝肾之阴,又能舒肝肾之气,治本不忘标,药能对症,其病自愈。

例 彭某,女,19岁,某大学学生,1977年8月初诊。

14岁月经初潮,一向错后4~6天,经量一般,色紫暗有块,经行时少腹、小腹胀痛剧烈,不能工作和学习,伴有头晕,唇青肢冷,不能食,甚则呕吐。直至经行第3天之后,上述症状始得缓解。现经行第4天,经量已少,但少腹、小腹仍胀痛,得温则舒,口淡不食,大便两天一次,小便正常。平时带下量多,色白质稀。脉虚细,苔薄白,舌质淡,面色萎黄。证属脾肾阳虚,寒凝血滞经痛,拟温经散寒,养血调经之法为治。

方药 制附子9g(先煎) 当归9g 川芎5g 白芍9g 熟地黄12g 艾叶5g 党参12g 益母草9g 小茴香2g 吴茱萸2g 炙甘草6g

上方连续煎服3剂,每天1剂,以后根据本方加减,共服12剂,次月经行疼痛消失。

(三) 崩漏

崩漏是月经病中常见而比较重的病变。引起本病的原因,虽有瘀、虚、寒、热之别,但肾为封藏之本,是胞宫之所系,肾功能之盛衰,直接影响月经的或多或少,甚则崩漏不绝或闭止不通。尤其是生育过密之妇女,或青春初动之少女,其所以崩漏者,前者多为冲任损伤,肾气不固之变,既虚且瘀,治宜滋阴养血,佐以化瘀之法,常用两地汤加益母草、田七花、泽兰之类治之;后者多属发育未全,肾气未充所致,常用五子衍宗丸(菟丝子、车前子、覆盆子、五味子、枸杞子)加益母草、旱莲草、淮山药之类治之,以调养其冲任而洽调阴阳,待肾充本固,则崩漏自愈。

对于崩漏疗效的巩固,历来有治脾与治肾之说。脾主运化而统血,为气血生化之源;肾主蛰而为封藏之本。治脾与治肾,都有理论可为依据,在临床上亦确有疗效。但脾与肾有先后天的关系,脾的运化,有赖于肾阳的温煦;肾藏五脏六腑之精,有赖于脾的健运。正如《傅青主女科·妊娠》所说:"然脾为后天,肾为先天,脾非先天之气不能化,肾非后天之气不能生……补先后二天之脾与肾,正所以固胞胎之气与血,脾肾可不均补乎!"故对崩漏的固本治疗,如能以肾为主,脾肾并治,则较单独治脾或治肾的疗效为佳。

例 黄某,女,49岁,平果县城关公社人,1977年12月8日初诊。

1977年9月因阴道反复出血而到当地某医院留医,经治疗十多天,阴道出血停止而出院。但20天之后阴道再次出血,第1~4天量多,色紫红有血块,以后逐渐减少,经中西药治疗,效果不满意。现阴道仍淋漓出血,色淡红,量不多,每日换纸3~4次,无腹痛,无血块。寐食一般,二便正常。诊见其脉虚细,舌苔薄白,舌质淡嫩,面色萎黄少华,精神不振。

据以上脉证,乃属老年经漏,气虚血滞之变。由于多次反复出血,已转为气血两虚之证。拟先后天并补,以温肾补脾,益气摄血之法治之。

方药 生党参18g 白术9g 淮山药18g 北黄芪12g 茜草根9g 覆盆子9g 菟丝饼9g 益母草9g 升麻5g 荆芥炭2g 甘草5g

2剂,每日一剂,水煎服。

12月10日二诊:服上方后,精神较好,阴道出血已少,每天换纸2次,脉舌如上。守上方去荆介炭,加鹿角霜9g,以加强温肾固涩之功。连续水煎服3剂。

12月15日三诊:服上方第1剂后,阴道出血完全停止,精神良好,寐食俱佳,二便正常。诊其脉象细缓,苔薄白,舌质淡红,仍以补肾养阴,佐以固涩以善其后。

方药 菟丝子9g 枸杞子12g 党参12g 覆盆子9g 鸡血藤15g 淮山药15g 旱莲草15g

地骨皮 9g　白及 9g　白果 9g

每天 1 剂,连服 6 剂。观察月余,病不再发。

(四) 闭经

闭经之形成,有虚实之分,实者多由气滞血瘀或寒湿凝滞,胞脉受阻,经血不能通行所致;虚者多由脾肾气虚,气血生化不足,以致经源亏少,血海空虚,故闭经不行。根据"虚则补之"、"实则泻之"的原则,治疗时当然要针对病情的虚实而立法用药,但经源于肾,虚与实均和肾及冲、任、督三脉有关,故其治疗之补与泻,仍本乎肾,如寒湿凝滞而引起经闭不行,本是实闭之证,其治法仍宜温肾扶阳,佐以通行之剂。盖肾为水脏,是元阳之所出,肾阳温煦,其气蒸腾,则寒湿自化。常用《伤寒论》附子汤加益母草、巴戟天、益智仁、牛膝之类,取其扶阳、祛寒、化湿之功,从而达到温通经行之目的。如属脾肾两虚,精血不足而经闭不行者,当宗张景岳之左归丸或右归丸之类加减治之,以收滋水养血或温经暖宫之功,从而促进经水的来潮。

例　黄某,女,32 岁,南宁某门市部售货员,1973 年 9 月 5 日初诊。

自 28 岁分娩第 1 胎之后,迄今 4 年未孕。2 年来经行错后 10~20 天,量少,色暗淡,少腹、小腹有冷感,平时带下量多,色白质稀,无特殊气味。最近半年来,经闭不行,除仍带下之外,余无不适。苔薄白,舌淡嫩,脉虚细,体型胖。证属肾阳不足、寒湿停滞之经闭。宜温阳化湿之法治之。

方药　制附子 9g　益智仁 9g　茯苓 12g　台乌药 9g　炒山药 15g　白术 9g　鸡血藤 15g　益母草 9g　白芍 9g　潞党参 12g　广陈皮 5g

水煎服,每天 1 剂,连服 6 剂。

9 月 20 日二诊:服上方后,小腹不冷,带下较少,脉舌变化不大。仍守上方,再服 6 剂,每日 1 剂。

10 月 2 日三诊:仍无经水来潮,但小腹已温暖,带下已消失,仍守上方加牛膝 9g,枳实 6g,厚朴 5g,益母草加至 30g,以加强其引降通行之力。服药 3 剂之后,经水来潮,量一般,色紫暗夹块。

(五) 倒经

倒经又称经行吐衄。它的形成,虽有肝郁化火、气逆血热、脾虚气弱、血失统摄、肺肾阴虚、心火独亢等几方面的原因,但从临床所见,属肝肾阴虚、火旺而冲逆于上之变居多。《素问·至真要大论》说:"诸逆冲上,皆属于火。"火有虚火与实火之别。实火多为六淫之邪所化,虚火则为肾水不足所致,故倒经之治,常用滋阴降火,佐以潜行之剂,如知柏八味丸(汤)加牛膝、益母草之类,待水足火消,其经自下。

例　莫某,女,25 岁,南宁某学院工人。1976 年 4 月初诊。

月经周期正常,色量一般。但最近 2 个月来,经将行前一、二天,鼻孔出血,量少色红,平时头微晕,入寐欠佳,寐则多梦,腰酸胀而膝软,胃纳不振,二便正常,体型瘦,脉弦细而略数,舌苔薄白,舌边尖红。证属肾水不足,虚火内动,以致经逆于上。拟滋阴降火之法为治,方取麦味地黄丸(汤)加减。

方药　生地黄 12g　泽泻 9g　丹皮 9g　白茅根 15g　茯苓 12g　淮山药 15g　五味子 6g　麦冬 12g　玄参 15g　甘草 5g

每日 1 剂,连服 6 剂。次月经水来潮,经前已无上逆之变。守本方出入,再服 6 剂,观察 1 年,病不再发。

综上所述,月经病的治疗,固然要根据病情的寒热虚实而采取不同的治法,但由于经源于肾,月经与肾有极为密切的关系,因此,治肾在月经病的治疗中占有非常重要的位置,只要在辨证施治的基础上,很好地着眼于肾功能的调整,培其根基,则经病可愈。

九、月经病的防治

月经病包括的内容很多,简而言之,不外是期、色、质、量的改变,并伴有胀痛不适,甚则崩漏不绝,或闭止不行等。

月经病是妇女四大疾病之一,它不仅影响妇女的身体健康,而且妨碍胎孕生育,因此,对月经病的防治,有着十分重要的意义。

(一) 月经病的预防

月经是妇女的正常生理现象,在月经将行及行经期间,由于生理上的变化,一般来说,身体的抵抗力较差,如果生活起居稍一不慎,往往外邪得以乘虚而入,容易引起各种病变。所以在平时,尤其是行经期间,必须注意预防,以避免月经病的发生。怎样预防呢?

(1) 注意保持下身的温暖,以免寒湿冷气侵袭。

(2) 在行经期间,禁止游泳、冷水盆浴及过食生冷之品,避免经血骤然凝滞,留瘀为患。

(3) 防止长期不良的精神刺激,以保持脏气的平和,从而达到气血洽调,经行舒宜的目的。

(4) 在行经期间及月经刚净时,绝对禁止性交,以防止损伤冲任,造成瘀血停聚胞脉等不良的后果。

(5) 外阴要保持清洁,月经带要勤洗勤换,并在阳光下晒干。月经纸要干净,质要柔软,以免擦伤肌肤。

(6) 在行经期间,不宜阴道用药。平时阴道用药,应避免使用辛辣助阳或寒腻阴柔之品,以免动血或寒凝血滞。

(7) 定期进行妇科检查,做到早期发现疾病,早期进行治疗。

疾病的发生,原因虽然是多方面的,但内因是主要的,是起决定作用的因素。正如《内经》所说:"邪之所凑,其气必虚。"如果能够很好地贯彻"预防为主"的方针,做到未病先防,已病防变,保持正气充沛,便可防止或减少月经病的发生。

(二) 月经病的病因

月经病发生的原因,也和其他各种疾病一样,主要是外感与内伤。根据妇女的生理特点,外感六淫之中,常以寒、湿、热为主。寒、湿都是阴邪,寒性收引凝滞,易伤阳气,影响血液的运行,湿邪重浊黏腻,困阻气机,导致血液运行不畅,故寒湿之患,常常造成经痛、经行错后,甚则经闭不行等之变。热为阳邪,过热则迫血妄行,故临床上可出现月经先期、量多,甚则经行吐衄、崩漏等之变。

内伤,主要是指体质的强弱、不良的精神刺激、饮食不节、多产房劳而言。这些因素,都可直接或间接影响到脏腑、气血、冲任的正常生理功能,因而导致各种月经病的发生。禀赋不足,肾气本虚,往往造成月经后期或闭止不行。长期的不良精神刺激,可导致气血失调,如肝气郁滞,则经行疼痛或不行;肝火过旺,则经行超前或崩漏。饮食是维持人体健康的营养物质,是气血的来源,但如果暴饮暴食,或恣食生冷辛热之品,损伤脾胃,不能统摄和生化血液,也会影响月经的病变,如过寒则血凝,经行受阻。过热则血妄,经行先期,量多,甚则崩漏。房事孕产,与胞宫和冲任二脉有着密切的关系。房事过劳,孕产过多,都直接损伤胞宫和冲任二脉,致使血液妄行而造成各种月经的病变,所以应提倡晚婚和实行计划生育。

(三) 月经病的诊断

月经病的诊断,也同其他疾病一样,要通过四诊搜集,找出局部病变和全身症状,加以综合分析,分清寒热虚实,明确在脏在腑,才能作出正确诊断。这里着重谈谈从月经的期、色、量、质的变化,辨别寒热虚实、病邪在脏在腑。

(1) 经行的先后:经者血也,常也。月经的周期,一般是28天左右。凡超前或错后1周以上,并伴有不适感觉者,便是月经的病变。经行超前,多为实为热;经行错后,多为虚为寒。但必须注意从全身的兼证和脉舌的变化来判定。经行超前,量多,色红,苔黄,舌质红,脉数,则属于热;而经行超前,量多,色淡,质稀,脉虚,舌质淡嫩,则是气虚不摄血之故。经行错后,量少,色淡,四肢不温,脉虚细,舌质淡,则属虚寒之候。如果经行错后,量或多或少,经行时少腹、小腹疼痛,按之不减,经色紫暗而夹块,则是瘀血阻滞胞脉,经行不畅之患。

(2) 经血的淡紫:月经的正色,全过程中依次为淡红、深红、淡红。一般来说,色紫者多为热,色如米泔者多为寒,紫黑成块而鲜明者多为热。当然,还要结合全身脉证来定。正如叶天士所说:血黑属热,此其常也;亦有风冷外束者,十中尝见一、二。盖寒主收引,小腹必常冷寒,经行时或手足厥冷、唇青、面白、尺脉迟,或微而虚,或大而无力。热则尺脉洪数,或实而有力,参之脉证为的。

(3) 经量的多少:月经的量,一般是50～100ml左右,每次经行时间为3～5天。经量过多或过少,都是病变的表现。凡是月经过多而色淡质稀者,为气虚不摄血;量多而紫黑鲜明者,为热邪迫血妄行。月经过少而色淡者,为气血两虚;血紫而夹块者,多为瘀热之变。当然,量的多少,证的虚实,还应结合全身的情况来判断。例如,体型肥胖,平时带下量多,虽然经行错后而量少,此为阳气不伸,痰湿凝滞经隧,以致血行不畅之故;反之,体弱形瘦,心烦少寐,虽经行超前而量多,此多属阴虚不济阳,虚火内动,血室不宁谧所致。

(4) 经质的浓稀:月经的质,是以不稠不稀,无凝结、无血块、无特殊的臭味为正常。经质稠黏如脂如膏而有臭秽者,为血热之证,经质清稀而无臭味者,乃气血不足之候。

总之,对于一个月经病的判断,不仅要看局部,也要注意到整体,除了对月经的期、色、质、量的变化要有细致的了解外,还要考虑患者的全身脉证的情况,尤其是体质的强弱、肥瘦、黑白,更不应有所忽略。体质强者多呈阳证实证,体质弱者多呈阴证寒证。肥白之体,证多寒化湿化;瘦黑之人,证多热化火化。

(四) 月经病的治疗

月经病的治疗,同样要辨证论治,根据证的寒热虚实,决定治疗的方法。在治疗月经病的过程中,有几个问题要特别加以注意。

1. 治病要求本,求本要调经

"治病必求其本",这是治疗疾病的根本原则。治疗月经病,当然也不例外。前人曾说过:"妇人有先病而后经不调者,有因经不调而后生病者。如先因病而后经不调者,当先治病,病去则经自调;若经不调而后生病者,当先调经,经调则病自除矣。"这里虽有治病调经和调经治病先后之分,但都是治本的要求,其最终目的是为了达到月经的调和。例如,虫积日久而导致气血不足,经行错后,甚或经闭不行者,治之当用祛积杀虫之法以治本;每次经行血量过多,以致气血亏损者,当用益气补血、止漏调经之法。两者的致病因素,尽管有所不同,但其结果均是造成气血不足的病变,所以它的治疗,既要治本,又要调经,才能收到预期的效果。

2. 调经要顺气,顺气要舒肝

血液是月经的主要成分。血与气,是息息相关的。气为血之帅,血为气之配,血随气而行,气赖血以载,气行则血行,血到则气到,气滞则血凝,气热则血热,气寒则血寒,气升则血升,气降则血降。所以调经必须要养血,养血要顺气,顺气要从舒肝着眼,因为肝藏血而主疏泄、升发,是体阴而用阳之脏,肝气是否舒适,与月经有密切的关系,肝气愉悦舒畅,则气机疏利,则经行如期;肝气郁结,则气机抑滞,血行亦不畅,常常导致月经不调,甚或经闭不行,故合欢花、素馨花、柴胡等舒肝开郁的药品,常为顺气调经之品。

3. 健脾和胃,以利经血之生化

胃主容纳腐熟,为水谷之海,脾主运化而统摄血液。脾胃同为后天之本,是人体营养之仓库,是气血的来源,脾升胃降,则气血来源充沛,经行正常。反之,脾胃虚损,不能腐熟运化食物,则气血来源匮乏,以致月经不调,甚或经闭不行。所以调经之法,除了舒肝外,还要补养脾胃,使经源充足,经行可期。

4. 滋补肾气,以固经血之根基

肾藏精而主蛰封藏,为阴阳气血之根源,是先天之根本。肾气的强弱,直接与月经的通行固藏有密切的关系。所以,《内经》有"肾气盛,天癸至,任脉通,太冲脉盛,月事以时下"之说。尤其是崩漏的病变,往往与肾气不全、固藏无能有关。在治病求因的基础上,酌加菟丝子、覆盆子、五味子等平补阴阳之品,不仅止漏摄血较快,而且疗效巩固。这是因为肾为水火之脏,水足精充,则肾气旺盛,根基牢固,不仅能治经病,而且可治不孕等病证。所以,调经之法,必须注意滋补肾气,治调其阴阳,从而达到调养经血的目的。

5. 治经要及带,治带可调经

月经病和带下病,是妇女常见的疾病,两者往往同时并见。在治疗月经病时,必须考虑其与带下病的相互影响,尤其是湿热引起的病变。湿热熏蒸,壅滞胞宫,既能导致水精不化,湿浊下注而绵绵带下,又能损伤冲、任、带诸脉,以致经行失常。所以在治疗之时,不仅要治经,还要治带,甚或湿浊带下严重之时,还要通过治带来调经,才能收到预期的效果。

6. 调经要分型论治

证既有寒热虚实之分,人的体质又有强弱肥瘦之别,因而治疗时除了掌握治疗的基本原则之外,还要结合患者的具体情况和临床见证分型论治。月经病在临床上一般常有以下几种类型:

(1) 血热证:本型的主要证候,为经行超前,量多,色深红或紫黑,经质稠浓,伴口渴、心烦,舌红苔黄,脉滑数有力等。根据"热者寒之"的原则,本型的治疗应以清热凉血为主,可用《景岳全书》之"清化饮"治之。方中生地、丹皮、赤芍、黄芩既能清热,又能凉血,石斛和麦冬养胃生津,茯苓等健脾宁心神。全方清中有润,诚是清热凉血之良方。月经将行,少腹、小腹及乳房胀痛,证属肝郁化火,可酌加川楝子、合欢花、柴胡、山栀子之类以解郁清热。经量过多而夹血块者,可加益母草、藕节、旱莲草之类以化瘀止血。如月经超前,量少,色红,潮热颧红,舌红少苔,脉细数者,此为阴虚血热之象,可用《傅青主女科》之两地汤以养阴清热,方中之增液汤、白芍、阿胶滋阴养血,地骨皮清虚浮之热邪。全方以滋养益阴为主,达到"壮水之主,以制阳光"之目的。还可酌加旱莲草、女贞子、菟蔚子之类,以加强其补肾滋阴的功能。

(2) 血寒证:本型的主要证候,为经行错后,量少,色黯,小腹疼痛,得热则减,畏寒肢冷,面色苍白,大便溏薄,小便清长,舌苔薄白,舌质淡,脉沉细等。"寒者热之",本型的治疗原则,宜温经散寒,可用《金匮要略》之温经汤(吴茱萸、当归、川芎、白芍、党参、桂枝、阿胶、丹皮、制半夏、麦冬、炙甘草、生姜)治之。本方不仅能温经散寒,且有益气养血的作用。凡血虚寒凝之证,均可用本方加减治之。寒性收引,如小腹疼痛剧烈者,可加小茴香、香附、艾叶之类以温经止痛;有血块者,加莪术、泽兰、益母草以化瘀消块。

（3）血虚证：本型的主要证候，为月经后期，量少，色淡，甚或经枯不行，面色萎黄，头晕心悸，舌淡苔少，脉虚细等。"虚者补之"，本型的治疗原则，宜补血益气，可用《和剂局方》之人参养荣汤（党参、黄芪、茯苓、白术、当归、熟地黄、白芍、肉桂、陈皮、远志、五味子、甘草、大枣、生姜）治之。本方偏重补养后天脾胃。可酌加菟丝子、覆盆子、鹿角胶等，以温养先天之根，促进血液生成之源。如血枯经闭者，当用补而通之的方法，宜一贯煎（当归身、生地、枸杞子、沙参、麦冬、川楝子）酌加人参、黄芪、牛膝、枳实治之。

（4）气虚证：本型的主要证候，为月经先期，量多，色淡质稀，肢体困倦，面色㿠白，心悸多汗，舌质淡，苔薄白，脉虚弱无力等。"衰者补之"，本型的治疗原则，以补气摄血为主，佐以升提之法，可用《脾胃论》中之补中益气汤加减治之。方中黄芪、白术、甘草健脾益气，当归补血调经，陈皮理气，升麻、柴胡升提。如出血过多，伴有头晕目眩者，可加何首乌、枸杞子以滋阴养血，荆芥炭、棕榈炭固涩止血。经后小腹绵绵而痛，为气血不足，筋脉失养之证，可用参芪四物汤加小茴香、香附治之。

（5）气滞证：本型的主要证候，为月经后期，量少，色暗红或正常，间或夹血块，经将行或经行之时，少腹、小腹胀过于痛，按之不减，胸脘痞闷，乳胁胀痛，触之更剧，舌质紫暗或有瘀点，脉沉弦或涩等。"抑者散之"，本型的治法，当以行气活血为主，佐以化瘀，可用紫苏饮（紫苏、当归、白芍、党参、陈皮、大腹皮、甘草）与失笑散（五灵脂、蒲黄）加莪术、甘松治之。气滞多血瘀，延胡索、桃仁、红花之类，常配合使用。

（6）瘀血证：本型的主要证候，为经前及经行时少腹、小腹疼痛，按之不减，经行前后不定，量多少不一，有时经行量少淋漓不断，有时突然下血量多，色紫暗有块，块出则疼痛减轻，舌质紫黯或边尖有瘀点，脉沉涩或沉紧等。"结者散之"，本型的治疗原则，宜行气化瘀为主，佐以止痛摄血，可用桃红四物汤与失笑散治之。经痛剧烈者，宜加金铃子散、木香、香附以理气行滞；出血淋漓不断或量多者，宜酌加既能化瘀又能止血之品，如三七、茜草、益母草、藕节、阿胶之类。

（7）痰湿证：本型的主要证候，为月经错后，量少，色淡，甚或经闭不行，带下量多，色白质稀，形体肥胖，胸闷泛恶，肢体倦怠，苔白腻，脉滑或细缓等。根据《金匮要略》所说的"病痰饮者，当以温药和之"，本型的治疗原则，宜健脾燥湿，行气化痰，可用苍附导痰丸（茯苓、制半夏、陈皮、甘草、香附、苍术、胆南星、枳壳、生姜）治之。带下色黄而稠秽者，宜加黄柏、连翘、苦参、薏苡仁之类；经闭不行者，酌加活血引通之药，如当归、川芎、牛膝、枳实之类。务必达到痰湿得化，经脉得通的目的，此即"治经要及带，治带可及经"之意。

（8）脾虚证：本型的主要证候，为经行先后无定期，或暴崩下血，或淋漓不绝，色淡质稀，气短乏力，面色苍白或虚浮，四肢不温，纳差便溏，舌质淡嫩，脉细弱或虚迟等。"劳者温之"，本型的治疗原则，宜健脾益气，养血止漏之法，可用理中汤加黄芪、益母草、当归治之。如暴崩下血，不宜当归之动血，可加海螵蛸、荆芥炭、阿胶之类。带下量多色白质稀者，宜用附子汤与缩泉丸温暖脾肾以固涩温化。

（9）肾虚证：本型的主要证候，为经行先后无定期，量少，色淡，甚或经闭不行，或淋沥不断，腰膝酸软，头晕耳鸣，精神不振，面色晦暗，便溏溺长，苔薄白，舌质淡，脉细弱等。"损者益之"，本型属虚损之证，治宜补养肾气，养血调经，可用固阴煎（党参、熟地黄、淮山药、山萸肉、菟丝子、远志、五味子、炙甘草）加鹿角霜、覆盆子、茺蔚子、当归身治之。如经闭不行者，则加牛膝、枳实引降下行。出血量多或淋漓不断，此为崩漏之兆，当分其为阳虚或阴虚，阳虚则加黄芪、川续断、桑螵蛸、炮姜炭、艾叶以温肾止血；阴虚则加玄参、女贞子、旱莲草、阿胶以滋肾摄血。

总之，疾病是千变万化的，用药选方亦要随证而灵活加减。以上的分型论治，仅就临床常见者而言，在临证之时，还须根据患者体质的强弱，病情的变化及地理环境、气候的寒热温凉而决定治疗的原则，才能收到预期的效果。

十、月经病的辨证施治

月经病是指月经的期、色、质、量异常,或伴随月经周期出现症状为特征的疾病。月经病不仅影响妇女的身心健康,而且妨碍胎孕生育,因此,对月经病的防治有着十分重要的意义。现将我对辨治月经病的经验体会介绍如下。

(一) 月经病的病因病机

1. 病因

月经病发生的原因,主要有外感与内伤两大类。外感病邪中,风、寒、暑、湿、燥、火(热)等六淫之邪皆能导致月经病,但"经者血也",而寒、热、湿邪易与血结,故六淫病邪中,常以寒、热、湿邪为主。寒湿都是阴邪,寒性收引凝滞,易伤阳气,影响血液的运行,诚如《素问·举痛论》所言:"寒气入经而稽迟,流而不行,客于脉外则血少,客于脉中则气不通,故卒然而痛。"故寒邪可致月经后期、月经过少、痛经、闭经等病证。湿邪重浊黏腻,困阻气机,导致血液运行不畅,且"湿胜则濡泄,甚则水闭胕肿"(《素问·六元正纪大论》),故湿邪可致月经不调、痛经、闭经、经行泄泻、经行浮肿等病证。热为阳邪,能使血液沸腾,血流加速,甚则损伤血络,迫血妄行,可致月经先期、量多、经行吐衄、经行发热、崩漏等病证。在寒、湿、热三者中,又以寒邪为多见,寒邪是外邪致病的主因。

内伤,主要指体质的虚弱,不良的精神刺激,饮食不节,多产房劳而言。这些因素都可直接或间接影响到脏腑、气血、冲任的正常生理功能,从而导致各种月经病的发生。如禀赋不足,肾气本虚,往往造成月经后期或闭止不行。素体肥胖易生痰湿,可使月经过少、闭经、经行眩晕、经行泄泻等。长期不良的精神刺激可导致五脏不和,气血失调。七情之中,又以忧思所伤为多见,因为青少年善怀春,中年婚配生产养育后代,老年考虑子女及晚年生活等问题,都有忧思之情。七情所伤主要影响肝脏,如肝气郁滞,则经行疼痛或经闭不行;肝火过旺,则经行超前或崩漏。饮食是维持人体健康的营养物质,是气血的来源,但若暴饮暴食,或恣食生冷、辛热之品,损伤脾胃,脾不能生化和统摄血液,就会导致月经病。比如饮食不足,营养不充,气血生化乏源,则致月经后期、量少、闭经;如过食生冷寒凉则血凝,经行受阻而致月经后期、量少、痛经、闭经;过食辛热则血热妄行,导致经行先期、量多,甚则崩漏。房事孕产与肾、胞宫及冲任二脉有着密切的关系、房事过劳、孕产过多都可直接损伤肾、胞宫及冲任脉,造成各种月经病变。

此外,妇科手术如人工流产术、放置宫内节育器、输卵管结扎术等,对胞宫、胞脉都会有一定的损伤,使瘀血内停;肝脉络阴器,为冲任脉之所系。肾主蛰而为封藏之本,胞宫系于肾。胞宫和胞脉的损伤,又可导致肝肾亏损,精血匮乏,经源枯竭,生发无能。还可由于术后摄生不慎,感染邪毒。故术后可以出现月经或先或后、经量或多或少、甚或崩漏、经闭不行、痛经等病证。药物有不同性味,《素问·至真要大论》言:"五味入胃,各归所喜,酸先入肝,苦先入心,甘先入脾,辛先入肺,咸先入肾。久而增气,物化之常也,气增而久,夭之由也。"故过食某种药物可致脏腑功能失常,如《万氏妇人科》云:"如曾误服辛热暖宫之药者,责其冲任伏火也",冲任伏火则可致月经先期、量多,甚则崩中漏下。至于药物避孕、药物人流等又可影响冲任和肝肾,出现月经不调、崩漏或闭经。故手术和药毒也是月经病的致病之因。

2. 病机

对月经病的病机,可归纳为虚、郁、瘀三个方面。

(1) 虚:就脏腑而言,常见肝、脾、肾之虚。

肾藏精而主生殖,若先天肾气不足,或后天斫丧太过,耗伤肾气,则可致肾虚而影响冲任的功能。肾虚之中又可分为肾气虚、肾阴虚、肾阳虚和肾阴阳两虚等。肾气虚则冲任不固,可致月经先后不定期、量或多或少、崩漏或经闭。肾阴虚则精血不足,冲任失养,可见月经后期、月经过少、月经稀发、闭经、漏下淋漓不畅、绝经前后诸证;如阴虚生内热,虚火妄动,则可见月经先期、崩漏、经行吐血、经行发热等病证。肾阳虚则命门火衰,封藏失职,温化无能,可见月经过多、崩漏、经行泄泻、经行浮肿等。肾阴虚或肾阳虚日久,可阴损及阳,阳损及阴,而致阴阳两虚。

肝藏血而主疏泄,若素体血虚,或数伤于血,或血的生化不足,或情志内伤,肝血暗耗,或肾的阴精亏虚,不能滋养肝之阴血,可致肝血不足,血海不盈,甚则空虚,而出现月经延后、月经过少、甚或闭经;血虚肝旺可见经行头痛。肝体阴而用阳,若肝阴不足,可致肝阳上亢,虚火亢盛,出现经行眩晕、绝经前后诸证。

脾主运化,为气血生化之源,又有统摄血液之功,若素体脾虚,或饮食不节,或劳倦、思虑过度,损伤脾气,可致脾虚。脾虚失健,运化无能,气血生化之源不足,血虚气少,血海不盈,不能按期满溢,可见月经后期、月经过少、月经稀发、闭经等。脾虚不运水湿,水湿内停,湿渗大肠,可见经行泄泻;湿溢肌肤则见经行浮肿。湿聚成痰,痰湿阻滞冲任,以致胞脉、胞络不通,或痰湿凝聚胞中,可见月经稀发、闭经。脾气虚弱,统摄无权,冲任不固,则出现月经先期、月经过多、经期延长、崩漏等证。

妇女有月经、妊娠、分娩、哺乳的生理特点,经、孕、产、乳皆以血为用,易耗阴血,故妇女常感血分不足,正如《灵枢·五音五味》篇说:"妇人之生,有余于气,不足于血,以其数脱血也"。若复因禀赋素虚,或久病重病,伤及五脏,化源不足,或急慢性失血,或长期哺乳消耗气血,均可引起血虚。血虚则血海不盈,冲任失养,可见月经后期、月经过少、闭经、痛经、经行眩晕等。血和气是相互资生相互依存的,气为血帅,血为气母,血病可以导致气病;若禀赋不足,素体羸弱,或因久病、重病、过劳等,亦可耗气而致气虚。气虚则冲任失固,防御力弱,可见月经先期、月经过多、崩漏、经行感冒等病证。

(2)郁:肝为将军之官,喜疏泄条达,以柔和为顺。若情怀不畅,抑郁愤怒,可使肝气郁结、气机郁滞、血行不畅、脉络受阻。或肝失疏泄,冲任失调,血海蓄溢失常,出现月经先后不定期、量多少不一、痛经、闭经、经行乳房胀痛、经行情志异常等。气郁日久,郁而化火,肝火旺盛,迫血妄行,则见月经先期、月经过多、经期延长、崩漏;火性炎上,又可见经行头痛、经行吐衄。

(3)瘀:导致瘀血的成因有多种,气为血之帅,血赖气以行,气滞则气机不宣,升降失常,经脉不利,血行受阻,可致血瘀,即《沈氏尊生书》所说:"气运乎血,血本随气以周流,气凝则血亦凝矣"。气虚则推动力弱,不能运通血液,以致血液凝滞于脉管之内,如《医林改错》所言:"元气既虚,必不能达于血管,血管无气,必停留而瘀"。寒性收引凝滞,血遇寒则凝结成瘀,故《灵枢·经脉》篇说:"寒邪客于经脉之中,则血泣而不通"。热灼阴血,"血受热则煎熬成块"(《医林改错》),形成瘀血。湿为阴邪,其性重浊黏腻,既能阻遏阳气,使气机升降失常,五脏气血不和,经络阻滞不畅,又能直接阻滞胞脉而损伤胞宫,所以瘀血的病变亦与湿邪息息相关。跌仆损伤直接损伤肌肤经脉,或损及五脏六腑,"有所堕坠,恶血内留"(《灵枢·邪气脏腑病形》),血液溢于经脉之外,停滞于组织间隙而为瘀积之患。出血处理不当,亦可成为瘀血之因,因为出血的病变虽有寒热虚实的不同,但结果均导致血离经脉,《血证论·瘀血》指出:"吐衄便漏,其血无不离经……然既是离经之血,虽清血鲜血,亦是瘀血。"若止血不当,则留瘀为患。比如过早服用炭药(包括一切收敛药),离经之恶血不清,残留阻塞经隧,就可以形成瘀血。瘀血既是病理产物,又可以作为一种新的病因,瘀阻胞脉、冲任,则血脉不通;瘀血阻滞,新血不得归经,可出现痛经、闭经、崩漏等病证。

综上所述,在寒、热、湿等外邪,内伤七情,饮食劳倦。手术药毒等致病因素作用下,导致机体出现虚、郁、瘀的病理变化,就会产生月经病。

(二) 月经病的诊断

诊断月经病要通过望、闻、问、切四诊合参,了解局部症状和全身症状,加以综合分析,辨清寒热虚实,明确在脏在腑。对月经情况要了解期、色、质、量的变化。

1. 经行的先后

经者常也。月经的周期一般是 28 天左右,凡超前或错后 1 周以上,并伴有不适感觉者,便是月经病变。经行超前,多为实为热;经行错后,多为虚为寒,但必须结合全身症状和舌脉的变化来判定。若经行超前,量多,色红,质稠,舌质红苔黄,脉数者才属于热;而经行超前,量多,色淡,质稀,舌质淡嫩,脉虚者,则是气虚不摄血之证。经行错后,量少,色淡,四肢不温,舌质淡,脉虚细者,是属虚寒之候;如果经行错后,量或多或少,经色紫暗而夹瘀块,经行时少腹、小腹疼痛,按之不减,舌质紫黯或边有瘀点,脉沉涩者,则是瘀血阻滞胞脉,经行不畅之患。

2. 经色的淡紫

月经的正色,全过程中依次为淡红、深红、淡红。一般来说,色深红、甚或紫黑而鲜明者,多为热;色淡如米泔者多为寒;紫黯或块多为瘀。当然,还要结合全身脉证来定,正如叶天士所说:"色黑属热,此其常也;亦有风冷外束,十中尝见一、二。盖寒主收引,小腹必常冷痛,经行时或手足厥冷,唇青、面白、尺脉迟,或微而虚,或大而无力。热则尺脉洪数,或实而有力,参之脉证为的"。

3. 经质的浓稀

月经的质是以不稠不稀,无凝结,无血块,无特殊臭味为正常。经质稠黏如脂如膏而有臭秽者,为血热之证。经质清稀而无臭味者,乃气血不足之候。凡经血夹有瘀块者,为瘀为实,或虚中夹实之征。

4. 经量的多少

月经的量,一般是 50 ~ 100ml,经量过多或过少,都是病变的表现。凡是月经过多而色淡质稀者,为气虚不摄血;量多而紫黑鲜明者,为邪热迫血妄行;月经过少而色淡者,为气血两虚;量少色紫黯而夹块者,多为血瘀之证。量的多少和证的虚实应结合全身情况来判断。如形体肥胖,平素带下量多,虽经行错后而量少,此为阳气不伸,痰湿凝滞经隧,以致血行不畅之故;若体弱形瘦,心烦少寐,虽经行超前而量多,此多属阴虚不济阳,虚火内动,血室不宁谧所致。

在月经的期、色、质、量四者之中,我重在抓色、质的变化。正如张介宾《景岳全书》所言:"凡血色有辨,固可以察虚实,亦可以察寒热。若血浓而多者,血之盛也;色淡而少者,血之衰也",此其意也。

对于月经病的诊断,不仅要看局部,也要注意到整体,除了对月经的期、色、质、量变化要有细致的了解外,还要考虑患者的全身脉证情况,尤其是患者的体型、腹诊表现、带下情况几个方面。我把患者体型主要分为木火型、湿土型两大类。木火型者,形体瘦黑,面色偏红,声高多言,口干咽燥,心烦少寐,溺黄便结,证多热化火化。湿土型者,形体肥胖,面色偏白,沉静少言,口甜黏腻,困乏嗜睡,大便不实,证多寒化湿化。临证时要注意腹诊,了解腹壁的寒温、软硬、疼痛的加重缓解因素。若腹部按之不温甚或冷冻者,多为阳气不足;扪之灼热或痛者,多属内有邪热;痛经患者,按其腹部柔软,压之痛减而喜温喜按者,多属虚寒;按之痛甚而拒按者,多属气滞血瘀。此外,还要结合带下的改变来帮助诊断。若带下量多色白质稀无味者,为虚为寒;带下量多色黄质稠臭秽者,为湿为热;带下量多,色或白或黄,质稠黏,伴少腹、小腹疼痛者,为湿瘀夹杂所致。

（三）月经病的治疗原则

1. 治经要治血

妇人以血为本，以血为用，经者血也，治经必治血。治血之法要根据其寒热虚实的不同病机，"寒者热之"，"热者寒之"，"虚则补之"，"实则泻之"，有针对性地采用清热、温化、消瘀、补益的不同方法。如月经超前，量多，色红，质稠，舌红苔黄，脉数者，是外感热邪或过食燥热之品，以致血热炽盛而引起的病变，治之当用清热凉血之法，方拟芩连四物汤之类。方中当归、川芎辛温走窜，容易动火破血，在出血量多的情况下不宜用之。我多改用苦而微甘温之鸡血藤和苦而微寒之丹参代之，使其既能凉血止血，又可防止离经之血留瘀为患。血热由肝郁日久所致者，当用疏肝清热之法，可宗丹栀逍遥散加减治之。血得温则行，过热则妄行，遇寒遇冷则凝滞。苦寒之品虽然能凉血止血，但过用又可凝滞血液，化燥伤阴，留瘀为患。所以，对苦寒药如黄芩、黄连、栀子之类，必须慎用或不用。我往往喜欢选用甘平或甘凉之品，如白茅根、藕节、荷叶之类，既能凉血，又能化瘀，且无凝血留瘀之弊。若为阴虚血热，则以滋阴清热，用两地汤或地骨皮饮加旱莲草、女贞子治之。经行错后，量少色淡，腰腹冷感，腿膝酸软，舌质淡，脉虚细者，此属阳虚宫寒、气血两虚之变，当用大补气血、温肾暖宫之法治之，常用人参养荣汤加龙眼肉、巴戟天、制附子之类。人参养荣汤为五脏互养补益之方，再加制附子、龙眼肉、巴戟天以温养通行，则血海充溢，经行如期。由于七情过极，肝气郁结，血行不畅而导致经行少腹、小腹、胸胁、乳房胀痛者，治之当用行气活血之法，方选逍遥散、越鞠丸之类。少腹、小腹胀甚于痛，偏于气滞者，当酌加芳香行气之品，如素馨花、佛手花、甘松之辈；少腹、小腹痛甚于胀，经血紫黯有块者，为偏于血瘀，当用活血化瘀之法，以逍遥散加苏木、泽兰、延胡索、益母草治之。苏木甘咸平，能活血祛瘀而不伤正；泽兰苦辛微温，辛则能开，温则能养，补而不滞，行而不峻，为妇科要药。如虚瘀夹杂之经行疼痛，我常用温经散寒、补虚化瘀之温经汤治之。若为瘀血阻滞，月经闭止不行，少腹、小腹刺痛拒按者，用桃红四物汤加牛膝、枳实以补血化瘀、活血通经。若寒热虚实之证不显，我主张用《医学心悟》之益母胜金丹，益母胜金丹为肝脾肾并治之方，但偏于补益肝脾。我基于肾藏精，经源于肾，肝藏血，精血互化，肝肾同源的理论，并受唐宗海"血证之补法……当补脾者十之三、四，当补肾者十之五、六"思想的启迪，以益母胜金丹化裁，自拟养血调经汤（当归、川芎、白芍、熟地、鸡血藤、丹参、续断、益母草、炙甘草）。方中当归、白芍、川芎、熟地补益肝肾，养血调经；鸡血藤补血活血，"丹参一味，功同四物"，活血化瘀之力较为平稳，为虚而瘀者之良药；续断补肝肾，行血脉，益母草能化瘀能止血，炙甘草补脾益气，调和诸药。各药合用，有补肝肾、益阴血、调月经之功效。肾虚为主者，养血调经汤中加杜仲、桑寄生，加强补肾之力；有热象者，去川芎之辛温香燥，熟地黄改用生地，加地骨皮、知母；出血量多，去川芎，防其辛香行散，加用仙鹤草、血余炭等收敛止血。

2. 活血要治气

治经要治血，然"血为气之配，气热则热，气寒则寒，气升则升，气降则降，气凝则凝，气滞则滞，气清则清，气浊则浊"（《格致余论》）。故我认为：治血勿忘气，治血要治气。气病常见有气虚、气郁、气逆，治气有益气、疏气、降气等法。如月经先期、量多、色淡质稀、脉虚缓者，属气虚不摄血之证，用补气摄血之法，常选异功散或补中益气汤。经量多如山崩，症势危急，当取独参汤单味直入，以益气固脱。疏气常用逍遥散，该方能疏肝扶脾、养血和营，为养中有疏之方。如经前或经中乳房胀痛，少腹胀痛连及胸胁，经行先后不定期，量多少不一，色暗红甚或夹块，此为肝气郁滞，气机不利，血行不畅所致，用逍遥散加素馨花、佛手花、香附、益母草治之。若肝阴不足，肝火偏亢，经行时冲气旺盛，冲气夹肝气上逆，火随气逆，灼伤血络，血随气升，可见经行吐衄、血色鲜红、心烦易怒、舌红少苔、脉象细数。拟滋阴降逆汤（生地、旱莲草、鲜荷叶、南丹皮、杭白芍、白茯苓、泽泻、淮牛膝、甘草）以滋阴清热,平冲降逆,引血下行。

治月经病要调理气血,而血药多甘腻,容易阻遏气机,气药多辛温香燥,容易耗伤阴血,故用补血药之时要补中有行,补而不腻滞,常用鸡血藤、益母草等补中有行之品;气药不过用,常选轻清之辈,喜用花类药物。使用之时,要掌握剂量与疗程,做到恰如其分。用活血之药不能太过,以免伤气。气为阳,血为阴,气行则血行,阳生则阴长,在血药中要适当配用气药,必要时采用益气以生血,如当归补血汤之类,使气旺血生。

3. 治血不忘瘀

月经病常表现为异常的出血,如月经过多、经期延长、崩漏、经间期出血、经行吐衄等。出血之时,止血是治疗的首要任务。然离经之血,即是瘀血,止血用药不当,又常有滞瘀之弊。如离经之恶血不清,残留阻塞胞脉,新血不得归经,可使血止后再出血;肝经、胞脉气血阻滞不通,则出现少腹、小腹刺痛,其则日久成癥,腹中积块。在治疗上要做到止化结合,用药上注意选择既能止血又能化瘀的药物,如三七、苏木之类;若出血较多,瘀血之症尚轻,可用止中有化之品,如茜草、大蓟、小蓟、海螵蛸、瓦楞子;若瘀血较甚,而出血量已少,可用化中有止之辈,如益母草、泽兰等。

炭药(包括其他收敛药)在血证中应用时,我认为应当注意两点:一是要少用炭药,最好不用炭药;非用不可,亦不能过早应用。所谓不早用者,是指在无腹痛或腹痛极轻,无血块或血块极少的情况下,才能应用。如果血块多,腹痛剧烈而妄投炭药,不仅疗效不佳,而且有留瘀之弊,贻患无穷。二是要根据病情的寒热虚实,使用不同性质的炭药。如血热出血,当用凉血炭药,如栀子炭、黄连炭、黄芩炭;血寒出血,当用温血炭药,如附子炭、艾叶炭、干姜炭、荆芥炭;血瘀出血,当用化瘀炭药,如蒲黄炭、红花炭;气虚出血,当用补气炭药,如黄芪炭;气滞出血,当用理气炭药,如柴胡炭、香附炭;血虚出血,当用补血炭药,如血余炭、当归炭。

瘀血既成,当用活血化瘀之法。活血化瘀法运用得当,可祛瘀血而生新血,如猛攻太过,戕伐正气,则正衰而瘀不化。所以在选择活血化瘀方药之时,最好选用既能活血,又能补血之品,如三七、鸡血藤、益母草等。气为血之帅,气行则血行,化瘀时宜酌用血中之气药,如延胡索、香附等。血液为人体的重要物质,纵宜攻法,亦宜选用攻瘀而不伤正之品,如虫药中的水蛭、虻虫、穿山甲,以及泽兰、苏木之类,从而达到瘀血去,正气复的目的。

4. 五脏并重 肝肾为宗

妇人以血为本,血旺则经调。而血的生成、运行与五脏都有关系。《景岳全书·妇人规》言:"经血为水谷之精气……其源源而来,生化于脾,总统于心,藏受于肝,宣布于肺,施泄于肾"。然五脏之中,我认为月经主要与肝、脾、肾有关,故重在肝、脾、肾的调治,特别是肝肾两脏在月经病的论治方面显得尤为重要。

(1) 固肾培元 以固经血之根基:肾藏精,主蛰,为封藏之本,胞宫系于肾,冲任二脉起于胞中,肾为阴阳气血之根源,是先天之根本,《素问·上古天真论》曰:"肾气盛……天癸至,任脉通,太冲脉盛,月事以时下"。肾精充足,精能化血,以作经源;肾藏真阴而寓元阳,肾阳上暖脾土,维持月经之源生化不息,下暖胞宫,使其藏泻有度。故我认为:经源于肾而生于胞宫。肾气的强弱,直接与月经的通行固藏有着密切的关系。肾气旺盛,则月经按期来潮;若肾气不足,则月经延后或闭止不通。故滋补肾气、固肾培元为调经的主要法则。治肾之时,要辨清其是阴虚或阳虚,阴虚宜甘润壮水以滋养,阳虚宜甘温益气以温养。但阴阳互根互用,无阴则阳无以生,无阳则阴无以化,故要注意阴中求阳,阳中求阴,使肾中阴阳平谧,经水顺调。如肾阴亏损而致月经量多,经期延长,甚或崩漏者,常用归芍地黄汤加二至丸、益母草治之。肾阳不足,阴寒内盛,寒湿凝滞之痛经、闭经,用附子汤加巴戟天、益智仁、牛膝、益母草等;或用《金匮要略》温经汤加艾叶、小茴香,以暖宫散寒,通经止痛。如少女发育未全,肾气未充之崩漏,用五子衍宗丸加益母草、旱莲草、淮山药之类以治之。

(2) 疏肝柔肝 以助经血之畅行:肝为风木之脏,内寄相火,体阴而用阳,具有疏泄气机,储藏调节血液的作用,性喜条达而恶抑郁,主生发阳气,以升为用。肝又为冲任二脉之所系。肝气条达,气机调畅,则脏腑安和,气血津液生生不息;肝血充足,则冲任脉通盛,月事得以时下。反之,气郁不达,肝气不得疏泄,则气机怫结,气血失调,势必影响冲任而导致月经病变,出现经行前后不定,量多少不一,甚则崩漏或经闭不行。肝血亏虚,血海不充,则月经量少、后期、甚或闭经。所以叶天士说:"女子以肝为先天"。治肝之法,有治体治用之别。肝郁气滞,以疏肝为主,以治肝用。如情志抑郁,或忿怒伤肝,经期不准,先后不定,量多少不一,经前经行胸胁、乳房、少腹、小腹胀痛,此为肝气郁结,疏泄失司之证,常用逍遥散或柴胡疏肝散加合欢花、素馨花、佛手花治之。肝阴肝血不足,或郁久化火伤阴,则重在柔肝养肝,以治肝体。如素体阴虚,形体消瘦,经行淋漓、量少色红、舌红苔少、脉细数者,为肝肾阴虚,冲任亏损之变,用一贯煎或归芍地黄汤酌加素馨花、合欢花、生谷芽治之,以滋润柔肝为主,兼之以疏解,养中有疏,防其滋腻。选用治肝之药时,要考虑肝阴易亏,肝阳易亢的特点,疏肝宜用辛甘香淡之品,如柴胡、素馨花、合欢花、佛手花、玉兰花之类,既可解郁行气又不伤阴,养阴常用何首乌、北沙参、麦冬、熟地黄、黄精等甘润之属,使柔肝而不呆滞。

(3) 健脾和胃,以利经血之生化:脾胃同居中焦,胃主受纳腐熟,脾主运化升清,脾胃共同作用,把水谷精微上输心肺,化生气血,营养全身,下至胞宫,生成月经。脾又主统血,能统摄控制血液在经脉中运行,使经行正常。若脾气虚弱,运化失常,统摄无能,往往月经先后不定期,量或多或少,甚则崩漏或闭经。因此,健脾和胃亦为调经之法。若脾胃气虚,经水乏源,则月经后期,量少,甚或闭经,用异功散加当归、白芍、炙黄芪以益气健脾、养血调经;若脾虚气陷,统摄无权,冲任失固之崩漏,用补中益气汤加阿胶、仙鹤草、血余炭等补气摄血;若脾虚失运,痰湿内停,阻滞胞脉之月经后期、量少、闭经,用二陈汤或苓桂术甘汤加当归、白芍、菖蒲、远志、白芥子、皂角刺等豁痰除湿、通经行血,酌加木香、藿香、砂仁运脾行气,使痰湿蠲除,则脾运升清,经行如常。

此外,心主血脉而司神明,为五脏六腑之大主,胞脉属心而络于胞中,心阳之气下降,心血下注胞中,则月经按期来潮。若忧愁思虑太过,以致暗耗心阴,营血不足,神志郁结,胞脉不通,气血不能下达于胞宫,血海空虚,则月经不调,甚或闭止不行。如《素问·评热病论》曰:"月事不来者,胞脉闭也。胞脉者,属心而络于胞中,今气上迫肺,心气不得下通,故月事不来也"。可见,月经的通行或闭塞,亦与心主血脉的功能息息相关。对心阳之气不能下达胞脉,胞脉闭塞,月事不行者,以芳香辛开、温通血脉之法,用通窍活血汤加当归、桂枝、石菖蒲、远志、益母草治之。肺主气而朝百脉,有宣发肃降之功,气为血之帅,血的运行依赖于气的推动,随气的升降而运行至全身,循环不息,下达胞宫,生成月经。若肺虚气弱,宣发肃降功能失常,不能朝百脉而主治节,则心主血脉功能失司,肝失疏泄,不能贮藏调节血液,可出现月经不调、崩漏或闭经;子病及母,以致脾失健运,统血无能,则月经先后不定,量多少不一,甚则经闭不行;肺为气之主,肾为气之根,肺气虚弱,可导致肾气封藏无能,出现月经过多、崩漏之患。对肺气虚弱,经行错后量少者,以圣愈汤出入以益气养血治之。

5. 治经要及带

月经病和带下病都是妇女常见的疾病,两者往往同时并见,互相影响。如瘀血内阻,经脉不利,不但会出现月经不调,也会致津液输布障碍,使水反为湿,清反为浊,带下异常。而湿邪壅滞胞宫,既能使水精不化,带脉不约,湿浊下注而带下绵绵,又能阻遏经气,伤及奇经,影响血行,形成瘀血,出现经行延后、月经量少等病证。经带并病者,要经带并治。一般来说,虚证以治经为主,从经治带;实证以治带为主,从带治经。因月经病导致带下异常者,以治经为主,顾及带下病;因带下病而影响到月经不调者,则要通过治带来调经。当归芍药散益肝健脾,为经带并治之方,用于经带并病之虚证;经带并病属实证者,用经验方清宫解毒饮(土茯苓、鸡血藤、忍冬藤、薏苡仁、丹参、车前草、益母草、甘草)清热利湿,解毒化瘀,通过治带以调经。

(四) 月经病的分型论治

月经病证候有寒热虚实之分,患者体质有强弱肥瘦之别,因而治疗时除了掌握基本原则之外,还要结合患者的具体情况和临床见症分型论治。我将月经病辨治分9个证型。

1. 血热证

本型的主要症状为经行超前、量多、色深红或紫黑,经质稠浓,伴口渴、心烦、舌红苔黄、脉滑数有力等。根据"热者寒之"的原则,本型治疗应以清热凉血为主,常用《景岳全书》之清化饮(芍药、麦冬、丹皮、茯苓、黄芩、生地、石斛)治之。方中生地、丹皮、芍药、黄芩既能清热,又能凉血;石斛和麦冬养胃生津;茯苓健脾宁心安神。全方清中有润,诚为清热凉血之良方。若伴经行少腹、小腹、乳房胀痛,证属肝郁化火,可酌加川楝子、合欢皮、柴胡、山栀子之类以解郁清热。经量过多而夹血块者,可加益母草、藕节、旱莲草之类以化瘀止血。若证见月经超前、量少、色红、潮热颧红、舌红少苔、脉细数者,此为阴虚血热之象,可用《傅青主女科》之两地汤(生地、地骨皮、玄参、麦冬、白芍、阿胶)以养阴清热。方中生地、玄参、麦冬滋阴生水;白芍、阿胶敛阴养血;地骨皮泻肾火,清虚热。全方以滋养益阴为主,达到"壮水之主,以制阳光"的目的。还可酌加旱莲草、女贞子、茺蔚子之类,以加强其补肾滋阴的功效。

例 唐某,女,37岁,1992年1月16日初诊。

初诊 月经量多半年。1991年7月放环,自放环后月经量较原来增多一倍,经色暗红,有血块,行经时间7~8天,经中无明显不适,经行尚规律,末次月经1991年1月4日。夜寐不安,大便干结,舌尖红,苔薄白,脉细数。此属肝肾亏损,阴虚血热之象,治以滋肾养肝,清热调经,方用地骨皮饮加味。

方药 当归10g 川芎6g 白芍10g 生地15g 地骨皮10g 丹皮10g 旱莲草20g
女贞子10g 北沙参10g 麦冬10g 甘草6g

4剂,每日1剂,水煎内服。

二诊 (1992年4月30日):药后行经时间缩短,经量仍较多,末次月经4月20日。半月来夜难入寐,心烦,头晕,大便数日一行,舌红少苔,脉细弦。仍守前法,上方增损。

方药 当归10g 川芎6g 白芍10g 生地15g 地骨皮10g 丹皮10g 桑枝20g 夜交藤20g
丹参10g 小麦20g 甘草5g

4剂,每日1剂,水煎内服。

1992年7月随访,服上方后,经量已正常,25天为一个周期,行经时间为3天。

按语 肝肾同源,胞宫系于肾。异物植入胞宫,影响肝肾,阴血不足,虚热内生,热扰血海,乘经行之际,迫血下行,故经量增多、经期延长;虚热煎熬,血凝成瘀,故经血夹块;虚热内扰心神,则夜寐不安;热灼津亏,肠道失润,故大便干结;舌尖红,脉细数为阴虚内热之象,治以滋阴生水,补阴配阳。方中生地四物汤凉血和血,使热去而正不伤;甘淡寒之地骨皮清虚热;丹皮"和血、生血、凉血,治血中伏火"(《本草纲目》);旱莲草、女贞子补益肝肾,养血止血;北沙参、麦冬养阴生津;甘草补脾益气,调和诸药。全方滋肾养肝,益阴生水为主,兼以清热凉血,使阴足阳敛,故疗效肯定。

2. 血寒证

本型的主要症状为经行延后,量少,色黯,小腹疼痛,得热则减,畏寒肢冷,面色苍白,大便溏薄,小便清长,舌质淡,苔薄白,脉沉细。根据"寒者热之"的原则,本型的治疗应以温经散寒为主,可用《金匮要略》之温经汤(吴茱萸、当归、川芎、白芍、党参、桂枝、阿胶、丹皮、制半夏、麦冬、生姜、炙甘草)治之。本方不仅能温经散寒,且有益气养血的作用,凡血虚寒凝之证均可用本方加减治之。如寒邪较甚,少腹、小腹疼痛剧烈者,可加小茴香、香附、艾叶之类以温经止痛;有血块者,加莪术、泽兰、益母草以化瘀消块。

例 黄某,女,16 岁。1990 年 2 月 22 日初诊。

初诊 12 岁月经来潮,从初潮开始即出现痛经。经行第 1 天少腹、小腹疼痛剧烈,痛如针刺刀割,面色发青,四肢冰冷,冷汗淋漓,心慌,呕吐,食入则吐,不能进食,伴有腰痛。服止痛药、用止痛针均无效。月经周期规则,28～30 日 1 行,经量中等,经色暗红,有瘀块,块出痛减,经行 5 天净。末次月经 1990 年 1 月 27 日。平素时有腰痛,带下较多,稀白无异味,纳食不振,大便干结,舌质淡,苔薄白,脉虚细。证属阳虚寒盛,瘀血内停,治以温经散寒,行血化瘀,以《金匮要略》温经汤加减。

方药 当归 10g 川芎 10g 赤芍 10g 桂枝 6g 吴茱萸 3g 丹皮 10g 麦冬 10g 党参 15g 莪术 10g 香附 10g 炙甘草 5g

4 剂,每日 1 剂,水煎内服。

二诊(1990 年 7 月 26 日) 服上方后痛经好转,因学习繁忙,未能坚持诊治,停药后经行腹痛再作。末次月经 7 月 5 日,经行乳房胀痛,经潮时少腹、小腹胀痛,伴呕吐,冷汗出,经量中等,色暗红,有血块,舌淡红,苔薄白,脉细缓。方已对证,效不更章,再以原方损益。

方药 当归 10g 川芎 10g 赤芍 10g 桂枝 6g 吴茱萸 3g 党参 15g 莪术 10g 益母草 10g 香附 10g 甘松 6g 炙甘草 5g

上方连服 3 个月。每月经前服药数剂,药后诸证悉除。停药半年后随访,痛经告愈。

按语 患者肾气未充,肾阳不足,阳虚阴盛,寒从内生,血为寒凝,运行不畅,故经来腹痛。张仲景以温经汤治妇人冲任虚寒兼有瘀血而引起的崩漏证,我活用之,以之治疗肾阳亏虚,血为寒凝,瘀血内停之痛经。方中桂枝温经通脉,芍药用赤芍,与川芎相须为用,以活血化瘀;吴茱萸暖肝散寒,当归补血养阴,党参、炙甘草补益中气;麦冬、丹皮两味既可养阴活血,又能防他药过燥之性。加入莪术活血,香附理气。二诊时更添益母草、甘松,以加强理气活血之力,去麦冬、丹皮,防其阴寒过用,阻碍阳气生发之机。药能对症,故疗效霍然。

3. 血虚证

本型的主要症状为月经后期,量少,色淡,甚或经闭不行,面色萎黄,头晕心悸,舌淡苔少,脉虚细等。根据"虚则补之"的原则,本型的治疗应以补血益气为法,可用《和剂局方》人参养荣汤(党参、黄芪、茯苓、白术、当归、熟地黄、白芍、肉桂、陈皮、远志、五味子、甘草、生姜、大枣)治之。本方偏重补养后天脾胃,可酌加菟丝子、覆盆子、鹿角胶等,以温养先天之根,促进血液生成之源。如血枯经闭者,当用补而通之的方法,宜一贯煎(当归身、生地黄、枸杞子、沙参、麦冬、川楝子)酌加人参、黄芪、牛膝、枳实治之。

例 杨某,女,30 岁。1992 年 9 月 15 日初诊。

初诊 6 年来经期延后十余日以上,甚或两月一行,经量中等,色淡无块,1 周干净,伴腰酸。末次月经 7 月 27 日。平素带下一般,心烦失眠,纳便尚可,舌质淡,苔薄白,脉细。证属营血不足,冲任血虚,治以养血益气调经。

方药 当归 10g 川芎 6g 白芍 10g 熟地黄 15g 鸡血藤 20g 丹参 15g 党参 15g 艾叶 10g 香附 6g 益母草 10g 炙甘草 6g

3 剂,每日 1 剂,水煎内服。

半年后随访,药后经行规则,每月一行。

按语 经者血也。营血亏虚,冲任不足,血海不能如期满溢,故经期延后,经色淡;血不养心,故心烦失眠;肾为气血之始,肾气不足故腰酸;舌淡脉细为血虚之象。方以四物汤养血活血,鸡血藤配丹参,有补有行,使无留瘀之虞;党参补中益气,使气能生血;艾叶温通经脉,香附理气调经,益母草活血祛瘀。全方以补为主,补而不滞,气旺血足,则经行如期。

4. 气虚证

本型的主要症状为月经先期,量多,色淡质稀,甚则崩漏不止;伴肢体困倦,面色㿠白,气短自汗,舌质淡,苔薄白,脉虚弱无力。"衰者补之",本型的治疗原则以补气摄血为主,佐以升提之法,可用《脾胃论》之补中益气汤(黄芪、人参、当归、陈皮、升麻、柴胡、白术、甘草)加减治之。方中之人参、黄芪、白术、甘草健脾益气,当归补血调经,陈皮理气,升麻、柴胡升举下陷之清阳;如出血过多,伴有头晕目眩者,可加何首乌、枸杞子以滋阴养血,荆芥炭、棕榈炭固涩止血;经后少腹、小腹绵绵而痛,为气血不足、筋脉失养之征,可用圣愈汤加小茴香、香附治之。

例 杨某,女,38 岁。1991 年 1 月 29 日初诊。

初诊 不规则阴道流血 2 月余。既往月经尚规则,末次月经 1990 年 11 月 17 日,量偏少,2 天干净。11 月 24 日复见阴道流血,量或多或少,至 12 月 1 日又突然出现剧烈腹痛,到某医院住院检查,拟诊宫外孕、左侧附件炎,好转出院,后再到某医院诊治,诊为功能性子宫出血,服妇康片 1 周,阴道流血未止,又服中药 15 天,阴道流血仍淋漓不净,现出血量时多时少,量多时如山崩,少则点滴漏下,色淡红或黯红,面白神差,舌质淡,苔薄白,脉细,诊为气虚崩漏,治予益气摄血。

方药 炙黄芪 20g　党参 15g　茯苓 10g　白术 10g　升麻 3g　仙鹤草 10g　益智仁 10g　桑螵蛸 10g　小蓟 10g　荆芥炭 10g　炙甘草 6g

3 剂,每日 1 剂,水煎内服。

二诊(1991 年 2 月 1 日) 上方服 1 剂流血量减少,2 剂尽即无出血。药已对症,守方出入。

方药 炙黄芪 20g　党参 15g　白术 10g　茯苓 10g　陈皮 5g　升麻 2g　柴胡 2g　煅牡蛎 30g　仙鹤草 10g　炙甘草 6g

7 剂,每日 1 剂,水煎服。

三诊(1991 年 2 月 8 日) 阴道流血未作,精神转佳,舌淡红,苔薄白,脉细。气虚不运,必有瘀血内留。治以益气健脾,养血调经,兼活血祛瘀,用归芍异功散加味。

方药 党参 15g　白术 10g　茯苓 10g　陈皮 5g　当归身 10g　赤芍 10g　生牡蛎 30g　威灵仙 15g　猫爪草 10g　香附 6g　炙甘草 6g

上方进退服 20 余剂,3 月 5 日经行,量偏多;色鲜红,5 天即净。按上法再调治 1 个月,4 月份经行量减,后停药观察,半年来月经周期正常,经量中等,行经期为 3 天。

按语 患者阴道流血 2 个月余,血色淡红,量多如崩或点滴漏下,面白舌淡,为气虚下陷,冲任失固,不能制约经血所致。治宜止血为先,采用益气摄血之法。方以炙黄芪、党参、茯苓、白术、炙甘草健脾益气,益智仁、桑螵蛸补肾涩血,升麻升阳举陷;气虚不运,血行不畅,导致血瘀,故又用小蓟止中有化,"破宿血,止新血"(《本草拾遗》),仙鹤草收敛止血,荆芥炭温经止血。血止之后,用异功散健脾益气,炙黄芪补气升阳;瘀积日久,结而成癥,因而以当归、赤芍补血活血化瘀;生牡蛎"除老血",软坚散结;威灵仙宣通十二经脉,祛血凝气滞;猫爪草活血祛瘀,消癥散结;香附疏肝理气,使气能行血。如是则瘀血去,新血生,气旺统血,血循脉行,自无经乱之虞。

5. 气滞(气郁)证

本型的主要症状,为月经后期,量少,色黯红或正常,间或夹血块,经将行或经行之时少腹、小腹胀甚于痛,按之不减,胸胁痞闷,乳房、胁肋胀痛,触之更剧,舌质紫暗或有瘀点,脉沉弦或涩。气滞又往往影响血液的运行。"抑者散之",本型的治法,当以行气活血为主,佐以化瘀,可用《普济本事方》之紫苏饮(紫苏、陈皮、大腹皮、当归、白芍、川芎、人参、甘草)去甘草合《和剂局方》之失笑散(五灵脂、蒲黄)加莪术、甘松治之。气滞多血瘀,故常配用延胡索、桃仁、红花之类。肝主疏泄,调畅气机,气机郁滞多责之于肝,因而亦可用柴胡疏肝散、逍遥散加减为治。

例 利某,女,30 岁。1991 年 1 月 11 日初诊。

初诊 半年来经前 1～2 天出现头痛,以前额部及两颞侧为甚,经潮则痛自止。月经周期尚准,现为经行第 3 天,头痛已止,经量中等,色暗红,胸闷乏力。平素常觉右胁胀痛,情绪变化时尤甚,纳可便调,舌尖红,苔薄白,脉细弦略滑。辨证为肝气郁结,气机阻滞,经气不利;治拟疏肝解郁,理气行滞,用逍遥散加味。

方药 柴胡 6g 当归身 10g 白芍 10g 茯苓 10g 白术 10g 薄荷 5g(后下) 合欢花 6g 素馨花 6g 益母草 10g 炙甘草 6g

4 剂,每日 1 剂,水煎内服。

二诊(1991 年 1 月 18 日) 药后胸闷乏力症减,右胁仍胀,舌偏红,苔薄微黄,脉细弦。治守前法,上方进退。

方药 柴胡 6g 当归身 10g 白芍 10g 茯苓 10g 合欢花 6g 素馨花 6g 益母草 10g 田基黄 20g 麦冬 10g 郁金 10g 薄荷 5g(后下) 炙甘草 6g

4 剂,每日 1 剂,水煎内服。

三诊(1991 年 2 月 9 日) 2 月 5 日经潮,头痛未作,经色、经量正常,现月经未净,舌稍红,苔薄黄,脉弦细。改用养血调经之法。

方药 当归身 10g 川芎 6g 白芍 10g 熟地黄 15g 鸡血藤 20g 丹参 15g 川续断 10g 益母草 10g 炙甘草 6g

4 剂,每日 1 剂,水煎内服。

按上法再调理 1 个月经周期,头痛不再发作。1991 年 10 月随访,亦无反复。

按语 肝为风木之脏,司藏血而主疏泄,厥阴肝经络阴器,布胸胁上额。本例素有右胁胀痛,为肝郁气滞之征;肝气不伸,气机郁滞,郁久化火,在经将行之时,相火内动,气火上逆,故经前头痛。初用柴胡疏肝解郁,开枢清热,配辛凉之薄荷,辛平香淡之素馨花、合欢花,则其疏解之力更佳;治经不离血,用当归、白芍养血敛阴以柔肝;益母草活血调经,微寒又可平上炎之相火,更以茯苓、白术、炙甘草健脾和中。三诊经血正潮,肝气已舒,遂予以养血调经之药,使经来顺畅,则相火潜藏,诸症告瘥。

6. 血瘀证

本型的主要症状为经前及经行之时少腹、小腹刺痛,按之不减,经行前后不定,量多少不一,有时经行量少淋漓不断,有时突然下血量多,色紫黯有块,块出则疼痛减轻,舌质紫黯或边尖有瘀点,脉沉涩或沉紧等。"结者散之",本型的治疗原则宜活血化瘀为主,佐以理气行滞,可用《医宗金鉴》之桃红四物汤(桃仁、红花、当归、川芎、赤芍、熟地黄)合失笑散治之。经痛剧烈者,宜加金铃子散、木香、香附理气止痛;出血淋漓不断,或量多者,宜酌用既能化解又能止血之品,如三七、茜草、益母草、藕节、阿胶之类。

例 何某,女,33 岁。1990 年 6 月 14 日初诊。

初诊 经行腹痛 20 年。13 岁月经初潮,自初潮始经行少腹、小腹疼痛剧烈,甚则呕吐,须服"索米痛片(去痛片)"疼痛方能缓解。月经周期规则,经量中等,经色暗红,夹瘀块,5 天经净,经将行乳房胀痛,经后腰酸累。平素常失眠,大便硬结。末次月经 1990 年 5 月 23 日。舌淡红,苔薄黄,脉细数。证属血瘀痛经,治以活血化瘀,理气行滞,用桃红四物汤加味。

方药 当归 10g 川芎 6g 赤芍 10g 熟地黄 15g 桃仁 10g 红花 6g 泽兰 10g 鸡血藤 20g 五灵脂 6g 莪术 10g 甘松 10g

7 剂,每日 1 剂,水煎内服。

二诊(1990年7月12日) 6月19日经行,腹痛较上月大减,但觉腹胀,经色暗红,经量中等,瘀块减少,经行4天干净。经后偏头痛,口苦,烦躁,失眠,大便硬结,数日一行,舌淡红,苔薄白,脉沉细。瘀血渐化,但肝气未疏,气郁化热化火,改用清肝解郁、行气活血,用丹栀逍遥散加味。

方药 丹皮10g 栀子6g 柴胡6g 当归10g 白芍10g 茯苓10g 白术10g 益母草10g 白蒺藜10g 薄荷5g(后下) 甘草6g

3剂,每日1剂,水煎内服。

三诊(1990年7月24日) 7月17日经行,腹痛比上月减轻,但经行腰痛,舌质淡红,苔薄白,脉细缓。现值经后,以补益气血、滋补肝肾为治,用归芍地黄汤加味。

方药 当归10g 白芍10g 熟地黄15g 淮山药15g 山茱萸6g 茯苓6g 丹皮6g 泽泻6g 鸡血藤20g 丹参15g 补骨脂10g

4剂,每日1剂,水煎内服。

四诊(1990年8月27日) 8月14日经行,腹痛轻微,经色暗红,有瘀块,经量中等,4天干净,舌淡红,苔薄白,脉沉细。血瘀血滞之象十去其七,予养血活血调经之法以巩固疗效。

方药 鸡血藤20g 丹参15g 当归10g 川芎6g 赤芍10g 熟地黄15g 续断10g 苏木10g 红枣10g

3剂,每日1剂,水煎内服。

此后继续调治4个月,每月服药3~7剂。至1991年1月随访,月经色、量正常,经行腹痛消失。

按语 肝郁气滞,气不行血,瘀血内停,阻于冲任,经血欲行而不畅,故经行腹痛,经色暗红,夹瘀块;气郁不舒,克伐脾胃,乳络不畅,故经前乳房胀痛;久病正虚,肾精亏损,故经后腰酸累。治以活血化瘀,理气行滞,初诊用桃红四物汤养血活血逐瘀,加鸡血藤补血行血;五灵脂苦泄温通,入肝经血分,活血散瘀止痛;泽兰舒肝气,通经脉,活血祛瘀而不伤正;莪术为血中之气药,既能活血又可行气;甘松疏畅气机,行气止痛。药后瘀血得以消散,故经行腹痛症状大减。然肝气未舒,气机郁滞,化热化火,故见头痛、口苦、烦躁、失眠诸症。再用丹栀逍遥散清肝热,疏肝气,行气活血,使肝气得舒,气助血行,自无留瘀之患。久病伤正,肝肾有亏,终以滋补肝肾、养血调经之法而收全功。

7. 痰湿证

本型的主要症状为月经错后,量少,色淡,甚或经闭不行;带下量多,色白质稀,形体肥胖,胸闷泛恶,肢体倦怠,苔白腻,脉滑或细缓等。根据《金匮要略》"病痰饮者,当以温药和之"的原则,本型治疗方法为健脾燥湿、行气化痰,可用《叶天士女科诊治秘方》苍附导痰丸(茯苓、制半夏、陈皮、甘草、香附、苍术、胆南星、枳壳、生姜、神曲)治之。带下色黄而稠秽者,宜加黄柏、连翘、苦参、薏苡仁之类;经闭不行者,酌加活血通经之药,如当归、川芎、牛膝、枳实之属。

例 刘某,女,37岁。1990年5月14日初诊。

初诊 月经延后,继而闭经2年余。1987年11月因月经量多,行经期延长取环,自取环后月经延后,或两月一行,继而闭经,每需注射黄体酮月经方行,不用药则无月经。末次月经1990年2月13日(使用黄体酮),3月、4月闭经,5月7日起肌内注射黄体酮共3支,迄今经水未潮,夜寐多梦,近两天咳嗽有痰,咽喉微痛,望其形体肥胖,舌质淡,苔薄白,脉沉细。辨证属痰湿阻滞之闭经,治以豁痰除湿、活血通经,用苍附导痰丸加减。

方药 制半夏10g 陈皮6g 茯苓20g 当归10g 赤芍10g 远志5g 藿香10g 鸡血藤20g 丹参20g 炙甘草6g

3剂,每日1剂,水煎内服。

二诊(1990年5月20日) 服药后第2天月经来潮,经量中等,色鲜红,有血块,少腹胀痛。现经量已减,寐差梦多,舌质淡,苔薄白,脉沉细。仍宗前法,上方出入。

方药　制半夏10g　陈皮6g　茯苓20g　当归10g　白芍10g　续断10g　益母草10g
藿香6g　远志5g　合欢花6g　炙甘草6g

3剂,每日1剂,水煎内服。

三诊(1990年6月12日)　5月21日经净,现除夜寐多梦外,余无不适,舌质淡,苔薄白,脉虚细。效不更章,再以原方损益。

方药　制半夏10g　陈皮6g　茯苓20g　鸡血藤20g　丹参15g　当归10g　川芎10g
白芍10g　泽泻10g　荆芥5g(后下)　远志6g　炙甘草5g

7剂,每日1剂,水煎内服。

四诊(1990年6月22日)　月经期至未行,舌质淡,苔薄白,脉细。守上方去白芍、荆芥,加赤芍10g,制附子10g(先煎)。7剂,每日1剂,水煎内服。

五诊(1990年6月29日)　经水仍未行,无何不适,舌质淡,苔薄白,脉细缓。继用前法,佐以通行。守上方加穿破石20g,炒山甲12g。7剂,每日1剂,水煎内服。

六诊(1990年7月6日)　7月4日月经来潮,经量中等,色暗红,腰部微痛,舌质淡,苔薄白,脉细缓。现值经期,改用养血活血,补肾调经之法。

方药　鸡血藤20g　丹参15g　当归10g　川芎10g　白芍10g　熟地黄10g　川续断10g　益母草10g　红花3g　炙甘草5g

3剂,每日1剂,水煎内服。

此后继续调治,间断服药5个月。以苍附导痰丸燥湿化痰,异功散健脾益气,附子、肉桂温通经脉。停药3个月后随访,月经已按期来潮,经期、经色、经量均正常。

按语　本例形体肥胖而月经不行,属实证之闭经。肥胖之体,多痰多湿,痰湿阻滞下焦,气血运行不畅,冲任壅塞,胞脉闭而经不能行,即《女科切要》所说:"肥白妇人,经闭而不通者,必是痰湿与脂膜壅塞之故也"。在治疗上从痰湿着眼,以苍附导痰丸加减,用制半夏燥湿化痰,痰湿除而脾自能健;陈皮理气燥湿,气顺则痰湿能除;茯苓渗湿健脾,俾湿去而脾旺,加藿香芳香行散,增强化湿之力;远志"行气散郁,并善豁痰"(《本草再新》),再用当归、赤芍、鸡血藤、丹参养血活血通经,使痰湿得化,经脉通利,故疗效满意。《金匮要略》指出:"病痰饮者,当以温药和之"。痰湿乃黏腻重浊之阴邪,非温化不能收其功。治疗过程中用附子、肉桂辛温扶阳,温通经脉,并以异功散健脾益气,治其生痰之源。阳气旺盛,脾气健运,痰无由生,经脉通利,则经水顺调。

8. 脾虚证

本型的主要症状为经行先后无定期,或暴崩下血,或淋漓不绝,色淡质稀,气短无力,面色苍白或虚浮,四肢不温,纳差便溏,舌质淡嫩,脉细弱或虚迟等。"劳者温之",本型的治疗方法,宜健脾益气、养血调经,可用《伤寒论》理中丸(党参、白术、干姜、炙甘草)加黄芪、益母草、当归治之。如暴崩下血,则去当归,防其动血,加海螵蛸、荆芥炭、阿胶之类。伴见带下量多色白质稀者,宜用附子汤合缩泉丸温暖脾肾、固涩止带。

例　张某,女,33岁。1993年4月13日初诊。

初诊　阴道流血23天。既往月经周期规则,偶有经期延长。3月10日经行,量中,7天干净。于3月21日复见阴道流血,伴小腹剧痛,腰酸胀,服乌鸡白凤丸等药后腰腹胀痛消失,但阴道流血不止,量时多时少。刻下流血量少,色淡红,无血块;平素带下量多,色微黄,纳寐可,二便调,舌淡红,苔厚腻微黄,脉细。诊为脾虚崩漏,治以健脾益气,养血调经,用理中汤加减化裁。

方药　党参15g　白术10g　炙黄芪15g　当归10g　陈皮6g　荆芥炭6g　鹿角霜20g　芡实10g　升麻3g　柴胡3g　炙甘草6g

3剂,每日1剂,水煎内服。

二诊(1993年4月16日)　上方服1剂后阴道流血即止。现带下量一般,稍黄,纳寐便常,舌淡红,苔黄腻稍厚,脉细。仍以健脾益气为主,并兼补益肝肾,守上方去荆芥炭,加覆盆子10g。4剂,每日1剂,水煎内服。

药后症情稳定,因带下时黄,有臭味,外阴瘙痒,改用当归芍药散加味调理以善后。至1993年7月随访,数月以来经、带均正常。

按语　患者脾气虚弱,统摄无能,故血液妄行,量或多或少,血色淡红;脾虚不运水湿,湿浊下注,故带下量多;湿郁化热,则带下时黄;苔厚腻微黄为脾虚湿热内壅之征。治以健脾益气,养血调经,用党参、白术、炙黄芪、炙甘草健脾益气,气足则能统血;陈皮理气运脾,使补而不滞;当归补血活血,使血止而无留瘀之弊;升麻、柴胡升举下陷之清阳,"脾宜升则健"(《临证指南医案》);荆芥炭、鹿角霜、芡实温涩止血。如是使脾健升清,则能统摄血液,自无崩中漏下之虞;脾气健运,湿无由生,则带下正常。

9. 肾虚证

本型的主要症状为经行先后不定期,量或多或少,色淡,甚或经闭不行,或淋沥不断,腰膝酸软,头晕耳鸣,精神不振,面色晦黯,便溏溺多,舌质淡,苔薄白,脉细弱。本型属虚损之证,"损者益之",治宜补益肾气,养血调经,可用《景岳全书》固阴煎(党参、熟地黄、淮山药、山茱萸、菟丝子、远志、五味子、炙甘草)加鹿角霜、覆盆子、茺蔚子、当归身治之。如经闭不行者,加牛膝、枳实引降下行。出血量多或淋沥不断,此为崩漏之兆,当分其为阳虚或阴虚,阳虚者加黄芪、续断、桑螵蛸、姜炭、艾叶以温肾止血;阴虚则加玄参、女贞子、旱莲草、阿胶以滋肾摄血。

例　刘某,女,41岁。1992年7月21日初诊。

初诊　3年来月经提前7~10天而至,经量多,色红,有血块,7天干净,经前夜寐梦多,平时常腰痛,困倦思睡,带下量少,纳便如常,末次月经1992年7月4日,舌淡红,苔薄白,有花剥,脉细。证属肾阴亏虚,治以滋阴益肾,养血调经,用六味地黄汤加味。

方药　熟地黄15g　淮山药15g　萸肉6g　茯苓6g　丹皮6g　泽泻6g　北沙参10g
麦冬10g　当归身10g　茺蔚子10g　甘草5g

3剂,每日1剂,水煎内服。

二诊(1992年7月28日)　药已,口干口苦欲饮,夜寐梦多,舌淡红,苔薄黄,有剥苔,脉细。水亏火旺,治以滋肾阴,清虚火。

方药　生地15g　丹皮10g　地骨皮10g　白芍10g　当归10g　丹参15g　桑寄生15g　麦冬10g　女贞子10g　荷叶10g　甘草5g

3剂,每日1剂,水煎内服。

三诊(1992年8月4日)　7月31日经行,量多,色红,血块少,伴腰痛,现经量已减少,舌淡红,苔薄黄,脉细。仍以滋补肾阴,补阴配阳为法。

方药　生地黄15g　淮山药15g　萸肉6g　茯苓6g　丹皮6g　泽泻6g　当归身10g
白芍10g　旱莲草20g　女贞子10g　甘草6g

用上方增损,继续调治2个月,经期、经量恢复正常,周期25~28天。

按语　肾阴不足,虚热内生,热扰冲任,血海不宁,经血失其固摄而妄行,则月经先期而量多。治之以"壮水之主,以制阳光";在《景岳全书·妇人规》所说的:"若微火阴虚而经多者,治宜滋阴清火",正是指此而言。我以六味地黄汤滋肾阴,补真水;北沙参、麦冬滋补肺胃之阴,使金能生水,补母而令子实;当归补血和血调经,并治"阴分不足"(《本草再新》),茺蔚子活血调经,朱震亨言其"有补阴之功",《本草正义》谓其"沉重直达下焦,故为补益肾阴之用"。治疗过程重在补肾滋水,使水足而火自平,阴生而阳自秘,则经行如期。

以上是我临床上对月经病分型论治的方法。疾病是千变万化的,选方用药亦要随证而灵活加减。以上分型仅是就临床常见者而言。在临证之时,还须根据病人体质的强弱,病情的变化及地理环境,气候寒温而决定治疗的原则,才能收到预期的效果。

十一、痛经的辨证施治

痛经,顾名思义,痛即是疼痛,经,即是月经。凡妇女在经行前后或在经行之中,少腹、小腹及腰部疼痛,甚至剧烈难忍,常伴有唇面发青,冷汗淋漓,手足厥冷,泛恶呕吐等证。由于本症是随着月经的周期持续发作,所以称为"痛经",又叫"经行腹痛"。

前人对本病的病因、病机、病位及其治法都有比较全面的论述。例如,《金匮要略·妇人杂病脉证并治》:"带下经水不利,少腹满痛,经一月再见者,土瓜根散主之。"这里点出经水不利而少腹满痛,是由瘀血留滞经脉而引起,治之当用土瓜根散(桂枝、芍药、土瓜根、䗪虫)活血化瘀以通经止痛。《诸病源候论·月水来腹痛候》:"妇人月水来腹痛者,由劳伤血气,以致体虚,受风冷之气客于胞络,损伤冲任之脉……故月水将下之际,血气动于风冷,风冷与血气相击,故令痛也"。既指出病因是体虚而感受风冷之邪,又指出痛经的机制是冲任损伤,风冷之邪气与血行相击而致之。到了明代,医学大家张景岳对本病的论述尤为全面,他说:"经行腹痛,证有虚实,实者或因寒滞,或因血滞,或因气滞,或因热滞,虚者有因血虚,有因气虚。然实者多痛于经未行之前,经通而痛自减。虚痛者于既行之后,血去而痛未止,或血去而痛益甚,大都可按可揉者为虚,拒按拒揉者为实,有滞无滞,于此可察,但实中有虚,虚中亦有实,此当于形气禀质而辨之"。(《景岳全书·妇人规·经期腹痛》)张氏的论述不仅指出痛经有寒热虚实夹杂之分,而且指出经前痛、经后痛为辨虚实的关键,其言符合临床实际,一直到今天,仍然是辨证的依据。

临床上痛经虽然是有气滞血瘀、寒湿凝滞、湿热蕴结、气血虚弱、肝肾亏损等不同,但其总的机制乃是气血运行不畅所致,所谓"不通则痛"。

本病的治疗当着眼于一个"通"字,以达到"通则不痛"的目的,但通行之品,不是辛温香燥,便是攻伐破血,必须审察证情,适可而止,以免伤气耗血,导致不良的后果。

(一)病因病机

1. 气滞血瘀

《灵枢·五音五味》:"妇人之生,有余于气,不足于血。"妇女在工作学习、婚配生育等日常生活中,易为七情所伤,肝气郁结,气机不利,运血功能失职,血行受阻,冲、任脉不利,气滞则血瘀停滞胞中而作痛。

2. 寒湿凝滞

寒湿为收引重浊之邪,最易阻碍气机,如在经期中冒雨涉水,或久卧湿地,或素体阴寒内盛或过食生冷,寒湿之邪得侵袭于下焦,客于胞宫,经血为寒湿凝滞,行而不畅则痛。

3. 湿热蕴结

湿为阴邪,重浊黏腻,易伤阳气;热为阳邪,易伤阴血。如外感湿热之邪,或房室不洁,湿热侵袭胞宫,或湿邪久郁化热,或素体湿热内蕴,湿与热瘀结,稽留冲任,与经血相击,欲行而不畅,以致瘀滞作痛。

4. 气血两虚

平素脾胃虚弱,气血来源不足,经行之后,血海更虚,胞脉失养而引起绵绵而痛;或禀赋阳虚,运血乏力,经行滞涩不畅;或大病久病之后,气血亏损,冲任俱虚,不能主持经血的施泄调摄,胞脉失养而作痛。

5. 肝肾亏损

肝藏血,肾藏精,精血同源,肝肾有相互滋生的密切关系。如素体肝肾不足,或多产房劳,或久病及肾,都能导致精血亏虚,经源不足,胞脉失养而作痛。

总的来说,痛经的原因有外感六淫、内伤七情、饮食劳倦之分,在病机上有实证与虚证的不同,其总的机制为气血运行不畅。现代医学认为本病多发生于子宫发育不良、子宫过于前屈或后倾、子宫颈管狭窄、子宫内膜呈片状排出(膜样痛经)、盆腔炎、子宫内膜异位症等疾病。

(二) 辨证论治

1. 辨证要点

本病的辨证除了重视四诊的综合分析之外,还要抓住痛经的发作时间、部位、性质。凡是经前、经中疼痛,多属实证(气滞、血瘀);经后绵绵而痛,多属虚证(血虚、气虚)。疼痛在两侧少腹属肝,中间小腹疼痛属肾和子宫;少腹、小腹疼痛连及脐腹,多与脾有关。疼痛如绞,有抽搐感,冷痛,得热则减属寒;腹痛如针刺,喜凉,得热则甚属热;绵绵作痛而喜按者为虚;剧痛而拒按者为实;又胀又痛,胀甚于痛为气滞;反之,痛甚于胀为血瘀。以上是就一般而言,有些病例是虚实夹杂,例如,有的患者,经前、经中、经后少腹、小腹都疼痛,要分清它是以虚为主,还是以实为主,必须形神色脉,加以综合分析才能明确诊断。

2. 治疗原则

根据气血运行不畅,"不通则痛"的病机,其治疗的原则当然是以"通"为主,通则不痛。但症有寒热虚实的不同,因而"通"也有多方面含义。在临床上,凡属寒证,当温而通之;热证,清而通之;虚证,补而通之;实证,泄而通之。温清补泄都是以调气和血,或调血以和气为目的,使气血调和,则经行畅通,其痛自止。

3. 分型论治

(1)气滞血瘀型:症见经将行或经行第1天少腹、小腹又胀又痛,以胀为主,经行不畅,血色紫黯而夹血块,块下则胀痛减轻,经前乳房、胸胁胀痛,经行则舒。舌苔薄白,舌边尖有瘀点,脉象沉涩或弦细。用理气活血,化瘀止痛之法,方用逍遥散合失笑散加减。盖妇女以血为主,肝藏血而主疏泄,故以逍遥散养血疏肝,以调理气机;气滞则血瘀,故用失笑散以化瘀止痛,常加甘松、素馨花、乌药以理气解郁;莪术、泽兰、益母草以活血化瘀。阴虚血亏者,则加何首乌、麦冬、鸡血藤之类;夹痰湿者,则加浙贝、苍术、瓜蒌皮之类;滞而化热,苔黄脉数,宜加丹皮、丹参、地骨皮以凉血化瘀。

(2)寒湿凝滞型:症见经将行或经行时少腹、小腹抽痛,甚则牵引腰脊疼痛,得热则舒,经行量多或色紫暗夹块,肢冷畏寒,大便溏薄,苔白腻,脉弦或沉紧。治拟温经散寒、利湿化瘀法,方用少腹逐瘀汤加减。方中当归、川芎、赤芍活血行瘀,延胡索、蒲黄、五灵脂、没药化瘀止痛;肉桂、干姜、小茴香温经散寒。寒湿相兼者,宜加苍术、茯苓、佩兰以化浊利湿。全方偏于温通,寒实者宜之。如证偏于虚寒者,则宜《金匮要略》中的温经汤治之。本方既有胶艾汤之补,麦冬汤之滋,又有吴茱萸汤之温,桂枝茯苓丸之行,补滋温行俱备,是温经散寒、补虚化瘀的良剂。如经前眼面、下肢浮肿者,此为脾虚湿重,可用当归芍药散(《金匮要略》)或附子汤(《伤寒论》)治之。此两方一则养血疏肝,健脾利湿,一则温肾健脾,扶阳化湿,凡寒湿并重而抽痛者,宜两方配合使用,并加益母草、莪术、刘寄奴、延胡索、苏木、泽兰之类以化瘀止痛。

(3)湿热蕴结型:本型症见平时少腹、小腹绵绵而痛,经将行及经行第1天加剧,按之不减,经行超前,量多,色红或紫,质稠秽,平时带下量多,色白黄,质稠黏,有腥臭之气,心烦不眠,溺黄,大便秘结或溏而不畅,阴道或外阴瘙痒,甚或又痒又痛,口苦,舌苔黄腻,脉象弦数或濡数。治拟清热凉血,利湿化瘀之法,方用三妙丸合当归散、龙胆泻肝汤化裁。方中三妙丸有清热、燥湿的作用;当归散有健脾化湿,活血清热之功,两方合用,既能清热燥湿,又有活血止痛的作用。如痛甚则加川楝、延胡索之类;阴道痒剧难忍则加土茯苓、槟榔、白鲜皮之类。如湿热俱盛,带下量多臭秽,经行胀痛难忍,阴痒而阴肿者,必须用既能泻火清热,又能活血利湿之龙胆泻肝汤治之。本方为泻中有补,清中有养之妙剂,湿热清,血脉通,则经痛自止。

(4)气血两虚型:症见经期或经净之后,少腹、小腹绵绵作痛,按之则舒,经色淡而稀,量少,面色苍白,肢体乏力,舌质嫩,苔薄白,脉虚细。治拟益气养血法,方用圣愈汤加减。方中以党参、黄芪补益中气,四物汤补血活血以治本,常加甘松、玫瑰花、素馨花之芳香理气止痛。离经之血,多有滞瘀之患,有时亦加益母草、莪术以导滞化瘀。气血虚弱,症属亏损之变,非一时所能取效,平时宜用人参养荣汤(《和剂局方》)治之。本方为阳生阴长,血足气旺之方,是五脏交养互益之方,用之得宜,气血恢复,则经痛自去。

(5)肝肾亏损:经净后少腹、小腹隐痛,得温得按则舒,经行前后不一,量少色淡,腰膝酸软,头晕耳鸣,舌质淡红,苔薄白或少苔,脉沉细或虚迟。治拟调补肝肾法,方用调肝汤加减。方中既有滋补肝肾,养血柔肝之功,又能温肾而调冲任,诚是肝肾亏损之良方。如腰酸痛甚欲折者,加制附子、川杜仲、川续断、艾叶以温肾暖宫;少腹、两胁胀痛,加小茴香、佛手花、川楝子、柴胡疏肝理气;夜尿多而清长者,则加益智仁、桑螵蛸以温肾固涩。

(三) 几点体会

根据临床的表现,本病是有寒热虚实的不同,但由于体质、生活、环境气候等因素的影响,疾病的发生和发展是相当复杂的。例如,以疾病发作的时间来说,经将行及经中痛属实,经后痛属虚,这仅是指一般而言。实际上,有不少的病例,经前经后俱痛,所以必须结合四诊,详细审察,辨明其偏虚偏实,寒热孰重孰轻,分清病情是纯虚或纯实,纯热或纯寒,或是寒热相兼,虚实夹杂,方能不贻误病机。

《内经》有言:"治病必求于本"。(《素问·阴阳应象大论》)审证求因,有的治疗,这是肯定的,但本病的主要表现在一个"痛"字,如何及时解除患者的痛苦,也不容忽视。我认为还是本着"急则治标,缓则治本"的原则,当疼痛剧烈发作的时候,应以治标为主。对于治标,应以疏导为主,也就是应该从调理气血入手,使血脉通畅,则其疼痛自减。我不主张使用镇静麻醉之品,这些药虽然止痛快,但却后患无穷,因为镇静之品,往往导致血液凝滞,反而形成瘀血而阻塞胞脉,结果是越治越痛,历岁不愈,痛苦难堪。

当疼痛剧烈难忍的时候,治标是必要的,但这仅仅是权宜之计,关键还是在治本,只有治本,才能达到根治的目的。至于如何治本,我认为一是要辨证明确,二是掌握治疗的时间。分清病情的寒热虚实,或温或清,或补或泻,有的放矢,则疗效可期。在治疗时间上,必须在病未发前进行治疗,因为气血的调和,脏腑功能的恢复,是需要一段时间。在临床上,我常常在月经中期给患者服药3~5天,到了经前一周,再给患者服3~5天。在月经中期的治疗,侧重于治本,以祛除病因而调和气血,促进脏腑功能的恢复,在经前1周治疗,则在治本的基础上,兼以治标。一般来说,要坚持6个月的治疗,疗效才能巩固。

痛经的治疗,本着"通则不痛",在"通"字上着眼是对的,但如仅通法,却是值得研究,因为通行之品,不是辛温香燥,便是行血破血,要是使用不当,反而损伤气血,影响疗效。我主张药以冲和为贵,如血热则清,药宜甘凉,如鲜荷叶、鲜茅根之类;血瘀则宜化,药宜甘辛微温,如鸡血藤、益母草、苏木之类;气滞宜疏,药宜辛平芳淡,如素馨花、玫瑰花、玉兰花之类;虚寒则宜补宜温,药宜甘温益气,如黄芪、人参、龙眼肉之类。总之,药贵平和,防其偏性,才能达到祛除病因,又能保护正气的目的。

十二、经痛治疗重在疏肝理气活血化瘀

妇女经期疼痛,常见的有少腹、小腹胀痛,腰骶胀坠酸痛,乳房胀痛,经行头痛等之分。其中以少腹、小腹胀痛为多。经者血也,治经必治血;痛者滞也,治痛必调气治血,才能收到预期的效果。兹略陈如下。

1. 经行腹痛

本病是妇女最常见痛症,其中以青少年和已婚的育龄妇女为多见,前者是情窦初开,正处于肾气未全,发育未充,或欲而不遂的阶段。如有外感六淫或七情内伤,当月经将行之时,相火内动,冲激血脉,以致月经欲行而不能行,或行而不畅,则疼痛乃作;后者则婚配生育,或冲任亏损,或瘀血内停,经行不畅而疼痛。其治疗之法,当分清寒热虚实而采取或温或清或补或攻之法以治之。如经将行胸胁、乳房、少腹、小腹胀痛,经行则舒者,此属肝气郁滞,血行不畅,常用黑逍遥散加芳香花类(如素馨花、合欢花、玉兰花之类)以养血疏肝,调气止痛;如气滞而导致血瘀,经将行及经行第1天少腹、小腹痛甚于胀,经色紫暗而夹紫块者,以桃红四物加益母草、莪术、延胡索治之;偏于寒凝血瘀,剧时唇面发青,汗出肢冷者,常用《金匮》温经汤以温经散寒,补虚化瘀;偏于气血不足而经后小腹绵绵而痛者,以人参养荣汤治之,本方为五脏互养补益之方,是气血俱虚之良剂,但有痛必有滞,常加入莪术、益母草以导滞止痛。

2. 腰骶坠痛

腰骶为肾之外府,为督脉之所属,平时腰骶胀坠疼痛,经行时腰痛如折者,此属肝肾亏损,多由于早婚多产或经产褥中摄生不慎所致。偏于阴虚者,用一贯煎加益母草、鸡血藤、淮牛膝治之;偏于阳虚者,则以《伤寒论》附子汤加胡芦巴、蛇床子治之。阴虚以滋养肝肾而舒筋导滞,阳虚则以补肾扶阳而温煦血脉。

3. 乳房胀痛

乳头属肝,乳房为阳明之所属,凡是经将行乳房胀痛多是肝气郁结,胃府郁热内伏,以致经脉不利所致。治之当用疏肝理气,和胃通络,解郁清热之品,方用丹栀逍遥散加夏枯草以清肝泻火;如乳头又痒又痛难忍者,此为肝火炽盛,宜用龙胆泻肝汤加败酱草、白蒺藜治之,以泻火清热;如平时乳房硬痛,按之有块者,此属乳癖之患,当分之偏于瘀或偏于痰。如偏于瘀者,触之则痛剧,宜用逍遥散加凌霄花、刘寄奴、王不留行、丹参、橘核之类以疏肝理气,清热化瘀;偏于痰者,块痛不明显,可用消瘰丸加猫爪草、海浮石、胆南星之类以清热化痰,散结消块;如情志抑郁,胸闷,胁痛,乳房硬痛,又宜行气解郁,可用越鞠丸出入治之。本方为统治六郁之方,根据症的偏盛加减用之,如痰郁重,可用制南星、制半夏之类;血郁重,则宜加桃仁、红花、丹参、鸡血藤之类以活血化瘀。

4. 经行头痛

头为精明之府,是诸阳之会,凡是经行前后头痛,多与月经有关。盖经将行则相火内煽,冲任失调;经中及经后则血海空虚,均足以导致营卫不和,因而易为六淫之邪所患,如在经中前头、太阳头痛、鼻塞、咳嗽者,寒则宜用荆防败毒散,热则用小柴胡汤,均宜加入当归、川芎,以收养血疏解之功;经后轻微头胀头痛,多属肝肾亏损,水不涵木,当用滋肾柔肝,息风止痛之法,以杞菊地黄丸(汤)加白蒺藜、桑叶治之。如平素阴血不足,肝阳偏亢,经常头晕痛而目眩、耳鸣,当经行之时而加剧者,当审其轻重缓急,或扶正以治本,或急则治其标,或标本同治,当随病情的变化而灵活治之。

从以上的探讨可见,痛经的出现有不同的类型,因而虽然在治疗的方药各有其特殊性,但均不离于疏气,不离于活血,所以说理气活血是治疗经痛的主要法则,只要灵活加减得法,疗效是可期的。

十三、痛经证治

痛经,又称经行疼痛,是指妇女在行经前后,或在经行第一、二日,少腹、小腹疼痛剧烈,难以忍受,并伴随月经周期有规律的发作,以致影响正常的学习、工作或生活的一种病证。

痛经是妇女常见的疾病,从临床所见,本病虽有寒、热、虚、实,或寒热混杂,虚实相兼等之分。但总的来说,不外乎冲脉、任脉气血不畅,经血郁滞胞宫所致。盖实则瘀积,阻遏经脉;热则耗伤津血,郁结不利;寒则收引,凝涩血脉;虚则推动运行乏力,必多夹滞。故其终归形成"不通则痛"的病变。

痛经的病变,既以痛为主症,因而其治疗方法当以通为首要,盖"通则不痛"也。但证多寒热相兼,虚实夹杂,因而通行之剂,便有温补并用,补消并用,清补并用,在补养之中有通行,祛瘀之中有扶正等之不同。同时,痛经多与月经不调、带下病并见。在治疗过程中,必须注意兼症之轻重缓急,有时治疗痛经以调月经愆期,有时调经以治痛。如经行错后,经色紫暗夹块,经将行小腹疼痛剧烈,唇面发青,汗出肢冷,脉弦紧者,此属寒凝血瘀之变,当用温经散寒、补虚化瘀之法,以《金匮要略》之温经汤或《医林改错》之少腹逐瘀汤温化通行。此即治病以调经。经行错后,量少色淡,经净后小腹绵绵而病,脉虚细者,此属经后血海空虚,筋脉失养之变,宜用五脏互养补益之法,以人参养荣汤治之。此即调经以治病。又如经湿引起的痛经,常常是经、带并病,宜通过治带以治痛。在临床中,凡是患者体质肥胖,平时带下量多,色白质稀,以致痰湿郁滞胞宫,经行不畅而小腹胀痛者,常用温肾健脾、养血舒肝之法,以附子汤合当归芍药散治之,并酌加甘松、荆芥、柴胡等疏解之品。通过温化寒湿以止带,经脉通利,则经行疼痛自止。

防病重于治疗。痛经之治疗,应在疼痛未发之前,根据患者禀赋的厚薄、体质的强弱,以及证情之寒热虚实,加以调养治疗,则病可除。如正值经行疼痛之时,治之可缓解于一时,非治本之法。同时,病多夹滞夹瘀,在辨证论治的基础上,属于瘀血而导致的疼痛,固然要用当归尾、川芎、桃仁、红花、泽兰等活血行血之品,即使其他的证型,虽然疼痛轻微,亦宜酌加芳香疏解之剂,如合欢花、素馨花、玫瑰花、玉兰花等之类,宣导调气,疗效较佳。

曾治谭某,女,30岁,工人,已婚,1981年3月22日初诊。

13岁月经初期,一向错后10~15天,色量一般,持续3~5天干净。经前数天腰胀,经行第一天小腹疼痛剧烈,不能工作和学习。治疗多年,效果不满意。脉沉细涩,苔薄黄,体形瘦小,余无特殊。本地某区医院妇科检查:子宫后位细长,稍小,宫颈光滑,宫口极小,有白色分泌物少许。印象:宫颈口狭窄症。

中医辨证为肝肾两虚,胞脉郁滞引起的痛经和月经不调。治宜温养肝肾,行气化瘀。

处方　当归9g　白芍9g　川芎5g　炙黄芪15g　菟丝子15g　枳壳9g　荆芥5g　羌活5g　艾叶5g　肉苁蓉15g　泽兰9g

水煎服,每日1剂。连服9剂,经水来潮,量较上月少。本次月经周期已准,经前及经期腰与小腹均无疼痛,脉细微,舌苔如常,拟补肾壮腰、益气养血之法治之。后处两方交替服用一个月。半年后追访,经行正常,经前经期均无不适。

十四、崩漏证治梗概

凡非行经期间,阴道大量出血或淋漓不断,称之崩漏,血量多而来势骤急,谓之崩;量少淋漓不断的叫做漏。久崩不止,气血耗竭,崩可转漏;久漏不止,漏可转崩。故有"漏为崩之渐,崩为漏之甚"之说。

崩漏的治疗,急则"塞流"治其标,以止血为先;缓则"澄源"治其本。根据其寒热虚实,采取或温、或清、或补、或泻之法。固本以巩固疗效,恢复元气。但"塞流",必须恰当处理止血与化瘀两者的关系,要做到"止中有化,化中有止",既要避免留瘀为患,又要及时止血;"澄源"应注意正确处理标本之间的相互关系。崩漏固本,历来主张补脾或补肾,但实践证明脾肾同补,较单补脾、肾的疗效为高,因脾主升而统血,是气血生化之源,为后天之本;肾主封藏,是气血之始,阴阳之根,为先天之本,脾的运化,有赖于肾阳的温煦,肾精赖于脾运化的水谷精微,因此,脾肾同补,恢复气血阴阳较快。现将常见证型的辨证施治简述如下。

(一) 辨证施治

(1) 实热证:出血量多,色深红或紫黑,质黏稠,或夹少量小血块,伴有身热,口渴,便结溺黄,苔干黄,舌质红,脉滑数有力者,宜清热凉血为主,可用芩连四物汤去当归、川芎,加鸡血藤、丹参、藕节、茜草、益母草。若七情过极,五志化火,见心烦易躁,胸胁苦满,夜难入寐,出血量多或量少淋沥者,宜疏肝清热,凉血止血,可用丹栀逍遥散去白术,加白茅根、麦冬、淮山药、荷叶、女贞子、旱莲草之类。肝藏血,体阴而用阳,为风木之脏,心属火而主血脉。血之所以热,与心肝息息相关,凡属血热引起的崩漏,当以泻心清肝为主。

(2) 虚热证:出血量少,淋漓不绝,色鲜红,质正常或夹少许血块,伴有潮热、颧红、口干不欲饮,或饮而不多,舌边尖红,苔少,甚或无苔,脉细数无力者,宜滋阴凉血为主,可用两地汤合二至丸(汤),以养肝肾之阴,则水旺阴足,阴能制阳,则出血自止。

(3) 血瘀证:出血量或多或少,色泽紫红或黑,血块多,小腹痛甚于胀,舌紫暗,脉沉弦或沉涩者,当"通因通用",宜化瘀止血,可用桃红四物汤合失笑散,但需灵活加减:如气滞血瘀者,加川楝子、延胡索、香附之类;气虚加重黄芪;寒凝加桂枝、吴茱萸。

(4) 气虚证:出血量多,淡红,质清稀,伴有气短心悸,肢体困倦,舌质淡红,或嫩胖,有齿痕,苔少或无苔,脉虚数无力者,宜益气摄血,可用补中益气汤或归脾汤,酌加菟丝子、覆盆子、桑螵蛸之类以温肾固涩。

(5) 虚寒证:出血量多少不一,色淡或紫黑,或夹血块,伴有肢体寒冷,冷汗,脉沉细弱,苔薄白而滑,舌淡紫者,宜温阳固脱,可用参附汤或附子汤加黄芪、桑螵蛸、覆盆子。

(二) 注意事项

(1) 崩漏在临床上,虽然有寒热虚实之分,但往往转化很快。实证、热证可转化为虚证、寒证。而虚寒之证,常常虚中夹实,所以辨证用药须注意,庶不致误治。

(2) 治崩疗漏,止血不当,有留瘀血之弊;破瘀太过,乃有伤正之虞。所以当"止中有化,化中有止",既能顾护正气,又能引血归经,故常可选用三七、茜草、益母草之类。

(3) 崩漏一证出血过多,导致阴血亏损,固宜补益,但补剂多壅滞,必须注意补中寓化,才能达到扶正祛瘀的目的,可选生化汤生血化瘀,凡血虚夹瘀者,用之疗效可靠。

(4) 治崩漏,"塞流"多用炭药。炭药通于肾,具有收敛止血之功。但炭药用之不当,极易导致淤滞,所以只适用于无血块,无腹痛,或血块很少,腹痛轻微者。根据病情的寒热虚实选用不同的炭药。血热宜用黄芩炭、栀子炭、槐花炭之类;阳虚当用干姜炭、艾叶炭之类。若寒热不分,虚实不辨妄投炭药,不仅影响疗效,而且有百害无一利。

十五、浅谈崩漏

崩漏是妇女阴道异常出血的病变,从字义来说,凡是出血量多,来势骤急的叫做崩,反之,出血量少,来势缓慢的谓之漏。这仅仅从出血的情况而论,究竟崩漏的定义、范围应包括哪些内容?据我所知,目前有两种说法:一是,月经的严重病变,凡是经行周期紊乱,出血量多,时间延长,淋漓不断的,便是崩漏,即如张景岳所说的:"崩漏不止,经乱之甚者也。"二是,泛指妇女阴道异常出血的病变,崩漏不仅是月经病,而且包括赤带、胎漏、产后的出血不止等病变。这两种说法,都有一定的道理,我个人目前是倾向于第一种说法。因为只有缩小它的范围,才有利于进一步深入研究它的病因病机及其治法,提高治疗的效果。如果依照后一种说法,则难免多而杂,不利于研究提高。事实上,赤带、胎漏、产后出血,虽然同样是阴道的出血病变,其治法和月经的异常有一定的区别。

(一) 病因病机

外感六淫之邪,内伤七情之变以及饮食厚味、辛燥刚烈之品等,均能导致人体阴阳的偏盛偏衰,阴阳不和,发生"崩中"、"漏下",即所谓"阴虚阳搏谓之崩"(《素问·阴阳别论》)。

具体可归纳为以下五个方面。

(1) 血热。血气是喜温而恶寒,寒则凝涩不行,温则能正常运行于经隧之中,但火热壅盛,则能损伤经脉,迫血妄行于经脉之外,形成异常出血的病变。在妇女多是胞脉受到损伤,故有或崩或漏之变。至于导致血热的因素,一般有三方面,即禀赋阳盛,感受六淫之热邪或过食辛燥刚烈之品,或者七情过极,肝郁化火,火热为阳,火热过盛则干扰血海。

(2) 气虚。血为气之母,气为血之帅,气血本是相互为用。如气虚则统摄无能,故血不能循常道而行。我们这里所说的气虚,是包括脾气和肾气。脾是气血生化之源,是统摄血液之脏,脾气虚弱,则统摄无能,故血液漏下,肾是气血之始,是封藏之本,胞宫系于肾,肾气虚弱,则固藏乏力,故月事非时而下。至于脾肾气虚的原因,有由于禀赋本虚,有饮食劳倦,思虑过度,多孕多产,房室纵欲等的不同。

(3) 血瘀。瘀血是病理的产物,反过来又是致病的因素。导致血瘀的因素,虽然有多方面,但从妇女来说,其形成血瘀的原因,有经产之时,不慎风寒,不注意调摄;或手术时损伤,或跌打坠伤等损伤胞脉,致使瘀血停滞,阻遏经脉,以致形成旧瘀不去,新血不得归经的局面,所以导致阴道不正常的出血。

(4) 药物刺激。由于保健、医疗事业的需要,各种新药不断地研究生产和广泛运用。特别是由于体质的特殊性,在服用新药之后,导致天癸和冲脉、任脉功能的紊乱,轻则月经过多,严重的则形成崩漏。

(5) 冲任不足。所谓"冲任不足",是指人体生长衰老的过程而言,这里是指两种人:一是"二七"之年的少女,一是"七七"之年的妇人,这两种人都是冲任不足。前者由于肾气未充,发育未全;后者则为肾气衰退,真阴日亏。冲脉主血海,任脉主诸阴,二脉均起于胞中,肾气发育不全或衰退,均可导致冲任的不足,故初潮之少女和将行绝经之妇,常常有崩漏之变。

总之,引起崩漏的原因是多方面的,但概括起来,不外乎肾失封藏,冲任不固而已。

(二) 治疗体会

崩漏的治法,古今都有一套完整的理论和经验,在学习接受前人和时贤经验的基础上,我有几点肤浅的体会。

(1) 正确理解治则"六字"诀。方约之"初用止血,以塞其流;中用清热凉血,以澄其源;末用补血,以复其旧"的初、中、末治崩三法,早为医家公认为珍贵的经验。但是,要明确塞流、澄源、复旧是有机的联系,是不可分离的。要明确在塞流之中有澄源,澄源之中有塞流,要从澄源去复旧,所谓"复旧",简而言之,即是促进气血的恢复,巩固疗效。要达到气血的恢复,离开了审因论治,也是不可能的。

(2) 根据年龄,决定治疗重点。我们的辨证论治,包括因人、因时、因地的"三因制宜"在内,其中当然是"因人"为最重要,既要辨别病情的寒热虚实,又要考虑到患者的体质情况。所以,年龄的幼、壮、老是主要关键之一。妇女有不同的生理特点,在青少年期,肾气未充,发育未全,其崩漏的病变,多与肾的封藏不固有关,故治之宜侧重于以肾为主。但情窦初开,肝气易动,宜兼以柔养肝气之法。中壮年时期,工作学习,婚配生育,最易耗血伤阴,阴去则阳易亢,导致肝气疏泄太过,故治之宜侧重于肝,以滋养血海而疏肝气,但肝肾同源,房室孕育又直接与肾有关,故在治肝之中,仍然兼以治肾。七七之年,肾气衰退,精血日亏,此时崩漏之变,多系肾的功能失常,故治之当本"贵在补脾胃以资血之源,养肾气以安血之室",宜侧重于脾,兼以调养肾气,从后天养先天,先后天并治。

(3) 药以冲和为贵,慎用刚燥之品。妇女以肝为先天,以血为本,但由于有月经、妊娠、分娩、哺乳等的生理过程,常处于"有余于气,不足于血"的状态,"气有余便是火",故治之当用平和调养之剂为佳。如过用刚燥之品,则容易动火,耗血伤阴之弊,凡属血热引起的崩漏,常用甘凉之品,如鲜茅根、鲜荷叶、鲜旱莲草、益母草、生地黄、麦冬、白芍、甘草之类。气虚不摄血,属脾气虚弱则用归脾汤或人参养荣汤;肾气虚弱,辨证其偏于阴虚或阳虚,则用左归或右归之类。旧瘀不去,新血不得归经的崩漏,本着"通因通用"的原则,采取化瘀之中有补血,或补血之中有化瘀,以能化能止之品为佳,药多用参三七、鸡血藤、益母草之类,方多施桃红四物汤或生化汤之类,以期达到化瘀不伤正、止血不留瘀的目的。由于特异体质,药物刺激而引起的崩漏,则以调养冲任为主,佐以解毒之品,常用归芍地黄丸(汤)、二至丸加忍冬藤、夜交藤、鸡血藤、茺蔚子、冬桑叶之类。初期之少女的崩漏,常用五子衍宗丸、二至丸加鹿角霜、阿胶之类;真阴日亏之老妇的崩漏,则宜益气养阴,常用补中益气汤、胶艾汤加桑螵蛸、鹿角霜之类。

(4) 少用或不用炭药(包括其他的收敛药)。崩漏是出血的病变,本着"急则治其标"之旨,止血成为治疗之急务,多用炭药或其他收敛药以止血。但用之不当,则往往有留瘀之患,所以,对炭药要少用,甚或不用,纵然病情需要,非用炭药收敛不可,也要根据病情的寒热虚实,使用不同性质的炭药,如血热崩漏,当用凉血炭药(如栀子炭、黄芩炭、槐花炭);血瘀崩漏,宜用化瘀炭(如红花炭、蒲黄炭、赤芍炭)。要是不辨别病情的寒热虚实,妄用炭药,不仅疗效不高,而且后患无穷。

(5) 巩固疗效,要脾肾并重。崩漏疗效的巩固,是一个值得进一步研究的问题。有人主张以补脾益气为主,有人主张以补肾为主,两者均不够全面,应脾肾并重。因为脾主运化,主升清,是气血生化之源,有统摄血液的作用;肾是先天之本,是藏真阳而寓元阳之脏,是气血之始,为月经的来源,其伏藏的功能如何,直接影响胞宫的作用,而肾气的盛衰盈亏,更是决定人体的生长、衰老的过程,所以,要脾肾并重。

十六、崩漏治肾

就病机论崩漏之根本在肾。在"治崩不忘肾"的治疗原则下,常常在辨证的基础上,适当加入治肾之药。如血热致崩,出血量多而色红,常用芩连四物汤去辛窜动火之当归、川芎,加入黄柏、女贞子、旱莲草以清下焦伏火而滋阴止血;气滞化热致崩,既用丹栀逍遥散以疏肝清热,又加入谷精米(谷精草之果实)、藕节、生首乌、玄参之类,增强滋阴止血之功;阳虚崩漏,则用右归丸(汤)加桑螵蛸以温肾固涩;阴虚崩漏则用两地汤或左归丸(汤)以滋阴清热、补肾止血;因瘀而导致崩漏,本"通因通用"之旨,既用化瘀止血之桃红四物汤,又加入补骨脂、川杜仲、川续断、骨碎补之类以补肾活络;脾虚不统血的崩漏,既用归脾汤补心健脾以摄血,又加菟丝子、覆盆子、桑螵蛸之类以温肾固涩。临证体会治本或治标,或先本后标,或先标后本,或标本同治,如适当加入治肾之品,则其疗效更佳。

妇女以肝为先天,以血为本。但由于有月经、妊娠、分娩、哺乳等的生理过程,常常处于"有余于气,不足于血"的状态。"气有余便是火",故在治疗的过程中,当以平和调养之剂为佳,即使症情需要,非用偏寒偏热或刚燥之品不可,也应当刚中有柔,柔中有刚,以求刚柔相济。

对于炭药(包括一切收敛药)的应用,也应该详加审慎,最好不用或少用。因为炭药收敛,如应用不当,则可能贻瘀为患。如病情非用不可时,也应该根据病情的寒热虚实,使用不同性质的炭药。如血热崩漏,应用凉血的炭药,如栀子炭、黄芩炭、槐花炭;血寒崩漏,宜用温涩之炭药,如附子炭、金樱子炭;血虚崩漏,当用补血之炭药,如血余炭、当归炭;血瘀崩漏,宜用化瘀炭药,如红花炭、蒲黄炭、赤芍炭等。如果不辨别病情的寒热虚实,妄用炭药或其他收敛药,不仅疗效不高,而且后患无穷。

对于崩漏疗效的巩固问题,历来有主脾主肾之分。脾主运化而统血,为气血生化之源泉;肾藏精主蛰而为封藏之本。治脾与治肾,都有理论为依据,在临床上,亦确有疗效。但两者比较,则常偏重于治肾,喜用五子衍宗丸,临证体验对室女崩漏,本方更有特殊的功效。方中之菟丝子性味甘辛平,温而不燥,有补肾生精、养肝明目之功;枸杞子性味甘平,柔而不腻,能养阴益精,补血明目;覆盆子性味酸而微温,能补能敛,有补肾固精、明目缩尿之功;五味子酸而甘温,补肾养心,收敛固涩;车前子甘而微寒,能利水通淋,清热明目,有反佐之功。全方补中有利,柔中有刚,以补为主,是阴阳并补平稳之方。如气虚则加黄芪、人参、蛤蚧;血瘀则加鸡血藤、泽兰、苏木之类;阴虚则加女贞子、旱莲草、北沙参、何首乌之类;脾虚则加山药、白术、龙眼肉之类。灵活加减,其效显著。

十七、崩漏的辨证施治

崩漏是妇科危重疑难症之一,轻者危害妇女健康和影响日常生活,重者可危及生命。本病古代文献中又分别称为崩中、漏下、血崩、经漏等名。其病名首见于《内经》,如《素问·阴阳别论》指出:"阴虚阳搏谓之崩",王冰释为"阴脉不足,阳脉盛搏,则内崩而血流下"。可见,崩泛指妇科阴道异常出血之证。漏下之名则见于汉·张仲景《金匮要略·妇人妊娠病脉证并治》"妇人有漏下者,有半产后因续下血都不绝者,有妊娠下血者"。后世医家根据崩漏的临床表现,大多崩漏相提并论。如巢氏《诸病源候论·妇人杂病诸候·漏下候与崩中候》指出:"忽然暴下,谓之崩中";"非时而下,淋漓不断谓之漏下"。严氏《济生方》"崩漏一疾,本乎一证,轻者谓之漏下,甚者谓之崩中"。故崩与漏,其临床表现虽然有病势急缓与出血量多少的不同,但其发病总的机制是相同的,而且在发病过程中两者常相互转化,既有先患崩继而成漏者,亦有先患漏突然成崩者,以及崩漏交作,或伴腰痛、头晕、心悸、烦躁失眠、纳差乏力等虚实寒热错杂之证。故本病除包括月经血非时暴下不止或淋漓不尽外,还包括妊娠出血、产后出血、人流、放环后出血、炎证出血、子宫肿瘤出血及血液病引起的子宫出血等,与西医"功能失调性子宫出血"不能相提并论,但其临床出血情况符合崩漏者,亦属本病范畴。

崩漏以青春期、更年期或大产、小产后为多见。青春期多属功能性,更年期出现本病多属功能性和器质性两者兼有。

(一)病因病机

本病病因病机,古有"阴虚阳博"(《内经》)、"劳伤冲任"(《妇人大全良方》)、"脾胃虚损,下陷于肾,与相火相合,湿热下迫"(《东垣十书》)、"瘀血占据血室而致血不归经"(《千金要方》)、"中气虚,不能收敛其血"(《万氏女科》)诸说。虽然病因多端,不出寒、热、虚、瘀范围,但由于病邪夹杂而至,且病者体质、饮食及其他原因,可致机体脏腑气血失调,冲任紊乱,从而出现虚实夹杂病机。以下将分别论述。

1. 血热迫血妄行

血气喜温而恶寒,寒则涩而不行,温则消而去之。如果阳热偏盛,则能损伤经脉,迫血妄行于脉外,形成异常出血的病变,而导致血热的因素,有外感热邪、内伤七情、过食温燥、阴虚内热诸不同,火热过盛则干扰血海,损伤冲任,迫血妄行。

(1)素体阳盛,相火偏旺:由于先天禀赋和后天生活及居住环境的影响,可形成不同的体质,而个体体质不同,往往导致对某种致病因子的易感性,故临证应将患者体质作为辨证的一个重要内容。如体质偏于阳盛者,其身体健壮,面色潮红,或形瘦,情绪易于激动,舌红苔黄脉数。《素问·阴阳应象大论》有"阳盛则热"之说。阳盛则相火偏旺,火动于中,损伤脉络,迫血妄行,"阳络伤则血外溢,血外溢则衄血;阴络伤则血内溢,血内溢则后血"(《灵枢·百病始生》)。故阳盛体质者常易诱发月经先期、崩漏等疾。

(2)外感邪热,过食温燥:经者,血也,"天暑地热,经水沸腾",人与自然密切相关,以外界风、寒、暑、湿、燥、火等六淫之邪,均可乘虚侵袭人体而引起发病。若外感邪热,蕴积于中,加上过食温燥、辛热、酒酪等燥热之品,久则使血内蕴热,热扰血海,血得热而宣流,出现不规则阴道出血。

(3)七情过极,肝郁化火:肝为风木之脏,内寄相火,体阴而用阳,主藏血而司疏泄,其性喜条达而恶抑郁,为将军之官,易动易升,肝气敷和,则经血疏泄有度,血海盈泻有常。若恚怒伤肝,或七情过极,肝气郁结,郁久化火,气逆火升,则可致血海疏泄太过或不及,出现崩漏之变。

(4)湿热带下,壅滞胞宫:胞宫位居下焦阴湿之地,经行产后,胞脉空虚,若贪凉露宿或冷饮,或游泳,湿邪乘虚内袭,蕴久化热,湿热交蒸,壅滞胞宫,既可致水精不化,湿浊下流而出现绵绵带下,又可损伤冲任,致经行紊乱,漏下不绝。

(5)肝肾阴虚,水亏火炽:肝藏血而主疏泄,肾藏精而主生殖,内寓真阴真阳,胞脉系于肾。肝肾同居下焦,肝为乙木,肾为癸水,肝肾一体,乙癸同源。若先天不足,后天失养,或产乳过众,五志化火等原因致肝肾阴虚,则水不涵木,相火亢盛;疏泄太过,肾失固藏,冲任因此不固,血海蓄溢失常。正如李氏所言:"妇人血崩,是肾水阴虚,不能镇守包络相火,故血走而崩也"(《东垣十书》)。

2. 气虚摄藏无能

载气者,血也;运血者,气也。气为血之帅,血为气之母,气行则血行,气滞则血瘀。气虚则不能摄血,冲任失固,血液暴下而成崩中,崩久不止遂成漏下。由于脾统血,为气之源,肾主封藏,为气之根,脾与肾既有水土关系,又有先后天关系,故气虚摄藏无能与脾肾二脏有关。

(1)饮食劳倦,脾虚失统:《内经》有"脾统血"、"脾藏营",《难经·四十二难》有"脾……主裹血"之说。脾胃居中焦,属土而生化万物,人生之精血不仅来源于谷物,还受到脾的统摄、藏纳。故暴饮暴食,或过食寒凉生冷之品,则易损伤脾阳,致寒湿内生,血凝气滞;过食辛热煎炒之品,则辛温助阳,致血内蕴热,脾阴受伤,"脾阳虚则不能统血,脾阴虚又不能滋生血脉"(《血证论·脏腑病机论》);脾主四肢,脾气以升为健,经行产后过早操劳负重,可致脾气衰虚,中气下陷,失于统摄之权,则血离脉道,经行紊乱。故"古名崩中,谓血乃中州脾土所统摄,脾不摄血,是以崩溃,名曰崩中"(《血证论》)。临床除重视脾虚失于统摄而致经血妄行的病机外,更注意到脾与肾的密切关系,盖"脾为气血之源,肾为气血之始","脾肾不足则冲任脉虚,阴血不能内守,故经漏不止",治疗上在补脾益气统血的同时兼以固肾。

(2)房劳伤肾,封藏失职:由于崩漏不仅是月经病,而且包括赤带、胎漏、产后出血不止等病变,虽有诸多因素,但终归不外乎肾失封藏,冲任不固而已,而肾之所以主蛰而为封藏之本与肾气强弱有关。房劳多欲,孕产过频,肾元衰虚,冲任不足,均可耗竭肾精,使精虚及气,肾封藏失职,血走而崩。

3. 瘀阻血不归经

瘀血虽然是一种病理产物,但亦有因瘀致病者。瘀血形成后可以成为一种致病因素,危害人体脏腑、气血而致功能失常。致瘀之因有多种:经产不慎、手术损伤、跌打坠伤、损伤胞脉等均可致瘀血停滞,形成旧瘀不祛,新血难以归经之势,致出血不已。

(1)经产不慎,寒邪所伤:胞宫下口接连阴道而通于阴门,而阴门开口于外,外界六淫之邪和污秽邪毒,均可乘虚侵袭而客于胞宫,与血相互搏结,致瘀阻为患。其中寒为阴邪,其性收引凝滞,若经行产后、游泳或冷水盆浴,风湿寒冷之气易乘虚而入,与胞中血凝而形成瘀积。正如《灵枢·痈疽》中所言:"寒邪客于经络之中则血泣,血泣则不通。"

(2)房劳手术,血气凝滞:性交本是已婚成年人生活中的一个内容。若在经将行或经中、经未净时非礼性交,动作粗暴,一则由于情兴正浓,欲火妄动于中,火旺则肝的疏泄太过,可以引起出血量多,二则由于胞宫内之络脉破裂出血,精液与"离经之血"交结,形成瘀血停滞胞中。而妇科的各种手术如人工流产、放环、取环、输卵管结扎、通液术、剖宫产术等等,若施术不当,胞宫胞脉损伤难复,离经之血停滞于经隧间隙而留瘀为患,瘀阻新血不能归经,则出血淋漓不绝。

(3)夙有癥积,占据血室:《金匮要略·妇人妊娠病脉证并治》指出:"妇人宿有癥病,经断未及三月,而得漏下不止……所以血不止者,其癥不去故也,当下其癥",由于诸多因素致瘀血停积于胞宫,形成有形可循,推之不移之癥积,癥积占据胞室,则冲任受阻,经脉不畅,血液妄行。临床常见因子宫肌瘤、卵巢囊肿及炎性包块引起阴道异常出血者,此乃瘀积成癥,为本虚标实之变,治常权衡虚实轻重,标本兼顾。

(4)过用收涩,留瘀为患:在暴崩出血之时,根据血遇寒则凝的特性,古有"血宜凉、宜静"之说,本针对血为热迫,易于妄行而制。倘见崩漏出血,动辄过用寒凉或收敛涩血之药,可致血脉凝涩,血虽然暂止但新添瘀弊,离经之恶血残留阻塞经隧,导致新血不得归经,故临证宜选用寒而不凝、止中有化之品止血。

4. 冲任不足或损伤 血海失固

《新编妇人良方补遗大全》"夫妇人崩中漏下者,由劳伤血气,冲任之脉虚损故也",冲主血海,任主诸阴,二脉均起子胞中,隶属于肾,肾气盛则天癸至,任通冲盛,月事以时下;肾气衰则天癸绝,冲任虚竭。对临床常见的室女崩漏、老妇崩漏及节育术后、化学药物所致的崩漏多为冲任不足、冲任损伤,血海失固所致。

(1)"二七"之年,肾气未全:《素问·上古天真论》指出:"女子七岁,肾气盛,齿更发长,二七而天癸至,任脉通,太冲脉盛,月事以时下",即在一般的情况下,女子年龄在14岁左右之时,肾气充盛,促进生殖功能的"天癸"物质,初步发育成熟,任脉通畅,冲脉旺盛,经血来潮。由于先天禀赋之殊及地理环境、气候及生活习惯的不同,初潮年龄早晚不一,有的在9岁初潮,亦有在18岁才初潮,且常出现闭崩并见,或点滴漏下不止,其原因都是"肾气尚未完全充盛,冲任二脉发育未全,肾主蛰、主封藏功能失司,血海不充或不固所致。

(2)"七七"之岁,肾气衰退:女子到了"七七"之岁,"任脉衰,太冲脉衰少,天癸竭",由于肾气逐渐衰退,任脉、冲脉、天癸都面临亏虚,非阴虚即阳虚,以致阴阳失调,气血失和。偏阴虚者,虚火妄动于中,使精血不能内守;偏阳虚者,则命门火衰,胞宫失养,阴血不能固藏;阴阳俱虚者,则肾失封藏,开合失司,均可导致冲任不足,血海失固,从而出现崩漏之变。

(3)节育手术,冲任损伤:节育手术后出现不规则阴道流血近年来临床多见,本病证在古籍中从无论述和记载。在临床观察中,本病与冲任损伤有关。盖肝藏血,肾藏精,肝肾在妇女同为先天,肝脉循少腹而络阴器。输卵管位于少腹,属胞脉范畴,冲任出于胞中,隶属于肾。节育手术(如人工流产、放环、输卵管结扎术),可直接损伤胞宫胞脉,继而导致冲任受损,肝肾受累,固摄无能而致崩漏。

(4)药物刺激,冲任紊乱:随着现代医学的发展,各种新药特药不断问世,由于医者用药不当或病者擅自服用各种药品,在不同的体质可出现不同的反应。这种"药毒"可致肝肾损伤,冲任紊乱,轻者出现月经过多,经期延长,重者可致崩漏。

5. 阳虚阴血内脱

崩漏临床表现为时而暴崩,时而漏下不绝,病程缠绵,失血较多。若素体禀赋不足,脾胃虚弱,阴血生化无源,或偶感风寒,过于宣散,汗出亡阳,均可致真阴亏耗,阳无所附而暴脱。故"须知血下既多,元气即损,转瞬亦即是寒,不可不细心体会"(《医法圆通·女科门》),此处阳气暴脱多指脾肾之阳。肾主命门,元阳之所出,脾阳根于肾阳,肾阳虚则冲任失固,脾失统摄,可致暴崩不止,甚者危及生命。

综上所述,崩漏病因有五,由于人体是一个统一的整体,脏腑之间,气血之间,经络之间有着不可分割的密切关系,故病邪常夹杂而至,因果相干,导致多脏受累,气血失调,血行紊乱,其中尤以肝、脾、肾功能失常多见。就病机论崩漏的根本在肾,盖妇女一生经孕产乳以血为用,与胞宫、冲任二脉有着密切关系,而冲任二脉皆起于胞中,俱通于肾,肾有主蛰、藏精、系胞的功能,藏真阴而寓元阳,肾功能盛衰,不仅关系到其他脏腑的盛衰,更是直接影响到胞宫和冲任二脉的功能,肾虚则冲任不固,胞宫开合失司,从而导致不规则的阴道流血。故崩漏从肾论治,临证要审证求因,四诊合参,分清标本虚实,辨证施治,不可偏执一端,贻误治疗时机。

(二)治疗大法和辨证要点

长期以来,崩漏是妇科疑难病研究课题之一,临床古今医家大多遵循"急则治其标,缓则治其本"的治则,采用塞流、澄源、复旧三大治法。但对于错综复杂的崩漏重症,不可苛求一法一方,或一味药物即可达止血或调经目的,应当审证求因,根据地理、气候、个体差异及病因病机的不同,灵活运用治崩三法,局部辨证与全身症状、辨证与辨病相结合,随证随经,因其病而药之,庶不致误。

1. 灵活运用治崩三法

明·方约之在《丹溪心法附余》中率先提出塞流、澄源、复旧治崩三法,迄今仍沿用不衰。方氏曰:"治崩次第,初用止血以塞其流;中用清热凉血以澄其源;末用补血以还其旧。若止塞其流而不澄其源,则滔天之势不能遏;若止澄其源而不复其旧,则孤于之阳无以立。故本末勿遗,前后罔紊,方可以言治也"。在多年的临床实践中,灵活运用方氏三法取得了较好的疗效。

(1)塞流要止中有化:崩漏的治疗常以止血为首务。叶天士说:"留得一分自家之血,即减一分上升之火",尤在大出血时,如不迅速止血,则有发生虚脱、危及生命之危。但止血并非专事收涩,必须审因论治。因于寒者,温而止之;因于热者,清而止之;因于虚者,补而止之;因于实者,泻而止之;去其阴血妄行之因,其血自止。塞流止血虽为"急则治其标"之法,但亦不尽为治标,有时亦是标本并治之法。如气虚不摄而致崩漏者,独参汤有益气固脱、塞流止血之功。此外,在塞流止血中,除分清寒热虚实外,重视防止留瘀为患,常酌加活血化瘀之品,如三七、益母草、蒲黄、大蓟、小蓟等。塞流兼化瘀既能阻止其源继续崩溃泛滥,更能化其离经之败血;若只塞流而不化瘀,则离经之血不能复归故道,又不能与好血相合,反停积于中,壅塞经脉气道,阻滞生机,甚则可致癥瘕积聚,后患无穷。

(2)澄源要审证求因:在崩漏出血较少或停止的情况下,本着"治病必求其本"的精神,要进一步找出导致出血的原因,辨其属虚属实,随证施治,并要处理好标本关系。如因热引起的出血,要清热凉血;气虚者宜补气摄血;劳损者要补气固中;气郁者要疏肝理气;瘀血者要化瘀止血;务必做到辨证求因,审因论治,从根本上解决疾病的症结,不可受前人"次清热"的约束,以免伤伐生发之机。

(3)复旧重视脾肾并重:崩漏的善后调理,前人有偏于补脾和偏于补肾之说。金元以后,医者重视"脾统血"的机制,多采用补脾摄血法治疗。本人一贯主张复旧要脾肾并重,以肾为主。盖脾胃为气血生化之源,是后天资生之本,有统摄血液的作用,脾胃健运,则化源丰富,阴血充盈,且脾胃还是口服药物的必经途径,故善后调理,巩固疗效要重视脾胃。血气始于肾,冲主血海,任主诸阴,二脉皆起于胞中,隶属于肾,血之所以异乎寻常崩中漏下,与肾的开合闭藏、冲任二脉的亏损有着极为密切的关系,肾气的盛衰盈亏,更决定了人体生长、衰老过程。故治崩漏在巩固疗效和复旧方面,除注重调理脾胃外,更应重视恢复肾的蛰藏功能,审察肾阴肾阳的偏盛偏衰,以平为期。

如血热型崩漏,血止后常选用甘润滋阴养血剂,如六味地黄汤、二至丸等,慎用苦寒伤胃之品;气滞化热型崩漏,常用黑逍遥加何首乌、玄参、枸杞子等,注重滋阴柔肝,调理肝脾;阳虚崩漏用右归丸加党参、黄芪温肾摄血;阴虚崩漏用左归丸加北沙参、麦冬滋养潜摄;血瘀崩漏在化瘀消癥的基础上加川杜仲、川续断、骨碎补、千斤拔之类补肾活络;脾虚气陷型崩漏,在补气养血、健脾升阳的同时加菟丝子、覆盆子、桑螵蛸之类温肾固涩。总之,不管是治标还是治本,均要从脾为气血生化之源,肾为冲任之本来考虑,药取甘平或甘凉,甘温,因甘能生血养营,温则生发通行,从而达到促进气血恢复,冲任调和,月事循常的目的。

2. 辨证与辨病相结合

辨证论治,是祖国医学的精华所在。由于崩漏包括了功能性子宫出血,因生殖器官炎症、子宫肌瘤、一些内科疾病如血小板减少引起的出血及产后、人流后出血等原因引起的子宫出血,其病因是多方面的,错综复杂,仅依靠四诊搜集和八纲、六经、脏腑等辨证是远远不够的。故应注意辨证与辨病相结合,结合妇科检查及 B 超、诊刮等有关诊断方法,有的放矢,提高临床疗效。如崩漏出血者,有的患者除经血非时而下外,无具体自觉症状,临床表现亦不典型,治用常法效果不显,此时应嘱其结合西医检查,确定是器质性病变还是功能性出血。如出血是由子宫肌瘤引起,治则重在化瘀消癥,通因通用,以图根治;若出血是功能失调所致,则分清其是内膜增殖过长或是腺囊样增生,选用补中有化、止中有化之法;如出血为炎症所致,多为湿瘀互结,则选用化瘀利湿之法。中西医各属不同的理论体系,有其长处,也有其短处。如西医能借助现代化仪器和检查,对病因、病位认识较具体,中医则通过四诊搜集,着眼于整体观,审证求因,对疾病的性质及邪正的消长有明确的认识,若能两者取长补短,则对于崩漏的立法处方、预后判断,自能左右逢源,收到满意的疗效。

3. 局部辨证与全身辨证相结合

崩漏的病因病机,应从整体和局部症状去全面分析、综合,审证求因。整体病变,以肝、脾、肾三脏功能失调为主,病机复杂,可因虚致实,或因实致虚,最终导致气血紊乱或气阴两虚、阴阳两虚。但不论病因起于何脏,由于肾为气血之根,内寓真阴真阳,冲任隶属于肾,胞宫系于肾,又"经水出诸肾","五脏之伤,穷必及肾",故肾在崩漏的发病中始终占主导位置。而局部症状,以下焦及胞宫症状为主。如注意询问腹痛的有无,喜按还是拒按,血量多少,血色紫淡,血质稠稀,带下的色质等。其中又以出血的色质为要。盖从腹痛而言,前人经验以经前痛为实,经后痛为虚;疼痛剧烈,拒按多属实,隐痛喜按多属虚;从月经周期而言,超前为热,错后为寒。但临床上有很多病例是不典型的,如腹痛剧烈但不拒按,或按之则舒,表现为虚中有实,实中有虚。故局部辨证应以阴道流血的色和质为主。如流血量多,色淡,质稀者属寒,属气虚;流血量少,色淡为血虚;流血虽少,但夹血块者为瘀;不管其量多量少,其中夹块者为实,或虚中夹实。有时整体辨证为虚,而局部辨证为实,此为虚中夹实,或实中有虚。治则有补气化瘀,补血化瘀之分。又如癥瘕占据胞室之崩漏,其流血时多时少,色黯,夹块,伴全身乏力,头晕神疲,面色苍白,舌质淡夹瘀,脉虚细者,治用补养化瘀之法。

4. 三因制宜

辨证论治固然从临床症状着眼,还应包括因人、因时、因地"三因"制宜,既要辨别患者体质之强弱、病情之虚实寒热,还要考虑到地理环境的高卑润燥,气候的寒热温凉,综合参之,其中,又以"因人制宜"最为主要。

(1) 因人制宜:根据不同的体质用药有别。《灵枢·寿夭刚柔》"人之生也,有刚有柔,有短有长,有阴有阳",说明人的禀赋在生理上有其差异性,这种差异性在指导崩漏的辨证,用药中有一定的指导意义。如"其肥而泽者,血气有余,肥而不泽者,气有余而血不足,瘦而无泽者,气血俱不足,审察其形气有余不足而调之"(《灵枢·阴阳二十五人》)。在临床辨证中将体质主要分为木火型质人和湿土型质人两大类。木火型质人形体瘦弱,精神易动,不耐烦劳,面唇潮红,或头晕耳鸣,咽干,此型人阴虚多火,易化燥伤阴,治疗时药取甘润,慎用辛燥苦寒之品,以润存阴。如症见阴道流血,量多色鲜,平素胸胁隐痛,纳差,舌尖红,苔薄黄,脉细数,治常用生地、北沙参、麦冬、白芍等清润养阴,佐以荷叶、苎麻根、白茅根、小蓟等凉血止血。湿土型人形胖丰满,肤色白润,疲乏多汗,或带多便溏,患崩漏易向寒化,阳气易衰,治之药取温燥。如证见阴道流血,量多色淡,头晕心悸,身倦乏力,舌淡而胖,脉沉细者,常用党参、黄芪、白术、仙茅、淫羊藿、巴戟天等温养脾肾,佐以桑螵蛸、鹿角霜、煅龙牡等固涩止漏。阳盛之体,若经期嗜食辛辣或过服温补之剂,可致热壅血分,冲任不因,崩中漏下;血寒之体,过食寒凉,阳气不足,胞宫失煦,亦可漏下不止,根据病者形质之殊,用药则有寒热润燥之分。

根据年龄不同而治则有别。刘完素曰:"妇人童幼天癸未行之间,皆属少阴,天癸既行,皆从厥阴论之,天癸已绝,乃属太阴经也"(《素问病机气宜保命集》),强调少女治肾为主,中年治肝为主,老年治脾为主。辨证除考虑患者体质因素外,各年龄的生理特点也不容忽视,在治疗上要有所偏重。如室女肾气未充,天癸始至,冲任发育未全,治宜重在补益肾气,调摄冲任,然情窦初开,肝气易动,治又宜柔肝养血,肝肾并治,临床常用五子衍宗丸、二至丸加鹿角霜、阿胶等,择用"补中有利,柔中有刚,以补为主,阴阳兼顾平稳之方",阳虚者加补骨脂、巴戟天、川续断、桑螵蛸等温肾益精,阴虚则加女贞子、北沙参、麦冬等滋阴养血。

少妇多产房劳,操劳谋虑,易耗血伤阴,致肝血亏损,肝失条达,肾失固藏,治宜滋肾养肝或调肝扶脾,疏理血气,令其和平。因其经、孕、产、乳,常处于"有余于气,不足于血"状态,"气有余便是火",治常选用平和调养之剂,若过用刚燥之品,则易动火耗血伤阴。如血热者,常选用鲜茅根、荷叶、旱莲草、益母草、生地黄、麦冬等;气虚者,用归脾汤或异功散,举元煎加仙鹤草、阿胶、大小蓟等;气郁者,用逍遥散加素馨花、合欢花、益母草等。

老妇天癸欲绝,肾元衰惫,既有真阴日亏、阴阳偏盛偏衰本虚的一面,又有由此产生的虚、热、瘀标实的一面,虚实相兼,治宜侧重于脾,兼以调养肾气,后天养先天,先后天并治,药用补中益气汤、胶艾汤、归芍地黄汤、二至丸加桑螵蛸、鹿角霜之类,酌加鸡血藤、益母草、参三七等止中有化、化中有止之品,补其不足,泻其有余。

(2) 因地制宜:《素问·异法方宜论》谓:"地有高下,气有温凉,高者气寒,低者气热,故岭南多瘴,江湖多湿,山阴水野沙石之气,染病有异。"由于生活地区不同,禀赋亦有区别。故临证要把患者居住所在地、生活习性亦作为辨证的一个重要内容,既注重辨体质之强弱,病情之寒热虚实,又考虑其地理环境的高卑润燥。如广西地处桂北者多风寒,患崩以阳虚气虚为多;地处桂东南者地势卑湿,气候炎热,天暑下迫,地湿上蒸,患崩又以阴虚、湿热多见,由于方土、气候各地不一,为医者要因时施治,随地制宜。又如居住乡野之农妇,禀赋雄壮,饮食淡泊,其患崩者,或热、或瘀、或劳伤,治可大剂攻邪,或疏利益气,邪去正复则病安;而居住城市之贵妇,体质娇嫩,腠理疏松,饮食偏嗜,其患崩者,多虚多损,治宜选药轻清甘润调补,处处顾护正气。但临证亦不尽然,亦有农妇并非人人禀气雄厚,贵妇亦非人人皆虚,需观其人、其证而施药,避免偏弊之差。

（3）因时制宜:遵《素问·五常政大论》"必先岁气,毋伐天和"之经旨,在不同的时令、季节用药亦有所不同。因四时气候的变化,必然直接或间接影响人体,从而使人体脏腑、气血亦产生相应的变化。由于季节气候不同,人体气血阴阳亦有偏于表和偏于里之异,故在辨证时若能注意到这一特点,适当加入季节应时之药,则其效尤捷。如春季温和,阳气升发,人的血气亦向上向外,此时出血患者,要慎用川芎、当归,以免辛燥动血,对出血不利,病情需要用者,可用鸡血藤、丹参代之,则有归芎之功,而无归芎之弊;夏季气候温热,元气外泄,阴精不足,对出血患者,要慎用辛燥之木香、半夏、青皮,或以砂仁壳、素馨花、竹茹代之,注重养阴存津。而秋凉冬寒之际,阳气潜藏,治疗寒性崩漏,在运用温阳固涩药的同时,酌选醋制荆芥穗、醋柴胡、炮姜等升提阳气,引血归经。又如气候多雨潮湿,用药可偏于辛燥;而气候干燥,久晴无雨时,则用药甘润,因时制宜,补其不足,以调和气血阴阳。

（三）审因论治

1. 血热崩漏

血热多与心肝火盛有关。盖心主血而属火,胞脉属心而络于胞中;肝藏血而属木,内寄相火,又为将军之官,易动易升。若外感温热之邪,或素体阳气偏盛,冲任之脉为热邪所伤,心肝火动,则可使血海蓄溢失常,经血妄行。故治血热崩漏以泻心清肝为主。症见出血量多,血色深红或紫红,质稠或黏,伴口干喜冷饮,便结溺黄,舌红苔黄,脉滑数有力。治疗原则实热以清热凉血为主,着重泻心肝之火,虚热以滋阴凉血为主,着重养肝肾之阴。方药:实热用芩连四物汤(生地15g,当归9g,川芎6g,白芍9g,黄芩9g,黄连6g)加栀子9g,藕节20g,茺蔚子10g,苎麻根10g。虚热用两地汤(生地15g,地骨皮10g,玄参15g,麦冬9g,白芍9g,阿胶9g)配二至丸(旱莲草20g,女贞子10g)加茺蔚子9g,鸡血藤20g。由于当归、川芎辛温动火,走而不守,在出血量少、有瘀滞趋向者,归、芎用量宜小,以3～6g为宜;出血量多时去归、芎,用鸡血藤、丹参代之,或用丹皮、藕节、凌霄花,则凉血而无缩血之苦,止血而无留瘀之弊,从而达抑阳扶阴,清热泻火的目的。若七情过极,五志化火,心烦易躁,胸胁苦满,夜难入寐,阴道出血量多少不一,淋漓难净者,则疏肝清热,凉血止血,常用丹栀逍遥散去白术加淮山药、麦冬、白茅根、荷叶、女贞子、旱莲草之类治之,养阴泻火,增水涵木,其火自熄。在出血量多之时,不可因"血遇寒则凝",为求速效而妄投苦寒涩血之品,尤不可滥用炭类药,以免留瘀为患。

例 黎某,31岁,已婚,售货员,1992年3月10日初诊。

初诊 患者于1991年10月30日因难免流产而行清宫术,术后阴道流血淋漓不净,曾在当地诊刮,病理检查为:①灶性化脓性子宫内膜炎;②轻度子宫内膜增生过长。妇检右附件区增厚、压痛。经用西药抗炎、止血后血止。2月22日经行,其量初多后少,持续至今未净,血色淡红,时而夹带而下,口淡乏味,纳寐欠佳,舌淡红,苔黄厚,脉细数。证属湿热蕴结下焦,迫血妄行,治拟清热凉血,化瘀止血法,方用丹栀逍遥散加味。

方药 丹皮10g 栀子10g 醋柴胡6g 当归10g 赤芍10g 益母草10g 白术10g 紫草10g 云茯苓10g 甘草6g

7剂,每日1剂,水煎服。

二诊(1992年3月17日) 药已血止,纳食略增,但带下量多色黄,腰酸而痛,苔黄稍厚,脉细。守上法加补肾固冲之品。

方药 地骨皮15g 丹皮10g 生地黄15g 当归10g 川芎3g 白芍10g 川杜仲10g 川续断10g 北细辛2g(后下)

7剂,每日1剂,水煎服。

三诊(1992年3月24日) 药后带下减少,但月经逾期4天未行,偶有小腹隐痛,舌淡红,苔薄白,脉细弦。治宜疏肝解郁,行气调经。

方药　醋柴胡6g　当归10g　白芍10g　白术10g　云茯苓10g　黄精15g　佛手花10g　桑寄生15g　川杜仲10g　薄荷5g(后下)　炙甘草6g

7剂,每日1剂,水煎服。

四诊(1992年4月10日)　药后于3月27日行经,量少,色黯,7天干净。仍觉少腹、小腹隐痛,带下量少色黄,纳差,舌淡红,苔薄白,脉细弦。予温肾暖肝,养血调经法善后。

方药　熟地黄15g　当归10g　川芎6g　白芍10g　淫羊藿15g　茺蔚子10g　阿胶10g(烊冲)　仙茅6g　艾叶6g

7剂,每日1剂,水煎服。

1992年7月24日随访,患者3个月来经行规则,经量中等,5天干净,诸证已瘥。

按语　肾主生殖,肝主血海,冲任、胞宫所系。肾虚则不能固胎,血虚则不能养胎,胎坠难留。清宫手术胞宫脉络损伤,肝郁气滞,雪上加霜。离经之血阻塞络道,且气郁化火,瘀热互结于下焦,迫血妄行,故崩漏不止。一诊治以清通之法,方中丹栀逍遥清火凉营,解郁缓急,宗仲景泻肝实脾之要义;其中丹皮、赤芍、紫草、当归、益母草凉血活血,俾血止而无瘀滞之弊。二诊出血虽止,虚火未平,治在补益肝肾的基础上仍守凉血清热为法,以标本兼顾,清源遏流,尤妙在一味北细辛引火归元。三诊因失血日久,肝血已虚,气滞血郁,疏泄失职,故用黑逍遥散加味疏肝解郁,兼顾肾本。四诊经水虽行,但量少色黯腹痛,显系肝肾亏损,胞宫胞脉失养,治宜温补肝肾,养血调经。纵观全案,选方用药凉中有温,止中有化,刚柔相济,攻补兼施,药随证转,丝丝入扣。

2. 湿瘀崩漏

妇人以血为本,以血为用,胞宫位居下焦阴湿之地,房室纵欲、手术、药物均可损伤胞脉,外界湿毒之邪易乘虚外袭,客于胞宫,形成湿瘀为患。或素体脾肾阳虚,湿浊内停,湿为阴邪,其性重浊黏腻,易阻遏阳气,使脏腑失和,经脉不利,血行不畅,瘀阻经络,三焦气机不利,水津不能施化而生湿。湿可致瘀,瘀可致湿,湿瘀郁久则化热生火,湿热熏蒸,壅滞于胞宫,既可出现带下黄臭,又可损伤血络而为经漏。证见阴道流血,量少质黏,或夹带而下,带多黄臭,少小腹隐痛,或头晕,纳差,便溏,舌质红,苔白黄厚腻,脉细数。西医检查多伴有慢性宫颈炎、附件炎、盆腔炎等。由于湿瘀胶结,重浊黏滞,经久难化,常可导致少小腹疼痛,病情缠绵。治疗原则为清热利湿,化瘀止血,常用方为当归芍药散合四妙散加仙鹤草、紫草、败酱草、炒山楂、大蓟小蓟、海螵蛸、茜草等。腹痛明显者,加延胡索、川楝子疏肝清热,行气止痛。若因脾肾亏虚,统摄失职出现湿浊不化,损伤任带而致经行紊乱,漏下淋漓,色淡质稀者,治宜补益脾肾,摄血止带,方用举元煎加土茯苓、海螵蛸、茜草,酌加辛温芳化、疏转气机之品,如白芷、藿香、荆芥、苍耳子等。痰热内盛,迫血妄行者,可用温胆汤去半夏之辛燥,加仙鹤草、瓦楞子、浙贝、益母草、生大黄炭治之,俾痰湿祛热孤,血不妄行。

例　李某,43岁,工人,1991年12月23日初诊。

初诊　月经紊乱已半年,10天前因阴道流血不止2月余住院治疗,经诊刮(病理报告为"子宫内膜腺囊型增生过长,部分息肉样增生")用益母草流浸膏、妇康片治疗,阴道流血迄今未止。刻诊:阴道流血量少,质黏,色黯,时而夹带而下,溺后有少许紫黑色血块排出,少腹、小腹隐痛,心烦难眠,舌淡红,苔白黄厚腻,脉细数。证属湿瘀相搏,蕴久化热,损伤任带。治宜清热泻火,祛湿化瘀,方用四妙散加味。

方药　黄柏10g　苍术6g　生薏仁15g　牛膝6g　仙鹤草10g　炒山楂20g　蒲黄炭10g　海螵蛸10g　茜草10g

3剂,每日1剂,水煎服。

二诊(1992年1月6日)　上药1剂时出血减少,尽剂后血止,精神振作。今日经行,量多色红,伴头晕胸闷,心烦易躁,舌质淡,苔薄黄,脉细。经行之际,拟养血化瘀,以畅血行,方用四物汤加味。

方药　鸡血藤20g　丹参16g　当归10g　川芎6g　赤芍10g　熟地黄12g　川续断10g　益母草10g　小蓟10g　炒山楂10g　炙甘草5g

3剂,每日1剂,水煎服。

三诊(1992年1月9日)　药已,诸证消失,唯经量仍多,色质尚可,舌脉如平。拟益气摄血,佐以化瘀止血。

方药　鸡血藤20g　丹参15g　党参15g　白术10g　茯苓10g　陈皮6g　桑螵蛸10g　煅牡蛎20g　仙鹤草10g　炒山楂10g　炙甘草6g

3剂,每日1剂,水煎服。

四诊(1992年2月10日)　上药3剂后经净。现为经行第5天,经量中等,色红无块,余无不适,予滋肾养阴,凉血止血法善后。

方药　熟地黄15g　淮山药15g　萸肉6g　鸡血藤20g　丹参15g　女贞子10g　旱莲草20g　当归10g　白芍10g　小蓟10g　大枣10g

3剂,每日1剂,水煎服。

按语　本案因阴道出血日久,下元亏虚,复因清宫创伤,湿浊之邪乘虚内侵,与离经之血相合,郁滞于胞宫,久则化热生火,损伤冲任而致漏下不绝。一诊重视标本兼顾,塞流中寓澄源,方用四妙散燥湿清热,山楂、蒲黄炭、海螵蛸、茜草活血止血;清利湿热药与化瘀止血药相伍,使湿祛热清,瘀化血止。二诊正值经行,治在养血化瘀的基础上因势利导,意在清除未尽之瘀滞;三诊本脾主运化水湿,主统血之理,着眼于健脾益气,收敛固摄,以期气化则湿化,气旺则能统血;四诊以滋肾固冲以善其后。

3. 血瘀崩漏

唐宗海在《血证论·瘀血》中指出:"吐衄便漏,其血无不离经……然既然是离经之血,虽清血鲜血,亦是瘀血。"崩漏病因复杂,出血时间较长,瘀滞在所难免。盖七情所伤,气郁不宣,可致血行不畅;身体亏损,气虚不运,血行瘀滞则癥瘕积聚形成;寒邪侵袭,凝滞收引则宫寒血凝;郁热火毒之邪,炽盛于胞中则血液沸溢妄行;或阴虚火旺,血中津液受灼,停滞为瘀。故因瘀血内阻胞宫导致新血不能归经而妄行之阴道出血,治宜采用活血化瘀,通因通用法,祛其瘀滞,则血能归经。临床上针对不同的病因和体质分别采用理气化瘀、益气化瘀、温经化瘀、凉血化瘀、滋阴化瘀、燥湿化瘀诸法,辨证施治,补化结合,化中寓止。不可草率兜涩,以求暂止其血而忽视求本之治,犯"实实"之诫。证见阴道流血量多少不一,色紫红或黑,夹块,少腹、小腹胀痛,痛甚于胀,按之不减,舌质紫暗,脉沉弦或沉涩。常用方为桃红四物汤合失笑散[当归12g,川芎9g,赤芍9g,熟地黄15g,川红花6g,桃仁9g,五灵脂6g,蒲黄6g,三七粉6g(冲服),香附9g,益母草10g]或加苏木、泽兰、小蓟、益母草、刘寄奴、炒山楂、生大黄炭等。可根据病情加减,如气滞者加延胡索、川楝子理气化瘀;气虚加黄芪益气化瘀;寒凝加桂枝、吴茱萸温经化瘀。对凤有癥瘕(子宫肌瘤、卵巢囊肿等)者,在活血化瘀的基础上加夏枯草、猫爪草、浙贝、白芥子、海浮石以软坚化瘀;或加柴胡、素馨花、玫瑰花导滞行气;或加浙贝、玄参、生牡蛎滋阴软坚消癥,血止后继用桂枝茯苓丸、当归芍药散或少腹逐瘀汤等辛开温化,徐图缓攻,或攻补兼施,从本论治。因小产、清宫或人流术后瘀阻血不归经者,可用生化汤加益母草、川续断、红花、延胡索、炒山楂等生血化瘀,不仅能清除节育术后离经之污血,使新血归经,尚可预防术后感染,促进伤口愈合,免除术后诸疾,为寓防于治之法。

例　王某,44岁,职工,1990年9月26日初诊。

初诊　一年来经量明显增多,每次行经用卫生纸2斤以上。近半年来经行紊乱,诊时阴道流血已半月余,量少而黯,腥秽,伴小腹隐痛,头晕乏力,腰膝酸软,纳谷不馨。妇检:宫颈口可见一3cm×2cm乳头状赘生物,质脆,触之出血,宫体增大、压痛。经病理活检宫颈赘生物为"子宫内膜息肉"。

形体瘦弱,面色萎黄,舌尖红,苔白黄厚,脉细滑数。证属脾虚肝郁,痰瘀搏结而为癥,癥积阻滞胞宫,血不循经而妄行。治宜养血化瘀,软坚消癥。

方药　生牡蛎30g(先煎)　玄参15g　浙贝10g　淮山药15g　鸡血藤20g　益母草10g　小蓟10g　炒山楂10g　黄芩6g　甘草6g

7剂,每日1剂,水煎服。

二诊(1990年10月4日)　药后阴道流血已止,仍有少量淡黄色质稀分泌物流出,身倦乏力,皮肤瘙痒,胃脘隐痛,舌质淡,苔薄黄腻,脉细弦。拟疏肝健脾,养血消积之剂缓图之。

方药　炙黄芪20g　党参15g　白术10g　鸡血藤20g　生牡蛎30g(先煎)　茯苓10g　陈皮6g　素馨花10g　炙甘草6g

7剂,每日1剂,水煎服。

三诊(1990年10月11日)　昨晚经行,量多,色红,夹小血块,但经行腹胀明显减轻,舌淡,苔白,脉细滑。仍守化瘀软坚之法。

方药　生牡蛎30g(先煎)　浙贝10g　玄参15g　扶芳藤20g　小蓟10g　炒山楂10g　鸡血藤20g　丹参15g　益母草10g　蒲黄炭6g　炙甘草6g

7剂,每日1剂,水煎服。

守上法加减出入,酌选刘寄奴、苏木、泽兰、夏枯草、莪术等药,攻补兼施,经期则养血化瘀,因势利导,治疗2月余,诸症悉已,月事循常。5个月后妇检复查,宫颈赘生物消失,子宫附件正常。随访半年,病不再发。

按语　本例经行淋漓不绝,量少色黯,面黄形瘦,纳呆乏力,乃脾虚肝郁所致。脾失健运,肝失疏泄,气滞、血瘀、湿阻,蕴久化热,"瘕而内著,恶气乃起,息肉乃生"。瘀积占据血室,新血不得归经,则为崩漏之疾。病位于下焦阴湿之地,痰瘀互结,虚实夹杂,既不能纯补,又不能峻攻,宜养血扶正为主,缓消癥积。方用消瘰丸加味扶脾软坚,化瘀止血,寓攻于补,寄消于养,以收补虚不滞邪,攻瘀不伤正之效;俟瘀化血止,则用调理肝脾,扶正化积之法,从本论治而竟全功。

4. 阴虚崩漏

崩漏者病程缠绵,常暴崩与漏下交替而作,从而出现虚实夹杂病机。肝藏血而主疏泄,肾主蛰而为封藏之本,主全身之阴;久崩漏下,日久势必耗血伤阴,使肝肾水亏,木火失养,相火偏旺,且阴愈虚则火愈旺,热迫血行,则崩漏迁延难愈。故《内经》有"阴虚阳搏谓之崩"之说。从虚实辨证而言,虚中有实,实中有虚,故治既要滋阴补虚以固本,又要泻火(阳)以配阴。证见阴道流血量少,色鲜红,质正常或夹小块,或淋漓不绝,口干不欲饮,大便干结,夜难入寐,舌红少苔,脉细数无力。治疗原则为滋阴清热,凉血止血。治疗重点是养肝肾之阴,在滋阴补血的前提下,酌加清热之品,使水旺阴足,阴能潜阳,其血自止。常用方为归芍地黄汤或二地汤合二至丸、炒山楂、益母草、蒲黄炭等(熟地黄15g,淮山药15g,山茱萸10g,当归10g,白芍10g,丹皮6g,茯苓6g,泽泻6g,女贞子10g,旱莲草20g),滋阴清热凉血,此为正治之法。由于肺为肾之母,肾脏上连于肺,金水同源,故肺阴不足,肃降无能亦可致肾阴亏损;而肾阴亏损,阴虚火旺,也能煎熬肺阴。由于滋肾药大多腻滞碍脾,故对脾胃运化能力较差者,宜从润肺养阴或培土生金入手,补其上源,从肺或从脾治肾,此为隔脏治法。常用方有八仙长寿饮,百合固金汤等。养肺阴常用北沙参、麦冬、百合、玉竹、玄参;补脾阴常用黄精、淮山药、莲子、芦根、石斛等。

例　巫某,23岁,已婚,农民,1991年1月7日初诊。

初诊　月经紊乱已5年,曾因暴崩下血在当地住院,经诊刮诊断为"无排卵型功能失调性子宫出血",经中西医治疗年余,终鲜著效。诊时阴道流血已30余天,其量时多时少,色黯夹块,伴小腹隐痛,性欲亢进,求交难忍,心烦失眠,面色潮红,舌边尖红,苔薄黄腻,脉细滑数。证属肝肾阴虚,相火偏旺,迫血妄行,治拟育阴清热,养血化瘀。

方药 熟地黄20g 淮山药15g 山茱萸6g 旱莲草20g 北沙参10g 麦冬10g 牡丹皮10g 云茯苓10g 泽泻10g 生大黄炭6g

6剂,每日1剂,水煎服。

二诊(1991年1月17日) 药后诸证减轻,阴道流血时有时无,舌质淡,苔薄白,脉细。转用益气摄血法。

方药 党参15g 白术10g 桑螵蛸10g 海螵蛸10g 伏龙肝10g 升麻3g 炙甘草6g

3剂,每日1剂,水煎服。

上药后血止神爽,继予归芍地黄汤、五子衍宗丸出入调理。1991年6月随诊,经事复常。

按语 崩漏病在血分,妇人经、孕、产、乳以血为用,阴血难成而易亏。本案因暴崩漏下,阴血日益耗损,肝肾阴虚,相火失于潜藏而妄动,阴愈亏则虚火益炽,热迫血行,而致淋漓不绝,治宜滋阴泄热,益气固本。一诊用熟地黄、淮山药、山茱萸三补与沙参、麦冬相伍,意在金水相生,峻补本源;重用丹皮、茯苓、泽泻三泻以清泄虚火,以治其标;旱莲草滋阴凉血止血,诸药合用,滋阴清火,虚火自平。方中妙在生大黄炭化瘀止血,庶无后患。二诊虚热已戢,气液未复,遂以四君子汤加味益气摄血,此亦李东垣"下血症须用四君子补气药收功"之义。

5. 气虚崩漏

气为血之帅,血为气之母,气能摄血。然气源于脾而出于肺,故治疗气虚而血液妄行成崩者多从脾论治。盖脾胃居中,为气机升降之枢纽,脾升而健,才能将水谷精微上输心肺,下达肝肾,灌注冲任胞脉,统摄血液;脾胃不健,则气机升降失常,血失其统,妄溢于外,临床应根据脾气虚常兼痰湿、湿滞、阴虚、阳损的不同,除宗东垣用参、芪、升、柴等益气升阳外,尚结合具体病证灵活选方用药。如脾虚气陷,统摄无权,血走而崩者,治则为益气升阳,摄血止血,方可选用举元煎或补中益气汤加海螵蛸、益母草、仙鹤草、阿胶之类。注重升发脾阳,使血随气升,其崩可止。如为脾肾阴虚之老妇血崩,出血量多、色红、伴纳呆、便结者,治则为急则治其标,滋阴止血,血止合培补脾肾,方用八仙长寿饮化裁(北沙参10g,麦冬10g,熟地黄15g,淮山药15g,山茱萸10g,丹皮6g,茯苓6g,泽泻6g)少佐柴胡、荆芥炭,从阴引阳,坚阴止血;若为脾虚痰湿壅滞,冲任损伤而出现阴道流血,量少淋漓,质黏,形胖多痰,便溏困倦者,治则为健脾化痰止血,方用温胆汤(陈皮6g,制半夏10g,茯苓10g,枳实10g,胆南星6g,竹茹10g)加瓦楞子、浙贝、益母草、白及、芡实治之。湿郁化热,湿热下注,迫血妄行者,治则为清热利湿,化瘀止血,方用四妙散(黄柏10g,苍术6g,薏苡仁30g,牛膝10g)或当归芍药散(当归10g,川芎5g,白芍10g,白术10g,茯苓10g,泽泻10g)加仙鹤草、海螵蛸、茜草、荷叶等清利湿瘀,使脾能健运,湿祛气升,气旺自能统血。由于脾为气之源,肾为气之根,故补脾还须固肾,应在补气统血和益气升阳的基础上加用温肾固涩药,如鹿角霜、桑螵蛸、覆盆子、金樱子等。

例 梁某,28岁,干部,1992年12月30日初诊。

初诊 患者于1991年2月孕3个月时自然流产,产后清宫,并避孕1年,今年以来有生育要求,却未能受孕,并出现月经紊乱,周期前后不一,淋漓难净,曾服中药(调补肝肾气血之品)不效。自1992年12月16日经行,迄今流血未止,色黯红,无血块,伴腰腹酸痛,按之则舒,舌淡红,苔薄白,脉细。证属肝、脾、肾亏损,气不摄血,治法宜分两步:第一步益气摄血归经,第二步滋补肝肾,调经种子。

方药 党参15g 茯苓10g 白术10g 炙黄芪20g 何首乌10g 炒山楂10g 山茱萸6g 仙鹤草10g 炙甘草5g

3剂,每日1剂,水煎服。

二诊(1993年1月3日) 药后自觉良好,服药第1天阴道流血即净。现无何不适。转拟滋养肝肾之法,重在养血益阴。

方药 鸡血藤 20g 丹参 15g 当归 10g 白芍 10g 熟地黄 10g 旱莲草 20g 沙苑子 10g 桑椹 10g 淮山药 15g 桑寄生 15g 炙甘草 5g

7 剂,每日 1 剂,水煎服。

守上方加减出入,共服药 14 剂,继而停经受孕。

按语 肾主生殖,孕后胎坠,显系肾虚不固,系胞无力;肝为肾之子,肾虚及肝,生发无能,则久不受孕,胎孕维艰;肝肾亏损,冲任不固,则月经紊乱。由于脾为后天之本,气血生化之源,脾统血,流血已久,气血已虚,故一诊以健脾益气摄血为先。在用党参、白术、黄芪补脾益气的同时,佐以何首乌、山茱萸养血敛阴,仙鹤草、炒山楂止血化瘀,使血止而不留瘀,此乃养后天以补先天之意。血止后二诊重在补益肝肾,固本培元,使气能摄血,血旺则能摄精,麒麟有望。

6. 阳虚崩漏

《内经》指出:"阴阳之要,阳密乃固",经者,血也;血者,阴也。经水源于肾,肾藏真阴而寓元阳,阴阳相互依存,相互为用,肾之盛衰,肾气之强弱,直接关系到胞宫之藏泻开合。若素体阳虚,或暴崩失血,或偏执寒凉止血之误,可致阳衰阴脱。肾阳虚则不能温养脾阳,脾肾阳虚则封藏不固,阴血暴脱。证见骤然下血甚多或淋漓不断,血色淡红或紫黑夹块,腰酸足软,头晕神疲,气短自汗,舌质淡嫩,苔薄白或滑,脉沉细弱。治则以温阳固脱为要。临床宜选用甘润温养之品,盖甘能生发,温则能养,阳生阴长,血自归经。常用药有艾叶、肉桂、巴戟天、锁阳、仙茅、淫羊藿、菟丝子、川杜仲等,注意与当归、白芍、熟地黄、黄精等阴药配伍,补阳配阴。常用方如右归丸、缩泉丸加减以温肾固涩[熟地黄 15g,淮山药 15g,山茱萸 10g,菟丝子 20g,枸杞子 10g,鹿角胶 10g(烊化),制附子 10g(先煎 1 小时),肉桂 6g(后下),杜仲 10g,当归 10g]或用《金匮要略》胶艾汤以温经养血,[熟地黄 15g,当归 10g,川芎 3g,白芍 10g,阿胶 10g(烊化),艾叶 10g,炙甘草 6g]。又因气为血之帅,阳虚则气弱,故在温补脾肾之阳的同时,注意选用党参、白术、黄芪等益气固摄。如肾阳虚弱,下元寒冷,漏下不止,腰痛,小腹冷痛,小便清长,舌淡脉迟者,治宜温肾扶阳、摄血止漏,常用《伤寒论》附子汤加鹿角霜、桑螵蛸、赤石脂、伏龙肝、煅龙骨、煅牡蛎,或参附汤加黄芪、覆盆子、金樱子温阳益气。

例 仇某,36 岁,干部,1993 年 8 月 10 日初诊。

初诊 向来经行规则,但经量偏多,常 7~9 天干净。1993 年 5 月 20 日行经,初几天量多如崩,继后淋漓不止,迄今已流血 72 天。曾用西药安络血、肌内注射催产素及口服益母草流浸膏、红霉素等药无效,于 1993 年 6 月 30 日诊刮(病理报告为:子宫内膜呈双相期图像,部分分泌期,部分增殖期,间质水肿,灶状出血),但诊刮后阴道流血未止,于 1993 年 7 月 14 日住铁路医院治疗,B 超检查示"右附件 46mm×48mm 实质性包块",经服妇康片治疗,阴道流血减少,但仍淋漓未净,色淡红,头晕神疲,腰酸而胀,形体丰腴,眶黯,舌质淡,苔薄白,脉细弱。此乃久崩下血,阴损及阳,阳虚失固所致,治宜温阳摄血法。

方药 补骨脂 10g 党参 15g 茯苓 10g 白术 10g 桑寄生 15g 桑螵蛸 10g 鹿角霜 20g 芡实 10g 荆芥炭 6g 炙甘草 6g

水煎服。

药 3 剂后血止,守上方 3 剂以资巩固,继予调理脾肾、化瘀消癥之剂善后。

按语 久崩漏下,阴损及阳,阳脱阴衰,宫寒血凝,血滞成癥,癥阻血不归经。本案抓住阳虚这一主要矛盾,仿附子汤之义益火之源,振奋脾肾之阳,使阳密则固,阴霾自散,出血能止。由于诊时值暑热之际,方中附子大辛大热,药性刚燥,走而不守,恐其峻猛伤阴,故用补骨脂代之,则既能温补肾阳,固精止血,而无辛热有毒之弊。

7. 冲任不足崩漏

本型多见于少女和老妇,盖少女肾气未充,发育未全;老妇肾气衰退,真阴真阳日渐亏虚,均能导致冲任功能不足而出现崩漏之变。

二七之年的少女,肾气初盛,发育未全,常出现阴道出血淋漓不净,但无自觉症状,其病机为肾气未充,冲任不足,因起病轻微,尚未影响到其他脏腑和功能,在治则上要以补肾为主,平衡阴阳,兼以养肝,以促进少女冲任二脉发育健全。常用方为五子衍宗丸(菟丝子20g,枸杞子10g,覆盆子10g,五味子6g,车前子10g)。本方补中有利,柔中有刚,以补为主,阴阳并补。临证可根据病情灵活化裁。如肾阳虚者,加补骨脂、巴戟天、川续断、桑螵蛸、鹿角霜等温肾固冲;偏肾阴虚者,合沙参、麦冬、二至丸等滋阴生精,养血止漏;偏气血虚者,上方去五味子、车前子合圣愈汤或人参养荣汤调补脾肾,益气生血,濡养冲任;血瘀者去五味子之酸收加鸡血藤、桃仁、泽兰、苏木、黄芪等温肾益气活血之品。

妇女年届七七,肾气衰退,天癸欲绝,冲任功能紊乱,常出现偏于阳虚或偏于阴虚,或虚瘀夹杂病机。偏于阴虚者,证见阴道流血,血色鲜红,伴头晕耳鸣,烦热盗汗,难寐多梦,腰酸足软,舌边尖红,苔少或无苔,脉细数无力,治宜滋肾养阴,益精止血,可用左归丸合二至丸[熟地黄15g,山茱萸10g,枸杞子10g,淮山药15g,菟丝子20g,鹿角胶10g(烊化),牛膝6g]加仙鹤草、阿胶珠、茺蔚子、地榆炭、小蓟等。偏于阳虚者,证见出血量或多或少,淋漓不绝,色淡,面色晦暗,精神委靡,畏寒肢冷,小便清长,大便溏薄,舌淡嫩,脉沉细弱,治宜补肾扶阳,温经摄血,可用右归丸[熟地黄15g,淮山药15g,山茱萸12g,菟丝子20g,枸杞子9g,杜仲10g,鹿角胶10g(烊化),制附子9g(先煎),当归6g,肉桂3g(后下)]加桑螵蛸10g,老姜炭6g,赤石脂10g,使阳生阴长,冲任固摄,漏下能止。

针对少女和老妇冲任不足病机,既要注重通过治肝肾以达治奇经,又要注意选用一些入冲、任奇经之药,如当归、何首乌、益母草、香附、紫石英等药入冲脉;龟板(胶)、阿胶、杜仲、菟丝子、枸杞子、茺蔚子、核桃肉等入任脉等,临证可酌情配用,以提高疗效,缩短疗程。

例 杜某,13岁半,学生,1991年7月29日初诊。

初诊 13岁初潮即出现经行紊乱,周期或前或后,经量较多,色鲜红,夹紫色血块,每次经行常持续15~20天左右,平素无何不适。刻诊:阴道流血已14天,量多,色鲜红,夹块,伴口干纳差,大便干结,舌淡红,苔薄白,脉细。证属肾气未充而天癸早至,冲任不足,治拟滋阴凉血,塞流固冲为先,方用两地汤加味。

方药 生地15g 玄参15g 地骨皮6g 白芍10g 麦冬10g 旱莲草20g 阿胶10g(烊化) 荷叶10g 地榆10g 仙鹤草10g 煅牡蛎30g(先煎)

3剂,每日1剂,水煎服。

二诊(1991年8月3日) 上药一剂后血止。现无何不适。舌淡红,苔薄白,脉缓。出血虽止,亟当培补肾气,固摄冲任以善后。

方药 菟丝子15g 枸杞子10g 覆盆子10g 茺蔚子10g 五味子5g 党参15g 何首乌15g 淮山药15g 红枣10g

7剂,每日1剂,水煎服。

守上法调理,急则治标,缓则固本,共调理3个月,月经周期已正常,经行7天干净,停药后迄今未再复发。

按语 《素问·上古天真论》曰:女子"二七而天癸至,任脉通,太冲脉盛,月事以时下",本例患者未及"二七"经水已行,显然肾气未充,冲、任二脉发育未全,胞宫藏泻开合失司所致。治疗分两步:在其暴崩漏下之时塞流澄源,先止其血,血止后则着眼于培补肝肾精血,促进冲任发育成熟。治法有条不紊,标本兼顾,方能取效。

8. 冲任损伤崩漏

随着近年来计划生育手术的开展,因受术者体质因素或施术不当,或术后调摄失宜等因素,容易诱发一些病证,其中尤以放环或人流术后阴道不规则流血常见,本病古籍中从无记载。通过多年的临床观察,育龄妇女通过人为器械操作而达中止妊娠、阻止受孕的目的,属于前人所说的"暴损冲任"(《广嗣纪要·坠胎》)和"胎脏损伤,胞脉断坏"(《妇科玉尺·小产》)的范畴,其病因类似"暴伤"、"金创",病机为胞宫冲任损伤,瘀血阻络,累及肝肾。盖"肾藏精而为生殖之本,肝藏血而主生发,胞宫系于肾,冲脉、任脉皆起于胞宫而为肝肾所系,胞宫和冲任脉的损伤就是肝肾的损伤。由于病变虚瘀夹杂,治宜补养肝肾为主,佐以化瘀之法。补养则能养脏生血,促进修复;化瘀则能导滞生新。根据症候之偏虚偏实,可分别采用以补为主,或以化为主,补中有化,化中有补,以达既不影响节育效果,又能调和气血,使机体适应手术后的变化。具体在治法上可分为两个阶段:流血初期(术后1周内)治疗以化为主。证见放环或人流术后恶露不绝,量少色黯,伴腰酸而胀,少腹、小腹胀痛,舌淡红,苔薄白者,常用生化汤(当归6g,川芎3g,桃仁6g,炮姜炭1.5g,炙甘草6g)加益母草、鸡血藤、川续断、川杜仲、炒山楂之类,以预防术后感染,促进伤口愈合和子宫复旧。若术后阴道流血时间较长,或崩或漏者,多为肝肾虚瘀,则采用以补为主,补中寓化之法,根据其阳虚和阴损的不同辨证处方。如为阴虚火旺者,常用二地汤合二至丸(生地15g,地骨皮15g,玄参15g,阿胶10g,麦冬10g,白芍10g,女贞子10g,旱莲草20g)加鸡血藤、丹参、益母草、小蓟等;为气虚夹瘀者,用补中益气汤加泽兰、苏木、海螵蛸、茜草等;因阳虚不固者,用附子汤[制附子10g(先煎),党参15g,白术10g,茯苓10g,白芍10g]加黄芪、鹿角霜、炒山楂、三七等;阴虚夹湿,湿瘀胶结,郁久化热,损伤胞络者,用清宫解毒饮(鸡血藤20g,丹参15g,土茯苓20g,忍冬藤20g,车前草10g,益母草10g,生苡仁30g,甘草6g)加马鞭草、败酱草、海螵蛸、茜草、地榆等。在选方用药上,要留意养血活血并重,养血不忘瘀,活血不忘虚,补肝肾常选用能柔能润之品,如当归、白芍、肉苁蓉、黄精、杜仲、千斤拔等;化瘀常用苏木、泽兰、三七、炒山楂、小蓟、益母草等,不轻易使用收涩药或炭药,以免闭门留寇之弊。

例 尹某,35岁,干部,1993年7月27日初诊。

初诊 人流术后阴道流血已17天。诉人流术时经过顺利,但术后3天无明显诱因出现发热(T 38℃),阴道流血,夹紫红色血块,曾服用红霉素、氨苄西林、益母草流浸膏等药,热退而阴道流血未减,遂行清宫术,但清宫术后阴道流血依然。3天前在某医院住院治疗,经静脉滴注红霉素、先锋霉素、麦角胺、催产素等药,阴道排出大血块,但流血未止,诊时阴道流血量少,色鲜红,伴头晕腰胀、目窠浮肿,纳差便溏,舌质黯,苔薄白,脉滑数。证属人流手术,胞宫胞络损伤,瘀血阻滞,血不归经,治宜补血化瘀为法。

方药 当归身10g 川芎3g 川续断10g 炮姜炭3g 益母草10g 地榆炭10g 生大黄炭10g 甘草6g

3剂,每日1剂,水煎服。

二诊(1993年7月30日) 药已,阴道流血昨日已止。现腰胀而痛,纳差,便溏,舌淡,苔黄厚,脉细滑。流血虽止,但术后脾虚,运化无力,治宜补脾养肝,佐以清热之法。

方药 当归10g 川芎6g 赤芍10g 白术10g 茯苓10g 泽泻10g 夏枯草15g 骨碎补15g 紫花地丁15g 连翘15g 甘草5g

4剂,每日1剂,水煎服。

三诊(1993年8月24日) 上药后诸症已缓。今日经行,量多,色鲜红,伴腰胀,小腹隐痛,脘胀,纳差便溏,舌淡红,苔薄白,脉细略数。拟益气健脾摄血,防其去血过多。

方药 炙黄芪20g 党参15g 白术10g 陈皮10g 当归10g 柴胡5g 升麻6g 荆芥炭10g 煅龙骨30g(先煎) 煅牡蛎30g(先煎) 蒲黄炭6g 炙甘草6g

3 剂,每日 1 剂,水煎服。

四诊(1993 年 9 月 3 日) 经行 5 天干净,余症已瘥。现头晕而痛,咽痛,舌淡红,苔薄白脉细。拟滋养肝肾,调理冲任善后。

方药 熟地黄 15g 淮山药 15g 山茱萸 6g 北沙参 10g 麦冬 10g 丹皮 6g 茯苓 6g 泽泻 6g 桔梗 6g 白蒺藜 10g 甘草 5g

3 剂,每日 1 剂,水煎服。

按语 本案因人流术后,胞宫胞络受损,邪毒乘虚侵袭,与瘀血搏结于宫内,瘀阻血不归经,复因清宫术,旧创未愈,又复新伤,肝、脾、肾三脏受累,从而出现虚实夹杂病机。治此既要重视补虚扶正,又要化瘀治标。一诊首用养血化瘀之法,仿生化汤之意生血祛瘀。二诊瘀化血止,但因出血较久,恐其邪毒湿瘀恋络,故用当归芍药散加清热解毒之连翘、紫花地丁、软坚散结之夏枯草及补肾行血之骨碎补以解毒化瘀利湿,以绝后患。三诊适值经行,有脾虚失统之兆,治则着重健脾升阳,益气统血,用补中益气汤加味,方中煅龙牡、蒲黄炭止中有化,止血而不留瘀。四诊以补益肝肾,调养冲任善后。

十八、崩漏辨证论治

崩漏是妇女阴道异常出血,病机比较复杂。凡是出血量多,来势骤急的称为"崩";出血量少,来势缓慢的称为"漏"。崩与漏的临床表现虽然有病势急缓与出血量多少的不同,但其发病总的机制是相同的,而且在发病的过程中,往往可以互相转化,所以在临床上常常是崩漏并称。

崩漏以青春期、更年期或大产、小产后为多见。青春期多属功能性,更年期出现本病,多属功能性和器质性两者兼有。

(一) 病因病机

血热:血气喜温而恶寒,如果阳热偏盛,则能损伤经脉,迫血妄行于经脉之外,形成异常出血的病变。在妇女多是胞脉受损,故有经期超前、色红、量多,甚则崩漏之变。至于导致血热的因素,一般有三方面:一是素体阳气偏盛,相火过旺;二是感受六淫之热邪,或过食辛温刚燥之品;三是七情过极,气机郁结,肝郁化火,火热过盛则干扰血海,损伤冲任,迫血妄行。

气虚:这里所说的气虚,包括脾气和肾气两方面。脾气虚弱,则统摄无能,故血液妄行,量或多或少;肾气虚弱,则固藏无力,血液不时而下。至于脾肾气虚的原因,则由于禀赋本虚,或因饮食劳倦,思虑过度,损伤脾气,或因早婚,多孕多产,房事纵欲,损伤肾气等。

血瘀:导致血瘀的原因有多方面,但从妇女来说,有经产之时不注意调摄,为风寒冰冷之邪所犯;或手术时损伤;或跌打坠伤损伤胞脉,瘀血停滞,阻遏经脉,以致恶血不去,新血不得归经,所以导致阴道的不正常出血。

冲任不足:这里指两种人:一是"二七"之年的少女,一是"七七"之年的妇人。前者由于肾气未充,发育未全;后者为肾气衰退,真阴真阳日渐亏虚。肾气发育不全或衰退,均能导致冲任功能不足,故初潮之少女或绝行将绝之妇人,常常有崩漏之变。

除了以上四种类型之外,还有温热带下,久治不愈,湿热之邪下迫胞宫,冲任二脉功能失常,同样可以导致崩漏的发生。

(二) 辨证论治

1. 治疗总则

(1)塞流。暴下失血过多,病人有生命危险者,当本着"急则治其标"的原则,首先要塞流止血。

但在塞流止血中,要分清寒热虚实的不同,采取寒者宜温摄,热者宜凉收,虚者宜升补,瘀者宜"通因通用"的不同治法。同时要防止留瘀为患,应在止血之中,酌用活血化瘀之品,如田三七、益母草、五灵脂、延胡索、大蓟、小蓟之类。要有塞有化,倘若只塞流而不化瘀,则离经之血既不能归故道,又不能与好血相合,反而停积于中,壅塞经脉,阻滞生机,遗患绵绵,甚则导致癥瘕积聚等病变。

(2)澄源。"治病必求于本"。在出血较缓慢的情况下,应找出它的致病原因,辨其属虚属实,或寒或热,随证而论治。血热宜清热凉血,气虚宜补气摄血,劳损宜补气固中,气郁宜疏肝理气,瘀血宜化瘀止血。务必做到辨证求因,审因论治,从根本去解决疾病的症结。

(3)复旧。善后调理,主要是调理脾与胃。脾胃为气血生化之源,是后天的根本,其功能正常与否,对血脱证证的关系很大,所以善后调理,巩固疗效,重视脾胃功能的恢复,是很重要的。血气皆始于肾,血之所以崩中漏下,和肾的开合闭藏失常、冲任的亏损有直接的关系。唐宗海曰:"血证之补法……当补脾者十之三、四,当补肾者十之五、六。"唐氏此说,虽然是指血证的用药宜忌,但也可看出血证治肾的重要性。

2. 分型论治

(1)血热崩漏

1)临床主证及分析:外感温热之邪,或素体阳气偏盛,冲任二脉为热所伤,以致血液妄行于经脉之外,故出血量多,血色深红;血液为火热之邪煎炼,故质稠而黏,甚或成块;热迫筋脉,故少腹、小腹胀痛;热邪灼伤津液,心液受损,故口干喜冷饮,烦躁不安;热邪内炽,波及心之苗和血之府,故舌红苔黄,脉滑数有力;肾阴亏损,精血不足,封藏功能失职,故出血量少,血色鲜红;"头为精明之府",阴虚不能上荣,精明失养,故头晕、失眠;腰为肾之府,肾的阴精不足,腰腿失养,故腰腿酸软;阴虚则生内热,虚火上浮,故两颊潮红,舌红苔少,脉细数无力。

2)治疗原则:实热以清热凉血为主,着重泻心肝之火。虚热则以滋阴凉血为主,着重养肝肾之阴。

3)方药:实热用芩连四物汤(生地黄15g,当归9g,川芎6g,白芍9g,黄芩9g,黄连6g)加栀子9g、藕节20g、茺蔚子10g、苎麻根10g。虚热用两地汤(生地黄15g,地骨皮10g,玄参15g,麦冬9g,白芍9g,阿胶9g)配二至丸(旱莲草20g,女贞子10g)加茺蔚子9g、鸡血藤20g。

4)方义:黄芩、黄连、栀子性味苦寒,能抑阳而扶阴,清热泻火;生地四物汤凉血和血,使热去而正不伤;藕节、苎麻根性味甘寒,能清热止血;茺蔚子辛苦微寒,能化瘀止血,避免留瘀之患。综合全方有清热凉血、止血化瘀之功,是标本并治之方。方中当归、川芎辛窜动火,如出血量过多,可用辛甘温之鸡血藤和苦寒之丹参代之,既有归、芎之功,又无归、芎辛燥行血之弊。虚热由阴虚阳亢而起,故重用生地黄、玄参、麦冬滋阴生水,配白芍、阿胶敛阴养血,甘淡而寒之地骨皮清虚热,则有清热凉血、壮水制火之功;旱莲草、女贞子补益肝肾,能补血止血。在一派凉药之中,加入茺蔚子一味,则可防止留瘀之患。全方以滋阴生水为主,兼用清热凉血,使阴足阳敛,泄热而不伤津。

(2)气虚崩漏

1)临床主证及分析:气虚即是脾肾两虚,脾虚不能统血,肾虚则固摄无力,故出血量时多时少,色淡红而质稀;气虚则血虚,气血不足,不能上养头面,故时感头晕目眩,面色萎黄;腰为肾之府,脾主肌肉四肢,脾肾气虚,温煦濡养无能,故腰背酸软,肢重倦怠;气虚则卫外不固,故自汗出;脾虚不运,故食欲不振;舌质淡红或胖嫩,均为脾肾气虚之征。

2)治疗原则:补肾健脾,益气固摄。

3)方药:固本止崩汤(党参30g,炙黄芪30g,熟地黄15g,白术9g,当归6g,黑姜3g)配无比山药丸(淮山药15g,肉苁蓉15g,山茱萸10g,茯神9g,菟丝子20g,五味子6g,巴戟天10g,川杜仲9g,泽泻9g,牛膝6g)加减应用。

4)方义:固本止崩汤为补气摄血之剂,方中参、芪、术健脾益气,气足则能统血;熟地黄滋阴养血,是补阳配阴之意;黑姜温涩,能引血归经,乃补中收敛之妙品;当归辛温动火,可减去而不用,酌加山茱萸10g、金樱子10g、鹿角霜20g、煅牡蛎30g,则收敛固摄之力加强,其效显著。但此方偏于健脾益气,必须配用无比山药丸以补肾固摄,疗效才能巩固。方以甘平淮山药为主药,既能补脾胃,又能益肺肾;肉苁蓉、山茱萸、菟丝子、川杜仲、五味子、巴戟天俱属甘味,能补肾壮腰,益气固摄,使肾的固藏开合正常,而山茱萸、五味子温而微酸,有养敛之妙;茯神甘淡性平,能补脾宁心;泽泻、牛膝渗降,对漏证不利,可去而不用;酌加覆盆子10g、桑螵蛸10g、金樱子10g、鹿角霜20g,则温摄之力加强。全方补肾为主,兼补脾肝,脾肾气足,则统摄固藏牢固,自无崩中漏下之变。

(3)血瘀崩漏

1)临床主证及分析:瘀血阻滞经脉,新血不得归经,妄行而下,故出血量或多或少;离经之血,蓄积胞宫,故色紫黑成块;冲任二脉起于胞宫,瘀阻胞脉,血行不畅,故少腹、小腹胀痛剧烈,按之不减;血块排出之后,经脉暂通,故少腹、小腹疼痛减轻;舌为心之苗,脉为血之府,瘀血阻滞经脉,故舌质暗红或紫暗,脉象沉弦或沉涩。

2)治疗原则:化瘀止血,行气止痛。

3)方药:桃红四物汤(当归12g,川芎9g,赤芍9g,熟地黄15g,川红花6g,桃仁9g)合失笑散(蒲黄6g,五灵脂6g)加茺蔚子9g、香附9g、小茴香6g、田三七粉6g(冲服)。

4)方义:四物汤为养血活血之方。桃仁、红花、田三七、茺蔚子活血化瘀,从本而治;加香附、小茴香理气调经,则消块止痛之力加强,田三七性平味甘,能化瘀,能止血。综合全方,有活血化瘀,养血止血之功,化瘀之中有止血,止血之中有化瘀,符合"通因通用"之旨。若少腹、小腹蓄积包块明显,如子宫肌瘤、卵巢囊肿之类,血止之后,当用桂枝茯苓丸或少腹逐瘀汤辛开温化,徐图缓攻,或攻补兼施,庶收根治之效。

(4)冲任不足崩漏

1)临床主证及分析:少女阴道出血淋漓,断续不净,实由于肾气未充,冲任不固所致。其所以无明显自觉症,乃因初病轻微,尚不影响到其他脏腑的功能。"七七"的妇人,不是阴虚便是阳虚,如阴虚便是阴精不足,冲任失调,故出血量少而淋漓不绝;阴虚生内热,故血色鲜红;阴血不足,虚火上炎,故头晕耳鸣;阴虚不敛阳,阳浮于外,上扰神明,故烦热、盗汗、难寐多梦;肾主骨,腰为肾之府,阴虚不能濡养,故腰腿酸软;舌边尖红,苔少或无苔,脉细数无力,均是阴虚于下,阳浮于上之候。"阴阳之要,阳密乃固".肾阳虚衰,封藏固摄失职,故阳虚出血量或多或少,淋漓不绝;阳虚不振,不能温煦血液,故血色淡红,面色晦暗;"阳气者,精则养神,柔则养筋"。阳气不足,失于温养,故精神萎靡,畏寒肢冷;命门火衰,脾失健运,故小便频数清长,大便溏薄;心主血脉,舌为心之苗,脉为血之府,肾阳虚则心阳虚,故舌质淡嫩,脉象沉细弱或沉迟。

2)治疗原则:"二七"少女,以调养肝肾,平补阴阳为主。"七七"之妇,阴虚用滋肾养阴,益精固血;阳虚则用补肾扶阳,温经摄血。

3)方药:"二七"少女用五子衍宗丸(菟丝子20g,枸杞子10g,覆盆子10g,五味子6g,车前子6g)合二至丸(旱莲草20g,女贞子9g)加阿胶珠10g、金樱子10g、大蓟10g、茺蔚子10g。"七七"之妇,阴虚用左归丸[熟地黄15g,山茱萸10g,枸杞子10g,淮山药15g,菟丝子20g,鹿角胶10g(烊化),龟甲胶10g(烊化),牛膝6g]合二至丸加仙鹤草10g、阿胶珠10g(烊化)、茺蔚子10g、地榆炭10g、大蓟9g。阳虚用右归丸[熟地黄15g,淮山药15g,山茱萸12g,菟丝子20g,枸杞子9g,川杜仲10g,鹿角胶10g(烊化),制附子9g(先煎),当归6g,肉桂3g(后下)]加桑螵蛸10g、老姜炭6g、赤石脂10g。

4)方义:五子衍宗丸为调养肝肾,平补阴阳之方。方中菟丝子辛甘平,能固精生髓,补阳益阴,是温养之佳品;覆盆子甘酸微温,益肾固精,酸收止血;五味子五味俱备而偏于酸温,温则能升,酸则能敛,是滋肾涩精、升降咸备之品;枸杞子甘平,能补益肝肾,生精助阳;车前子甘寒,是渗利之品,与补肾药同用，能强阴益精。综合全方，能补益肝肾，治调阴阳，滋阴生精，固摄止漏。再配二至丸之益肾滋阴，阿胶补血止血，金樱子之甘酸固精，则其效更宏。方中之所以加用辛苦凉之茺蔚子和甘凉之大蓟，旨在取其行中有补，能止血化瘀，防止离经之血留瘀为患。

阴虚或阳虚崩漏，均责之于肾，故左归丸、右归丸均用熟地黄、山萸肉、淮山药、菟丝子、枸杞子、鹿角胶辛甘温润，滋阴补阳、调养肝肾，以固根基。偏于阴虚为精血不足，加用甘咸寒之龟甲胶，促进补肾滋阴的功能倍增。再加二至丸、阿胶、仙鹤草，更能滋阴生精，养血止漏。茺蔚子、大蓟能化瘀，能止血，用之可免滞瘀之患。牛膝偏于引降，对漏脱之症不利，故宜减而不用。偏于阳虚者，为命门火衰，故右归丸用附子、肉桂温暖下元；杜仲温肾壮腰；当归辛润微苦，能生血益阳，可防桂、附过于温燥。加桑螵蛸、老姜炭、赤石脂之固涩收敛，茺蔚子之行中有补，从而阳生阴长，阳虚漏下可止。

(三) 体会

(1) 崩漏是妇女阴道异常出血比较严重的疾病，以上的分型用药，仅仅是指一般而言，在临床上应根据病情的变化，加以审定用药，庶不致误。

(2) 辨证论治固然是以临床症状为着眼点，但还应包括因人、因时、因地的"三因制宜"。既要辨别患者体质的强弱，病情的虚寒实热，还要考虑地理环境的高卑润燥，气候寒热温凉的不同。岭南多炎热，当归和川芎应特别审慎，因为归、芎辛温走窜，最易动火动血，对出血证是不利的。以鸡血藤、丹参代之，有归、芎之功，而无归、芎之弊。

(3) 根据发病年龄有少、中、老的不同，其治疗在辨证论治的基础上各有侧重点，即少女治肾，中年治肝，老年治脾。但根据多年来临床所见，必须与肾同治，治肝、治脾两者都兼治肾，才能收到较快的效果。在青少年时期，多与肾的封藏不固有关，故治之宜侧重以肾为主；但此时期情窦初开，肝气易动，宜兼用柔养肝气之法。中年时期诸多社会因素最易耗阴伤血，阴损则阳易亢，导致肝气疏泄太过，故治宜侧重治肝，以滋养血海而平肝气；但肝肾同源，房室孕育，又直接与肾有关，故在治肝之中，仍然要兼以治肾。"七七"之年，肾气衰退，精血日亏，此时期的崩漏，多系肾功能的失常，故治当本"贵在补脾胃以资血之源，养肾气以安血之室"。治宜侧重于脾，兼以调养肾气，先天后天同治，从后天调养先天，始能见效。

(4) 治疗崩漏还应本着"急则治其标"之旨，止血是治疗的首要任务。但止血用药不当，常有滞瘀之弊。所以对于止血用药，最好选用能止血能化瘀之品，如田三七、苏木之类；或止中有化，如茜草、大蓟、小蓟；或化中有止，如益母草、泽兰。关于炭药(包括其他收敛药)要少用，甚或不用。纵然病情需要，非用炭药收敛不可，也要根据病情的寒热虚实，使用不同性质的炭药。如血热崩漏，当用凉血炭药(如栀子炭、黄芩炭、大黄炭、地榆炭)；血寒崩漏，当用热血炭药(如艾叶炭、干姜炭、荆芥炭)；血瘀崩漏，当用化瘀炭药(如红花炭、蒲黄炭、赤芍炭)；气虚崩漏，宜用补气炭药(如黄芪炭、血余炭、当归炭)。要是不辨别病情的寒热虚实，妄投炭药，不仅疗效不佳，而且遗患无穷。

(5) 崩漏疗效的巩固，应以补脾益气和补肾培根并重，先后天同治。另外，鉴于崩漏病因复杂，四诊之外，宜结合现代医学有关检查，进一步明确病灶之所在，则更有利于辨证治疗，提高疗效。

十九、崩漏的治法

在正常的情况下，妇女的月经周期，是三旬一至，月月如此。如果不在行经期间，骤然大量阴道出血，或持续淋漓出血不止的，称为崩漏。崩和漏在临床症状上有一定区别，前者为阴道忽然大量出血，来势暴急，酷似山岳的崩溃，所以叫做经崩；后者来势较缓，血量不多，但淋漓不绝，故称经漏。不过，由于二者的病因及治法基本相同，而且在病变的过程中，又可以互相转化，"漏者崩之渐，崩者漏之甚"，所以历来常崩漏并称。

由于本病是月经病中比较常见而严重的疾病,所以祖国医学早有比较完整的治法。如明·万全《妇人秘科》说:"凡妇人女子,初得崩中暴下之病者,宜用止血之剂,乃急则治其标也,四物调十灰散治之,以血止为度。血止即服清热之剂,用凉血地黄汤主之。如血未尽,再吞十灰丸。血已尽止,里热已除,宜用补中之剂,加味补中益气汤主之。"方约之阐述得更为详细,他说:"治崩次第,初用止血以塞其流,中用清热凉血以澄其源,末用补血以还其旧。若止塞其流而不澄其源,则滔天之势不可遏;若止澄源而不复旧,则孤子之阳无以立。故本末不遗,前后不紊,方可言治。"简而言之,即是"初止血,次清热,后补其虚"。这些治疗方法,是前人长期临床实践经验的结晶,是治疗崩漏的大法,一贯为医者所推崇。

现结合自己在临床实践中灵活运用上述方法治疗崩漏的肤浅体会介绍如下。

(一) 塞流

暴下失血过多,患者有生命危险者,应本着"急则治其标"的原则,首先塞流止血,乃是治疗上最迫切而正确的措施。但在塞流止血中,宜酌加活血化瘀之品,如参三七、益母草、五灵脂、延胡索之类。因为有塞有化,既能阻止其源之继续崩溃泛滥,更可以化其已离经之败血。倘若只塞流而不化瘀,则离经之血既不能复归故道,又不能与好血相合,反而停积于中,壅塞经脉气道,阻滞生机,贻患绵绵,甚则导致积聚等病变。

一般说来,塞流止血是治标的方法,但有时也是治本。例如,由于气虚不摄血而引起崩漏的患者,投以独参汤而收到益气固脱、塞流止血之功,便是标本合治之法。

例 李某,女,已婚,36岁,手工业工人,融水苗族自治县人。

平素体质赢瘦,怀孕3个月余,因不慎跌仆而小产。此后2个月内,阴道淋漓出血不绝,血色紫暗,间或夹有小块。腰膝酸软,小腹硬痛,按之亦不减。胃纳呆滞,肢体困倦,面色苍白带紫,舌质淡,脉虚细涩。小产之后,漏红不绝,血紫有块,小腹硬痛而不喜按,是瘀血积滞之征,本应化瘀止血为治,然患者为赢瘦之躯,面色苍白,脉象虚细而涩,此又属病久正虚,气虚不能摄血所致。证属实中有虚,虚中夹实,单攻既不可,纯补更非所宜。拟宗《傅青主女科》"逐瘀于补血之中,消块于生血之内"之法为治,投生化汤加党参15g、益母草15g、丹参12g、红花3g、参三七3g,连服5剂,血止痛消。继用圣愈汤加益母草10剂而善其后。

(二) 澄源

病之所起,必有所因。崩漏之治,也和其他治法一样,"治病必求其本"。在出血较少或停止的情况下,应进一步找出它的致病原因,辨其属虚属实,随证而论治。血热的宜清热凉血;气虚的宜补气摄血;劳损的宜补气固中;气郁的宜疏肝理气;瘀血的宜化瘀止血。务必做到辨证求因,审因论治,从根本上去解决疾病的症结。如果仅仅拘泥于"次清热"之法,一概投以清热凉血之剂,无异削足适履,致犯虚虚实实之戒!纵然症情确属热证,亦不可过用苦寒之剂,以免伤伐生发之机。张山雷说得好:"纵当清热,止有地榆、紫草、柏叶、柏皮、丹皮、栀子之类择用一、二,宜于芩连者已不多见,本无用寒凉之理,况失血之后,阳气已馁,更无频服寒凉之法"(《沈氏女科辑要笺正》)。

总之,崩漏一症,有虚实寒热之分,更有气滞血瘀之别。因而清热之法,亦只宜根据症情属火热者而用,不可盲目乱投,以免发生不幸的病变。

(三) 复旧

善后调理,巩固疗效,主要是调理脾胃。李东垣认为,凡下血证,无不由于脾胃之首先亏损,不能摄血归源。张景岳说:"故凡见血脱等证,必当用甘药先补脾胃,以益生发之气。盖甘能生血,甘能养营,但使脾胃强,则阳生阴长,而血自归经矣,故曰脾统血。"(《景岳全书·妇人规》)脾胃为气血生化之源,是后天的根本,其功能正常与否,对血脱证的关系很大,所以善后调理,巩固疗效,历来重视脾胃功能的恢复,是宝贵的经验总结。另外,肾为水火之脏,是一身元阴元阳之根源,藏精而系胞,为主蛰封藏之本。血气皆始于肾,冲主血海,任主诸阴,二脉皆起于胞中。血之所以异乎寻常的崩中漏下,与肾的开合闭藏,冲任二脉的亏损,有着极为密切的关系。所以有"治崩不忘肾"之说,也的确是经验之谈。唐宗海著《血证论·用药宜忌论》说:"血证之补法……当补脾者十之三、四,当补肾者十之五、六。"唐氏此说虽然是指一般血证的用药宜忌而言,但也可看出血证治肾的重要性。经者血也,经病即是血病。所以本证在巩固疗效,促进健康恢复方面,除了注意调理脾胃之外,还要顾及肾的固藏,审明肾阴肾阳的偏亏,给予及时的治疗。

例1 黄某,女,24岁,未婚,职工,平果县人。

初诊 一年来,阴道反复出血,淋漓不绝,血色淡红,每选用清热止血或健脾固中之剂而血止。但往往相隔半月或一月之后,又同样发作,屡治屡发,延绵不绝。就诊时阴道漏红已3天,量少色淡红,头晕目眩,心悸耳鸣,四肢困倦,口干不欲饮,舌淡红而少苔,脉象虚细。

根据脉症,作气虚不能摄血论治,投归脾汤加益母草12g、阿胶12g,连服3剂而血止,继续服用人参养荣汤10剂,以期促进气血恢复而善其后。

1个月之后,病人复来,诉阴道又开始漏红,量少色红,腰腹略感胀痛,心悸不寐,下午有微热感,口干不喜饮,苔少而舌尖红,脉象虚细而略数。

此案用调理脾胃之法而收功,但愈而不固,显系与肾的主蛰封藏有关,复查伴微热、心悸不寐、脉细数等症,乃是肾阴不足之征。肾阴虚则火动于中,冲任不固而漏红。故宗六味地黄丸(汤)加归身6g、白芍9g、柴胡2g、首乌15g、阿胶12g、龟板20g、茺蔚子9g、参三七3g等化裁,连服5剂,果然血止神爽,继服十余剂以善其后,观察一年,病未再发。

例2 杨某,女,15岁,中学生,南宁市人。

初诊 月经初潮已将近1个月,开始3~5天,出血量多,色红,无腹痛,近1个月来仍漏下不止,色红,量比开始时少。脉沉细,苔薄白而微黄。余无特殊感觉。患者虽是二七之年,但由于肾气的发育未全,冲任主血主阴之力不足,故经潮虽行而不能自止,拟补肾益气、固脱止漏之法。《金匮》胶艾汤加减。

方药 当归身6g 川芎3g 白芍6g 熟地12g 艾叶2g 生党参12g 菟丝子9g 何首乌18g 阿胶9g(烊化) 甘草3g 旱莲草18g

上药嘱连服3剂,第二次诊时,据云服第一剂后,月经即止。转用补气固肾之法,以圣愈汤加菟丝子12g、何首乌15g、覆盆子9g,嘱连服2剂。

10天后复诊,诉阴道又有少量血液排出,无腹痛,诊之脉沉细,苔薄白,余无特殊。考虑到证本由肾气不足而引起,仍以补肾之法为治。

方药 何首乌30g 茜草9g 女贞子9g 桑椹9g 旱莲草18g 生党参9g 杭白芍9g 甘草5g

上药连服5剂,并嘱自取鲜嫩益母草、黑豆各适量(加油盐)煲作菜吃。观察4个多月,病未再发。

总之,崩漏一症,有虚有实,有寒有热,有冲任损伤不能摄血者,有因热在下焦、迫血妄行者,有因元气大亏、不能收摄其血者,有因血瘀内阻、新血不得归经而下者。所以其治疗之法,除遵循"塞流、澄源、复旧"之大法为准绳外,应该结合病情的具体情况,或消逐瘀血,或寒凉降火,或收敛固涩,或健脾扶胃,或补气摄血,不可拘泥而一成不变。同时,在巩固疗效,恢复健康方面,更要注意温补肾气,调养冲任,加强肾的固藏能力。在用药方面,亦宜慎用辛温行血之品,虽芎、归之类,也以少用为宜,以其性味辛温,为血中之阳药,往往走窜而易动血故也。此外,药物的炮制,亦应加注意,例如,升麻、荆芥用醋炒,不但能入肝升提,而且有收敛固脱之功;又如诸类炭药,取其固涩的能力,有塞流止血的作用,但亦不宜早用或过用,以免留瘀贻患。

二十、功能性子宫出血证治

功能性子宫出血,属于崩漏病的范畴。其致病的因素,虽然有血热、气虚、血瘀、肝郁化火、脾肾两虚、肝肾亏损、冲任不足等多方面,但总的来说,终归不外乎肾失封藏、冲任二脉不固而已。崩漏的治疗,方约之曾有"初用止血,以塞其流;中用清热凉血,以澄其源;末用补血,以复其旧"的初、中、末治崩三法,早为医家公认的宝贵经验。但是必须明确塞流、澄源、复旧是有机的联系,在塞流之中有澄源,澄源是为了更好地塞流;复旧离不了澄源,澄源也正是为了复旧。简而言之,澄源即是审证求因,离开了审证求因,不论塞流或复旧,效果都不大。同时在辨证论治的基础上,要适当考虑少、壮、老的不同生理特点,以便决定治疗的重点。一般来说,在青少年时期,肾气初盛,发育未全,其阴道出血的病变,多与肾的封藏不固有关,故治之宜侧重以肾为主,但情窦初开,肝气易动,宜兼以柔养肝气之法。中壮年时期,工作学习,婚配生育,公私事务繁忙,最易耗血伤阴,阴亏则阳易亢,导致肝气疏泄太过,故治之宜侧重于肝,以柔养血海而滋和肝气,但肝肾同源,房室孕产又与肾直接相关,故在治肝之中,仍然要兼以治肾。"七七"之年时期,肾气衰退,精血日亏,此时期阴道出血的病变,多系肾的功能失常、阴阳不和,故治之当"贵在补脾胃以资血之源,养肾气以安血之室",宜侧重治脾,兼以调养肾气,从后天养先天,先后天并治。在用药上,以冲和为贵,慎用刚燥之品。盖妇女虽然以肝肾为先天,以血为本,但由于有月经、妊娠、分娩、哺乳等生理过程,常处于"有余于气,不足于血"的状态。"气有余便是火",故治之当用平和调养之剂为佳,如过用刚燥之品,则容易动火,耗血伤阴。凡属血热引起的出血,常用甘凉之品,如鲜茅根、鲜荷叶、鲜旱莲草、益母草、生地、麦冬、甘草之类。气虚不能摄血,属脾气虚弱则用人参养荣汤或归脾汤;肾气虚弱,辨别其偏于阴虚或阳虚,选用左归丸(饮)或右归丸(汤)之类。旧瘀不去,新血不得归经的出血病变,本着"通因通用"的原则,采取化瘀之中有止血,止血之中有化瘀,以能止血、能化瘀之品为佳,如鸡血藤、益母草、参三七之类,以达到祛瘀不伤正、止血不滞瘀的目的。真阴日亏之老妇出血,则宜益气养阴,常用补中益气汤配胶艾汤加桑螵蛸、鹿角霜之类。此外,对于炭药(包括收敛药)的应用,以少用或不用为佳。盖炭药或其他收敛药,用之不当,往往有留瘀之虞。如病情需要,非用炭药收敛不可,也要根据病情的寒热虚实,使用不同性质的炭药。如血热的当用凉血炭(如栀子炭、黄芩炭、槐花炭);血瘀宜用化瘀炭(如红花炭、蒲黄炭、赤芍炭)。要是不辨病情的寒热虚实,盲目相信"黑药通肾,血见黑即止"的说法,妄用炭药,不但疗效不高,而且后患无穷。对于疗效巩固的问题,历来有主张补肾和补脾之分,两者都有理论和实践经验为依据。我主张以肾为主,脾肾并重。因为脾主运化而升清,是气血生化之源,有统摄血液的作用;肾是主蛰封藏之本,是藏真阴而寓元阳之脏,是气血之始,为月经的来源。肾主蛰封藏的功能,直接影响到胞宫"藏"和"泻"的作用,而肾气的盛衰盈亏,更是决定生长衰老的全过程。所以对复旧巩固疗效,要脾肾并重,以肾为主。既养先天的阴阳,又补后天的气血,阴阳调和,精血充沛,封藏牢固,自无漏脱之患。

二十一、从肾治带

根据多年的实践体会,笔者认为健脾升阳除湿确实是治带的大法之一。但从探本求源、治病必求其本方面来说,治肾与治带的关系尤为密切。这点可以从下列三个方面来理解。

(1) 胞宫系于肾,冲任二脉源于肾,肾气的盛衰,直接影响到冲脉的盈亏,任脉的通涩及胞宫的功能。肾气充沛,才能保证太冲脉盛,任脉通畅,胞宫功能旺盛,月经正常来潮。如果肾气不足,就会导致太冲脉虚,任脉衰少,胞宫功能失常,从而发生带下及其他病变。所以《素问·骨空论》有"任脉为病……女子带下瘕瘕"之说。

(2) 带下病的原因虽有多端,如肝郁化火、脾失健运、肾气虚弱、湿毒内侵等,但其转归都是由于肾不能蒸化津液,开阖失司,冲任不固,带脉不约,水湿下流,壅滞胞宫所致。这是因为人体水液的潴留、分布、排泄等虽与脾、肺、胃等各个脏器都有关,但与肾的关系尤为密切。肾为水火之脏,开窍于二阴,与膀胱水府相为表里,是三焦主持水道的动力来源,有司开阖的功能。肾气充足,才能保证水液的吸收、施布、排泄正常运行。故古人有"水之本在肾"的说法。

(3) 肾主水,脾主湿,水与湿关系甚为密切,治湿必治水,治水即可达到治湿。脾必须升清而健运,才能不断地运化水湿。而其主升健运,有赖于肾阳的温煦。故水湿过盛引起的带下病变,必须温肾健脾之剂并用,才能收到预期效果。因为带下病的发生与肾有着密切的关系,所以治带与治肾也有密切的关系。对于带下病的辨证论治,必须立足于肾功能的调节,着眼于水与湿的运化。

根据带下的不同临床表现,下面着重从治肾的角度谈谈本病的治疗。

(1) 症见带下色白或淡黄,量多无臭,质稀如水或如米泔,伴见面色苍白或萎黄,四肢不温,甚或下肢浮肿,胃纳不香,大便溏薄,舌质淡嫩,苔薄白润,脉细缓者,为脾失健运,湿流下焦,注入胞宫,带任二脉功能失常的病变。治宜温肾健脾,升阳除湿。方选完带汤,如酌加巴戟天、补骨脂、鹿角霜、川椒之类,以温肾扶阳,则化湿止带之力尤捷。

(2) 症见带下色白量多,冷稀如水,终日淋漓不绝,伴有腰酸如折,少腹、小腹冷痛,小便频数清长,舌质淡,脉细迟者,为肾气虚弱,下元寒冷,既不能温煦蒸腾津液以敷布,又不能闭藏以固本,以致形成水精不化、湿浊流注胞宫的病变。治宜温肾扶阳,温化水湿,方选《伤寒论》附子汤加巴戟天、益智仁、黄芪、肉苁蓉、鹿角霜、川椒等温肾暖宫,固摄冲任。

(3) 症见带下色赤,或赤白相兼,或黄绿,质稠而秽浊,淋漓不断,伴有胸胁胀满,心烦易怒,口苦咽干,苔黄舌红,脉弦数者,为肝郁化火,导致脾失健运,肾失闭藏,湿热下注胞宫,冲任不固,带脉失约的病变,治宜清热利湿,芳香化浊,一般常用龙胆泻肝汤。方中之木通、泽泻、车前子气味甘苦寒,功能泻肾经之火,泄膀胱之热。肝为肾之子,肝脉络阴器,根据《难经》关于"实则泻其子"的论述,龙胆草、黄芩、栀子、柴胡清肝泻火,名为泻肝,实则泻肾。湿热混浊,性极黏腻,除以栀子、龙胆草、黄芩"以苦燥之"外,本着"肝欲散,急食辛以散之"的原则,可酌加石菖蒲、佩兰、藿香之为佐药,取其芳香化浊的性能,从而促进水湿的蒸化,以达到治带的目的。

(4) 症见带下色白黄如脓,或混浊如米泔,或如豆腐渣,或夹有血液,臭恶腥秽,阴部灼热,瘙痒如虫咬,小便赤涩,口苦唇干,舌红苔黄,脉弦数或滑数者,多属经行产后,胞脉空虚之时,或受药物、器械损伤,或阴道用具不洁,外界湿浊秽恶之毒乘虚内侵,郁滞阴户胞宫,郁久化热生虫,损伤冲任之变。治宜清热解毒,通泄利水,多用止带方(《世补斋不谢方》)加忍冬藤、鱼腥草、地肤子、土茯苓之类。

总之,带下之变,虽有寒热虚实之不同,其治法尽管有扶正培元、疏肝泻火、清热解毒、活血化瘀等之分,但由于其病变均波及胞宫和冲、任、带三脉,湿邪流注下焦为患,故温化则以温肾健脾为宗,清利亦以泄肾泻肝为法。

二十二、带下病的辨证施治

带下病临床颇为常见。谚云"十女九带",昔日扁鹊过邯郸,闻贵妇人,而专为带下医者,以妇人患此证甚多也。以下分三个方面论述。

1. 治带多法　祛湿化瘀为先

带下虽有脾气之虚、肝气之郁、湿气之侵、热气之逼诸因,而水谷精微不能输布生血,反潴为湿,湿浊下注，冲任受损，带脉不固，胞宫藏泻失职机制则一。治带虽有温化、清热、燥湿、补虚、泻实之分，其病因病机不离"湿"、"瘀"二字，故治带多法，祛湿化瘀为先。盖妇人经、孕、产、乳以血为用，胞宫位居下焦阴湿之地，房室纵欲、药物、器械均可损伤胞脉，湿浊之邪即乘虚侵袭客于胞宫。湿为阴邪，其性重浊黏腻，易阻遏阳气，使脏腑气机失和，经脉不利，血行失畅，或湿与离经之血胶结为瘀，或瘀阻经络，三焦气机不畅，水津不能敷布施化而生湿。湿能致瘀，瘀能生湿，互为因果，均能阻遏气血流通，形成湿瘀为患。临证常见带下量多，或赤白相兼，少腹小腹胀痛，痛经、癥瘕诸疾并作。临床应根据湿瘀的轻重主次，灵活采用化湿和血之法。如寒湿凝滞而致经脉不利为瘀者，治以温化寒湿为主，佐以化瘀之法，可选用异功散（党参、白术、茯苓、陈皮、甘草）加补骨脂、益智仁、藿香、苍术、鹰不扑、鸡血藤、益母草等；如湿热或湿毒壅盛，血受热灼成瘀者，则治以清热利湿为主，佐以凉血化瘀之法，常用方为清宫解毒饮（鸡血藤、丹参、土茯苓、忍冬藤、薏苡仁、车前草、益母草、甘草）酌加紫草、败酱草、鱼腥草等；若因脏腑气机失调，瘀阻经脉，以致津液不能输布，反陷为湿者，治以活血化瘀行气为主，佐以利湿之法，常用桃红四物汤去熟地黄，加苏木、泽兰、茜草、马鞭草、车前草、土茯苓、鸡冠花等，治湿又治瘀，俾湿瘀俱化，带下悉除。

2. 以肾为本　温化清利为要

《傅青主女科》开篇之首即有"带下俱是湿症"之言，可见湿与带下密切相关。脾居中州而主运化水湿，脾气健运则清升浊降，湿祛源清，自无带下之虞，故历代医家治带均重视健脾益气，升阳除湿。但湿邪之变不仅与脾弱有关，且与其他脏腑功能失常有关，其中与肾的关系尤为密切。盖肾主水，脾主湿，水湿同源，治湿必治水，治水即可以治湿。又肾为水火之脏，内寓元阴元阳，冲任所系，"五脏之阴气，非此不能滋，五脏之阳气，非此不能发"，肾气的强弱与否，关系到水湿代谢的正常与否。若肾阳虚衰，失于蒸化，则脾阳失运，水谷津液不能升清输布，冲任不固，带脉失约，水湿滞于胞宫，可致带下绵绵不绝；若肾阴不足，则五液亏虚，肝失涵养，生发无能，可出现带下全无，阴道干涩，或肝郁日久化火，乘克脾土，湿热下注，出现带下黄稠、臭秽，故治带不仅要健脾，更要温养肾气，以固根基。临证但见带下量多，色白或淡黄，质稀不臭，伴面色萎黄，纳呆便溏，四肢欠温，舌淡嫩，苔薄白润，脉细缓者，治可用温肾健脾，升阳除湿之法，方用《傅青主女科》完带汤加巴戟天、补骨脂、川椒、鹿角霜等温肾化湿止带；证见带下绵绵，质稀若水，腰酸如折，小腹冷痛，小便频数清长，舌淡，脉沉迟者，治重温肾扶阳，温化水湿，选用《伤寒论》附子汤加黄芪或合缩泉丸化裁（制附子、党参、白术、茯苓、益智仁、淮山药、金樱子、桑螵蛸）温肾固涩，治湿及泉，使阳气流通，阴湿能化；证见带下或多或少，色黄或阴道灼热，头晕耳鸣，失眠心悸，腰背酸困，舌红少苔，脉细数者，常用知柏地黄汤合芍药甘草汤（知母、黄柏、熟地黄、淮山药、山茱萸、丹皮、茯苓、泽泻、白芍、甘草）壮水制火，滋阴柔肝，使真水行而邪湿无所容；若带下黄浊臭秽，或赤白相兼，伴心烦易怒，胸胁胀满，口苦口干，舌红苔黄，脉弦数者，为肾失封藏，脾失健运，湿热下注所致，宗《难经》"实则泻其子"之旨，选用龙胆泻肝汤清肝经湿热，泻肾经虚火。总之，不论是寒湿带下还是湿热带下，均宜以肾为本，温化总以温肾健脾为宗，清利则以泄肾泻肝为法。

3. 经带并治　贵乎知常达变

《素问·骨空论》指出："任脉为病……女子带下瘕聚"，《金匮要略·妇人杂病脉证并治》亦有"妇人经水闭不利，脏坚癖不止，中有干血，下白物，矾石丸主之"的记载，实为经带并病之最早记载。冲主血海，任主诸阴，督统诸脉，三脉一源三歧，均起于胞中，而带脉起于少腹侧季胁之端，环身一周，约束诸脉，故冲、任、督三脉与带脉相通相济，任督病可致带脉病，带脉病亦可致任督病，从而经带并病。此外，叶天士有"八脉隶于肝肾"之说，肝肾虚损，则冲任失固，督脉失统，带脉失约，不能制约经血，血与带相兼而下；或久崩耗血亡阳，精反为浊，白滑之物下流不止。其中以湿热带下引起月经过多、痛经、闭经尤为多见。盖湿热熏蒸,壅滞于胞宫,既可导致水精不化,湿浊下注,带脉失约之绵绵带下,又可损伤冲任,以致经行失常,故治带要注意带病、经病之间的密切关系,分清带病、经病的孰轻孰重,灵活采用治带及经或经带并治之法,在湿浊带下严重时,常通过治带调经,方能取效。如脾虚下陷,运化失职,统摄无能,常可因湿浊不化,损伤任带而出现带下量多或质如米泔,月经超前,量多色淡。治可用益气健脾,止带摄血之法,选用举元煎加土茯苓合《内经》乌鲗骨藘茹丸(党参、白术、黄芪、升麻、炙甘草、土茯苓、海螵蛸、茜草)酌加辛温芳化、疏转气机之品,如白芷、荆芥穗、藿香、苍耳子等培中燥湿,从带治经,使经带并调。如湿热下注,交蒸于胞内,致冲任受灼,带脉失约,出现带下黄浊臭秽或赤白相兼,阴道辣痛,月经量少色黯,经痛者,治拟清热利湿、和血化瘀之法,选用《金匮要略》当归芍药散合四妙散(当归、川芎、赤芍、白术、土茯苓、黄柏、薏仁、牛膝、苍术)酌加马鞭草、鱼腥草、连翘、救必应等苦寒燥湿,化瘀解毒之品,俾湿去热孤,脉道疏浚,瘀化血行。

二十三、治带不忘瘀

带下病的治法,根据寒、热、虚、实的不同,一般有温化、清热、燥湿、祛痰、补虚、泻实等不同。在这些治法中,我素来是推崇《傅青主女科》"夫带下俱是湿证"之说,又以祛湿为先,在选方用药均着眼于湿邪的温化或清化,确实收到一定的效果。但近年来临床实践表明仅从湿着眼还不够完善。盖湿为阴邪,其性重浊黏腻,最易阻遏气机,导致冲、任脉功能的失常,血行不畅而形成湿瘀混杂为患的带下病变。所以在辨证论治的基础上,除了以湿为先之外,又要注意治湿治带不忘瘀。如脾虚带下,色白,质如米泔,纳呆,便溏,治之当以健脾升阳除湿为主,常用完带汤加鸡血藤或当归芍药散。前者虽有"寓补于散之中,寄消于升之内"的功效,但血分之药阙如,故加辛甘温之鸡血藤,以收补血行血之功。当归芍药散本是治疗"诸疾痛"的名方,有健脾除湿,调理气血的作用,凡是湿瘀为患而导致经带并病者用之相宜;肝郁化火,带下色黄臭秽而阴道灼热痒痛者,常用龙胆泻肝汤以平肝泻火,清热利湿,并加丹参、牡丹皮、大蓟、小蓟之类,以加强当归、生地黄理血化瘀之力;肾阳虚带下,色白量多,质稀如水,治之当用温肾健脾之法,常用附子汤配缩泉丸加桑螵蛸、补骨脂、鹿角霜之类。但经源于肾,阳虚带下,多伴有经行错后,甚或经闭不行,此是阳虚不振,寒湿壅滞胞宫,冲任脉不利,治之除了温肾扶阳,以散寒湿之外,宜酌加当归、川芎、月季花、泽兰之类,以收到治带治湿之中有活血化瘀之功;湿毒引起的带下,色黄臭秽,甚则如豆腐渣或带有脓血,阴道灼热痒痛,常用五味消毒饮配二妙散加土茯苓、槟榔以清热利湿、解毒杀虫,并配加凌霄花、白茅根、丹参、牡丹皮、马鞭草、土牛膝之类以活血化瘀,凉血解毒,其效较为显著。

总之,带下不离湿,而湿邪重浊黏腻,能导致经脉不利而为瘀,瘀则凝结壅滞下焦,导致津液不能上布施化,反而下陷而为湿。所以对带下病的治疗,除了以温肾健脾为宗,以祛湿为先之外,还要注意治带不忘瘀,灵活选方用药,才能收到预期的效果。

二十四、带下病的治疗

带下有生理性和病理性之分。妇女发育成熟以后,于经期前后或妊娠期间,阴道内有少量白色无臭的分泌物,此属生理性带下,不以病论。如带下量过多,色泽或黄或赤或白,有秽臭气味,甚则腰部酸痛,少腹、小腹辣胀,阴道瘙痒等,便是病理性带下,宜及早治疗。

带下病有广义和狭义的不同。前者泛指妇科的经、带、胎、产等病变而言,不属本文讨论范围。后者则专指阴道内分泌物增多,色泽异常,质或稀或稠,或有特殊气味,并伴有一定的症状而言,本文主要讨论后者。

根据带下的色泽和伴有的症状,临床上把它分为白带、黄带、赤带、黑带、青带、五色带等不同的名称,其中以白带、黄带、赤带为多见,五色带多是阴道和胞宫内久生恶疮之候,病较难治。

带下病是妇女四大疾病之一,一般来说,没有严重的危害,但长年累月,绵绵而下,津液长期暗耗,阴精亏损,不仅可导致筋骨失养而有腰酸,少腹、小腹辣痛,肢体乏力等之变,而且还可以造成经行紊乱、胎孕困难或受孕之后易坠小产等不良后果。所以对此病要未病先防,已病防变,彻底根治,以保障妇女的健康。

(一)病因多端　以湿为主

带下病的致病因素,主要有以下四个方面。

(1)肝郁化火:肝主疏泄,肝脉绕阴器。肝郁化火,则导致脾失健运,肾失封藏,因而湿热下注,壅滞胞宫,任脉不固,带脉不能约束,故绵绵带下,色白黄,质秽或阴痒。

(2)脾失健运:脾统血而主运化水湿,脾健则升,津液得以输布全身。脾气虚弱,则中气下陷,不能运化水谷精微使其敷布全身,反而潴留中焦变为湿邪,湿浊下注胞宫,带、任脉功能失常,故带下量多色白,质如涕如唾。

(3)肾气虚弱:肾藏精而主水,为封藏之本。肾气虚弱,下元寒冷,既不能温煦升腾津液以敷布,又不能闭藏以固本,以致形成水津不化,滑脱下流。

(4)湿毒内侵:经行产后,胞脉空虚,或药物、器械损伤,或阴道用具不洁,外界湿浊秽恶之毒乘虚内侵,郁滞阴户胞宫,郁久则化热生虫,故滞下黄白而臭秽,阴道瘙痒、灼痛。

总的来说,带下病的原因,虽有上述种种,但均是由于水谷之精微不能输布生血,反而潴留为湿,流注下焦,停滞胞宫,损伤冲、任、带诸脉而引起的病变。湿的轻重多少,直接关系到病情的深浅程度:湿重带多,湿轻带亦少。《傅青主女科·带下》有"夫带下俱是湿证"之言,也说明了湿与带下病的密切关系。

(二)治疗多法　祛湿为先

带下病的治疗,根据病情虚实寒热的不同,虽有温化、清热、燥湿、祛痰、补虚、泻实之分,但因其病因以湿为主,故其治法当以祛湿为先。一般来说,治湿之法,湿在上在外者,宜微汗以解之;湿在下在内者,则宜温肾健脾以利之,亦即《素问·阴阳应象大论》所说"其在皮者,汗而发之","其下者,引而竭之"。具体说来,湿从寒化,宜温燥利湿;湿从热化,宜用苦寒清利;脉证俱实,水湿壅盛,宜攻逐利水;脉证俱虚,形气不足,宜扶正培元。本证是湿邪在内在下的病变,根据"诸湿肿满,皆属于脾","脾苦湿,急食苦以燥之"之说,本病的治疗原则以健脾、升阳、除湿为主,这早已为临床医师所公认。但湿邪的病变,不仅与脾弱有关,而且与其他脏腑的功能失常亦有关系。例如,肾为水火之脏,元阴元阳之所出,主藏精而系胞,肾虚则水冷,下元不固,带下清冷。所以对本病的治疗,不仅要健脾,还要温养肾气。

祛湿的方法,方书中记载颇多。从本病来说,我以为最重要的是温化和清利。因为湿为阴邪,重浊而黏腻,只有通过温肾健脾,加强脾的健运,肾的温煦,才能使水湿之清者输布全身,滋养各个脏器组织,浊者从膀胱排出体外。水液代谢正常,湿去则带自止。湿邪最易抑遏阳气,郁久则化热生虫,故清热利湿、解毒杀虫之法又为治疗本病时所常用。当然,我们强调温化与清利,并不否认其他的治法,例如,赤带之变,不仅要用苦寒燥湿,还要用活血化瘀摄血之法;带下虽多,质稠秽臭,又多用芳淡宣化以祛湿;久带正虚,每每选用扶正固涩之品。

(三)辨证论治　兼予熏洗

本病有全身症状,又有局部病灶。因而治疗时既要重视辨证论治,又须注意局部的外治熏洗。下面介绍本病各种类型的一些基本的治法。

（1）脾虚证：带下色白或淡黄，无臭，量多质稀如水，有时如米泔，绵绵不断，面色苍白或萎黄，四肢不温，甚则二足浮肿，纳差便溏，舌质淡，苔薄白，脉缓弱等。本型乃脾失健运，湿留下焦的病变，治宜健脾升阳除湿为主，佐以舒肝解郁之品，可用《傅青主女科》之完带汤加味治之。方中人参、白术、甘草、淮山药补脾益气，气行则湿化；二术同用，则健脾燥湿之功倍增，白芍、柴胡、陈皮舒肝解郁，理气升阳；车前子甘寒滑利、降泄除湿；黑荆芥入血分，既能舒肝，又能祛风胜湿。全方补而不滞邪，消而不伤正，正如《傅青主女科》所说："此方脾、胃、肝三经同治之法，寓补于散之中，寄消于升之内"。若腰痛加骨碎补、菟丝子、杜仲；少腹、小腹胀痛加小茴香、香附、艾叶；久带量多，色白质稀如水加巴戟天、鹿角霜、补骨脂之类以温肾扶阳。若带下色黄质稠秽者，属脾虚夹热之证，可用二妙散、四妙散之类加减治之。

（2）肾虚证：本证有阳虚与阴虚之分。阳虚者，带下色白而量多，冷稀如水，淋漓不绝，腰酸如折，小腹冷痛，小便频数清长，夜间尤甚，舌质淡，脉细迟。阴虚者，带下量或多或少，色黄或赤白相兼，或伴有阴痒，甚至有灼热感，心烦易怒，头晕目眩，口干耳鸣，失眠心悸，时而汗出，腰酸困，舌红少苔，脉细数或弦数等。本型的治疗，阳虚者，宜温肾扶阳，固涩止带之法，可用《伤寒论》之附子汤加鹿角霜、桑螵蛸之类治之。阳密则固，气旺则湿化。久带多虚，酌加黄芪、扁豆、芡实、覆盆子等扶正敛涩之品。阴虚多火旺，阴虚者，宜壮水以制火，可用《医宗金鉴》之知柏八味丸加谷精草、夜交藤、白芍、灯心草之类治之。

（3）肝火证：带下色赤，或赤白相兼，或黄绿，质稠而秽，淋漓不断，月经先后无定期，精神抑郁易怒，胸胁胀满，口苦咽干，舌红苔黄，脉弦数等。本型乃肝经湿热下注胞宫的病变，宜用《医宗金鉴》之龙胆泻肝汤治之。方中龙胆草、黄芩、栀子、柴胡疏肝清热泻火，木通、车前子、泽泻祛湿利水，当归、生地黄养血补肝，使邪去而正不伤，甘草调理脾胃而和诸药。全方具有泻肝火、利湿热之功，凡是肝郁化火、带下色赤或黄绿之实证，均可用之。

（4）湿毒证：带下黄色如脓，或浑浊如米泔，或如豆腐渣，或混有血液，秽臭，阴部灼热、瘙痒，小便赤涩，唇干口苦，舌红苔黄，脉弦数或滑数等。本型乃湿毒内侵，损伤冲任胞宫，以致蕴而生热化浊的病变，宜用《世补斋不谢方》之止带方加减治之。方中茵陈、栀子、猪苓、茯苓、车前子、泽泻清热解毒、通泄利水，赤芍凉血解毒，牛膝走而能补、能引诸药下行。全方具有清热解毒，祛湿止带之功。可酌加黄柏、忍冬藤、连翘、鱼腥草、地肤子之类，以加强其清热、解毒、利湿的功能。阴部瘙痒者，多为湿热生虫之变，除内服药之外，宜用苦参、蛇床子、土茯苓、槟榔、黄柏、枯矾之类煎水，乘热熏洗，每天2~3次。

总之，治疗带下病，应以健脾温肾为宗，以祛湿为先，结合不同的脉症，分别佐以疏肝泻火，清热解毒，活血化瘀，扶正培元之品，适当结合外治之法。只要治法对证，用药中的，则疗效可期。

二十五、治肾与妊娠

妇女从怀孕到分娩前的一段时期，称为胎前。在这段时间之内，由于生理上的特殊变化往往容易产生一些与妊娠有关的疾病，称为胎前病。常见的胎前病有恶阻、肿胀、腹痛、胎动不安、子痫、胎漏下血、转胎、滑胎、坠胎等。这些疾病的发生，在病因上虽然也有内伤、外感等不同，但总的来说，多由于受孕以后，生理上发生了特殊的变化，导致脏腑、气血、阴阳的偏盛偏衰而致病。故治疗多从调理脏腑、气血、阴阳，矫其偏盛偏衰入手，其中以补肾扶脾为主。因为肾藏精而系胞，是先天之根，脾主运化与胃相表里，是气血的来源，为后天之本。胚胎之未生，是依赖母血以滋养，血既来源于脾又为肾精所化，肾藏脾运，精血充足，则胎孕无病，补肾实为固胎之本；扶脾为养胎之源。正如《血证论·胎气》中所说："精者，与血混合之名也，既成胎后，肾中之阳气，则化水以养胎；胃中之水谷，取汁化血，从冲任两脉，下注胞中以养胎，胎中水足，则血不燥，胎中血足，制气不亢，水血调和，则胎孕无病。"

1. 妊娠腹痛

本病的发生,是由于气血运行不畅所致,其引起的原因,一般是有血虚、气滞、虚寒等的不同,治疗的原则总以顺气安胎为主,但如症见少腹、小腹冷痛,腹胀大,四肢不温,苔薄白而滑,舌质淡嫩,脉细弦等之变,此为阳气虚弱,阴寒内盛,阳不温煦,血不濡养之征,治之当用温经散寒、扶阳抑阴之法,常用艾附暖宫丸(《沈氏尊生书》)加减。方中之四物能养血安胎,黄芪甘温以益气扶阳,肉桂之辛甘热有温肾暖宫之功,艾叶、吴茱萸温中散寒,香附理血之气滞,常加杜仲、桑寄生以助川续断固肾安胎。

2. 胎漏下血

引起本病的原因虽有虚实寒热的不同,但总的来说,均属冲任不固,不能摄血安胎所致,以临床所见肾虚者为多。盖肾藏精,为主蛰封藏之本,如禀赋本虚,先天不足,或孕后房室纵欲,伤耗肾气,以致冲任不固而漏下绵绵,症见妊娠期中,腰酸膝软,小腹下坠,阴道流血,色淡质稀,头晕耳鸣,小便频数,舌苔薄白,舌质淡嫩,脉沉细弱等。此属肾气虚弱,冲任不固,胎失所系之变,治之当用固肾安胎之法为主,可宗寿胎丸(《医学衷中参西录》)加桑螵蛸、川杜仲之类治之,从而达到补肾壮腰的目的。

3. 妊娠水肿

妊娠七、八月之后,只是脚踝轻度浮肿,且无其他症状出现者,此为生理现象,可不必治疗,待其产后自消。若面部四肢浮肿,且有其他症状者,此属子肿之病变,当按其虚实进行治疗。以临床所见,虽有虚实之分,但以脾肾阳虚为主,故温肾扶阳健脾渗湿之法是为常用。如妊娠数月,面部及下肢浮肿,伴有心悸气短,四肢不温,腰酸软乏力,舌质淡嫩,舌苔薄白,脉沉迟等,证属脾虚不化水,水湿停聚,泛溢于头面四肢而为肿胀之变,治之可用温暖肾阳,化气行水之法,常用《伤寒论》真武汤出入,方中附子一味,辛温有毒,走而不守,有碍胎气,宜审慎而用。

4. 妊娠失音

声音出于肺而根于肾,为舌本所发,如孕妇素体阴虚,受孕之后,肾阴滋养胎儿,则肾阴益亏,不能上荣于舌本而致失音之变。如见妊娠八、九月,声音嘶哑,甚或不能出声,伴有头晕耳鸣,潮热颧红,大便干燥,小便短黄,苔少舌红,脉细数等,治之可用六味地黄丸加麦冬、沙参、沙苑子、西青果之类,以滋肾养阴,生津润肺,待肾肺津液充足,则能荣养舌本,咽喉清爽,肺之门户大开,其声可复。

总之,妊娠的病变是多种多样的,其治疗方法,亦当根据不同的证情而采取不同的原则,但肾主蛰而为封藏之本,妊娠病变的结局,均直接或间接与肾有关,故固肾安胎,实为治妊娠病的重要原则,正如《医学衷中参西录》所说:"且男女生育,皆赖肾脏作强……肾旺自能荫胎也"。《血证论》又说:"人身之生,总是以气统血,气乃肾中水化之阳……故胎之未生,气载之,胎之将产,气运之。知此,则知护胎者,必调气;催生者,必行气。"可见治肾在妊娠病中至为重要。

二十六、妊娠病要养血

妊娠时的疾病是错综复杂的,但其治疗总的原则要求,不外乎治病安胎。只治母病不顾胎元,则将有堕漏之虞;只安胎不治母病,则胎元之本不固。两者是相互影响的。母血是胚胎的营养物质,孕妇之情志舒爽或悲怒,气血的充盈或亏损,时时影响胎元的发育;而胎气的壅滞,又可以影响孕妇五脏功能的不和、气血的失调。所以在辨证论治的基础上,既要养血以治病,又要顺气以安胎,才能达到治疗目的。例如,妊娠呕吐、妊娠腹痛、胎漏下血等,在症状的表现上虽然有所不同,但妊娠呕吐之用桂枝汤,旨在通过调和营卫,使脾胃调和,气血平而已;妊娠腹痛之用当归芍药散或加味逍遥散,虽然有一偏于肝虚血滞、脾虚湿阻,一偏于七情过极、肝郁气滞的不同,但其着眼点均不离于血,不过一则重在使肝脾调和、养血理气、健脾利湿而止痛;一则通过疏肝养血、理气行滞以止痛。胎漏下血的治疗,血虚的用胶艾汤以调补冲任,养血安胎;气血两虚,治重肝脾的调养,常用泰山磐石散或八珍汤加味以益气养血,顺气以安胎;肾虚胎漏用《医学衷中参西录》的寿胎丸补肾养血以安胎,已为医家所公认的良方。总之,安胎之剂所以喜用菟丝子、桑寄生、杜仲、续断和黄芪、党参、白术、当归身、熟地等双补气血和补肾壮腰之品,是因为肾不仅是主蛰封藏之本,而且又是气血之始,阴阳之根,肾充则胎固;脾统血而主升,肝藏血而主生发,脾土气旺,肝血充足,则胎气生长不息,足月顺产。

二十七、妊娠呕吐的简易治疗

妊娠呕吐,是孕妇常见的疾病。在临床所常见的有胃气虚弱、肝火旺盛、痰湿凝滞等3种类型。这些类型治疗的选方用药,是相当复杂的。这里介绍一些简易而有效的治疗方法。

1. 胃气虚弱型

主要脉证:孕后二、三月,脘腹胀闷,恶心呕吐,食入即吐,精神萎靡,四肢无力,舌苔薄白,舌质淡,脉象缓弱无力等。

治疗原则:健脾和胃,调气降逆。

简易方药:灶心土20g,炒黄糯米20g,广陈皮6g,生姜6g。水煎服,每日1剂。

2. 肝火旺盛型

主要脉证:妊娠呕吐苦水或酸水,脘腹胀闷而胁痛,嗳气叹息,心烦易躁,头晕头痛,面色苍黯,小便短黄,大便干结,舌苔薄黄,舌质边尖红,脉象弦滑而数。

治疗原则:清肝和胃,降逆止呕。

简易方药:古羊藤20g,竹茹6g,鲜枇杷叶15g,鲜紫苏叶10g。水煎服,每日一剂。

3. 痰湿凝滞型

主要脉证:妊娠初期,呕吐痰涎,色白质稀,胸腹痞满,心悸气短,头晕目眩,四肢倦怠,口中淡腻,舌苔白而腻,舌质淡嫩而胖,脉象缓滑。

治疗原则:健脾除湿,化痰降逆。

简易方药:鲜紫苏叶15g,灶心土20g,广陈皮10g,生姜10g。水煎服,每日1剂。

以上是简便的治疗方法,可以就地取材,方便患者自我疗法。但病情始终是错综复杂,如果疗效不理想,应及时到医院治疗,以免延误病情。对本病的治疗,除了药要对症之外,服药的方法是否恰当,与疗效的关系也很大。

我的体会是:以次数多而量少为佳。在服药之前,先用生姜片含服3～5分钟,然后才能服药,则胃能受药而发生作用。同时,还要保持精神舒爽,心情开朗,饮食调节合理,才能获得比较好的效果。

二十八、胎前病防治的体会

妇女从怀孕到分娩前的一段时期,称为胎前。在这段时期内,由于生理上的特殊变化,往往容易产生一些与妊娠有关的疾病,这就叫做胎前病。常见的胎前病有恶阻、肿胀、腹痛、胎漏下血、胎动不安、子痫、转胞、滑胎、堕胎等。这些病如不及时防治,严重者可危及胎儿和孕妇的安全,所以历代医家把胎前病列为妇女四大病之一。

(一)防重于治 劳逸适宜

我国历代劳动人民在长期与疾病作斗争的过程中,对于胎前病的预防积累了一定的经验。如有"勿乱服药,勿过饮酒,勿妄针灸,勿向非常地便,勿举重登高涉险,勿恣欲行房;勿多睡卧,时时行步;衣毋太温,食毋太饱;若脾胃不和,荣卫虚怯,子必赢瘦多病"等论述,就是针对预防胎前病而言的。从今天的观点来看,这些论述虽然不够全面,但仍然有一定的指导意义。现根据前人的经验,结合自己的体会,对胎前病的预防,提出以下几点。

(1)注意保持精神饱满,身心愉快,以促进气血畅通,气机舒宜,从而增加抗病的能力。

(2)参加适当的体力劳动,多接触新鲜空气和阳光,以温润肌肤,坚壮筋骨,预防疾病。但要避免过重的操作。

(3)作息有定时,睡眠要充足。

(4)饮食有定量,宜吃有营养、易消化的食物,勿过饱过饥,勿食辛温香辣和肥甘厚味等刺激滞腻之品,避免损伤脾胃,影响气血生化。

(5)衣着不宜过紧,注意大便、小便的通畅,以免造成气血的凝滞,影响胎儿的生长发育。

(6)节性欲,慎房事,防止堕胎小产。有习惯性流产史的孕妇尤宜注意。

(7)做好产前定期检查,及早发现疾病,及早治疗或矫正。

(8)有病要去医疗机构诊治,勿擅自服药,勿妄行针灸,以免造成不应有的痛苦和严重的不良后果。

(二)辨证论治 胎气着眼

妇女在受孕期间,一方面要供给胎儿的血液营养,容易形成阴血的偏虚;另一方面,胎儿逐渐长大,影响气机的升降,容易导致气滞痰郁等病变。诊治时除了通过四诊的搜集和八纲的分辨,找出疾病的病因、病位、病性以及邪正消长情况之外,还必须着眼于胎气的情况,这是因为母病可影响胎儿,胎病也可以引起母病。辨证时应辨别是母病引起胎病,还是胎病引起母病,然后决定治疗的原则。例如,孕妇感受热邪而致胎漏下血者,治疗当以清其母热为主,热退而漏血自止;胎气壅滞而致母病腹痛者,当以顺气安胎之法治之,气顺则腹痛自除。同时,为了安胎,凡属峻下、滑利、走窍、行血、破血、耗气、散气及一切有毒的药品,都要慎用或忌用。

例1 农某,女,30岁,南宁市人。1971年4月1日初诊。受孕6个月,阴道出血已2天,色鲜红无块,量或多或少,小腹轻度坠痛,心烦易躁,夜难入寐,口干渴而喜冷饮,小便短黄,大便正常。脉滑数,肤热面红,苔黄而干,舌红唇燥。

根据以上脉证,此乃热伏冲任,以致血海不固,迫血妄行之变,故胎漏下血,色红而量或多或少。胎动不安,故小腹坠痛。热邪熏心,神不安谧,故心烦易躁,夜难入寐,肤热面红。热为阳邪而耗伤津液,故唇干口渴而喜冷饮,苔黄而干,小便短黄。心主血脉而开窍于舌,舌红脉数,乃属火动于中,热迫血脉之证。拟用清热养阴、凉血止血之法为治。

方药 生地12g 白芍9g 玄参15g 麦冬12g 地骨皮9g 黄芩9g 黄柏5g 旱莲草18g 桑寄生12g 阿胶9g(烊化服) 川续断9g

水煎服,每日1剂,连服3剂。

方中以黄芩、黄柏、地骨皮消除火热之邪以安胎;白芍合增液汤生津、和血、敛阴,阿胶、旱莲草补肾滋阴,敛血止漏;川续断、桑寄生固肾安胎。全方有清热养阴、凉血止漏、补肾安胎的作用。服第1

剂而血少,第2剂而血止,第3剂而胎安。

例2 唐某,女,28岁,钦州镇人。1972年5月6日初诊。受孕第1胎5个月余,时感胸脘痞闷,嗳气频作,偶或小腹绵绵而痛,胃纳不振,二便如常,脉弦滑,苔薄白。

根据以上脉证,此属胎气壅滞,致使气机升降失常,脾失升健而形成的病变。拟顺气安胎,仿紫苏饮加减为治。

方药 紫苏9g 当归身6g 白芍9g 枳壳2g 砂仁壳2g 广陈皮5g 荆芥2g 甘草3g

上药连服2剂,气顺胎安。

(三)脾肾为主 兼以养肝

胎前的疾病,病因虽然也有内伤、外感等之别,但总的来说,多由于受孕之后,生理上发生的特殊变化,导致脏腑、气血、阴阳的偏盛或偏衰而致病。故治疗多从调治脏腑气血阴阳,矫其偏盛偏衰入手,其中以补肾扶脾为主。因为肾藏精而系胞,是先天之根,补肾实为固胎之本;脾主运化,是后天之本,扶脾则能益气血之源。本固血足,则胎自安。肝藏血而主生发,是体阴而用阳之脏,为冲脉之所系,故柔肝、养肝之法,亦在所常用。肝和木荣,生机蓬勃,对胎儿的生长发育,也有良好的作用。

例 董某,女,31岁,来宾县人。1975年11月1日初诊。1970年结婚,翌年足月顺产一胎,1974年11月及1975年5月先后两次流产,现怀孕已2个月余,头晕眼花,腰酸膝软,精神不振,纳差,大便干结,小便正常。因恐再次流产,故来就诊。诊见体质瘦弱,脉沉细滑,舌苔薄白,舌形瘦小,舌边齿痕,舌质淡嫩。

根据以上脉证,此属气虚之证。拟补肾扶脾,养肝之法为治,以防其漏脱。

方药 菟丝子9g 枸杞子9g 覆盆子9g 川杜仲9g 当归身9g 桑寄生12g 何首乌15g 炙潞党参15g 淮山药15g 炙黄芪12g 炙甘草6g

水煎服。

方中菟丝子、枸杞子、覆盆子、归、芍、首乌滋养肝肾,参、芪、草、淮山扶脾益气,桑寄生、杜仲固肾安胎。全方温而不燥,补而不腻,有洽调阴阳,温养气血之功,能收扶正安胎之效。以后根据本方出入加减,每月服3~5剂,已于1976年5月顺产一男孩。

(四)标本同治 防漏安胎

"急则治其标,缓则治其本",这是一般的治疗法则。根据胎前病治疗的特点,既要治母病,又要安胎,以标本同治较好。因为只有标本同治,才能杜绝病邪的传变,促进气血阴阳的相对协调,从而达到母安胎固的目的。如只是治本而不治标,则恐有留邪之弊;只治标祛邪而不顾本,则有伤正、胎动或胎漏之虞。

例 陈某,女,35岁,桂林市人。1974年10月5日初诊。已孕4个月余,平时胃纳不振,肢体疲乏,近3天来头晕痛,鼻塞,流清涕,偶或咳嗽,少量白色痰,质稀,大小便正常。脉虚浮,苔薄白,舌质淡,体型瘦,面色苍白。

体型瘦、神疲、舌淡、脉虚,此乃气血不足之候。头晕痛,鼻塞流涕,咳嗽有痰,为新感外邪,经气受阻,肺气失宣之征。证属正虚邪实,为血虚外感之变。拟扶正以祛邪,用益气、养血、疏解之法为治。

方药 当归身9g 党参12g 生黄芪15g 炒白术9g 葱白9g 紫苏叶9g 广陈皮5g 桔梗5g 老生姜3g

水煎服。

方中党参、黄芪、当归、白术益气补血以扶正安胎;陈皮、桔梗止咳化痰;葱白、苏叶、生姜疏解以祛邪,标本同治,药2剂后,邪去胎安。

（五）谷肉果菜　食养尽之

药物固然是治疗疾病的重要手段，但如果用之不当，往往造成不良的后果。《素问·五常政大论》说："大毒治病，十去其六；常毒治病，十去其七；小毒治病，十去其八；无毒治病，十去其九；谷肉果菜，食养尽之。"也就是说，在用药物治疗疾病时，不仅药要对证，而且还要严格掌握剂量，做到适可而止，避免用药太过而耗伤正气。胎前的疾病，主要是由于脏腑、气血、阴阳失调而引起，故可通过饮食进行调养。例如，有些长期便秘的孕妇，以地瓜当饭或地瓜叶当菜，可使大便畅通；亦有个别孕妇浮肿，以玉米粥当餐而收小便通利、浮肿消退之功。地瓜甘润而玉米甘淡，甘能滋阴养血以扶正，淡润则能疏利以祛邪，邪去而正不伤，正不伤则胎固。总之，谷、肉、果、菜是饮食调养的基本物质，必须根据疾病的情况，研究邪正的盛衰，善于利用各种饮食疗法，以促进脏腑气血充沛，阴阳洽调，从而达到母安胎固的目的。

二十九、试论胎教

妇女从怀孕到分娩这段时间，孕妇本身除了注意起居适度，饮食有节，心旷神怡，不妄作劳，防止外邪侵犯，保证身心健康之外，同时还要加强自身的精神品德的修养和教育，使之"外象而内感"，借以促进胎儿的智力发育，这就叫做胎教。

胎教之说，由来已久。早在汉代《史记》中对妇女妊娠就有关于胎教的记载。嗣后不少的医家，在此基础上，逐步有所发展。到了宋代，便有"胎教"的专篇论述，其内容日益完善，不仅指出了胎教有利于胎儿发育和聪明才智的一面，也指出了不注意胎教危害无穷的一面。

胎教的学说，本来是我们的祖先从长期的生活和医疗实践中总结起来的理论，是经得起实践考验的。但由于当时的社会环境等因素，难免掺杂了一些不健康的内容，因此长期以来，不为人们所重视，甚或诬之为迷信、糟粕。其实，只要我们能深入研究，它确有科学的价值。胎儿在母腹之中，依赖孕妇的气血津液的滋养，才能逐渐发育长大。所以，孕妇体质的强弱，气血的盈亏，神志的喜怒，禀赋的勇怯等，都直接影响到胎儿；同时外界环境的清静或喧扰，空气的新鲜或污浊，各种良性或恶性的刺激，都能影响孕妇的身心健康，间接影响胎儿，导致贤智或不肖，这便是"外象而内感"的结果。

胎教的内容相当广泛，现在综合扼要分述如次。

父强母壮，适时而婚。人类下一代的健康或羸瘦，聪明才智或愚智不肖，在很大的程度上取决于父母的体质是否健康，心灵是否善良。这因父母的精血是凝成胚胎的基本物质。父母体质的强弱、情志的喜怒等，直接影响到胎儿，"禀于清者，其子聪明智慧，寿而且康；禀于浊者，愚智不寿。"同时，还要注意父母的婚配年龄是否及时恰当，体质的强弱是否相称，古人有"父少母老，产女必羸；母壮父衰，生男必弱"和"羸女及时而嫁，弱男宜待壮而婚"之言。当然，从唯物辩证的观点看来，世界上没有不可改变的事物，人们的健康及聪明才智，是可以从实践锻炼和不断地学习中得来的，但也不可否认，从遗传的角度看来，先天因素不容忽视，而父母的婚配和健康如何，便是先天因素的主要内容。父母的体质强壮，心地善良，婚配合时，则所生子女多数玲珑活泼，健康可爱；否则纵能生育，其子女往往虚弱不堪，或痴呆不灵。

调摄精神，防御外邪。历代医家根据《内经》"虚邪贼风，避之有时，恬澹虚无，真气从之，精神内守，病安从来"（《素问·上古天真论》）的预防思想，强调人们的情志活动与疾病发生有极为密切的关系。精神上过度的强烈刺激或长期的忧郁，都足以影响人体脏腑气血的正常功能活动，因而引起疾病，尤其是妇人受孕后生理上的急剧变化，往往情志容易波动，所以更需强调"调心神，和情性"。同时，还要"寝兴以时，出处以节，可以高明，可以周密，使雾露之邪，不得投间而入"。要保持情志舒畅，气血调达，精神充沛，才能防止外邪的侵袭，从而杜绝疾病的发生，促进胎儿的正常发育生长。

独居静室,节忌房事。孕妇的语言行动、思想的起伏、环境的清浊,均与胎儿的发育息息相关。如果心地善良,洁身自爱,居住环境优美,则生育男女,多是健康敏捷的;反之,胎儿多是中途夭折,纵或能足月生下,往往是呆笨或凶恶。所以古人强调孕妇要做到居住简静,目不视邪色,耳不听淫声。当然,我们国家的底子还薄,目前的住房还有一定的困难,不可能每一孕妇休息睡眠时都能独居静室,但知有所节制,减少可为可不为之事,避免邪恶之声和淫秽之色,建立善良、诚恳的人生观,还是可以做到的,这对孕妇的身心健康,对胎儿的发育和成长,都是有利的。

劳逸结合,气血通畅。《素问·宣明五气》云:"久视伤血,久卧伤气,久坐伤肉,久立伤骨,久行伤筋。"指出了过劳过逸,有损于人体,不利于健康。平人尚且如此,孕妇更要注意劳逸适度。我们前人主张"胎孕须要频步行,宽缓日行三千步"的同时,要"作劳不妄",达到气血调和,使诸邪不得干忤。对于劳与逸的问题,汉代名医华佗曾明确地指出:人体欲得劳动,但不当使之极耳。动摇则谷气得消,血脉流通,病不得生,譬犹户枢,不朽也。可见在怀孕期间,适当参加轻微的体力劳动,经常散步于园林之中,沐浴朝阳,做到劳中有逸,逸中有劳,既不过劳,也不过逸,对保证孕妇的健康、促进胎儿的成长有积极的意义。

慎用药饵,中病即止。防病重于治病,这是积极的措施,但万一孕妇起居失常,或饮食不节等,那就免不了要用针药治疗。古人强调孕妇不能随便擅自用药,必须遵照医嘱服药,同时要中病即止。治疗孕妇的疾病,不仅要治病,而且要安胎,也就是说,既要设法驱除病邪,调和气血,恢复母体的健康,又要保护胎儿,使之不断成长,若是用药不当,过用耗气伤血之品,都会导致胎儿的夭折,或生后畸形怪象。

"胎教"之说,由来已久,具有一定的科学性。愿"胎教"这朵久经风霜的奇葩,永远在优生的园地里芬芳吐艳。

三十、漫话滑胎

滑胎属习惯性流产范畴。中医药治疗习惯性流产,以独特的理论做指导,积累了丰富而宝贵的临床经验,疗效显著,历来为患者所称颂,也引起国外医学家的重视。滑胎的致病原因,一般除脾肾气虚、血热动火、跌仆损伤、劳倦失度、饮食不节、房事纵欲等因素导致气血虚弱、肝肾亏损、脾肾两虚、冲任不固而引起流产之外,还应注意环境的污染、化学品、放射线等的刺激,特别是放射性照射,可能导致孕卵的死亡及排出。

对该病的治疗,除了辨证论治之外,还要分两个步骤来进行,一为未孕先治,固肾为本,二为既孕防病,已病早治。

所谓未孕先治、固肾治本,即在未孕之前,应着重于肾气的调养。因为其所以屡孕屡堕,其病因病机虽然多端,但总的机制不外乎冲任不固,肾失所养,所以在未受孕之前,须注意调理气血、温养冲任,以肾为本,从而固护其根蒂。一般常用人参养荣汤加菟丝子、鹿角霜、覆盆子,或五子衍宗丸去车前子,加川续断、川杜仲、桑寄生之类,轮流服用,每天1剂,调养半年至1年,多能摄精受孕。

受孕之后,要针对孕妇禀赋的厚薄,体质的强弱,配合适当的药物治疗,做到未病先防,常用调肝汤(淮山药、山茱萸、阿胶、当归、白芍、巴戟天、甘草)加菟丝子、覆盆子、桑寄生、川杜仲、川续断之类补肾养肝,或用泰山磐石散(即十全大补汤去肉桂、茯苓,加黄芩、川续断、砂仁、糯米)以调理气血。如此先后天并治,肝肾兼顾,则气血调和,胎元得养,多能足月顺产。若已发现胎动不安、胎漏先兆,必须及时采取标本并治之法,既要顺气安胎,又要补肾止血。对于血热、烦热咽干、阴道少量出血的胎漏,常用两地汤滋阴清热以治本,又加用荷叶蒂、苎麻根、旱莲草之类以治标,则阴足热退,胎元得安。对负重或跌仆损伤所致的胎动不安,既有胎脉的损伤,又有瘀血为患,在选方用药之时,既要注意补养气血,又要化瘀而不犯胎,常用当归补血汤加桑寄生、菟丝子、川续断、杜仲、鸡血藤、骨碎补治之,取其既能补气生血,又能补肾壮腰、行气活血之功。正气恢复,瘀血得化,新血归经,冲任得养,荫护胎元,自无漏脱之虞。

除了药物治疗以外,还要注意劳逸结合,保持气血调和、精神舒爽,不狂喜,不忧思,节制或禁止房事,防止损伤冲任,动火犯胎。调摄饮食,既要甘淡富于营养,又要防止肥甘厚腻。尤其是偏燥偏湿之体,更要特别注意饮食的调摄。

以上防治,仅就妇女本身而言。其实习惯性流产,虽表现在妇女身上,却往往与丈夫的体质有关。如嗜好烟酒之人,多是湿热内蕴于下焦,导致精子活动力弱,或死精过多,虽然幸而受孕,常常胎元发育缓慢,造成萎死。所以在防治之时,除了注意妇女本身之外,还要根据丈夫的身体情况,采取针对性防治措施,才能保证妇女孕而能壮,足月顺产。

三十一、习惯性流产的防治

连续流产三次或三次以上者,古称数堕胎,现代医学称之为习惯性流产。引起流产的原因很多,有体质因素,有后天的人为因素。总的归纳起来,一般有脾肾气虚、血热动火、跌仆损伤等的不同。从临床所见,以虚证为多,脾肾气虚最常见。

对本病的防治,除了同样要辨证论治之外,还要分两个步骤来进行:一则未孕先治,补肾固元;一则既孕防病,已病早治。

所谓未孕先治,补肾固元,即是在未受孕之前,着重于肾气的调养以固本。盖肾藏精,主生殖,胞络系于肾,肾气以载胎。其所以屡孕而屡堕,总的机制,不外乎冲任不固,肾失封藏所致。所以在未受孕之前,必须注意调理气血,温养冲任,以肾为本,从而固护其根蒂。一般常用人参养荣汤加菟丝子、鹿角霜、覆盆子、桑螵蛸和五子衍宗丸加杜仲、续断、桑寄生、党参、黄芪之类,轮流服用,调养半年至一年,然后摄精受孕,则效果较佳。

既孕之后,要针对孕妇禀赋的厚薄、体质的强弱,配合适当的药物治疗,做到未病先防。我喜用调肝汤加菟丝子、覆盆子、桑寄生、杜仲、续断之类以补肾养肝;泰山磐石散加减以调理气血。如此先后天并治,则气血调和,胎元得养,多能足月顺产。若已发现有胎动不安、腰脊胀堕、胎漏之兆,必须及时采取标本并治,既要顺气安胎,又要补肾止血。若血热而致烦热咽痛,阴道少量出血的胎漏,我常用两地汤滋阴清热以治本,又加用荷叶蒂、苎麻根、旱莲草之类以治标,则阴足热退,胎元得安。对负重跌仆损伤而致的胎动不安,既有胞脉损伤,又有瘀血为患的,在选方用药之时,既要注意补养气血,壮腰舒筋,又要化瘀不犯胎,我常用当归补血汤加味以治之,不仅能补气生血,而且有行气活血之功,再加桑寄生、菟丝子、杜仲、续断、骨碎补舒筋壮腰补肾之品,则瘀血消而胎元牢固。

应用药物治病安胎,本是重要的措施,但终归是消极的办法。所以除了药物治疗之外,还要注意劳逸结合,保持气血调和,精神舒爽;减少或禁止房事,防止损伤冲任,动火犯胎;调摄饮食,既要甘淡营养,又要防止肥厚滞腻,尤其是偏燥偏湿之体,更要特别注意饮食的适可而止。前人对孕妇提出的防漏安胎三字诀:"调情志,慎起居,适劳逸,节嗜欲,戒房事"的要求,是宝贵的经验总结,不仅是屡孕屡堕的习惯性流产患者,要很好地执行,才能保证足月顺产,即使是健康的孕妇,如果能依照三字诀的要求调养,则对胎儿的发育成长是大有益处的。

三十二、治肾与产后

产后疾病,其发病的原因多端,但总的来说,是失血伤津,又虚又瘀,虚实夹杂的病变,因而其治疗的原则是要补养气血扶正以固本,又要活血通络化瘀以去其标。补虚与化瘀与肾又有极为密切的关系,因为肾为水脏而主津液,津血耗伤,实是肾阴亏损;胞宫与肾同居下焦,"胞脉者系于肾",瘀血停积胞宫,不仅小腹刺痛,恶露淋漓不绝,而且又有腰脊胀痛,膝软乏力之变,盖肾主骨而腰为肾之府也,故产后病的论治,治肾仍是重要法则之一。

1. 产后腹痛

本病的发生,既有血虚不畅,筋脉失养的一面,又有血瘀停滞,阻碍经脉,形成"不通则痛"的病变。例如,产后小腹冷痛,恶露甚少或不行,色暗红,面色青白,舌质淡,苔薄白,脉沉弦而涩,证属阳虚寒凝瘀血停滞之变。以温肾扶阳,活血化瘀之法治之,可用生化汤加肉桂、附子、艾叶之类,生化汤能补血化瘀,肉桂、附子、艾叶温肾扶阳,瘀消阳复,其痛自止。

2. 产后大便难

产后失血伤津,津液不足,不能濡润肠道,以致大肠的传导功能失常而导致大便难。例如,产后大便数日未解,或解时艰涩而下,但脘腹胀痛,面色萎黄,皮肤干燥,饮食如常,苔薄舌淡,脉虚弦或涩等,证属血少津枯,肠道失润之变,宜四物汤加肉苁蓉、枸杞子、女贞子之类治之,盖四物能养血润燥,肉苁蓉和二子能滋养肾阴,待阴血恢复,则大便通畅。

3. 产后小便失禁

本病多由元气本虚,产后复伤气血,以致肾气不固,不能制约膀胱,因而小便失常,证属阳虚不固,闭藏无能所致。治之当用温肾固涩之法,以肾气丸能温肾扶阳,加桑螵蛸、覆盆子、补骨脂、益智仁之类以补命门之火,既能温肾,又能固涩。

4. 产后小便不通

肾主水而司开阖,如禀赋虚弱,复因分娩时损伤肾气,以致肾阳不足,不能化气行水,因而形成小便不通之变,治之当用温肾扶阳,化气行水之法,以肾气丸加味治之。

三十三、产后病治疗的几个问题

产后疾病,是泛指妇女分娩后(包括堕胎、小产后)1个月内所患的病变。孕妇足月分娩,本是瓜熟蒂落的正常生理过程,但由于产伤出血,元气亏损,抗病力减弱,容易发生各种疾病。所以对产后的护理,要有足够的注意;对于产后疾病,要及时发现和治疗。

同其他疾病的治疗一样,对产后病同样是要根据病因、病理及邪正消长的情况来决定治疗的原则。产后一般具有又虚又瘀的特性,故对产后病的治疗,我认为必须正确掌握和运用补血与化瘀、柔养与息风、通利与固涩、温药与凉药等治疗原则。下面分别从这四个方面谈一些肤浅的看法。

(一) 补血与化瘀

对于产后病的治疗,前人有主虚主瘀之说。如朱丹溪认为:"产后无不虚,当大补气血为先,虽有他证,以末治之。"但张子和则认为:"产后慎不可作诸虚不足治之"。朱、张两家的提法,都有它的理由,但都不够全面。因为产后气血多虚,当以补虚为主;而产后又多瘀血阻滞胞脉,又宜活血通络以化瘀,两者都是不可偏废的。例如,产后腹痛一证,虽有血虚与血瘀之分,但两者之治既要养血扶正,又要活血祛瘀,使瘀去而正安,故生化汤为常用之方。本方既能生血,又能祛瘀。如属血虚腹痛,可酌加人参、黄芪、香附、小茴香之类;血瘀则加延胡索、红花、益母草之类,亦即是根据血虚与血瘀之不同,在治疗上便有补中有化、化中有补之分。

例 陈某,女,32岁,南宁市某门市部售货员。

自述停经将近 2 个月,突然少腹、小腹剧烈疼痛,阴道出血,经某医院确诊为"宫外孕",使用"宫外孕汤"加味治疗。治后少腹、小腹疼痛减轻,阴道出血停止,但多次妊娠试验仍为阳性,乃进行手术治疗。术后一般情况尚好,但刀口处不时闪痛或刺痛,入夜加剧,神疲,纳差,脉沉细涩,舌淡带紫。证属虚中夹实,拟扶正祛瘀并用。

方药　当归身 18g　川芎 6g　炮姜 2g　桃仁 5g　益母草 9g　苏木 9g　延胡索 9g　黄芪 18g　山楂 9g

水煎服,每日 1 剂。

上方连服 20 剂,瘀消正复,身体健康。

(二) 柔养与息风

产后阴血骤虚,阳气浮散,故其病变既是亡血伤津,又有瘀血内阻,多是虚实夹杂并见。《金匮要略》把"痉"、"郁冒"、"大便难"等列为新产三病,后人将其概括为神病、筋病、液病,其实就是亡血伤津、筋脉失养、虚风内动之变。所以治疗产后疾病,柔养和息风之品在所常用。但柔养之品多遏阳滞瘀,息风之药易化燥伤阴,应用时必须注意养血不碍瘀,息风不过燥。

例　黄某,女,36 岁,百色县某公社社员。

爱人代诉:一向禀赋不足,分娩后第 2 天,神疲,少言或不言,手指不时蠕动,饮食少进,3 天无大便,小便短少。诊见体质瘦弱,面色萎黄,皮肤不润,手指时或蠕动,问之答或不答,舌淡,脉虚细。证属新产血虚,筋脉失养,神呆不振,虚风内动之变,拟养血、息风、安神之法为治。

方药　当归身 18g　白芍 9g　麦冬 12g　肉苁蓉 15g　炙龟甲 24g　钩藤 9g　石菖蒲 5g　益母草 9g

水煎服,每日 1 剂。

上方连服 3 剂,大便得通,手指蠕动次数减少。药既对症,二诊守上方去肉苁蓉,继服 3 剂,手指已不蠕动,神志清醒,后用人参养荣汤加减以善其后。

(三) 通利与固涩

产后的病变,由于虚实夹杂,常常漏脱与闭塞并见。例如,产后肾阳不足,可引起小便不通、小便频数或失禁,治之可用肾气丸温肾扶阳,但前者为阳虚不化水、水气不运所致,除温肾助阳之外,宜佐以通利之品如猪苓、通草之类;后者为阳虚不固、闭藏无能所致,宜加桑螵蛸、覆盆子、补骨脂之类以补命门之火,加强温肾固涩之功。又如瘀血可引起恶露不下或恶露不绝,治之当用活血祛瘀之法,但前者宜利中有涩(化中有止),防其偏激,使瘀去而正不伤;后者则宜涩中有利(止中有化),防其敛塞过用,保证血止而不留瘀。

例　曾某,女,28 岁,南宁市某厂工人。

自诉:小产已月余,阴道流血不止,量不多,色紫暗,间或夹小块,少腹、小腹胀痛,腰酸膝软,曾用固涩止血之剂(药品不详),效果不明显。诊见脉象细涩,舌淡,精神委靡。证属气血两虚,瘀血未净,新血不得归经之变。拟滋养肝肾,固摄冲任为主,佐以祛瘀之法,标本同治。

方药　菟丝子 9g　当归身 9g　白芍 9g　覆盆子 6g　孩儿参 15g　淮山药 15g　枸杞子 9g　茜草 9g　泽兰 9g　益母草 15g　鸡血藤 15g　红枣 5g

水煎服,每日 1 剂。

上方连服 3 剂,阴道出血即止。复以异功散加减调理脾胃,促进气血生化恢复而善其后。

(四) 温药与凉药

产后的疾病,本有虚实之分和寒热之别,但由于受到"胎前宜凉,产后宜温"的影响,一般方书对于产后疾病的治疗,往往用药多偏重于温燥,如仅仅从产后气血耗伤来说,这是无可非议的。然证既有虚实寒热之不同,用药当有补、泻、温、清之别,所以对产后疾病用药的寒凉温热,仍宜以疾病的具体情况而定。一般而言,寒证不过温,以甘温为宜;热证不过寒,以甘凉为佳,盖甘则能养营生血,有利于气血的再生。

例 刘某,女,35 岁,南宁市某小学教师。

自述:分娩后两日,发热恶寒,头身疼痛,腰酸背楚,口干不欲饮,无汗,苔白,舌淡,脉浮。证属新产血虚外感,拟养血祛风之法为治。

方药 当归9g 川芎5g 白芍9g 生地黄12g 荆芥6g 防风9g 紫苏叶9g 秦艽6g 甘草3g

水煎服,每日 1 剂。

上方服 2 剂后,证反不解而口渴引饮,脉浮而略数,苔薄白黄,舌质淡红,此为温药过用,邪将入里之变,转用养血辛凉苦甘法为治。

方药 当归身9g 丹参9g 白芍9g 生地黄12g 金银花9g 连翘9g 黄芩6g 桑枝18g 截菜9g(另包后下) 甘草5g

水煎服,每日 1 剂。

上方连服 3 剂,诸症悉退,后用人参养荣汤以善其后。

总之,"治病必求其本",对于产后病的治疗,"勿拘于产后,亦勿忘于产后",虚者补之,实者泻之,寒者当温,热者宜清,既照顾产后气血多虚的一面,又要注意瘀血停留的一面,根据病邪的盛衰进退,审证用药,才能达到扶正祛邪的目的。

三十四、新产多虚瘀

产后的疾病,既有外感六淫之邪,又有七情过极及饮食不节等的致病因素。但分娩的全过程,既耗气又伤血,因而新产妇的病变,多是虚瘀夹杂,虚实并见,既有阴血耗损,元气不足的一面,又有分娩时离经之血溢出经脉间隙,或胞衣残留不尽的一面。所以对产后病的治疗,在审证求因,审因论治的基础上,既要养血扶正,促进气血的恢复,又要活血祛瘀以生新。在虚证为主之时,固然要用补益之剂以养之,但为了防止留瘀之患,应该在补养之中,酌加行滞化瘀之品,如益母草、莪术、丹参、刘寄奴、泽兰之类,则补而不滞,有利于血液的再生;如以瘀证为主者,贵在逐瘀祛邪。《金匮要略》曾有"产后腹痛,干血著脐下"而用下瘀血汤之法。盖瘀不去则新血不生,祛邪即所以扶正,两者是相反而相成。

今人对新产妇的调养,多喜用生化汤出入。此方为钱氏首创,《傅青主女科》推崇是"血块圣药",凡是产后血块、血晕、厥证、喘证等,均可用此方加减出入治疗。顾名思义,本方有生血化瘀、推陈出新的作用,对产后又虚又瘀,虚实夹杂的疾病,都可加减用之,对虚证则能补,瘀滞则能化,补血不滞瘀,祛瘀不伤正。有病则能治病,无病则能防,扶正祛邪,促进血液的再生、胞宫和冲脉任脉的修复。

总而言之,新分娩的妇女,其发病多是既虚又瘀,虚实互见。在治疗选用药中,既不忘于产后,又不泥于产后,补血之中要化瘀,化瘀之中要扶正。两者兼顾,疗效可期。

三十五、漫谈不孕症

凡是育龄妇女,婚后双方同居 2 年以上,未采取任何避孕措施而不怀孕者,或已有过分娩,而又2 年以上不再怀孕者,均称为不孕症。前者为原发性不孕,古称"全不产"、"无生";后者称为继发性不孕,古称"断绪"。

产生不孕症的原因很复杂,但概括起来,主要原因有两大类:一是先天性生理缺陷;二是后天的病理变化。先天性的生理缺陷,如无阴道,无子宫,无卵巢等,当然没有生育的机会。后天的病理变化,通过适当的治疗和调养,大多数尚有生育的可能。在临床上常见的病理变化,主要有以下几方面。

1. 气血虚弱

气血阴阳,是人体的根本,是摄精受孕的物质基础。体质素弱,气血本来不足,或脾胃受到损害,消化功能障碍,营养气血来源不足,或久病、大病之后,气血大亏,以致气不足以温煦,血不足以濡养,全身羸弱,冲脉和任脉不通盛,胞脉失养,输卵管阻塞,卵子与精子无结合的机会,也有由于多次手术,器械损伤子宫,卵子与精子虽有结合的机会,但由于子宫的损伤,着床无能,随合随脱,则仍然无法成孕。

2. 肾虚宫寒

肾是元阴元阳之根,是藏精而为生殖之本,子宫属肾而为精子与卵子结合着床生长发育之处,如果先天禀赋不足,肾气虚弱,肾精不足,肾阳火衰,或由于性生活过多过密,精血耗散,肾阳损伤,以致肾虚宫寒,胞脉不通,则无法摄精受孕。

3. 痰湿瘀滞

平素体质肥胖,或过食膏粱厚味,则痰湿内生。痰湿重浊黏腻,最易阻滞气机,损伤阳气,痰湿阻滞,气机不畅,生化功能不足,以致月经不调,闭经,带下绵绵,输卵管阻塞,黄体功能偏低等,故虽婚多年而不能孕。

4. 气滞血瘀

气之与血是互相为用的,血赖气的推动,才能运行全身,循环不息;而气则赖血的载运,才能温养四肢百骸,保养全身。如情志不畅,肝气郁结,疏泄失常,导致气血不和,则气滞血瘀;或由于经期,产后余血未尽,复受外感风寒,或七情内伤,致使败血停滞,凝结成瘀,癥瘕积聚,炎症包块丛生,胞脉不通,则无法受孕。

在探讨妇女不孕症原因的同时,不要忽略男方不育的因素。临床中常碰到一些育龄夫妻,性生活正常,而男方通过精液检查,往往显示精子数目很少,活动率低,活力差,死精多,液化时间不正常,甚至无精等。所以检查不孕的原因,对男女双方都要同样的重视。

不孕症的治疗,同其他各科一样,也要辨证论治,根据病人体质的强弱,病情的寒热虚实,采取不同的治疗方法,做到所谓"药随病转,有是症用是药"。我个人的临床体会是:在选方用药上虽然灵活多样,仍然是以肝肾二脏为着眼。因为肝脏是藏血而主生长发育,肾是藏精而为生殖的根本。只要肾气旺盛,肾精充足,则精可化血生气,阳能化水行水,温暖子宫,促进经行如期,排卵正常;肝气疏泄调达,则能调理气机,血脉冲和,维持各个脏器生理功能的协调,促进卵子的发育和强壮。青年时期在壮乡山区工作,曾见一老壮医善用鲜嫩益母草、黑豆各等分(酌加油盐)煲吃治疗不孕症。初看方很平淡,但深入推敲,却很有道理。黑豆性味甘涩而微温,能补肾壮腰,益精生血;益母草性味辛苦微寒,有补血活血,祛瘀生新的功能。肝肾二脏是母子相生,精血同是来源于肝肾。实际上本方是肝肾并治,精血双补之方。老壮医根据患者的寒热虚实加味用药,寒则加艾叶、生姜;虚则加山羊肉、老鼠肉;热则加古羊藤、莲藕;瘀则加苏木、穿破石。灵活加减运用,的确有一定的疗效。

不孕症的治疗,固然要依靠医师的正确诊断和治疗的选方用药,但在病者方面,我认为要保持精神舒爽,心情愉快,是很重要的一环。因为精神畅达,心情开朗,则气血调和,有利于排卵受精;如果抑郁不乐,则缺乏生机,气血失调,营卫不和,排卵受精障碍,要受孕是不可能的。

三十六、不孕症的治疗首要调经

妇女的不孕,其致病的原因,除了配偶对方及先天性的生理缺陷之外,属于妇女本身的病理变化,一般有肾阳虚弱、肝肾亏损、气血两虚、痰湿黏腻、肝气郁滞等之分。其治疗的方法也和其他疾病一样,要分辨病的寒热虚实,症情的轻重缓急。虚者宜温补肝肾,调养冲任;实者当健脾化湿,或疏肝理气,或活血化瘀;热者清热凉血,或滋阴清热;寒者补肾扶阳,或温经散寒。针对病情,有是证而用是药。但妇女以血为主,以血为用,"有余于气,不足于血"(《灵枢·五音五味》),不论证的寒热虚实,均直接与气血息息相关。经者血也,血液为月经的主要成分,气血的盛衰盈亏,必然影响到月经的运行施泄,故不孕的妇女常常伴有月经的病变,如月经不调、痛经、闭经等。所以对不孕症的治疗,尽管方法多种多样,仍然首先要调经。而调经之法,前哲时贤的经验甚多。我个人的体会,凡是血热引起的月经不调,常用丹栀逍遥散(《女科撮要》)加减治之。其中白术一味,嫌其苦温而燥,多去而不用,加淮山药、沙参、麦冬之类,取其甘润以养阴,经行最忌滞瘀,喜加既能化瘀又能止血之益母草。肝气郁结而经行疼痛者,以柴胡疏肝散(《景岳全书》)加当归、莪术、甘松、素馨花治之。甘松温而不燥,素馨花辛平芳香,为疏肝调气良药。肝肾亏损而经行错后,量少色淡,经后小腹绵绵作痛者,仿《傅青主女科》之调经汤加减。此方既能舒肝之气,又能补肝肾之阴,是平调肝肾之妙剂。阳虚宫寒,经行前后不定,量少色淡质稀,平时带下绵绵,经带并病者,以附子汤(《伤寒论》)配缩泉丸(《妇人良方》)加当归、桑螵蛸治之,从而收温肾固涩、养血暖宫、经带并治的目的。

总之,调经之法,虚者补,实者攻,热者清,寒者温,痰湿阻滞者,本《金匮要略》"病痰饮者,当以温药和之",投以温燥之品;瘀血为患,又多以温化为佳,务必达到经脉通畅,气血平正,月事按时下,则受孕有期。

三十七、动物药在不孕症中的应用

动物药的品种虽然繁多,也有四性五味之别,但其共性都是血肉有情之品。在不孕症中的应用占很重要的地位。我对于脾气虚弱,气血生化之源不足而导致不孕的患者,除了宗归脾汤以养心健脾,益气补血;补中益气汤以调养脾胃,升阳益气;人参养荣汤以五脏互养益气和血之类出入之外,常配用适量的山羊肉与黑大豆作饮食疗法。山羊肉性味甘温,能暖脾温中,益气生血;黑大豆性味温涩,能生精化血,有补肾壮腰之功。对于肾气不足、冲任亏损、精血衰少的不孕患者,首先辨别其是阴虚或阳虚而采取滋补或温补之法。若偏于阴虚的不孕患者,以左归丸(饮)之类滋养的同时,常配用多年老母鸭或海参炖服,以加强其滋养生血之功;若偏于阳虚的不孕患者,以右归丸(饮)温养为主,并配用雄鸡卵子或麻雀卵适量,用水酒同煮温服,则温肾暖宫,助阳生精之效尤捷。对于肝气郁结的不孕患者,在用疏肝解郁逍遥散、越鞠丸之类药物治疗的同时,再投以诸肝(如鸡肝、鸭肝、猪肝、牛肝)作为饮食疗法,则生血养肝,可收到事半功倍之效。对于痰湿为患引起的不孕,除本着"病痰饮者,当以温药和之",以苓桂术甘汤或肾气丸出入治疗的同时,再以乌贼鱼或蛤蚧作饮食疗法,则既能温肾健脾,祛湿化痰,又能益气生血,温养子宫,促进排卵摄精。对于瘀积所引起的不孕,常用桂枝茯苓丸、桃红四物汤、下瘀血汤之类,同时配用黄鳝、鲮鲤(穿山甲)作饮食治疗,既能补又能通,则疗效尤捷。

三十八、不孕症的治疗经验

我从事中医教学与临床 60 余年,长期潜心于不孕症的临床研究。对不孕症的治疗,遵古而不泥古,取得良好的治疗效果。现将治疗不孕症的经验介绍如下。

1. 种子贵先调经　调经不忘治带

历代医家都注重月经和孕育的关系。万全《妇人秘科》言:"女人无子,多因经候不调……调经为女人种子紧要也。"临床所见月经不调之妇,鲜有能受孕者。故对不孕症的治疗,我首先着眼于调理经候。妇人以血为本,而经、孕、产、乳数伤于血,故常出现"有余于气,不足于血"的病证。经者血也,调经就是要治血,血足方可孕育胎元。调经之法,常从肝脾肾着眼。首先,调经要补益肾气,以固气血之根基。多用左归饮、右归饮、五子衍宗丸等方。气为血之帅,血随气而行,调经要养血,养血要顺气,顺气要疏肝。喜用柴胡、合欢花、素馨花等疏肝顺气之品。调经还要健脾和胃,以助气血之生化,使经源充足,我每用归脾汤、人参养荣汤化裁。

月经病和带下病都是妇女常见的疾病,两者往往同时并见,而且带下异常也可以影响到妇女的孕育。故在调经种子之时,必须考虑到月经病和带下病的相互影响。若为经带同病者,不仅要治经,还要治带。经带并治之方,我常选用当归芍药散。

例　韦某,女,25 岁。1991 年 4 月 5 日初诊。

初诊　月经紊乱并痛经 8 年,不孕 3 年。13 岁月经初潮,一向经行不甚规则,时有闭经。1984 年以来经乱加甚,经血量多,行经时间十余至二十余日不等,多次因经崩而昏厥。诊断性刮宫提示子宫内膜增殖。西医诊断为"无排卵型功血"。曾因功能性子宫出血 3 次住院治疗,效果不显。每于经前经行小腹剧烈绞痛,需服止痛片方舒。1988 年结婚,婚后经乱如故,夫妻同居,未避孕而不孕。因治疗效果不佳,当地医院建议行子宫切除手术,患者不从,求诊于余。到诊为经行第 5 天,服药(药名不详)后腹痛已缓解,经量仍多,色鲜红,夹血块,头晕目眩,纳食二便尚可,舌尖边红,苔薄白,脉细。证属肝肾亏损,固摄无能。治予补益肝肾,养血调经。

方药　当归 10g　川芎 6g　白芍 10g　熟地黄 15g　鸡血藤 20g　丹参 15g　续断 10g　益母草 10g　炙甘草 6g

4 剂,每日 1 剂,水煎内服。

二诊(1991 年 4 月 9 日)　本次经行 8 天干净,现除头晕外,余无不适。仍宗前法,守方出入,予药 7 剂。

三诊(1991 年 4 月 16 日)　头晕症瘥,时觉少腹、小腹胀痛,痛引腰部,舌淡红,苔薄白,脉略数。予以疏肝养血,健脾益气。冀气机疏利,化源充足。血行正常,经候如期。

方药　柴胡 6g　当归 10g　白芍 10g　茯苓 10g　白术 10g　黄精 15g　夜交藤 20g　小茴香 5g　香附 6g　炙甘草 6g　薄荷 5g(后下)

7 剂,每日 1 剂,水煎内服。

四诊(1991 年 4 月 23 日)　药后已无腹痛,但带下全无,交后精液溢出,基础体温呈单相。舌淡红,苔薄白,脉细。治拟补肾温阳,调经助孕。

方药　菟丝子 20g　枸杞子 10g　覆盆子 10g　芫蔚子 10g　淫羊藿 15g　仙茅 10g　当归 10g　党参 15g　鸡血藤 20g　苎麻根 10g

7 剂,每日 1 剂,水煎内服。

药后于 5 月 5 日经行,4 天即净,经行腹痛减轻。再如法调理 1 个月,6 月份月经逾期不至,查尿 HCG 阳性,B 超诊断为早孕。

2. 注重调补肝肾　喜用温通之品

对不孕症的治疗,我注重调补肝肾。盖肾藏精,主生殖,为先天之本;肝藏血,主生发,女子以肝为先天。《素问·灵兰秘典论》曰:"肾者,作强之官,伎巧出焉"。《素问·六节藏象论》云:"肝者,罢极之本……以生血气"。临床所见性感淡漠,无排卵者,多与肝虚不能生发,肾亏不能作强有关,治之当以调补肝肾为法。再者,多年不孕,盼子心切,常有肝郁,又要考虑疏理肝气。因为不孕症为慢性病症,需要治疗一定的时间,且肝肾同源,阴阳互相为用。因而我主张在调补肝肾之时应以平补阴阳为原则,使阴阳无偏颇,常用五子衍宗丸、归芍地黄汤出入治之。不孕症多虚实夹杂,阴阳相兼,纯阴纯虚者少。在调补肝肾之时,适当加入温化通行之品,则疗效尤捷。盖气血以通为贵,温则能生、能养,能开、能散,能行。我常用的温化通行药有路路通、淫羊藿、巴戟天、香附、川芎、红花之类。

例　陈某,女,31 岁。1990 年 6 月 21 日初诊。

初诊　不孕 4 年。1986 年结婚,夫妻同居,性生活正常,未避孕,迄今不孕。曾在某医院中药治疗半年罔效。配偶精液检查正常。其月经周期尚准,经量中等,经色暗红,血块量多,经前腰胀,乳房胀痛,经行腰胀不减,小腹隐痛。平素带下时多,带多则腰痛,夜寐不安,纳便尚可,末次月经 6 月 17 日。舌淡红,苔薄白,脉细弦。B 超检查提示"子宫稍小",诊断性刮宫示"黄体功能不足"。中医辨证属肝肾两虚,冲任不足。治以调养肝肾,补益冲任。

方药　当归15g　白芍10g　熟地黄20g　山茱萸6g　淫羊藿15g　路路通10g　红花1g　大枣10g

8 剂,每日 1 剂,水煎内服。

二诊(1990 年 7 月 23 日)　药已,经行正常,腰胀痛未作,夜难入寐,舌脉平。仍守前法。

方药　菟丝子20g　枸杞子10g　覆盆子10g　当归10g　赤芍10g　熟地黄15g　党参15g　白术10g　路路通10g　仙茅10g　红花1g

调治 3 个月,上方增损共服 70 余剂。于同年 11 月受孕,1991 年 8 月足月分娩一女婴。

3. 辨证辨病相结合　病同证异善化裁

现代医学认为女性不孕与卵巢、输卵管、子宫、子宫颈、外阴、阴道、免疫等因素有关。临床常见有输卵管阻塞、子宫肌瘤、子宫内膜异位症、排卵功能障碍等。我治疗不孕症是既辨证,又辨病,辨证与辨病相结合,病同证异之时,能把握病机,灵活化裁。如治疗输卵管阻塞引起的不孕,以活血通络,软坚散结为总原则。常选用温养通行之品,如鸡血藤、当归、川芎、桂枝、制附子、刘寄奴、路路通、皂角刺、急性子、王不留行、穿破石、猫爪草等。由于病因病机不同,证型有别,故需结合辨证论治,在辨证基础上加入温养通行的药物。如属气滞血瘀型者,以柴胡疏肝散加当归、鸡血藤、刘寄奴、郁金、青皮、急性子、夏枯草治之;气血虚弱型者,以十全大补汤加鸡血藤、肉苁蓉、路路通、小茴香治之;寒湿凝滞型者,以少腹逐瘀汤加桂枝、穿破石、王不留行、穿山甲、路路通、香附治之;湿热下注型者,以四妙散加土茯苓、马鞭草、鸡血藤、丹参、赤芍、忍冬藤、猫爪草、石菖蒲治之;痰湿郁阻型者,以苍附导痰丸加白芥子、皂角刺、浙贝母、鸡血藤、刘寄奴、路路通、穿破石治之。

对排卵功能障碍的病证,有些学者提出针对月经周期中不同阶段,采用周期性给药。如经后期补阴为主,排卵期补肾调血通络,经前期补阳为主,行经期活血调经,这是有一定道理的。但我认为,患者阴阳消长情况各不相同,对经前经后用药无定方,要根据具体情况辨证论治,有是证而用是药。排卵不佳多与肝不生发,肾不作强有关。我往往从调补肝肾着眼,针对不同证情,或温肝肾之阳,或滋肝肾之阴,或益肾填精养血,使肝肾阴阳平秘,精充血足,以助排卵。

若为子宫肌瘤或子宫内膜异位症引起不孕者,每兼夹有血瘀,应在辨证的基础上加入活血化瘀之品。常用莪术、益母草、苏木、泽兰、鸡血藤、牡丹皮、赤芍、刘寄奴等。

例 陈某,女,33岁。1991年5月14日。

初诊 继发性不孕7年。曾人流2次,自然流产1次,末次流产时间为1984年(自然流产)。自1984年以来有生育要求,夫妻同居,未避孕而不孕。24岁月经初潮,周期32～35天不等,经量偏少,色暗红,行经期5天。经前乳房痒痛,小腹疼痛,肛门重坠,时时欲便,经行诸症消失。末次月经5月4日。现纳后少腹胀,大便溏烂,夜寐欠佳,舌淡红,苔白稍厚,脉细。1991年3月输卵管通液示输卵管不通,造影为输卵管伞端堵塞;基础体温呈单相。中医辨证属气虚血滞,胞脉不通,治以益气养血,活血通络。

方药 当归10g 川芎6g 赤芍10g 茯苓10g 白术10g 泽泻10g 路路通10g 皂角刺10g 甘草6g 山甲粉5g(冲服)

6剂,每日1剂,水煎内服。

二诊(1991年5月21日) 药后腹胀减轻,时有腰胀,大便仍溏。现为月经周期第18天,基础体温未升,舌淡红,苔薄白,脉细。以温补脾肾为主,兼予活血通络。

方药 党参15g 白术10g 茯苓10g 陈皮5g 仙茅10g 淫羊藿15g 当归10g 赤芍10g 穿破石20g 路路通10g 大枣10g 瓦楞子10g(打) 山甲粉5g(冲服)

三诊(1991年5月31日) 上方加减服11剂,大便已调。近日乳头稍痒,小腹微胀,舌淡红,苔厚略黄,脉细缓。脾肾不足之症渐减,再循益气养血,活血通络之法,兼以祛湿清热。

方药 当归10g 川芎6g 赤芍10g 土茯苓20g 白术10g 泽泻10g 苍术10g 黄柏10g 急性子20g 菟丝子20g 山甲粉5g(冲服)

根据症情变化,上方酌情损益,或加路路通、穿破石、皂角刺、香附以活血通络。软坚散结,或增淫羊藿、仙茅、黄精、枸杞子、覆盆子、熟地黄以调补肝肾。共服药30余剂,末次月经1991年7月5日,继而受孕。于1992年3月分娩一男婴。

三十九、壮医对不孕症的饮食疗法

不孕症是常见的疾病,有原发性与继发性之分。壮医在长期的医疗实践中,对本病发生的原因及其治疗,都有独特的认识。在名称上,对原发性不孕,称之"无后";继发性不孕,则称之"绝种",意思是说,虽有过种子生殖,但现在种子断绝,无法再生。

导致不孕的原因,虽然很复杂,但壮医认为不外是先天不足和后天的失养。禀赋本虚,先天不足,身体羸弱,气血两虚,阴阳乖戾,以致"子肠"(类似子宫)寒冷,"花肠"(类似卵巢)不温,缺乏温养生发之气,不能生殖繁衍而无"种子",或虽有种子而不饱满,活泼力弱,虽交而不兴,兴而不强,故无生育之机;后天失养,世事纷纭,心神繁杂,或房事纵欲,过于劳损,或久病缠绵,或大病耗伤,以致气血亏损,阴精不足,因而导致不孕。从总的来说,壮医对不孕症的认识,多以虚着眼,其治疗擅用动物药,喜配益母草,兹综合简介如下。

1. 温肾暖宫

凡婚后多年不孕,经行超前或错后,经色淡而质稀,平时腰膝酸软,性感淡漠,甚或厌恶不交者,此为子肠寒冷,花肠不温,即以麻雀肉(卵子更好)或地羊肉与黄豆、核桃肉作饮食疗法,多次服之则有补养肾气、温暖子宫之功。在男子阳痿不举,或举而不坚,房事不能者,服之亦有同样之功。盖麻雀肉、地羊肉是血肉有情,与黄豆、核桃肉配合,性味俱属甘温,均能入肺与肾,为子母并治之佳品,既适合于口腹,又能治病。

2. 滋阴生精

婚后多年不孕,经行超前或前后不定,量少色红,时感头晕、腰酸、夜难入寐,大便干结者,此属阴水不足,花肠失养,子肠不润,种子无生发之机,以乌鱼、鲜山药、何首乌作饮食疗法。盖乌鱼性味甘平而微寒,能消能补,配甘平之鲜山药,苦甘涩微温之何首乌,既能濡养以生精,又能滋阴以清虚火,多次服之,则阴精充足,阴阳洽调,可望摄精受孕。在男子阴虚火旺导致的早泄、遗精,食之亦有效。

3. 益气生血

体质瘦弱,四肢倦怠,头晕目眩,腰酸腿软,房事后加剧,经行错后,量少而色淡,质稀薄,大便干结,小便淡黄,婚后多年不孕者,此属气血两虚,阴精不足,以致花肠不生发,子肠不摄精而不孕。以山羊肉配龙眼肉、土党参、五指牛奶治之,盖山羊肉辛温,能温养脏腑,能通行血脉,促进气血的生发,龙眼肉、土党参、五指牛奶性味甘温,与山羊肉相配,则阳生阴长,益气可生血之力倍增。气血充足,种子有生长发芽之机,交则能孕,孕而能壮。在男子身体瘦弱,行房后头晕腰酸者,服之亦有效。

4. 养血通络

体形羸弱,经闭不行而不孕者,常用黄鳝鱼、泥鳅鱼、野猪脚蹄(带甲)治之。盖黄鳝鱼、泥鳅鱼性味甘平,善入阴血,为补血行血之佳品,野猪蹄甲劲捷有力,善于走窜通络,三品合用,是以补为主,补中有通,通而有养,是体虚经闭,不孕者常用之法。除此之外,还有用鸡、蛇疗法,名之"龙凤会"。盖鸡肉温养气血,蛇类通行血脉,二品并用,从而收到扶正通行、宣导气血之功。

5. 滋阴清热

经行前后不足,量少色红,平时带下量多,色白黄相兼,甚或夹血丝,质稠秽臭者,此属阴血不足,湿热蕴郁于下。以老母鸭肉配过塘藕、蕺菜治之。盖老母鸭肉性味甘平,能滋阴生血;过塘藕甘辛微寒,甘则能养,辛则能开,寒则能清,配蕺菜之苦涩而寒,则能利湿清热,收敛涩精。三品合用,既能扶正以滋阴养血,又能利湿清热以止带,是补清并用之剂,疗效可期。

6. 软坚消块

月经周期失调,经色暗红而夹紫块,经将行及经中少腹、小腹硬痛剧烈,按之包块硬痛加重者,此为瘀血内停,久瘀成块,阻塞胞脉而不受孕。常用辛温之金头蜈蚣与咸寒之牛虻,共烘干同研为粉末,体壮者以米酒送服,虚弱之体,则以猪蹄(带甲)汤送服,防其走窜耗伤,保护正气。徐图缓攻,耐心常服,常常收到包块缩小或消失之功。

以上不同的类型用不同的食疗,在每类型之中,常加用鲜嫩益母草,因为益母草性味是辛苦微寒,不仅能化瘀止血,调经解毒,而且有清热利湿、解秽止痒之功。用之适当,可达到"气血以疏通为贵"的目的。

壮医之所以善用动物药,喜配益母草。其原因大概有三:一是动物药是血肉有情之品,绝大部分对身体有补养作用,而无伐戕之弊;二是山水如画的壮区,山山有壮药,可以随处就地取材,药源充足;三是既是食物常养,又有防病治病的作用,疗效可靠,符合简、便、验、廉的要求,为广大病员所欢迎。

四十、输卵管阻塞的辨证施治

输卵管阻塞导致不孕临床颇为常见,其证候虚实相兼,寒热错杂,治疗不易。从临床上观察,其病因主要有肝气郁结、血瘀、痰湿闭阻、气血亏虚、胞脉失养等。虚则不充,瘀则阻滞,均可导致输卵管不通。治疗上宜审证求因,辨证辨病相结合,以达通行。

1. 疏肝养血　解郁导滞

输卵管位于下焦少腹,属胞脉范畴,足厥阴肝经所过。肝藏血,主生发,体阴而用阳,妇人经、孕、产、乳以血用事,血常不足,肝阴易亏,若情志怫郁,肝失条达,疏泄失职,则气机不利,胞脉瘀阻;或经产术后耗血伤阴,肝血亏损则生发无能,胞脉失养。治宜遵《内经》"疏其血气,令其条达"之旨,疏肝养血,导滞通脉。症见输卵管通而欠畅或伞端堵塞,经前乳房、胸胁胀痛,经行前后不定,经量多少不一,色黯夹块,脉弦细者,可选用柴胡、香附、素馨花、合欢花、佛手花等辛平香淡之品与当归、芍药、鸡血藤、丹参等血药配伍,以解郁行气,养血舒肝;并在此基础上加郁金、青皮、刘寄奴、王不留行、苏木、路路通等入肝经化瘀通脉。诸药合用,化瘀不伤正,行血不损阴,疏中有养,补中寓行,从而使肝气条达,胞脉通畅。

2. 祛瘀通络　软坚消积

在长期的临床实践中发现输卵管阻塞除外感六淫、内伤七情以致气滞、湿阻、热郁、寒凝外,更有因频繁人工流产、腹部手术致虚致瘀,最终导致瘀血闭阻,胞脉不通。虚、瘀为其病理特点,治宜养血活血,软坚消瘀,攻而通之,但选方用药应避免峻猛破血之品,以免伤伐生机,欲速而不达。症见输卵管完全阻塞,或附件炎性包块,平素少腹、小腹或胀或痛,或经行疼痛,面部黯斑,舌边瘀点,脉沉涩者,可用养血通脉汤(鸡血藤、丹参、桃仁、红花、当归、川芎、香附、穿破石、皂角刺、路路通)养血化瘀,软坚消积,宣导通络。临证还可根据患者体质之壮羸弱,病邪之新起久潜,证情之虚实主次变通化裁而治之。是方辛开温运,苦降通行,可促进增生性病变、瘢痕组织的软化吸收,松解粘连,收效较佳。

3. 燥湿化痰　温散通行

胞宫位居下焦阴湿之地,房室纵欲,寒湿之邪均可损伤胞脉,或素体脾肾阳虚,气郁不畅,清浊升降失司,痰瘀互结。痰湿为阴寒之邪,寒则收引,湿性重浊黏腻,二邪占据血室,可致阳气不伸,胞脉瘀阻。痰湿宜温宜化,瘀滞宜通宜行,然脾主运化水湿,肾为水火之脏,治宜从温肾健脾着眼,燥湿化瘀通脉。症见输卵管梗阻并积水,或卵巢囊肿,面白形胖,或月经量多色淡,带下稠黏,胸闷食少,苔白腻者,可用苓桂术甘汤(茯苓20g,桂枝6g,白术15g,甘草6g)或苍附导痰丸加石菖蒲、白芥子、浙贝、皂角刺、泽兰等温化痰湿,活血通脉;症见经行少腹、小腹剧痛或冷痛,带下清稀,舌淡苔薄白,脉沉细者,可选用《伤寒论》附子汤或桂枝茯苓丸(汤)加艾叶、吴茱萸、莪术、穿山甲、路路通等温经通脉,以畅血行。其中桂枝辛甘温散,走而不守,入血通脉;附子辛热,温肾壮阳,通行十二经络,不仅能鼓舞脾肾阳气,且与血药配伍,化瘀通脉,功专力宏,为温化痰湿,宣通胞脉之要药。

4. 益气养血　攻补兼施

行气、活血、温化痰湿乃针对痰、湿、瘀等病理产物阻塞胞脉之病机所设,然"气主煦之,血主濡之",气为血之帅,气虚则不能化血、行血;脉为血之府,血虚则脉道不充,气失所载。气血亏虚,由虚而滞,亦可致胞脉失养,枯涩不通。治宜补益气血,濡养胞脉,重建生机。在妇女而言,由于妇女以血为本,故治妇女病必须从治血着眼,而治血要从五脏着手,其中尤以肝、脾、肾三脏最为重要。盖血之始赖肾之蒸腾施化;血之源靠脾之运化升清;血之和不离肝之生发调摄,益气以生血,阳生则阴长。故对体质虚弱,气血不足,温运乏力的输卵管阻塞患者,临床可用补养气血,温补肝肾,健脾佐以通行之法,选用黄芪、党参、当归、何首乌、黄精、熟地黄、鸡血藤等甘平或甘温之品,以生发气血,濡养胞脉;加用肉桂、仙茅、淫羊藿、巴戟天、菟丝子、小茴香等温肾暖肝,鼓舞生机;酌选香附、乌药、扶芳藤、泽兰、苏木等攻不峻之品行气化瘀,畅盛冲任气血,诸药配伍,相得益彰。

四十一、试论子宫肌瘤的治法

子宫肌瘤是妇女常见的良性肿瘤,多发生于生育期 30～40 岁的妇女。它的发生可能与卵巢功能失调,雌激素分泌过多及长期受到刺激有关,故绝经后逐渐萎缩。根据有关妇科检查,肌瘤发生的部位不同,可分黏膜下肌瘤、壁间肌瘤及浆膜下肌瘤三种。

我国传统医学中虽然无子宫肌瘤之名,但根据临床症状有月经过多、周期缩短、经期延长,甚或不规则出血,淋沥难净,少、小腹胀痛,带下量多而臭秽等,可包括在"癥瘕"、"带下"范畴,或"月经不调"、"崩漏"等病中。如《灵枢·水胀》"石瘕生于胞中,寒气客于子门,子门闭塞,气不得通,恶血当泻而不泻,血以留止,日以增大,状如怀子,月事不以时下,皆生于女子……"。从《内经》首见"石瘕"之名,旋后《金匮》三篇有"癥病"之名称,到《诸病源候论》"癥瘕"并称。仅从这些记载的病因、症状来看,很多是类似子宫肌瘤。

(一)病因病机

前人虽无子宫肌瘤之名,但根据历代文献的记载,却有近似的病因病机,如《内经》"寒气客于子门,子门闭塞"因而导致"气不得通,恶血当泻不泻,衃以留止"。《诸病源候论》"气血劳伤,脏腑虚弱,受于风冷,令人腹内与血气相结而生"。《医宗金鉴·血癥证治》:"乘脏虚兮风冷干,饮食内与血相搏,因成血癥坚牢固"的叙述。《医林改错》:"结块者,必有形之血也"。简要综合这些论点,癥病的形成,是近似子宫肌瘤,盖本病的发生,多由于新产、经行之时,脏腑气血虚弱,冲任脉损伤,为风、寒、湿、热之邪内侵,或七情过极,肝之疏泄失司,或饮食不慎,脏腑功能失调,以致气机不畅,血脉不利,因而形成瘀血、痰饮、湿浊等有形之邪,停积胞宫,胶结不解,日积月累而逐渐形成肌瘤。

根据前人的论述及临床所见,子宫肌瘤之所以发生,在内则由于肝、脾、肾三脏功能失调,气血不和,外邪得以乘虚而入子门,与经、产离经之瘀血凝结,蕴积下焦,郁久化热,与内湿相合,日益增大而成块。

(二)辨证分型

临床上常见有血瘀、气滞、气虚、湿热、痰阻等类型。

1. 血瘀

经产之时,过食生冷,或久居阴湿之地,风冷寒湿之邪客于胞宫,寒、湿、冷俱属阴邪,寒冷收引,湿邪重浊,能凝结血脉,阻遏血液的运行,以致经、产时离经之血凝固而日益长大形成包块。或由于各种手术操作不当,冲任损伤,出血过多,旧瘀不去,新血不得归经,亦可导致凝聚成块。

2. 气滞

血之与气,相辅相成,气为血之帅,血为气之母,气行则血行,气滞则血瘀。若妇女在经产之时,七情过极,喜怒无常,忧思不乐,肝气郁结,则气机不畅,疏泄失司,以致冲脉不能主血海,任脉不能主诸阴,阴血运行受阻而停于胞中,日益长大而成块。

3. 气虚

气行则血行,气虚则推动乏力而血行不畅。如平素体质虚弱,脾肾之气不足,则经产时离经之瘀血,无力清除排出,壅滞于胞宫,日久而结块。

4. 湿热

经产之时,胞脉空虚,湿热邪毒乘虚而入,或平素体弱,脾失健运,应升的不升,津液输布失常,湿由内而生,流注下焦,郁久化热,湿阻气机,热伤阴血,凝瘀不散,壅滞胞宫,包块乃成。

5. 痰阻

肝主疏泄,脾主运化,如肝木横逆,损伤脾土,以致脾失健运,水谷精微不能正常输布,营养全身,反而下注变为痰浊,痰浊胶结,壅滞经脉,血行受阻,痰浊与血相搏结,久结而成形。

从临床而论,子宫肌瘤的发生,虽然有五方面之分,但总的来说,最终均是邪血互结,影响气血之运行、津液的输布,胞脉窒塞,邪血搏结于胞宫,所以常有月经过多而夹血块,或淋沥难净,少腹、小腹胀痛,带下量多而臭秽,或赤白相兼。在育龄妇女,则输卵管不通而不孕。

(三)治疗原则

本病的发生,既是邪血互结而形成的包块,因而其治疗的原则,当遵《内经》:"坚者削之,客者除之……结者散之,留者攻之"、"血实宜决之"的大法则为依据,以活血化瘀,软坚散结,攻坚破积,祛除消块为着眼。但由于本病属顽固之疾,多是正虚邪实,因此在总的治疗原则下,务必要徐图缓攻,顾护正气,以本为主,标本并治,察其兼证,随证处方用药。或活血化瘀,或疏气消块,或行气散结,或清热化湿,或导痰消块,以化瘀、软坚、消块之品为主,佐以扶正之剂,务必要做到在"化瘀消癥"中不损伤气血的目的。

(四)治疗方药

子宫肌瘤是以包块为主证,包块有良性与恶性之分,必须经过 B 超检查,按包块单个或数个,其发生的部位、大小、性质的软硬、病程的长短,以及舌苔、舌质、脉象等伴有症状的综合分析,属于良性的包块,才可以采取药物治疗,若属恶性包块,应该及时手术治疗,以免延误病机,危及生命。

多年来在临床实践中,笔者自拟"养血化癥汤"为治瘤主方,用于临床,结果是以下三种情况:小的肌瘤完全消失;大的肌瘤有不同程度的缩小;也有的虽服药三个月,包块既不缩小,也不增大。当然也有极个别有增大之趋势。目前在继续临床应用,其疗效率尚在今后有待进一步观察。

养血化癥汤的药物组成:鸡血藤、当归、赤芍、莪术、牡丹皮、益母草、夏枯草、海藻、水蛭、香附、王不留行、鸡内金。

方中以苦甘温之鸡血藤,辛甘温之当归,甘平之鸡内金,辛甘平之王不留行为主药,能补血活血,补中有行,行中有补;莪术之辛温,宣导血脉,破血化瘀;赤芍、益母草、牡丹皮性俱微寒,而益母草味又甘辛,取其既能活血散瘀,又能清冲任之伏火;夏枯草之辛苦寒,水蛭、海藻之咸寒,能软坚消块,破瘀不伤新血;香附之辛苦平,行气开郁,宣导血行。全方以辛甘温为主,寒温并用,辛甘同施,辛则能开能散,甘温则能补能行,寒则可清久郁之伏火,咸可软坚消块,促进包块之缩小或消失。在扶助气血之中,佐以攻伐之剂,标本并治,是治疗肌瘤的主方。

治疗疾病,贵在辨证准确,有是病而用是药,在主方的基础上有所增减。如经行量多,色暗红而夹紫块,淋沥难净,伴有少腹、小腹胀痛,按之加剧,平时带下量多,色白黄而有臭秽,苔薄白,舌质紫暗或舌尖瘀点,脉象沉弦或涩者,此属瘀血为主,以本方加刘寄奴、泽兰,在出血期间则加山楂炭、大蓟小蓟、三七,加强其化瘀止血之力;如阳虚寒冷,四肢不温,面色苍白,少腹、小腹冷痛者,此属寒凝血结积块,宜加制附子、桂枝、小茴香温化消积;经行量少、淋漓不断,或突然出血量多,色暗红有块,经将行胸胁、乳房、少腹、小腹胀痛,血块排出后则胀痛略减,舌边尖有瘀点或舌质紫暗,脉象沉弦或沉涩者,此属偏于气滞血瘀之包块,治之当本《素问·至真要大论》"疏其血气,令其条达,而致和平"

之旨,可加甘平之合欢花、甘温微苦之玫瑰花、性平之素馨花,取三者芳香气味,入肝醒脾,理气解郁,消除气滞致瘀成块之因,则气机畅通,活血消块之力加强,尤其是玫瑰花一味,最善于理气解郁,和血散瘀而无气药香燥之弊。正如《本草正义》所说:"玫瑰花香气最浓,清而不浊,和而不猛,柔肝醒胃,流气和血,宣通窒滞而绝无辛温刚燥之弊,断推气分药之中,最有捷效而最为驯良者,芳香诸品,殆无其匹。"如骤然出血量多,或长期淋沥不断,血色淡而质清稀,偶或夹血块,面色㿠白,精神疲惫,气短懒言,纳食不振,舌质淡,苔薄白,脉虚无力者,此属脾肾气虚,气机鼓动乏力,不能宣通血脉,以致积聚成块,则加黄芪、党参扶助正气,从而达到补气活血消块之目的。若身体过于羸弱,减去牡丹皮之凉开,再加甘温之鹿胶,取其性味温柔,血肉有情,直达冲任,促进气血之恢复。如经行超前,量多色红而夹块,平时带下量多,色赤白相兼,质稠黏而秽臭,胸脘痞闷,烦躁不安,纳食不香,大便溏薄,小便色黄,舌边尖红,苔厚腻而色黄,脉象濡缓或滑数者,此属湿邪久蕴冲任,黏腻不化,与血搏结而成块,郁久化热,宜加马鞭草、土茯苓、贯众、白花蛇舌草加强其清热解毒,利湿化瘀之功。如经行前后不定,量多少不一,色淡红而稠黏,平时带下量多而色白,质黏,体质肥胖,时泛恶欲呕,头晕目眩,精神恍惚,苔白或舌质淡嫩,脉象沉弦细而滑者,此属痰湿内阻,导致瘀血与痰湿胶黏为患而积成包块,宜加瓦楞子、昆布、浙贝母祛痰散结,软坚消块。

以上是笔者在临床常见的证型,但疾病的发生过程,是错综而又复杂的,往往在B超检查为肌瘤之后,而全身伴有症状却有多种证型,因此在选方用药之时,也要相兼配伍,灵活运用,才能收到预期的效果。

四十二、子宫颈糜烂

子宫颈糜烂是现代医学的病名,可归属于阴疮、阴中生疮溃烂类型。在正常的情况下,子宫的表面是光滑的,颈管分泌出无色透明的少量液体,但这些液体对于防御病邪从阴道侵入人体内有一定的作用。如果宫颈损伤,感染湿热之毒,则分泌物增多,宫颈较长时间浸渍在温热分泌物之中,湿热交蒸,逐渐溃烂而臭秽。

本病的发生,其原因虽然相当复杂,但总的来说,多由于忧思悲怒,七情郁火,损伤肝脾,以致肝失疏泄,脾失健运,郁久生湿化热,湿热下至胞宫;或房事纵欲,损伤冲任;或经产之时,感染邪毒,以致气血凝滞,郁火内灼,热甚而肉腐糜烂。

本病的临床症状,根据糜烂程度的不同,一般分轻、中、重三度,在轻度时,症状不明显,往往为患者忽略。就诊时,多是二度或三度。我对本病的治疗,多从湿、热、毒、瘀着眼。如带下量多,色白黄相兼,质稠秽如脓样,甚或夹有血丝,腰脊酸胀,阴道胀痛或辣痛,性交后疼痛加剧,脉象弦细,舌苔薄黄而舌质边尖有瘀点者,此是湿瘀之邪胶结于下焦,侵渍胞宫而发生的病变,治宜活血化瘀、解毒除湿之法,常用当归芍药散(当归12g、赤芍9g、川芎9g、土茯苓20g、白术9g、泽泻9g)加鸡血藤20g、忍冬藤20g、丹参20g、马鞭草15g、鱼腥草10g、败酱草20g,以加强去秽解毒之功;夹血丝者,则加海螵蛸12g、茜草10g、仙鹤草10g、大蓟10g、小蓟10g、旱莲草20g,以化瘀止血。凡是内诊为中度者,连服20剂左右见效;重度者,连服40剂以上,始能收功。在这里还要提出,如果糜烂久治不愈,在辨证论治的基础上,加入白芷和黄芪,可收到很好的疗效。盖白芷气味辛温芳香,能除秽排脓,消肿止痛;黄芪甘而微温,为扶正平稳之品,能益气祛邪,托毒外出而生肌。加用此二药,则解毒消腐、祛瘀生新之力加强,故常常收效甚佳。

俗话说三分治病,七分调养。在治疗期间,精神要愉快,不宜过于劳累,不要过性生活;在饮食上,不吃香燥辛辣和过于冰冷的食品,治疗与调养很好地配合,则疗效可期。

四十三、漫谈盆腔炎的治疗

盆腔炎是妇女盆腔器官的炎症疾病。祖国医学无盆腔炎之名,但根据临床常见的症状表现,多属于湿瘀互结的带下和血瘀痛经的范畴。

盆腔炎的发生,往往由于在经行、分娩(足月顺产或堕胎小产)之时,不能注意卫生,或在经行未净而过性生活,或盆腔手术时,由于无菌操作不严格,感染邪毒,使细菌乘机侵入内生殖器官(包括子宫、卵巢、输卵管)及其周围的结缔组织,使其发生炎症。在临床上常见的有实证、虚证、虚实夹杂证三大类。急性的多实;慢性的多虚,一般是由于急性治疗不及时发展而来;虚实夹杂证多是急性炎症的后期,或慢性炎症急性发作转化而成,其症状是寒热虚实互见,是疗效较慢的类型。

急性盆腔炎的临床症状有高热恶寒,带下量多,色泽白黄相兼而质稠秽,甚或呈脓样而夹血丝,少腹、小腹硬痛,按之痛剧,口苦咽干,大便秘结或溏薄,小便短黄,舌苔黄腻,舌质色红,脉象弦数或滑数等脉证。这是由于湿热之邪毒,乘虚侵袭下焦,内蕴胞宫,损伤冲、任二脉,以致胞脉不利,湿热邪毒与血凝结于下焦而发生的病变,治之当按湿热带下、湿瘀互结论治,以清热泻火、化湿祛瘀为法,常用四妙散配金铃子散加连翘、龙胆草、栀子、忍冬藤、马鞭草、车前草、土茯苓、凌霄花、败酱草、百鸟不落治之。四妙散是清热燥湿之方,金铃子散是疏肝泄热,行气止痛之良剂,加龙胆草、栀子、车前草、土茯苓、败酱草不仅能加强其清热燥湿之功,而且能疏解邪毒之患,加性平微苦之马鞭草,性味苦辛微温之百鸟不落,辛而微寒之凌霄花,苦而微寒之连翘和甘寒之忍冬藤,则能解毒通脉,化瘀散结,促进炎症的消失。全方有清热利湿、解毒通络、化瘀消块、凉血止痛之功。凡是炎症急性发作,辨之属实属热,湿热之邪与血液胶结者,用之相宜。如大便秘结难解者,加大黄、瓜蒌仁、桃仁苦寒下夺,化瘀通便;小便短急而涩痛者,加泽泻、石韦、磨盘根以利水通淋;带下如脓样而夹血丝臭秽者,加鱼腥草、白槿花、过溏藕、茜草以除秽止带,化瘀止血。

慢性盆腔炎多是由于急性盆腔炎治疗不及时,或用药不当而转化的病变。由于病久正虚,抵抗力弱,邪毒与血凝结而成,水湿不化,湿瘀胶结于下焦,胞脉不利,故少腹、小腹绵绵而痛,胀坠,喜暖喜按,经将行及经后较甚,带下量多,色泽白黄相兼,月经不调,腰酸腿软,全身乏力等,此是本虚标实之证,治之既要扶助正气,又要活血化瘀,宜用《金匮要略》当归芍药散加黄芪、土茯苓、鸡血藤、泽兰、莪术、香附治之。盖当归芍药散本是为"妇人怀妊,腹中疠痛"和"妇人腹中诸疾痛"而设,有调和肝脾,养血健运的作用,加用鸡血藤、泽兰、莪术,以增强补血活血,行滞化瘀之力;用土茯苓配泽泻,则不仅能解毒,更能加强利湿之功;黄芪甘温,能扶助正气而抗邪毒,且能通利血脉;气行则血行,故加香附以行气止痛。全方祛瘀不伤正,扶正不滞邪,每能收功。如急性发作,则发热口渴,乳房胀痛,胸胁苦满,少腹、小腹胀痛剧烈,腰痛如折者,此是正气本虚,复感外邪,"痼疾"加"卒病",新旧病交织。治之当衡量其标本缓急轻重,本着"急则治其标,缓则治其本"的原则,在急性发作期宜用疏肝理气、活血化瘀之法,以丹栀逍遥散合金铃子散加蒲公英、败酱草、紫花地丁、凌霄花、没药、莪术、橘核之类治之,待症情稍见缓解,然后从本论治,或温补,或辛开,当随症的虚瘀偏重而定。

急性盆腔炎是属实属热,是湿、热、瘀交结为患的病变。治之既要清热化湿,又要活血化瘀,但清热之品,性多苦寒,用之不当,能导致血脉的凝结,所以喜用忍冬藤、马鞭草、百鸟不落、凌霄花之类,取其既能凉开清热,又能防止清热之品凝滞血液之弊;利湿最易伤阴,伐伤正气,故取土茯苓、车前草之甘淡微寒,能祛湿毒而不伤阴。慢性盆腔炎多是虚瘀夹杂的疾病,治之首先要辨别其虚与瘀孰轻孰重,然后选方用药。一般来说,慢性盆腔炎属虚的为多,其治疗原则当以温开为主,如偏于血虚而凝滞,则用补血活血、行气化瘀之法,以当归芍药散加益母草、延胡索、莪术、香附之类;偏于寒凝结块者,当用桂枝茯苓丸或少腹逐瘀汤为主方,以温经散寒,行气化瘀,通脉消块,但二方活血化瘀之力有余,软坚消块之力不足,常加用穿山甲、生牡蛎、生鳖甲、皂角刺、穿破石、急性子之类,以增强其软坚通络之功。

总之,急性盆腔炎是邪盛而正不虚,治之得法,其效迅速。慢性盆腔炎则是正虚邪实,攻之不当则伤正,补之失宜则滞邪,治之较难。所以必须徐图论治,温而不燥,凉而不凝,使瘀去而正不伤,气血调和,才可收功。

附 病例2则

例1 梁某,女,25岁。1988年6月10日初诊。

初诊 3个月之前,因不慎经行未净而行房之后。即开始腰酸腰痛,少腹、小腹胀痛,带下量多,色泽白黄,质稠而臭秽,经行超前,量多,色红,夹紫块,经将行乳房胀痛,腰及少腹、小腹痛加剧,按之不减,口苦咽干,小便色黄,脉象弦数,舌苔薄黄,舌质尖红。症属湿热郁遏下焦,与血交结而为患,拟用清热化湿、活血化瘀之法为治。

处方 生苡仁20g 冬瓜仁20g 苍术10g 连翘10g 忍冬藤20g 马鞭草15g 车前草10g 土茯苓20g 鸡血藤20g 丹参15g 当归10g 橘核10g

清水煎服6剂,每日1剂,均复煎1次。

二诊(1988年6月18日) 药已,小便不黄,口不苦,带下量较少,色泽不黄,但质尚臭秽,脉象弦细不数,舌苔薄白,舌质一般。仍守上方,再服6剂,以清余邪。

三诊(1988年6月25日) 带下正常,脉象细缓,舌苔如平,拟扶正以善后。

处方 黄芪20g 党参10g 茯苓10g 白术10g 山药15g 益母草10g 丹参10g 当归身10g 甘草5g
清水煎服3~6剂,每日1剂,均复煎1次。

例2 王某,女,46岁。1976年8月7日初诊。

初诊 1963年结扎,旋即经行紊乱,每月2~3行,经将行心烦,胸闷,夜寐欠佳,不能食,乳房胀疼,触之加剧,腰脊胀坠,少腹、小腹刺痛,按之不减,经行量或多或少,色泽暗红,夹紫块,持续1周左右干净。平时带下量多,色泽白黄而质稀,阴道辣热胀痛,腰脊酸胀,大便溏薄,小便次数多,脉沉细迟,舌苔薄白,舌质淡。经西医妇科检查,提示为"子宫内膜增殖症"。根据脉症及西医的妇检结果,乃是正气本虚,湿瘀胶结下焦,壅滞胞宫,阻遏经脉,以致任脉不能主诸阴,冲脉不能主血海,带脉的维系约束功能失常,故经行紊乱,带下量多。症属虚瘀而偏于寒凝、湿腻为患。以扶正养血,温开化瘀为治。

处方 制附子10g(先煎) 茯苓12g 白术10g 白芍10g 党参12g 鸡血藤15g 黄芪15g 苏木10g 泽兰10g 骨碎补15g 红枣10g

每日清水煎1剂,连服6剂。

二诊(1976年8月14日) 上方连服6剂之后,腰脊胀痛减轻,但阴道辣热依然。仍守上方,加甘寒之忍冬藤20g,以清解阴道之辣热。

清水煎服,每日1剂,连服3~6剂。

三诊(1976年8月21日) 上方共服6剂,诸症大减,带下较少,大便、小便正常。但时感口干,脉细缓,舌苔薄白黄,舌质如平。恐阳药过用,守上方去附子之辛热,甘温之黄芪加至30g,增强益气通脉之力。

每日清水煎服1剂,连服6剂。

四诊(1976年8月28日) 昨日月经来潮,经前乳房及腰腹疼痛大减,经色仍暗红有块。拟养血化瘀之法。

处方 鸡血藤20g 丹参15g 当归10g 川芎10g 赤芍10g 白芍10g 益母草20g 炒山楂10g 海螵蛸10g 大蓟10g 小蓟10g

清水煎服,每日1剂,连服3剂。

五诊(1976年9月8日) 本次经行5天干净,量较上月少。现精神不振,脉象虚细,舌苔薄白,舌质淡。拟益气养血,扶正为主,佐以化瘀,以清余邪。

处方 黄芪20g 当归10g 白芍10g 川芎10g 鸡血藤15g 丹参15g 益母草10g 杜仲15g 续断10g

每日清水煎服 1 剂,连服 6 剂。

自此之后,以异功散加刘寄奴、茺蔚子、泽兰调理而收全功。

四十四、更年期综合征证治

更年期综合征是现代医学的病名,祖国医学称为绝经前后诸症,是妇女在 49 岁前后,因肾气衰退,阴阳失调,脏腑功能失常所引起的疾病。

更年期综合征一般多属肝肾阴虚,在临床上常见有头晕头痛,心烦易怒,目眩耳鸣,心悸怔忡,五心潮热,容易汗出,腰膝胀痛、足跟痛,舌红少苔,脉象细数等一派阴虚火旺的症状。当然,也有少数是精神委靡,喜静怕扰,情志淡漠,背部怕冷,手足发凉,舌淡苔白,脉迟而弱等一派阳虚症状。

本病的发生,既然是由于肾气衰退,冲任亏虚而起。因而对本病的治疗,是要着眼于调气血,洽阴阳,治之不离于肾。首先辨清是肾阴虚或肾阳虚。凡属于肾阴虚的病变,药以甘润壮水为主,方选八仙长寿丸、杞菊地黄丸之类出入;肾阳虚的,以甘温益气为法,常用肾气丸或济生肾气丸之类。此类滋养或温养的方剂,是补中有泻,以补为主,补而不滞,诚是补肾气、洽阴阳、调养冲任的良剂。若疲惫乏力,易汗出等,常加党参、太子参、五味子、百合之类;若头晕目眩,心悸耳鸣,脉数舌红等,常加夜交藤、柏子仁、酸枣仁、枸杞子、女贞子等,甚或投以天王补心丹;若心烦易怒,头晕耳鸣,口干目涩,脉弦有力者,常加石决明、珍珠母、龟甲、合欢皮、牛膝之类以滋阴潜阳;若症见经行量多,色淡质稀,畏寒肢冷,腹满时减,脉象沉迟,舌质淡嫩等,常用右归丸或附子汤加味治之,从而达到温肾健脾的目的。同时,妇女以血为本,是"有余于气,不足于血",不论是肾阴虚或肾阳虚,都必须照顾到血液的恢复,所以养血活血之当归、鸡血藤,和阴敛阴之白芍、何首乌,均为常用之品。

本病是肾气衰退,冲任亏虚而发生的疾病,是生理自然衰退的病理变化,因而不仅要药物治疗,尤须善言开导,说明此证的发生,乃是生理过程中暂时气血不和,阴阳失调的现象,只要积极治疗,精神愉快,心情开朗,树立信心,一定能战胜疾病。同时在饮食方面,少吃温热香燥刺激强的食物和肥甘厚腻之品,宜选择多吃滋补精血营养价值高的食物,如血肉有情之鸡蛋、猪肝、肾脏、牛乳之类;在蔬菜水果方面,如菠菜、油菜、西红柿、胡萝卜、沙田柚、青梨等之类。如情志不安、肝火偏旺而血压高,头晕头痛,夜难入寐者,更要特别注意饮食的调养,宜吃小米、玉米、绿豆、木耳、海带、紫菜、香菇等清淡之品。

总之,药物治疗适当,心情开朗,精神愉快,注意食物营养清补的调节,三者配合得宜,则精血容易恢复,阴阳洽调,诸症消失,即可痊愈。

四十五、试论妇科节育手术后诸症的病机与治疗

妇科节育手术是指人工流产术、放置宫内节育器、输卵管结扎术等。一般来说,这些手术对身体无不良影响。但由于人的禀赋不同,体质差异,或者施术者在手术过程中的某些环节操作不当,有些人手术后出现恶露淋漓不绝,腰脊坠胀,少腹、小腹胀痛,月经紊乱,量或多或少,甚或夹血丝,质腥秽臭,并伴有头晕耳鸣,夜难入寐,寐则多梦,心悸心烦,时冷时热等症状。因此,对妇科节育手术后诸症(以下简称手术后诸症)的病机与治疗,有待于进一步研究。

(一) 病因病机

妇科节育手术是由熟练的妇科医师严格按照常规程序进行的操作,但从手术的结果是阻止受孕、中止妊娠这一点而言,则是属于祖国医学跌打损伤所引起的"堕胎"、"小产"和"半产"的范畴。对于引起"堕胎"、"半产"、"小产"的原因,历代的说法很多,以手术而言,是通过人为的器械操作,清

理子宫,阻断受精卵的生存,这属前人所说的"暴损冲任"(《广嗣记要·堕胎》)和"胎脏损伤,胞脉断坏"(《妇科玉尺·小产》),归纳起来,手术后之所以出现症状,其主要的机制如下。

1. 胞脉损伤　瘀血内停

在手术操作的过程中,术者纵然非常认真负责,小心谨慎,操作轻重适宜,但胞宫和胞脉仍然免不了会受到一定的损伤,若是在手术操作过程中,稍有粗心大意,则胞宫和冲脉、任脉的损伤更为严重,由于胞宫和冲脉、任脉的损伤,必有离经之血停滞于经隧之间隙,如清除不净,则留瘀为患,使新血不能归经;而且由于经脉的损伤,尤易受风冷寒湿邪毒之气的侵犯,寒湿收引重浊,与血相搏则凝滞,胞脉不畅通,故少腹、小腹胀痛;瘀血不净,新血不得归经,故恶露淋漓不绝;冲脉主血海,任脉主诸阴,冲、任二脉损伤,统摄阴血的功能失常,故行经量或多或少,或闭止不行,或带下绵绵等。胞脉属心而络于胞中,"胞络者系于肾"(《素问·奇病论》),腰为肾之外府,胞脉、络脉的损伤,瘀血内停,阻遏气机、心气、心血、阴精不能下达胞宫,血海空虚,脏腑气血不和,在下则有腰脊坠痛、经闭不行等之变,在上则影响心主血脉和头主精明的作用,常常出现头晕、头痛、耳鸣、心悸、夜难入寐、寐则多梦等症状。

2. 肝肾亏损　精血两虚

肝藏血,肾藏精,肝肾同为先天。肝脉络阴器,为冲、任脉之所系;肾主蛰而为封藏之本,胞宫系于肾。胞宫和胞脉的损伤导致肝肾的亏损,精血匮乏,经源枯竭,生发无能,因而出现经行错后、量少、色淡,甚则经闭不行,或断绪不孕。肝主谋虑,为将军之官,"在志为怒,怒伤肝"(《素问·阴阳应象大论》),"肝气虚则恐,实则怒"(《灵枢·本神》);肾主伎巧,为作强之官,"在志为恐,恐伤肾"(《素问·阴阳应象大论》),当术后气血受损,肝肾亏虚,则肝的谋虑、肾的作强功能失常,故常见头晕、耳鸣、汗出肢麻、困倦乏力、记忆力减退、性欲淡漠等病变。

3. 摄生不慎　感染邪毒

一般来说,体质健康,注意术后卫生,经过短时间的调养,胞宫和胞脉的损伤是可以恢复的。如果随心所欲,过早性生活,房事不节,或游泳,或冷水盆浴等,外界邪毒秽浊或风湿寒冷之气乘虚而入,与血相搏,停聚于胞脉之中,既影响伤口的愈合,又形成瘀积为患,轻则少腹、小腹胀疼,重则月经不调、不孕等。如感染湿浊之邪,则化热生虫,可出现带下臭秽、阴道瘙痒等病变。当然,除了摄生不慎,以致感染邪毒之外,还不可忽略在手术的过程中,由于所用器械消毒不严格,或者手术操作的时间过长,外界邪毒浊气得以乘虚直接侵入胞脉等因素。

4. 禀赋本虚　修复力弱

受术者体质强壮,气血充沛,神志舒爽,对胞宫、胞脉的损伤,自身有修复的能力,无后遗之患。如果是一向羸弱,气血不足,禀赋本虚,肝肾不足之体,纵然术者细心操作,手术完善,仍然免不了会出现各种症状。如元气虚弱,不能很好统帅血液,血不循经,则有恶露淋漓,或经行量多;精血不足,筋脉失养,则腰膝酸软,心慌心悸,头晕失眠等。

总之,手术后诸症有虚实之分。实者为离经之血停滞,或外感风冷邪毒之气;虚者则由于手术损伤,气血亏虚,或元气本虚,修复无能所致。但症本由"暴伤冲任"而引起,既有物理性的损伤,又有生理性的阻断,放置宫内节育器和输卵管结扎堵塞术,均有异物留在胞宫,阻塞胞脉,环性沉坠,阻碍气血的运行。所以从临床所见,属于纯虚纯实者少,多是虚实夹杂,虚瘀并见,既有亏损,又有瘀积的病变。

（二）治疗

手术后诸证,既然多是虚实夹杂,虚瘀并见的病变,治疗就应该采取清代沈金鳌"总以补血生肌养脏,生新祛瘀为主"(《妇科玉尺·小产》)的原则。只有补血养脏,才能使五脏安和,扶助正气,促进自身的修复能力;只有生新祛瘀,才能清除离经之瘀滞。在此基础上,分辨证属偏虚或偏实,或以补血为主,或以祛瘀为主,随证制宜,有是证用是药,则疗效可期。笔者常用的治疗方法如下。

1. 补血化瘀

补养能生血,使耗损的阴血可复;化瘀则能清除离经之污血,新血能归经,使损伤之伤口早日愈合。凡手术之后,要根据受术者的体质及手术后的情况,及时采用此法治疗,既能预防术后感染,又能促进伤口的愈合,可免术后诸证之患。常用生化汤加益母草、鸡血藤、杜仲、川续断之类。腰骶坠胀,少腹、小腹胀痛,则加骨碎补、狗脊、桑寄生、延胡索;恶露淋漓不绝,属于气虚夹瘀者,用补中益气汤加泽兰、海螵蛸、茜草之类。生化汤为补中有行,化中有养之剂,是补血化瘀并重之方,用之既能防止手术后诸证的发生,又能治疗已发生的病证,是治疗手术后诸证的重要方剂。

例1 李某,女,32岁。1983年3月20日初诊。

1983年2月15日第2次受孕2月余在市某医院妇科行人工流产术,术中无不适。现已术后月余,仍感少腹、小腹时痛,恶露淋漓不止,量少,色暗红,夹紫色小块,腰脊胀坠,腿膝酸软,舌质淡嫩,苔薄白,脉沉细涩。证属脾肾气虚,冲任亏损,瘀血未净。拟益气养血,调养冲任,佐以化瘀导滞之法论治。

方药 当归20g 川芎5g 炙黄芪20g 杜仲15g 桑寄生15g 桃仁5g 益母草15g 刘寄奴9g 炙甘草6g 阿胶10g(烊化) 炒山楂10g

每日水煎服1剂,连服3剂。

二诊(1983年3月24日) 服上方后,恶露停止,少腹、小腹不痛,腿膝酸软减轻。效不更方,守上方去桃仁、山楂,加骨碎补12g、巴戟天9g,再服3剂。旋即停药,嘱"谷肉果菜,食养尽之",以善其后。

例2 马某,女,34岁。1990年9月10日初诊。

初诊 输卵管结扎术后1年,经行前后不定,量多少不一,色暗淡夹块,持续10~20天始净,甚则须服止血药,方能止血。平时腰酸膝软,少腹、小腹隐痛,经行时加剧。现经行已12天,仍点滴不净,腰酸,头晕头痛,夜寐不佳。舌苔一般,脉弦细。证属术后瘀积内阻,冲任损伤,拟补血化瘀,调养冲任为主。

方药 当归20g 川芎3g 桃仁3g 红花2g 益母草10g 川续断10g 杜仲10g 桑寄生15g 炒山楂10g 姜炭2g 炙甘草5g

每日水煎服1剂。连服3剂之后,阴道出血止,转用健脾益气之法,方选异功散加炙黄芪20g、益母草10g、当归20g,连服12剂而收功。半年后追访,经行正常。

2. 补养肝肾

肾藏精而为生殖之本,肝藏血而主生发。胞宫系于肾,冲脉、任脉皆起于胞宫而为肝肾之系,胞宫和冲、任脉的损伤即是肝肾的损伤。所以,手术后肝肾亏损而引起的症状,当以补养肝肾为主,配加化瘀导滞之品。如月经不调、月经量少,常用归芍地黄汤加鸡血藤、益母草、丹参之类;经行超前而量多、色红,属阴虚火旺者,常用两地汤配二至丸加鸡血藤、丹参、益母草、藕节、白茅根之类;阳虚不固密,血行不归经,以附子汤加鹿角霜、桑螵蛸、黄芪、益智仁、益母草之类。本法用于手术后而偏于虚损者,但虚中挟瘀者亦可使用,用时酌加鸡血藤、益母草之类以补血化瘀。

例 韦某,女,28岁,1983年9月10日初诊。

初诊 婚后3年,第1胎足月顺产,第2、第3次受孕月余即在市某医院妇科行人工流产术。术后半年经行错后,量少,色淡红,质稀,经后少腹、小腹绵绵而痛,平时头晕耳鸣,夜寐欠佳,腰膝酸软,大便干结,2~3日1次,小便淡黄,苔少,舌尖红,脉虚细而略数。证属肝肾亏损,阴血不足。拟滋养肝肾,补血生精之法。

方药 当归15g 杭白芍9g 山药15g 山茱萸9g 巴戟天9g 茺蔚子9g 枸杞子9g 何首乌15g 太子参15g 素馨花3g 阿胶12g(烊化)

每日1剂,水煎服,连服5剂。

二诊(1983年9月15日) 上方服到第3剂,经水来潮,量较上月多,色红,现未净,余症消失。舌质正常,苔薄白,脉细不数。药已初效,拟转用益气补血为治,方选圣愈汤增损,以善其后。

方药 炙黄芪20g 党参20g 当归10g 川芎5g 熟地黄15g 益母草15g 杜仲15g 川续断9g 山药15g 炙甘草5g

每日1剂,水煎服,连服5剂。

3. 解毒化浊

手术后摄生不慎,尤其是过早性生活,胞宫和胞脉的创口,最易感染外界风寒湿热邪毒,而邪毒侵犯胞宫和胞脉之后,壅塞停滞,往往化浊生虫,故解毒化浊,祛秽杀虫之法,亦为手术后常用。例如,术后带下量多,色白黄相兼,质稠臭秽难闻而阴痒者,此为湿瘀化热,浊秽生虫之变,常用清宫解毒饮配二妙散加槟榔、水杨梅、火炭母、苍耳子之类治之。

例 农某,女,36岁,1985年4月20日初诊。

初诊 30岁结婚,婚后1年足月顺产1胎,后因避孕失败,3年来先后在市某医院妇科行3次人流产术。术后经将行及经行第1天少腹、小腹胀痛剧烈,经色暗红,夹紫块,平时带下量多,色白黄混杂,质稠秽臭,甚或如豆腐渣,阴道瘙痒,夜间加剧。舌苔黄腻,舌质滑润,脉象弦缓。证属湿瘀内遏,化浊生虫。拟健脾化湿,活血祛瘀,解毒杀虫之法论治。

方药 土茯苓20g 鸡血藤20g 当归10g 川芎6g 丹参15g 杭白芍10g 马鞭草15g 炒苍术10g 槟榔10g 石菖蒲5g 益母草10g 忍冬藤20g 炒薏苡仁15g 甘草5g

每日1剂,水煎服,连服5剂。

二诊(1985年4月30日) 上方连服5剂之后,阴痒及带下减轻。药既中的,守方再服5剂。

三诊(1985年5月6日) 服上方3剂后,5月3日经水来潮,色量一般,血块少,少腹、小腹疼痛较上月大减。现经行已净,阴道不痒,舌苔薄白,脉象细缓。湿瘀已除,拟转用温养脾肾之法,以善其后。

方药 党参15g 茯苓10g 炒白术12g 益智仁12g 乌药10g 炒山药15g 补骨脂9g 陈皮3g 炙甘草5g

每日1剂,水煎服。连服3剂。

例 黄某,女,29岁,1990年3月25日初诊。

去年11月在市某医院妇科放置宫内节育器之后,4个月来经行紊乱,量或多或少,色泽暗红,挟小块,平时带下量多,色白黄相兼,质稠而臭秽,间夹血丝,少腹、小腹隐痛,性交后加剧,腰痛如折,舌边尖红,舌苔薄黄,脉弦细数。此属异物植入,以致冲、任脉功能失常,形成湿瘀胶结,久郁化热,损伤脉络之变。拟祛湿化瘀,清热解毒之法为治。

方药 土茯苓20g 忍冬藤20g 鸡血藤20g 车前草10g 益母草10g 薏苡仁15g 丹参15g 海螵蛸10g 马鞭草15g 茜草10g 甘草5g

每日1剂,守方出入,连服15剂而收功。

4. 调摄神志

有是证用是药。根据不同的病情变化而立法选方,虚则补,实则泻,务求药能对症,但药物并不是万能的,有些患者必须通过神志的调摄,解除其思想上的负担,才能治愈。例如,有些人对于手术有不正确的理解,术后多疑多虑,惊恐无常,以致五脏功能不和,气血失调,往往出现精神委靡,自觉时冷时热,肢麻不适,头晕头痛,夜难入寐,经行紊乱,甚或经闭不行等。除了药物治疗之外,还必须针对患者的具体情况,加以慰解,善于诱导,说明妥善的手术对于健康并无多大的影响,其所以出现某一部分的不适是由于生理上的突然改变,营卫气血暂时的不协调所致,只要经过一段时间的调养是可以恢复的。古人所谓"心病要用心药医"。对精神负担较重的患者来说,这一疗法尤为重要,必须加以注意。

总之,育龄妇女实施节育手术后出现的病证,类似前人所说的"暴伤"、"金创"的范畴,但又有其特殊性,放置宫内节育器和输卵管结扎,因有异物留在胞宫,阻塞胞脉,影响其部分的生理功能,所以除了辨证论治之外,必须特别注意养血活血并重。养能柔能润,活则能舒能通,既不影响节育手术的效果,又能调和气血的运行。

四十六、习惯性流产的中医治疗评估与展望

妊娠妇女,在堕胎或小产之后,下次受孕,仍然自然流堕,或屡孕屡堕,连续三次以上者,称之为习惯性流产。前人有"滑胎"、"数堕胎"等之称。

(一)病因病机

习惯性流产的病因,《诸病源候论》早有"血气虚损,子脏为风冷所居,则血气不足,故不能养胎,所以致胎数堕[1]"之说,以后历代医家多有阐述。到了明代,已提出引起"数堕胎"的病因,有先天不足与后天亏损之分。如《妇人规》:"凡妊娠之数见堕胎者,必以气脉亏损而然。而亏损之由,有禀质之素弱者,有年力之衰残者,有忧怒劳苦而困其精力者,有色欲不慎而损其生气者,此外,如跌扑,饮食之类,皆能伤其气脉"[2]。从禀赋的强弱盛衰和后天的摄养,房事的当否,劳役的轻重,饮食的卫生等,比较详细地论述数堕胎的发生。到了清代更强调七情所伤,欲火内炽,阴血暗耗而伤胎,如《医宗金鉴·妇科心法》:"若怀胎三五七月,无故而胎自堕,至下次受孕如复如是数数堕胎,即谓滑胎。多因房劳太过,欲火煎熬,其胎因而不安"[3]。《女科经纶》引王海藏:"或七情太甚,火能消化而堕,或大怒悲哀伤动心肝之血而堕"[4]。今人在前贤论述的基础上,归纳其病机为脾肾两虚、气血不足、阴虚血热、瘀血内阻等方面[5]。肾藏精而为生殖之本,有主蛰封藏的功能;脾主健运而为气血生化的源泉。若先天不足,肾气本虚,肾精不充;或房劳过度,或受孕之后纵欲所伤,以致阴精日益耗损,肾气亏虚;或劳思过度伤脾,脾伤失于健运,以致精血来源不足。肾虚则胎失所系,脾虚则固摄无权,胎失系藏而堕。再有,胎元赖血液以滋养,赖气煦以载之。如孕妇素体本虚,或大病之后,或劳役失度,以致气血虚弱,气虚则不能载胎,血虚则胎失荫养,胎失依附而堕;素体阴血不足,或七情恼怒,虚火内动,损伤胞络,冲任不固而堕;母体本有症病痼疾,或跌扑损伤,瘀血内阻冲任,新血不得归经,胎失血养,亦如期而堕。总之,习惯性流产的发生,既有虚,也有实,但以气血虚弱,肾气不固,内热伤损为主要[6]。

(二)辨证论治

本病的治疗原则,多从补虚论治。有以补肾为主的;有调补肝肾为主,兼以补脾的;有脾肾同治,兼以清热的;有温肾安胎,滋肾安胎,补肾调冲等不同,但均不离于肾的调养。朱氏等认为滑胎应以

补肾为主[7]。王氏根据《素问·六节藏象论》"肾者,主蛰封藏之本,精之处也"的论述,提示肾气的盛衰与胎元息息相关,肾气系胞,护胎依赖肾气,养胎依赖肾精,所以保胎应重在肾气,调补肾的阴阳平衡[8]。班氏则以受孕后胎元不牢,其原因虽多,但多属肝肾亏损,开合失常所致,故以滋养肝肾、补益气血之法以治本,待血充气旺,冲任脉通盛,则孕后胎元得养,自能足月顺产[9]。吴氏认为胎孕的形成,主要依靠母体先天肾气的盛实,而长养胎儿则在于母体后天脾胃生化的气血供养。肾为冲任之本,脾为气血生化之源,故对本病的治疗,除了补肾外,还必须并用健脾之品,使肾与脾,先天与后天相互促进,以固胎保育[10]。除了补肾健脾,益气养血,调摄冲任之外,还有人根据"有故无殒"的原则,应用"通因通用"之法,以活血化瘀之法治之[11]。也有本着有是证而用是法,以清热利湿论治[12]。

治疗的步骤,明代医学家张景岳早有论述:"凡治堕胎者,必当察此养胎之源,而预培其损……若待临期,恐无及也"[2]。强调未孕前的预防性治疗。罗氏认为,习惯性流产,中医称滑胎,多因肾气虚弱,冲任亏损,无力系养胞胎,故致屡孕屡堕,治当重在防患未然,培元治本,方能见效,如已出现先兆流产,治疗多难获效。因此,凡对有习惯性流产5次以上的患者,务必做到"二防三本"。二防是指未孕之前及已孕之后,要服药防治;三本是指母体为胎儿之本,肾是(母体)先天之本,脾是后天之本,治当先壮母体,尤须培补脾肾二经之本源,则精、气、血三方面都充实旺盛[13]。

治疗选方用药,有多种类型。温氏认为除一般治疗方法和先兆流产相似外,假若妊妇先天不足,肾气虚弱,宜左、右归丸加杜仲、续断;若脾弱中虚,宜补中益气汤、六君子汤;若肝郁素盛,善怒多忧,宜逍遥散加栀子、郁金;若气血不足,宜用泰山磐石饮加杜仲、菟丝子,寿胎丸等亦可选用[14]。袁氏用白术、续断、白芍、益母草、杜仲、黄芪、淮山药、当归、阿胶、五味子、砂仁、川芎、炙草、乌梅肉为补气强肾,补血和阴之法[15]。武医选用所以载丸为主,治疗习惯性流(早)产25例,除5例因特殊情况无效外,其余20例,均获满意疗效[16]。日本医学家中田敬吾氏用当归芍药散治疗习惯性流产5例,4例有效[17]。吉元昭治氏则认为有流产与早产史的孕妇服用此方后,分娩时有安产的倾向[18]。大内广子氏认为紧迫流产,当归芍药散为首选之方剂,对习惯性流产可从初孕开始连续用之甚佳。该方可使子宫肌之紧张弛缓,调整血循,去除过剩水分,加强妊娠效果。矢数道明认为当归芍药散用于虚证之女性不妊症、习惯性流产有卓效[19]。学新氏介绍1例10年左右流产十余次,治以安胎补火汤:红参、鹿胶、续断、茯神、枸杞子、桑寄生、菟丝子各6.7g,当归、淮山药、补骨脂、白芍各10g,熟地黄13.4g(用砂仁末1.8g拌)、乌药5g(后下)、龙眼5枚。每半月煎服1剂,结果足月顺产[20]。胡氏治疗54例,用助阳安胎法:鹿角片、巴戟天、淫羊藿、山萸肉、杜仲、党参、熟地黄、炙黄芪、淮山药。每月服15剂,服至前几次流产月份后递减。如见出血者,则佐入止血药。结果:成功48例,无效6例,治愈率88.9%[21]。熊志远、张明月二氏用保产无忧散治疗:酒炒当归、川芎各4.5g,姜汁炒厚朴、醋制艾叶各2g,羌活、甘草各2.4g,酒泡菟丝子、川贝各3g,酒炒白芍6g,生姜3片,麸炒枳壳1.8g,生黄芪、荆芥各2.4g。在受孕3个月时,每旬1剂。合两煎药液于早晨空腹时温服,后渐改为每月1剂,服至临产[22,23]。张氏用熟地黄、鹿茸、菟丝子、巴戟天各20g,人参、枸杞子各15g,杜仲、续断各10g,以补肾调冲法为主治疗滑胎103例。兼脾气虚弱加黄芪15g,升麻、柴胡各12g,苏梗、砂仁、陈皮各6g;若胃阴不足加生地黄20g,石斛15g,黄芩、乌梅、竹茹、沙参各12g;黄连9g,半夏6g,兼胞脉受损加血余炭15g,阿胶12g,棕榈炭、艾叶炭各10g。结果:妊娠到正常预产期分娩者102例,占99.03%,仅有1例于妊娠4个月自然流产[24]。朱氏治疗分三型:气血虚弱型,治以益气养荣、调和脾胃,用泰山磐石饮(党参、黄芪、白术、当归身、熟地黄、白芍、黄芩、川断、砂仁、糯米)或养元保胎汤(党参、黄芪、黄芩、白术、杜仲、川续断、菟丝子、桑螵蛸、陈苎麻根、南瓜蒂)加减;如妊娠晚期,小腹坠胀明显,用补中益气汤加减。肝肾亏损型,治以调补肝肾,用千金保孕方合安胎饮加减(杜仲、川续断、山药、归身、黄芩、白术、菟丝子、桑寄生、桑螵蛸、金毛狗脊、南瓜蒂)。冲任脉虚型,治以固束冲任,用胶艾汤去川芎合千金保孕方加减(阿胶、艾叶、熟地、归身、白芍、杜仲、川续断、山药、糯米)。血多色红者,熟地黄改生地,加黄芩、地榆、陈苎麻根。共治疗 39 例,保胎成功 37 例,失败 2 例,成功率为 94.9%[25]。赵氏用泰山磐石散加减(党参、熟地黄各 15g,当归、白芍、白术、黄芩、丹参各 10g,淫羊藿、续断各 12g,甘草 6g)治疗习惯性流产保胎 8 例,足月顺产 7 例,治愈率达 94.2%。用本方加减保胎,用药应注意初孕不忘肝,3 月不忘心,5 月不忘脾,7 月不忘肺[26]。洪氏的治疗分四型:气血两虚的治宜益气养血安胎,用黄芪八珍汤化裁:生黄芪 20g,党参 15g,白术、当归各 12g,茯苓、白芍、熟地黄各 10g,川芎、炙甘草各 6g。肾气不足型的治宜补益肾气安胎,用寿胎丸化裁:菟丝子、桑寄生各 15g,川续断、阿胶(烊化)、杜仲、焦艾叶各 10g。阴虚血热的治宜清热凉血安胎,用保阴煎化裁:生地、熟地黄各 15g,山药、川续断各 12g,芍药、黄芩各 10g,黄柏、甘草各 6g,三七粉(冲)8g。跌仆损伤的治宜扶气养血安胎,用所以载丸化裁:黄芪 20g,白术 15g,党参、茯苓、杜仲、桑寄生、当归身各 10g[27]。谢氏善用寿胎丸加味[桑寄生 30g,菟丝子 15g,川续断 5g,阿胶 10g(烊化冲服)、苎麻根 30g,炙甘草 3g]。气虚者在补肾的基础上,佐以补气固胎,加炙黄芪、潞党参、白术、山药等;血虚者,佐以养血安胎,加熟地黄、当归身(当归头尾忌用)、白芍等;血热者,佐以清热凉血止血,加炒黄芩、旱莲草、焦山栀、生地黄、地榆炭等;虚热者,佐以滋阴清热,加生地黄、白芍、炒黄芩等;虚寒者,佐以温阳补虚,加炮姜、艾叶炭、鹿角胶等;肝郁者,佐以疏肝解郁,理气安胎,加苏梗、广木香、香附、绿萼梅等;肾虚较甚者,加杜仲、熟地黄、狗脊等[28]。张氏分两型治疗,气虚肾亏型,用泰山磐石饮加减(党参、黄芪、白术、生地黄、白芍、甘草、黄芩、砂仁、阿胶、杜仲、菟丝子);阴虚内热型,用保阴煎加减(生地黄、山药、白芍、黄芩、黄柏、地榆、苎麻根,血多者加紫珠草),共治疗 34 例,33 例有效,其中足月分娩 30 例,过期妊娠 3 例[29]。邱氏用益智仁合剂(益智仁 15g,升麻、白术、艾叶各 10g)每日 1 剂,治疗 33 例,平均每人服用 3~9 剂,阴道流血,腹痛、腰痛明显减轻,一般巩固疗效共服 30 剂。胎动不安兼阴道流血加阿胶、黄芪;腰痛加杜仲、续断;腹痛、心烦、口苦、失眠加黄芩、白芍,补其先天,养其后天,充养冲任,固其胎元[30]。赵氏根据《医林改错》“子宫内先有瘀血占其地,胎至三月再长,其内无容身之地,胎病靠挤,血不能入胎胞,从傍流而下,故先见血,血既不入胎胞,胎无血养,故小产”之说,应用逐瘀之法,以少腹逐瘀汤加减(小茴香 10g,炮姜 2.5g,延胡索、赤芍各 6g,没药 7.5g,川芎、肉桂、蒲黄、五灵脂各 10g,当归 25g,血色紫黑者加川楝子、茜草炭、香附、艾叶等;血色暗淡无块加艾叶、蒲黄炭;寒湿胜者加苍术、黄芩)治疗滑胎 212 例,有效 178 例,无效 22 例[31,32]。

从以上的选方用药,可见习惯性流产的治疗,总离不了滋肾养肝、补肾健脾、益气养血、调摄冲任之法,方拟泰山磐石散、寿胎丸之类是最常用之方,药则以菟丝子、杜仲、川续断、桑寄生、党参、白术、阿胶、何首乌为多用之品。罗氏认为补肾安胎药以菟丝子为先,补气健脾以党参为主要;养血药中以何首乌、阿胶、桑寄生、熟地黄、枸杞子为佳[33]。除了药物治疗之外,有人应用针灸配合治疗,如天津市中心妇产科医院用滋肾止血养胎的安胎饮加减(川续断 15g,桑寄生 15g,菟丝子 30g,阿胶 9g,杭菊花 9g,甘草 6g,鹿角胶 9g,补骨脂 9g)治疗的同时,并受《校注妇人良方》妊娠“随月有经养”的启发,试用针灸配合治疗,按其月份,补其经脉,以药物与针灸结合,疗效有所提高[34]。针刺抑制早产 12 例,除 1 例外,都保胎直到足月分娩,成功率达 91.6%[35]。

(三) 治疗评估

肾是藏精而为气血之始,是藏真阴而寓元阳之宅,有主蛰封藏的功能,是生殖之本;脾主健运而为气血生化之源,为后天之本;肝藏血而主生发,司一身气机的调节,在妇女同为先天。肾精充盈,阴阳匀均,胎有所系;脾气健运,气血充盈,统摄正常;肝血调和,冲任通畅,则胎儿得养。胎儿发育正常,自无流产之虞。所以前哲时贤对本病的治疗,以补肾健脾,滋养肝肾,益气养血,固摄冲任为原则,以泰山磐石饮、寿胎丸、胶艾汤等之类为常用之方,确是宝贵的经验总结。尤其在治疗的步骤上,强调对妇女未孕前的预防性治疗和怀孕后保胎辨证论治相结合的方法,更是难能可贵。我们应该更好地继承发扬,应用于临床。当然,习惯性流产的发生,原因是多方面的,除了偏于虚的一面外,也有实证的一面,应该本着有是证而用是药,庶不致误。从目前的资料看来,只注重妇女本身的论治,尚不重视对男方治疗的报道,这是薄弱的环节,是最大的缺陷。其实男方的病变,如精子活动力弱,精子畸形,死精较多,或患有其他传染病(如梅毒)等,婚后妇女虽幸而能受孕,仍然可以引起流产的发生。所以,对妇女在孕前的预防性治疗,应同时结合检查男方的情况,如发现异常,应同时有针对性地治疗,才是妥善的办法,从而提高疗效。

当归芍药散是医圣张仲景的名方,在《金匮要略》中有"妇人怀娠,腹中疠痛"和"妇人腹中诸疾痛"[36],均以此方为主治,疗效很好。日本医学家非常推崇本方治疗习惯性流产,对本方的疗效、服法等问题都作出较全面地总结,如有人讨论了具有安胎效果的当归芍药散有无致畸性的问题,一致认为该方无致畸性,尚能使胚胎健壮,减少流产的发生[37]。吉元昭治氏将当归芍药散的安胎作用概括如下:①服药孕妇应尽量长期连续服用至分娩时,短期服用对预防流产无积极作用;②服药期间无副作用;③可缩短分娩时间,减少阵痛;④新生儿发育良好,早产儿亦然;⑤有流产与早产史的孕妇服用后,分娩时有安产的倾向。同时,还指出本方不仅无致畸性,而且能促进儿童的健康,如中田敬吾氏从汉方医学观点看,在胚胎尚未成形以前给药,改善母体内环境,可以使受精卵形成胚胎的发育过程得到良好影响,通过动物实验,也未见当归芍药散致畸性。因此,自妊娠初期服用当归芍药散,对产后儿童的健康具有重要意义[38]。从这些资料报道来看,显然日本的医学家对应用当归芍药散保胎防漏的作用已积累了不少的经验,而且有所创新和发现。但我国应用当归芍药散保胎的报道甚少。其实本方的组成,有养血调肝、健脾渗湿的作用。凡是肝血不足,气机不畅,脾虚不健,湿困中土而导致肝脾失调的习惯性流产,应用本方加减治疗,都有很好的疗效。

保产无忧散最早见于《傅青主女科·产后编》,是明末清初流行于民间的验方。《验方新编》有"专治一切产病,有胎即能安胎,临产即能催生"之说。有资料报道,本方能治愈习惯性流产,但有人持反对的意见。如熊氏认为:凡习惯性流产者,其子宫又特别敏感(易为外界原因引起收缩),这种孕妇一旦服用本方,势必构成宫缩之因素而造成流产,本方虽无直接促使宫缩的作用,然作为间接之影响,则毋庸置疑[39]。本方的组成,虽然是行中有补,疏养并之剂,但以全方而论,则行散之力重过补养,故程国彭解释本方时归纳有"撑开"之说[40],诚是经验之谈。笔者曾用本方治疗一例因子宫狭窄,婚后多年不孕的患者,前后用药30余剂,即能受孕而足月顺产。所以应用本方治疗习惯性流产,首先要辨证清楚,如属因事不遂,七情郁结,以致气机郁滞而屡孕屡堕者,用之尚可,若是其他证型,则不宜用,以免发生意外。

气血津液,为人体不可缺少的物质基础,气血流通,津液输布全身,则肢体得养,营卫调匀,五脏安和,故前人有"气血以流通为贵"之说。妇人怀孕之后,胚胎之营养,完全是来自母体的精血,孕妇的经脉畅通,气血调和,胚胎得到源源不断的营养,便能正常生长发育,足月分娩。若孕妇癥瘕瘀积为患;或跌仆损伤,以致经脉不通,胚胎得不到足够的精血营养,则难免有流产之变。故逐瘀之法,既能去其旧瘀,又能使新血之再生,在防漏保胎方面,有一定的积极意义。但也不可否认,逐瘀之法,始终离不开行血破血攻伐之品,对胚胎的生长发育是不利的,用之不当,轻则畸形,重则堕胎、小产。所以对习惯性流产应用行血祛瘀之剂,必须辨证清楚,确属血瘀为患,方可投用少腹逐瘀汤、桂枝茯苓丸之类治之,不要盲目崇拜"种子安胎第一方"而轻率使用,同时,还要注意"衰其大半而止"的原则[41],避免损伤正气,造成不应有的后患。

针灸疗法,有疏通经络,宣导气血的作用,其应用的范围是很广泛的。但历来用于保胎防漏的报道不多,对于这方面疗法的新发现,必须进一步通过临床观察,辨明其适用的证型,处方穴位的选择,手法的补泻强弱,以及禁忌等问题,逐步积累经验,加以总结提高,以便能更好地推广应用。

简验方的应用,为治疗习惯性流产开拓了便捷的途径。邓氏以苎麻为主(苎麻20g,莲子15g,糯米20g)治疗19例,18例足月顺产,1例无效[42]。赵氏用凤凰衣治疗20余例,效果满意[43]。前者以甘寒之苎麻为主药,丹溪谓其大补阴而行滞血,是以补为行之品,与甘寒之莲子、甘温之糯米相合,为清补之剂,能健脾敛阴而清热,凡脾气虚弱,阴火内动而导致习惯性流产者,用之相宜。后者仅用凤凰衣一味,性味甘温,有养阴清肺,健脾和中的作用[44]。对孕妇气血不足,胚胎失养而导致习惯性流产的患者,是有一定的效验。药品来源简便,又有疗效,此类方药,值得发掘、研究整理,以便能更好地为群众解除疾苦。

从所掌握的资料来看,对于防堕重于治堕的认识是不够的,今后应重视在药物等治疗之外,注意非药物的预防,如注意卫生,思想情志的调节,性生活次数要稀少,甚或完全禁止;在饮食方面,既要足够的营养,又要适量,少吃或不吃煎炒香燥之品,尤其是烟、酒对胚胎的影响很大,更宜禁戒;住地要雅静,空气要流通,避免环境污染的危害,以及防止过多接触放射线、化学药品等。这都是对保胎防漏有积极的意义,我们要有足够的重视,加以宣传教育,做到防治结合。

(四) 展望

中医药治疗习惯性流产,有独特的理论做指导,有丰富宝贵的临床经验,疗效显著,历来为患者所称颂,也引起国内外医学家的重视。积极地对有关理论深入探讨和临床疗效的严密观察,对妇女保健和优生有重要意义。

从病因病机来说,除了孕妇的先天不足和后天的七情内伤、劳逸失度、饮食不节、房事纵欲等因素导致气血虚弱、肝肾亏损、脾肾两虚、冲任不固而引起流产之外,还应该注意环境的污染、化学品、放射线等公害的刺激,特别是放射性照射,可能导致孕卵的死亡及排出[45],同时,还要注意男方的体质情况,是否患有严重的传染病(如梅毒),精子是否有缺陷等问题,加以综合分析,然后作出正确的定论,为预防性治疗提供可靠依据。

本病发生的原因,既有先天的不足,又有后天的失养,更有男女双方在生理上都有某些缺陷,因而仅依赖望、闻、问、切的诊察和脏腑的虚实辨证,显然是不够的,必须依靠借用现代科学的检查方法,才能更加完善。如妇女早孕的诊断,前人虽有"少阴脉动甚"和"尺脉小弱"等的早孕脉,但由于各人体质不同,加上生活环境的差异,在临床上大多数的早孕妇女,其脉象并非如此典型,要及早知道受孕的时间,实非易事。若通过基础体温的测定,在排卵期后,如果体温上升,到月经该来时不来,体温保持下降,便是受孕的征兆,这对于保胎的预防性治疗,具有极大的帮助。同时,由于遗传学研究的进展,目前认为遗传因素是习惯性流产的重要原因之一[46]。有人报道在100对不明原因而自发流产夫妇的病例中,经外周血培养,染色体 G⁻ 显带、C⁻ 显带技术分析,发现这100对夫妇中有15例染色体异常,占受检人数中的7.5%。在异常核型中,有7例为平衡易位核型,占受检查人数3.5%(包括4例相互易位、3例罗式易位),8例为其他异常核型,占受检人数4%。15例异常核型中男性占7例,女性占8例[47]。这种现代检查方法,对于男女双方遗传因素的了解,对于妇女早期受孕的诊断,对于未孕前的固本预防性治疗和受孕后的保胎防漏治疗,都有很大的参考价值,应该加以应用并研究针对措施。

在补肾为主治疗原则的基础上,根据孕妇的体质情况,或温肾健脾,或调养肝肾,或益气补血;在用方上以泰山磐石饮、寿胎丸、加味胶艾汤等为主,这些方药能先、后天并治、固束冲任,确实对习惯性流产有保胎防漏的作用,疗效是很高的。但我们也应该看到,由于工业的发达,化学毒素的刺激,环境污染和食品污染,以及遗传染色体异常等所导致的习惯性流产,目前尚缺乏行之有效的办法。所以今后还需要积极地结合有关学科进行系统的研究,准确地总结中医中药的安胎防漏经验,为治疗习惯性流产开创新路。

参 考 文 献

[1] 巢元方.诸病源候论.北京:人民卫生出版社,1955:223

[2] 张景岳.妇人规·数堕胎.广州:广东科技出版社,1984:185

[3] 吴谦,等.医宗金鉴.上海:上海建文书局,1953:5

[4] 肖赛.女科经纶.上海:上海科技出版社,1959:27

[5] 成都中医学院妇科教研室.中医妇科学.北京:人民卫生出版社,1986:244

[6] 周凤梧,等.实用中医妇科学.济南:山东科学技术出版社,1985:215

[7] 朱小南,漏胎、滑胎、胎弱等症的临床经验.中医杂志,1965,(3):20

[8] 王秀霞.论治滑胎.中医药学报,1983,(4):21

[9] 班秀文.班秀文妇科医论医案.北京:人民卫生出版社,1987:188

[10] 吴盛荣.固胎保育饮治疗习惯性流产22例临床观察.福建中医药,1989,(3):3

[11] 梅淑敏.滑胎的反治法.浙江中医药,1979,(10):362

[12] 梁申.龙胆泻肝汤治愈习惯性流产.中医教学,1974,(2):31

[13] 罗振华,等.中西医结合治疗十二胎习惯性流产一例.新中医,1986,(8):38

[14] 温觉文.中医对先兆流产和习惯性流产的认识和治疗.中医杂志,1960,(3):23

[15] 袁学勤.习惯性流产的治疗.广东医学,1965,3(4):5

[16] 李明珍.治疗习惯性流(早)产25例临床分析.中医杂志,1966,(5):29-31

[17] 丁林魁.当归芍药散的临床应用.国外医学·中医中药分册.1979,(4):41

[18] 严庆惠.当归芍药散的安胎效果.国外医学·中医中药分册.1980,(2):38

[19] 矢数道明,等.汉方辨证治疗学.重庆:科学技术文献出版社重庆分社,1982:152

[20] 学新.滑胎治验.江西医药,1980,(3):57

[21] 胡章如.助阳安胎法治滑胎.浙江中医学院学报,1987,(5):18

[22] 熊志远.漫话保养无忧散.湖北中医杂志,1981,(4):20

[23] 张明月.保养无忧散的应用.浙江中医杂志,1984,(3):124

[24] 张相泽.补滑调冲法治疗滑胎103例.四川中医,1985,(3):14

[25] 朱英芬.习惯性流产的辨证施治.上海中医药杂志,1987,(3):8

[26] 赵玉海.泰山盘石散加减治疗先兆流产和习惯性流产104例总结.云南中医杂志,1985,(6):34

[27] 洪文旭.滑胎的辨证治疗.新疆中医药,1988,(2):19

[28] 谢英彪.寿胎丸加味治习惯性流产的体会.辽宁中医杂志,1981,(3):18

[29] 张声瑶.中药治疗先兆流产和习惯性流产34例.江苏中医杂志.1981,(2):28

[30] 邱志楠.益智仁合剂治验习惯性流产.广州医学院学报,1983,(4):80

[31] 赵廷楼.逐瘀法治疗滑胎212例.辽宁中医杂志,1986,(9):26

[32] 王清任.《医林改错》评注.北京:人民卫生出版社,1976:140

[33] 罗元恺.先兆流产和习惯性流产的中医疗法.新中医,1979,3(1):11

[34] 天津市中心妇产科医院.中西医结合治疗外阴白斑.天津医药,1974,(12):626

[35] 赵汝洪.妊娠时针刺刺激的影响:引产与保胎.国外医学·中医中药分册.1980,(1):45

[36] 陆渊宙.金匮要略今释.北京:人民卫生出版社,1955:424,483

[37] 姚文庆,等.日本中医药应用情况一瞥.日本医学介绍.1984,5(3):29

[38] 胡锦荣摘译.国外医学·中医中药分册.1984,(6):27

[39] 熊振敏.保产无忧散的应用.上海中医药杂志,1983,(1):26.

[40] 沈又彭.沈氏女科辑要.南京:江苏科学技术出版社,1983:65

[41] 周凤梧,等.黄帝内经素问白话解.北京:人民卫生出版社,1963:456

[42] 邓辛贵.以苎麻为主治习惯性流产19例.广西中医药,1981,(6):17

[43] 赵风金,等.习惯性流产简效方.湖北中医杂志,1982,(2):17

[44] 江苏新医学院编.中药大辞典.上海:上海人民出版社,1977:490,1308

[45] 天津市医药科学技术情报站.放射与妊娠.国外医药参考资料·计划生育妇产科分册.1977:(2):90

[46] 严仁英.妇女保健顾问.北京:北京出版社.1986:228

[47] 林瑞冬,等.100对自发流产夫妇的染色体分析.广州中医学院学报,1987:(4):40

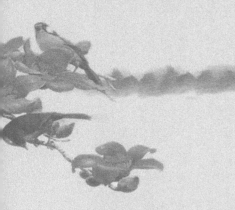

针灸发挥

一、针灸治疗疟疾的初步观察报告

我们遵照省卫生厅的指示,在不妨碍站①的整个业务原则下,结合针灸进行了治疟的观察。但由于我们的针灸水平太低,加上我们是在少数民族杂居的地区工作,流动性非常大,因此,我们用针灸治疟的病例还很少,在对化验的工作配合上,也是不够的。为了引起针灸学者对疟疾研究的重视,我将观察的结果做初步的报告。

(一) 治疗的对象及效果

我们治疗观察的对象,有三种患者。第一种是有发冷发热的症状,并在血液里检出疟原虫,计8例(间日疟1例,三日疟1例,热带疟6例)。有效者5例,占62.5%,无效者3例,占37.5%。第二种是没有疟疾症状,但在血液检查中疟原虫是阳性,共治疗5例(都是热带疟),有效的3例,占60%。无效的2例,占40%。第三种只是有发冷发热的症状,可是在血液里找不到疟原虫,计2例,只是针刺了二次,症状便完全消失了。

关于第一、二种病例,我们都是在未针刺之前,先把患者的血涂片,在显微镜下检出疟原虫,才进行治疗的。一般的针刺1~3次后,症状便完全控制了。再连续针治三、五次,镜检疟原虫便阴性了。我们都是血检二次以上,都找不到疟原虫,才确定疗效的。至于无效的病例,一般尚能把症状完全控制,或减轻;不过虽经5~10天的连续针刺,在患者血液里仍找到疟原虫。

(二) 应用的刺激点和手法

在刺激点的选用上,我们是参照国内针灸学家的报道,以大椎、陶道为主穴;间使、内关、合谷为辅助刺激点,不论是主穴或辅穴,都采取轮番使用,每次仅用两个刺激点,针后加灸,或不灸。

在针刺的手法上,我们采用兴奋手法,因为这样可以促进造血器官功能的旺盛,加强新陈代谢的作用;更能通过针刺反射的刺激,通过大脑皮质复杂的功能,使神经系统的调节和管制功能活跃起来,改变个体内的环境,使之不适宜于疟原虫的繁育和增殖而加速其死亡。当然吞噬细胞也有一定的作用。

在针刺的时间上,据许多文献的报道,都以发作前2~3小时,获得效果最快。这是实在的经验,也符合科学的原理。因为在发作前2~3小时,正是疟原虫在红细胞繁育成熟,快要破裂而出的时候。假使此时能够选择针刺,正是迎头痛击,往往只针一、二次,便没有症状了。但在流动工作的农村里,事实上是办不到的。只要在发作前针刺,仍是有效的,不过抑制症状较慢罢了。

在治疗中,曾有一例是在发冷期中来就治,起初应用兴奋手法,症状一点没控制,后来改用抑制手法,并加灸大椎10分钟,不但缩短了发冷期,而且连发热期也没有了。

(三) 针灸治疟疗效的一些体会

针灸治疟之所以能收到一定的效果,我们认为可能是由于通过针刺的作用,促进大脑皮质的复杂活动,增强造血脏器和有关内脏的功能,使人体内的环境不适宜于疟原虫的生存和繁殖。当然,巨噬细胞的吞噬也起着一定的作用,不过巨噬细胞之所以能发挥吞噬的作用,也是由于神经系统功能活跃的

---

① 作者于1953~1955年在广西省百色区疟疾防治站工作。

结果。所以在发作前2~3小时,正是疟原虫在红细胞内繁育成熟,快要分裂侵犯别个红细胞的时候。这时如果进行针刺,能激发神经的巨大作用,不但能促进巨噬细胞的吞噬,而且能改变血液的成分,正所谓:"集中力量,迎头痛击,一鼓灭之。"对于只在血液内找到疟原虫,完全没有症状的病例,能够收到效果,我们认为是这样:疟原虫的生殖芽胞,由按蚊的叮咬侵犯到人体的时候,如果疟原虫在人体内的繁育增殖,尚不达到发作的阈数,是没有症状发现的。一般的来说,在血液内达到100/1cm疟原虫以上,才有症状发现的。也就是说,疟原虫初侵犯人体时,人的抵抗力还强,疟原虫尚无法胡作妄为,不过仍然是一天一天地繁育增殖,蠢蠢而动的。假使及早治疗,连续应用针刺,通过神经的兴奋作用,加强活体的抵抗力,不但使疟原虫无法继续发育,而且在很短的时间内,便完全死亡。

以上是我们从体验中推测,认为可能是这样。至于疟疾患者经过针灸后,体内究竟起了什么样的变化,而使疟病痊愈,疟原虫消灭,希望医界同仁作进一步的研究。

二、针灸治愈回归热二例介绍

在祖国的医籍上,素来没有回归热的名称,往往把回归热混入疟疾之中,或并入瘟疫之类。在谈到病因上,也多限于戾气或瘴气的范畴,这是限于历史条件,没有掌握近代的科学诊断所致,但可以肯定地讲,中医是能够治疗回归热的。

根据现代医学,回归热是急性的传染病,系虱子为媒介传播回归热螺旋体于人体所致,死亡率在10%~15%。因区域媒介的不同,而分别命名的,约有数十种之多。就昆虫媒介的区别,可分为白虱和壁虱传染两大类。其中以白虱传染的典型回归热(或称欧洲型)分布全球,我国所见的回归热,亦多属此种。

1953年春,我在一个少数民族杂居的地区抢救疫情,由于山高路远,药品供应不及,我们乃试用针灸治疗,结果收效良好。现把病例以及治疗应用的刺激点(穴位)和手法介绍如下。

(一)病例的体征和治疗经过

例1 杨某,女性,58岁,苗族。

病已3天,初起时感觉微冷,继即发热,日夜不退,头痛欲裂,剧渴思饮,四肢肌肉疼痛,尤以下肢的腓肠肌为甚,眼结膜呈轻度黄疸,脉搏快速,102次/min,体温38℃,脾肝触不到,血液涂片检出回归热螺旋体(++)。

针灸治疗:取穴大椎、曲池(双)、内关(双)、委中(双放血)、十宣穴(放血)、足三里(双)。

助治:雷公根、白茅根、车前草大量煎作茶饮。

经第1天治疗后,病者自觉各种症状减轻,身心较舒服,能食半碗稀粥。

第2天体温、脉搏渐趋正常,除下腿的腓肠肌尚感疼痛外,其余疼痛已除,病者能起床行走,食欲渐佳。

治疗:大椎、外关(双)、足三里(双)。助治同上。

第3天治疗:仍照第2天进行针灸和助治。

病者经过3天的针灸治疗后,所有症状已完全消失,血检螺旋体阴性,休息数天,即照常参加春耕生产。

例2 杨某,男性,24岁,苗族。

前日早上把地回家,尚能进餐,但感全身不舒,继之微冷之后而发高热,心中很难过。下午鼻子开始出血,头和四肢疼痛非常剧烈,尤以下腿的腓肠肌更疼痛难忍,发热口渴,舌苔粗糙而呈黄腻,全身如焚,虽频饮亦不稍解,眼结膜深度黄疸,体温39.6℃,脉搏109次/min,肝未触及,脾脏肿大(肋下2cm),涂片血检回归热螺旋体阳性(+++)。

针灸治疗:取穴大椎,内关(双)、曲池(双)、足三里(双)、隐白(双出血)、尺泽、十宣(出血)。

助治:①冷敷头部,②静脉注射 50% 葡萄糖注射液 2 支,③雷公根、白茅根、车前草,大量煎作茶饮。

经本日治疗后,头痛减轻,鼻血停止。

第 2 天治疗:大椎、外关(双)、足三里(双)。

助治:同第 1 日③。

经治疗后,口已不大渴,脾肿缩至肋下 1cm,体温、脉搏接近正常。

第 3 日治疗:依照第 2 日针灸穴位法进行针治,不进行药物助治。第 4 天血检螺旋体呈阴性,一切恢复常态。

以上二则病例所针刺的刺激点,除足三里用抑制手法和放血的刺激点外,其余的刺激点都是应用兴奋手法,尤注重于中度刺激。

(二) 针灸治疗回归热作用的一些体会

根据现代的医学理论,回归热的患者,如果不进行治疗,一般都是反复 3 次发作以后,才能发生免疫力(例如,据仲氏及张氏 1939 年在华南研究的报告:不经治疗的患者,反复平均发作为 3 ~ 5 次),达到自愈。因为回归热的螺旋体进入血流发育增殖,引起寒战之后,即发高热;当发热时,螺旋体大部被体内所产生之抗体溶解,小部分即藏于脾脏等处,已具有抵抗力。必须再俟人体中产生新的抗体,才能够溶解其大部分,所剩下极小部分,再藏匿于人身,故回归热愈发愈轻,直至人体内的抗体完全将螺旋体扑灭而痊愈。

针灸对于回归热螺旋体,是有扑灭作用的。我的理由如下:①两个病例,都是第一次发作,当然尚不发生自身免疫力;而且治愈之后,曾经 3 个月的观察,并无反复发作。②苏联科学家告诉我们:"机体能反射性地产生抗体,并不需要抗原的直接作用于细胞和液体"。而针灸的针刺作用,不但可以刺激造血器官的旺盛,加强新陈代谢的作用,促进人体抗体的大量产生,能更多的溶解螺旋体;更能通过针刺的反射刺激,调节大脑皮质的活动功能,使神经系统的调节和管制功能活跃起来,加强机体内产生组织氧化过程,以便取得免于传染因素。所以在很短时间内把病者挽救过来,解除呻吟床第的痛苦,是有一定理由根据的。值得我们进一步的研究。

我的见解不多,而且病例又很少。不过在学习朱琏局长的"新针灸学"中可以得到针灸治疗回归热的启示。因而将个人的一点经验,整理公开出来,以供医界同仁们的参考。

三、针灸治疗疟疾的初步探讨

祖国医学宝贵遗产之一的针灸疗法,在使用治疗疟疾的疗效上是很好的。这不但在历代的医籍里找到了可靠的理论根据,而且在今天的卫生医疗部门整理的统计材料中,也证实了它的疗效。笔者对针灸疗法治疗疟疾,虽然研究很肤浅,但希望达到"抛砖引玉"的目的,将近年来研究的一些心得和在临床中的体会分述如下,盼能得到先进师友的指导和帮助。

朱琏同志在《新针灸学》里告诉我们:针灸治病,要掌握刺激的手法、刺激的部位、刺激的时机等三个关键要素。现就这几点,结合个人的临床经验,谈谈个人的见解。

(一) 刺激的手法

历代针灸家,虽然用针灸治疗疟疾,肯定是有疗效的,但在治疗时是采取哪种刺激的手法呢?是"补"呢?还是"泻"呢?或是"平补平泻"呢?也就是用"兴奋法"呢?还是用"抑制法"呢?各家的记载,很少提到。

　　我在临床中应用针灸治疗疟疾,都是采用强烈的、短促的刺激,以达到兴奋作用(这是发作前使用的手法,每一位患者的每次治疗时间,不过 3~5 分钟)。因为只有采取兴奋刺激的手法,才可以促进造血器官功能的旺盛,加强各系统间的互相联系和新陈代谢的作用;同时,由于针灸的发射刺激,通过高级神经大脑皮质的复杂功能,使神经系统的调节和管制功能活跃起来,改变个体内的环境(如血液化学成分),使其不适宜于疟原虫的繁育增殖(当然也不能否认吞噬细胞的吞噬作用)。

　　至于对待在发作中的患者,则不能采用兴奋手法。我曾多次试用兴奋手法治疗正在发作的中的患者,虽然针刺的部位很恰当,但病者的症状不能抑制。后来改用抑制的手法(强烈的、长久的刺激)才能缩短冷热症状的发作。

(二) 关于刺激点(穴位)的选择

　　"随症施治"是祖国医学特点之一,也是临床处方灵活运用时的基本原则,针灸治病,当也不例外。因此,在刺激点(穴位)的选用上,各家之间,尚有某些出入,例如单就时贤发表采用的部位来看(下表),便充分说明这些。

　　不过,尽管在选用穴位上有某些出入,但是基本精神仍然是一致的。我们从表示来分析,便可以知道大椎、陶道、间使、内关、合谷、后溪等 6 个穴位,为治疗疟疾常用的刺激点。其中尤以大椎一穴,为共同选用的穴位。同时,我们还可以知道,不论选用穴位的多少,都离不了直接间接配合刺法、接近中枢神经部分与远隔中枢神经部分的配合法、多种症状同时对症取穴法等配穴的方法。

　　在临床上,我个人以大椎、陶道为主穴,以间使、合谷、内关为辅助刺激点。不论是主穴或辅穴,都采取轮番使用的方法,每次仅用两个刺激点,根据患者的体格情况,一般体格弱的则针后加灸,体壮者则不灸。

　　以上使用的刺激点,是在未发作前使用的。如果在患者发作中治疗,除使用以上的刺激点外,则根据病者表现的症状,加以针刺或灸治。例如,患者是在发冷期,则针后要加灸,务求达到大汗淋漓;如果是发热期,则应多取末梢神经的刺激点。我曾治疗一位发高热(体温 40℃)的疟疾病孩,患者甚至昏迷不醒,牙关紧闭,四肢痉挛,呼吸浅短而促,病势殊见危发,后针大椎,并用速刺法针十宣穴及委中穴出血,不过十余分钟,患者便很快退热,心平气顺,恢复清醒。

　　此外,我也根据朱琏同志关于针灸治疗疟疾中提到:"据经验,治疟疾取椎顶穴以下和脊中穴以上的胸椎部分诸穴均有效"的启示,在胸椎上选用,第 8 胸椎下(无穴名)和身柱、灵台等三个刺激点为主穴,以上肢的内关、合谷为远距离刺激点,曾治疗 40 例有冷热症状(没有经过血片检查疟原虫)的患者,结果能抑制者 38 人,占治疗人数 95%,无效者仅 2 人,占 5%,针刺有效的次数,最少是一次,最多者也不过 4 次,其中有效率最高的次数,是第二次和第三次,这正和《内经》"一刺则衰,二刺则知,三刺则已"的记载相符合的。

次数　使用者 穴名	朱琏	鲁之俊	魏如恕	张军	吴基厚	方幼盒	承澹盒	李青侠	赵尔康	周味辛	合计
大椎	+	+	+	+	+	+	+	+	+	+	10
陶道	+	+	+	+	+	+		+		+	8
太溪	+				+			+	+		4
间使	+				+		+	+	+		5
复溜	+							+			2
神门	+										1
章门	+							+			2

续表

穴名 ＼ 使用者	朱琏	鲁之俊	魏如恕	张军	吴基厚	方幼盒	承淡盒	李青侠	赵尔康	周味辛	合计
脾俞	+							+	+	+	4
内关		+	+			+		+	+	+	6
灵台		+	+					+			3
将中		+	+					+			3
肾俞		+									1
合谷				+			+	+	+	+	5
曲池				+					+		2
后溪					+	+	+	+	+		5
申脉					+						1
中脘						+			+		2
足三里						+	+		+	+	4
列缺						+			+		2
膏肓								+	+		2
公孙							+	+	+		3
金门							+	+			2
委中								+			1
三间							+				1
内庭							+				1
厉兑							+				1
侠溪							+				1
大抒							+				1
风府							+				1
胃俞							+				1
百会							+				1
鱼际							+				1
涌泉							+				1
共计	8	6	3	7	6	7	12	14	19	6	

（仿周味辛氏，见《北京中医月刊》1954 年 2 月号 17 页）

（三）刺激的时机

　　针灸治疗疟疾的刺激时机，是决定疗效率高低的关键，所以素为历代针灸学家所重视的。如我国最早的第一部医书《素问·疟论》说："夫疟之未发也，阴未并阳，阳未并阴，因而调之，真气得安，邪气乃亡，故工不能治其已发，为其气逆也。"这里所指的"真气"，可能是指对人体的生理作用和整个机能而言；所谓"邪气"也可能指对人体机能有危害作用的物质而言，如疟原虫、疟色素之类，从这段话，我们可以看出刺激时机的重要性了。根据各家的总结和我个人临床的体会，如果能在发作前 2～3 小时进行刺激，则收效是很快的，因为在发作前 2～3 小时，正是疟原虫在红细胞繁育成熟，快要破裂而出的时候，假使能够进行针刺，正是采取主动，迎头痛击。往往只针一、二次，便没有症状了。

固然,能掌握发作前 2 ~ 3 小时进行刺激,效力是很快,但在客观条件的限制下,往往做不到。只要能在发作前进行针刺,仍然是有效的,不过抑制症状和收效较慢罢了。

(四) 疗效的体会

针灸治疗疟疾的疗效,已是不庸分辨的事实,但是仅靠几根毫针,几片艾叶,针针灸灸,便能将疟原虫扑灭,这值得我们进一步研究。综合古人的说法,不外是"宣导气血,疏通经络,调其阴阳,矫其偏胜",进而达到"祛邪扶正"的目的。根据现代医学的理论,我个人肤浅的见解,可能是:①通过针刺的作用,可以刺激造血器官的旺盛,加强各系统间的新陈代谢作用,改变血液化学成分及机体内的环境,使之不适合疟原虫的生育繁殖。②苏联科学家告诉我们:"机体能反射性地产生抗体,并不需要抗原的直接作用于细胞和体液",所以针灸的针刺作用,能促进人体抗体的大量产生,能更大的溶解扑灭疟原虫。(据苏联医学科学院通讯院士 N·F·科切尔金教授在 1956 年 7 月中华医学会十届大会上的报告,认为免疫形成的问题,已有学者认为反射性地使抗体产生是不可能的,科切尔金氏以为还须继续研究。——编者)③通过针刺反射的刺激,可以调节大脑皮质的活动功能,使神经系统的调节和管制功能活跃起来,加强机体内产生组织氧化过程,以便取得免于传染因素。

参 考 资 料

班秀文. 1955. 针灸治疗疟疾的初步观察报告. 中医杂志,(4):37

张琼. 1953. 巴普洛夫高级神经活动学说基本教程. 北京:人民卫生出版社:19

朱琏. 1954. 新针灸学. 北京:人民卫生出版社:16,36-37

四、针灸能治危重病

针灸疗法是祖国医学重要疗法之一,它是中国人民长期与疾病作斗争积累起来的宝贵经验总结,不仅有悠久的历史,而且适应证广泛,对许多常见病、急性病、危重病都有很好的疗效,素为国人所公认,也引起世界各国医学家的瞩目和研究,许多外国朋友,也乐意接受针灸治疗,银针的声誉,传播海内外。可是目前却出现一种不可思议的现象,在国内有一些医疗单位反而认为针灸只能治疗一些小病、轻病、慢性病,对针灸的业务,排在可有可无的地位,以致使针灸的治疗范围,越来越缩小,没有很好发挥针灸疗法在卫生保健事业中的优越性,实在非常可惜!

事实告诉我们,针灸能治急性病和危重病的疗效,是不容争辩的。早在战国时名医扁鹊便以针灸治愈虢太子的"尸厥";东汉时医圣张仲景对热入血室的高热而针刺期门;三国时枭雄曹操经常头风发作,华佗为之针刺脑空穴而立愈;金元时期四大医家之一的李东垣,强调足三里穴是治病康复常用的穴位。这都是有史可察的。近代对针灸疗效的报道,更不胜枚举。拿笔者来说,虽然非针灸专业,对针灸的知识很浅薄,但征之临床,却收到很好的效果。如严重休克患者,以艾灸百会穴和针刺人中穴,则立即苏醒;高热(40℃)的患者,每每针刺中冲、委中二穴放血之后,则温度逐渐下降;回归热、疟疾,都是热性的传染病,针刺大椎、间使、足三里等穴位之后,不但寒热的症状很快消退,而且实验室血检结果,疟原虫、回归热螺旋体俱显阴性;天枢、神阙、气海、下脘、足三里等穴位,既能治愈暴注下迫的急性肠炎,也能治愈缠绵多年的慢性泄泻;关元、归来、三阴交等穴位,对子宫内膜异位症的经行疼痛剧烈,针之能止痛缓解;对急、慢性盆腔炎的疼痛和带下稠秽,有解毒祛秽、消炎止痛之功;合谷一穴,对牙痛一针即止。

总之,针刺和艾灸通过腧穴的特殊性,能达到"疏通经络,宣导气血"的作用,从而使阴阳治合,气血调和,五脏康宁,提高扶正抗邪的能力,所以不仅能治小病、轻病、慢性病,也能治大病、重病、急性病,这是应该肯定的。当然,谈到这里,也有不可否认的事实,由于有些医疗单位不重视针灸疗法,对针灸业务人员,不培养,不提高,甚至把一些不合格的人也安排到针灸岗位来工作。这些同志既不知寒、热、虚、实辨证论治,更不会注意迎随补泻的手法,选穴配方杂乱,手法随便,得气与否,满不在乎,当然疗效是不高的。因此,希望有关部门重视针灸疗法,注意针灸人才的培养提高。针灸业务人员,要对疾病进行辨证论治,严格掌握针灸疗法的程序,在配穴用方,在手法补泻的强弱快慢方面,都做到一丝不苟,则针灸疗法在治疗危重疾病方面,一定能有所突破,甚或能治愈一些药物所不能治的疾病,不断扩大针灸治病的范围。

五、行针手法提高针刺疗效的关键

针灸的疗效如何,决定于三个因素:一是要看辨证是否正确;二是腧穴配方是否恰当;三是进针手法的强弱是否适宜。三者之中,缺一不可。其中对于针刺的手法,往往为人所忽视,常见有个别术者,在进针之时,既不注意针刺的深浅,更不注意"得气"的强弱,仅仅进针了事,酸、麻、胀、痛程度如何,不问不察,这不但影响疗效,甚或还会造成不应有的后果。曾见一遗精患者,行关元、三阴交配穴针刺治疗,由于进针不得法,反而遗精次数增多,头晕耳鸣。

本来对于针刺的手法,前人时贤都有不少的论述,如提插补泻、捻转补泻、平补平泻、烧山火与透天凉补泻等。每一种的手法,都有它的适应证,概括起来,它是属于虚证、寒证的,是用提插、捻转或烧山火补法;实证、热证的用提插、捻转或透天凉泻法。根据病情的虚实寒热,患者体质的强弱,采取不同的针刺手法则其效比较满意。

对于前人论述的针刺手法,确是很复杂,但我认为最主要是要注意针刺的深浅和行针(提插捻转)的强弱。根据病情的虚实寒热,病位的表里阴阳,性别男女,年龄少、壮、老,季节的寒热温凉,配方取穴部位的阴阳而采取不同的手法。凡病邪在表,属阳证,配方阳部腧穴,时当春夏,气血趋向于外而体质羸弱之老年,或稚阴稚阳娇嫩之婴儿,刺之宜快宜浅,行针则宜弱,从而达到因势利导的目的。反之,病邪在里,属阴证,配方阴部腧穴,时当秋冬,气血趋向于内,而且体质结实的青壮年,刺之宜慢宜深,行针则宜强,旨在能疏通经脉,宣导气血,使气血平正为目的。

总之,决定针刺疗法的高低,固然有多方面的因素,但进针的深浅,行针的强弱,是否与病情相合,却是重要的关键。

六、肚腹三里留

前哲时贤的针灸学家,在长期的临床实践中,对针灸穴位的主治疗效,以歌诀的体裁加以概括总结,以利于易诵记忆,如"肚腹三里留",便是"五总穴"之一。这里的"三里",是指足三里而言,突出地说明足三里与中焦脾胃的密切关系,凡是脾胃的病变都可以选用此穴。

足三里穴为阳明经之所属,补之能益气升清,泻之则能通阳降浊。无病用之,则能调理气血,增加人体的抵抗力,是防病保健的很好穴位;有病用之,则能调整脾胃的功能,以固后天之本。所以不仅是治疗脾胃消化道疾病常用的主穴,而且是其他各科虚实夹杂的疾病,在治疗上必须以"扶正祛邪"为原则者不可缺少的穴位。现在谈谈我在临床中应用足三里的点滴经验。

1. 防病保健

凡是禀赋本虚,精神不振,营卫不固密,易为外邪所感者,则每次温和灸足三里 5 ~ 10 分钟,每日 1 ~ 2 次,1 周为 1 个疗程,一般坚持 2 ~ 3 个疗程,则胃纳旺盛,精神振奋,营卫调和,可防外邪的侵袭。

2. 虚人外感

虚人外感,有阴虚、阳虚、血虚、气虚之不同。凡是阳气不足而导致外感风寒之邪,以致头晕头痛,鼻流清涕者,取足三里配百会、风池、曲池、气海先针后灸,其效甚佳。盖百会穴为诸阳之会,风池为太阳经所属,用之则能振奋阳气,疏风治络以怯邪;曲池穴能走能散,有宣气行血,疏风逐邪之功;气海为气血汇合之处,是呼吸之根,生气之海,用之则能振奋下焦阳气,生气活血。全方配合,则达到扶助正气,逐除邪气的目的。

3. 胃脘疼痛

本证有寒、热、虚、实或虚实夹杂的不同。凡属虚寒而绵绵作痛,得温得按则舒者,以足三里为主穴,常配中脘、天枢二穴,先针后灸治之。中脘为六腑之会,是胃之募穴,能壮胃气而止痛;天枢能利脾胃之气而调理中焦气机的升降。如疼痛拒按、口苦口酸者,此属实热之痛,则单针不灸,并以强刺激的手法治之,则能导引胃气下行,胃气和降,其痛自止。

4. 疟疾发热

恶寒、发热、汗出,为疟疾发作的三个阶段。如偏于热者,则足三里配大椎、间使治之。大椎为手足三阳督脉之交会,是纯阳主表的穴位,有疏解清热之功;间使为手厥阴心包之所属,能宣心阳而退热。足三里、大椎、间使三穴配用,能疏表清里,扶正祛邪。如热势过高,本着"急则治其标"的原则,可针刺十宣穴放血,使邪有去路,然后缓图根治。如疟疾热少寒多,则以艾条为主,待正气恢复,正胜则邪却。

5. 小儿遗尿

小儿肾气未充,发育未全,以致夜寐遗尿者,取足三里配关元、肾俞、三阴交治之。关元为三阴任脉之会,是藏精之处,肾俞为肾气转输之处,三阴交乃三阴之交会,为肝、脾、肾三经之枢纽,以足三里为主穴,互相配合,则收到治湿及泉之效。一般连续 3~5 次,其效可期。

6. 经行疼痛

妇女经行疼痛有寒、热、虚、实之分。凡经将行时少腹、小腹胀痛,按之不减,经色暗红夹紫块者,此属气滞血瘀之变。治之宜取足三里配三阴交、中极、归来。三阴交是肝、脾、肾三阴经之交会,既能补脾肾之阳,又能调理肝气之滞;中极是胞宫之门户,归来亦是胞宫之所属,中极与归来合用,则能直接温宫暖胞,促进气血的通行,从而达到"通则不痛"的目的。

胃为五脏六腑之本,多气多血。足三里为阳明胃经之所属,故为人身之要穴。只要配穴、手法行当,对很多疾病都有较好的疗效。

针灸足三里的疗效,除了取决于配穴是否恰当之外,手法的补泻是否合理,则是疗效高低的关键。补泻之法,历来过于繁杂,不易为人所掌握,如"随而济之之为补,逆而夺之之为泻";或"三进一退为补,三退一进为泻";"提则为泻,插则为补"等。这种进退提插的提法,看来很简单,实际非一般针灸医师所能操作。我个人很赞成时贤以强弱刺激来分析补泻的提法。当然,由于体质等条件的不同,强与弱也是相对而言,体弱而过敏者,虽然是弱刺激,也有强刺激之感;相反,体质肥厚而迟钝者,虽有强刺激手法,仍然有不足之感。所以,应该因人而异。凡是"虚则补之",以针刺有酸麻胀感而舒适者为佳;"实则泻之",必须针刺酸麻胀感剧烈者为宜。如针刺大椎穴,一定要酸麻胀感扩散上至头、肩胛,下则沿督脉至长强穴。

针刺与艾灸,虽然各有所长,但是不能分割。因为针灸之所以能治病,主要是能疏通经络,宣导气血,使营卫和谐,气血平正。而艾灸之用,由于艾性微苦而辛温,能通十二经而调理气机。近代研究,证实艾灸能增加白细胞数量,杀灭病菌。历来前贤非常重视艾灸的作用。一般来说,实热之证,多是以针刺为主,间或灸之;虚寒之证,多是以艾灸为主,间或针之;虚实相兼、寒热错杂,多是针刺艾灸并用,或先针后灸,或针上加灸,其疗效始佳。

良方妙用

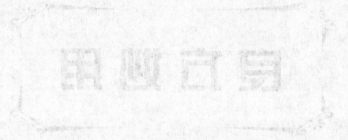

一、逍遥散在妇科临床中的应用

逍遥散始载于宋朝《太平惠民和剂局方》，系由张仲景《伤寒论》之四逆散加减化裁而成。本方的适应证范围很广，内、外、妇、儿各科的许多疾病，都可根据病情运用此方加减进行治疗，尤其是在妇科疾病中用得更广泛，为治疗各种妇科疾病的常用代表方剂之一。

（一）原方的组成

逍遥散由柴胡、当归、白芍、白术、茯苓、甘草组成，方中除甘草一味用量为五钱之外，其余诸味用量均为一两，共为粗末，每服二钱，水一盏，烧生姜一块切破，薄荷少许，同煎至七分，去渣热服，不拘时候。近代多数改为水煎剂或丸剂使用。作水煎剂时，笔者常用药量如下：柴胡 5g、当归 9g、白芍 9g、白术 9g、茯苓 9g、薄荷 2g、甘草 3g、生姜 3 片。

（二）适应证范围

关于本方的适应证，历代名医论述很多。《太平惠民和剂局方》指出："治血虚劳倦，五心烦热，肢体疼痛，头目昏重，心松烦赤，口燥咽干，发热盗汗，减食嗜卧，及血热相搏，月水不调，脐腹胀痛，寒热如疟，又疗室女血弱阴虚，荣卫不和，痰嗽潮热，肢体羸瘦，渐成骨蒸。"明·赵献可《医贯·郁病论》说："予以一方治其木郁，而诸郁皆因而愈。一方者何？逍遥散是也……凡外感者，俱作郁看，以逍遥散加减出入，无不获效。"徐灵胎《医略六书·女科指要》说本方"治肝脾血虚，临经腹痛，脉弦虚者……治血虚潮热，月事不调，脉弦虚者。"综上所述，凡证见两胁胀痛，胸闷不舒，嗳气吞酸，营卫不和，寒热往来，头目晕眩，口燥咽干，神倦纳差，妇女月经不调，经行少腹、小腹胀痛，乳房作胀，平时带下量多，色白黄赤稀等，都可应用本方加减治疗。

（三）方义简释

对本方的配方用意，《医宗金鉴·删补名医方论》曾有很精要的解释："肝木之所以郁，其说有二：一为土虚不能升木也，一为血少不能养肝也。盖肝为木气，全赖土以滋培，水以灌溉。若中土虚，则木不升而郁，阴血少，则肝不滋而枯。方用白术、茯苓者，助土德以升木也；当归、芍药者，益荣血以养肝也；薄荷解热，甘草和中，独柴胡一味，一以为厥阴之报使，一以升发诸阳。经云：木郁则达之。遂其曲直之性，故名曰逍遥。"根据肝属风木，性喜条达，为藏血之脏，体阴而用阳的理论，笔者认为柴胡是全方的主药，有疏肝解郁，开枢清热之功。配薄荷之辛凉，则其疏解之力更佳；当归、白芍养血敛阴以柔肝，茯苓、白术、甘草健脾和中，煨姜与当归、白芍配用，能调和气血。全方有补有疏，以补为主，凡属脾气虚弱、血虚肝郁的病变，均可辨证应用。

（四）在妇科临床中的应用

1. 月经不调

经者血也，治经必治血，活血先治气，气血与脏腑息息相关，肝藏血而主疏泄，为冲脉之所系，肝气是否条达，直接影响月经的来潮。

（1）经行先期：肝郁化火，热扰血室，证见经行超前，量多，色深红或暗，质稠秽，伴有口苦咽干，心烦易怒，胸闷乳胀，苔黄舌红，脉弦数者，宜本方去生姜加丹皮、栀子、益母草、藕节、白茅根之类以疏肝解郁、凉血调经。

（2）经行后期：肝气郁结，疏泄失常，证见经行错后，量多或少，色紫红夹血块，伴有胸胁、乳房、少腹胀甚于痛，心烦失眠，脉细涩，苔薄白、舌质边尖紫暗者，宜本方加合欢花、佛手花、香附、益母草、泽兰之类以疏肝解郁，消滞化瘀。经行量少，色淡质稀夹紫块，脉细弱，舌质淡紫者，此为虚中夹实之证，宜加入何首乌、熟地黄、益母草、黄芪之类。

（3）经行胀痛：肝经经脉循于两胁及少腹，下络阴器，乳头属肝，乳房为阳明胃经所属，凡因肝气郁滞，气机不利，证见经前或经中乳房胀痛，甚至痛不能触，少腹胀痛连及胸胁，烦躁易怒，经行前后不定，量多少不一，色暗红甚或夹块者，宜本方加素馨花、佛手花、香附、益母草治之。舌红脉数者，为肝郁化火，宜去生姜之温，加丹皮、栀子、川楝子之类，以凉血止痛。少腹、小腹疼痛剧烈、唇面发青，肢冷汗出，脉沉紧，苔薄白，舌暗淡者，为寒凝气滞，肝气受遏，宜加肉桂、艾叶、小茴香、台乌药之类，以加强其温经止痛之功。

2. 带下量多

带下以湿为主，治之多责于脾肾二脏。但肝与脾，在生理上有"相克"关系，在病理上有"相乘"、"相侮"之变，而肝之与肾，又是"乙癸"同源关系，故治带亦与肝有关。凡月经不调，经行胸胁不舒，乳房、少腹胀痛，平时带下量多，色白或青，质稀或稠，脉弦细，苔白滑，舌质正常或淡嫩带紫者，可用本方加青皮、炒苡仁、扁豆花、黄饭花、马鞭草之类治之。

3. 胎动不安

妇人在怀孕期间，肝血注入胞宫以养胎元。常导致肝气有余，而失其条达之性。如妊娠数月，证见少腹、小腹胀痛或腰腹胀坠，胸胁痞闷，心烦易怒，嗳气纳差，脉弦滑，苔厚腻而舌暗红者，即为此患，治宜本方加鲜苏叶、佛手花、砂仁壳之类疏肝扶脾，顺气安胎。

4. 新产寒热

新产之后，气血骤虚，营卫不和，邪易乘虚而入，证见发热恶寒，鼻塞头痛，肢节烦痛，脉虚浮，苔薄白，舌淡者，治当扶正祛邪，可用本方加鲜苏叶、生葱白、北荆芥等药。

5. 乳癖

乳头属肝，乳房为阳明胃经所属，七情偏激伤肝，肝病及脾，形成肝脾郁怒，气滞血瘀，积累而成小块于乳房内，初起不痛或胀痛，经将行或经行之时胀痛剧烈，甚至手不能触，经后虽然胀痛有所减轻，但块核依然，触之疼痛加重，此为乳癖。治疗既要软坚消块，又要照顾气血，可用本方加瓜蒌仁、生牡蛎、玄参、浙贝、王不留行、夏枯草之类治之。

（五）体会

郁证包括气、血、痰、火、食、湿等六郁，均与肝脏有直接关系。因肝主疏泄而性喜条达，气机舒畅或抑结不利，直接与肝有关，故有"治郁不离肝"之说，确属经验之谈。

妇人以血为本，气常有余而血常不足，肝藏血而为冲脉之所系。妇人的病变，尤其是中年妇女月经的疾患，多责之于肝，直接和肝的条达有关，故本方为常用的代表方剂。

本方虽为疏肝扶脾、养血和营、养中有疏之方，但妇女的病变，多属阴血不足，故常加何首乌、熟地黄、麦冬、沙参之类，以加强柔养之功。即使疏肝理气之品，亦多用辛平香淡如合欢花、素馨花之类，防止过燥伤阴。

柴胡为本方主药，但其性偏于升发，清·叶天士曾有柴胡劫阴之说。故临床上有寒热往来、胸胁苦满、口苦咽干等证者,每剂可用9~15g。其余用作调肝疏气者,用3~5g即可,这样既能疏解,又不伤阴。

二、论 四 物 汤

四物汤首载于《太平惠民和剂局方》,是从《金匮要略·妇人妊娠病脉证并治》篇中的胶艾汤衍化而来,具有补血行血、滋阴敛血的作用。凡一切血证的病变,如妇女的经、带、胎、产、乳诸疾,均可用之,为临床常用主要方剂之一。

(一) 药物配伍与方义

四物汤是由熟地、当归、白芍、川芎四味组成,《太平惠民和剂局方》中用量原为等分,以便医者在临证时根据病情有所增减。后世医家在实践中不断地总结化裁,在剂量的应用上亦有所出入,如宋·陈自明的《妇人良方》中用量为当归3g、熟地黄9g、白芍3g、川芎6g。近代谢利恒之《中国医学大字典》用熟地、当归各9g,白芍6g,川芎4.5g。

方中之熟地性味甘温,能滋阴养血,补肾填精,为本方的主药;当归性味甘温而润,辛香行走,能补血活血,补中有行;川芎辛温,气味芳香,有活血通络,行血导滞之功,能调和肝用;白芍酸寒,养肝和营,滋阴敛血,能和肝之阴。四药相合,有阴有阳,刚柔相济,补中有行,行中有补,使营血调和,周流无阻,则血证诸疾自解。故柯琴认为本方"具生长收藏之用,为血分立法",确属卓论。

(二) 治血证的专剂

血证的致病因素,虽然有外感六淫、内伤七情、饮食劳倦等之不同,但究其病机,不外乎邪盛正衰,阴阳升降失调,脏腑功能失常,营卫气血不和而已。气血不和,气病则血病,血病则气亦病,所谓"百病生于气,血为百病之胎"。血病错综复杂,在病位有上下内外之分,在病性则有虚实寒热之别,故在临床上常常概括为血虚、血瘀、血热、血寒四类。四物汤中之熟地、白芍为血中之阴药,川芎、当归是血中之阳药,两相者合,可升可降,行中有养,补而不滞,是补血活血的良方。肝藏血而主生发,心生血而主血脉,脾主运化而统血,肾藏精而为气血之始,本方既能入肝,又入心脾,更能入肾,故为治疗血证的专剂。根据病证的寒热虚实,病位的上下内外,均可灵活应用,如血瘀加桃仁、红花;血闭加大黄、芒硝;血寒加肉桂、附子;血热加黄连、黄芩;虚热加地骨皮、丹皮;血虚加参、芪等。

(三) 妇科的通用方

妇女以血为主,以血为用,妇女的经、孕、产、乳的生理活动,是与血的盛衰、盈亏、通闭息息相关。任脉通畅,太冲脉盛,血海充盈,由满而溢,月事应时而下;要是任脉虚,太冲脉衰少,血海空虚,经源不足,则月经不行;若瘀血停滞,则月经不调、痛经、崩漏,甚或癥瘕等病均可发生。血足气旺才能摄精以受孕,妊娠之后,又需母血不断以养胎,才能保证正常长养而足月顺产;分娩时产妇气血旺盛,则瓜熟蒂落,容易娩出,气血损耗不多,产后恶露正常排出而自止;乳为血所化,哺乳期气血旺盛,则乳汁充沛。若体质瘦弱,气血不足,虽交合而不摄精,以致不孕;纵然偶或受孕,亦是胎萎不长,或分娩艰难;产后也将乳汁不足,质稀薄而少,喂养困难。若妊娠期有瘀血内留,则往往临产时大出血;产后胞宫瘀血内阻,则见恶露不下或不绝、腹痛等等之变。可见妇女的病变,绝大部分是血分的病变。四物汤虽然"不专为女科套剂",但因其既能补血,又能活血,并入心肝脾肾,以入肝为主,故为一切血证的专剂,历代妇科学家都非常重视此方的运用。如清·武之望的《济阴纲目》将四物汤列于调经诸方之首,并于方后列举加减用法一百三十余条,用之临床,确有疗效,所以也可以说本方是妇科疾病的通用方,对确属于血证的妇科病变,以四物汤随证加减,则疗效可期。

（四）加减运用举例

本方组织配伍严密，久经临床考验，疗效可靠。但证情变化多端，方可用而不可泥，如加减不得法，则疗效亦不高。兹将笔者临证加减运用举例如下。

1. 血热诸证

（1）经行超前，量多色红而夹血块，脉滑数，舌红苔黄者，去当归、川芎加鸡血藤15g、丹参10g、阿胶6~9g（烊化）、鲜白茅根20~30g、山栀子6g、益母草15g，熟地黄易生地黄。以川芎、当归辛窜动火，容易导致出血增多，故以辛甘微温之鸡血藤、苦而微寒之丹参代之，既能补血化瘀，又可防川芎、当归动血之弊；益母草辛苦微寒，能止血能化瘀，以化为主；阿胶甘平，滋阴止血，白茅根甘凉，栀子苦寒，取其甘苦同用以清热止血。

（2）经行超前，量多，色红，入夜潮热，脉细数，苔少，舌边尖红者，去川芎、当归，加鸡血藤15g、藕节20g、地骨皮9g、丹皮9g、生地黄15g、桑椹9g。

（3）经行前后不定，量多少不一，经将行乳房胀痛，心烦胸闷，苔薄白，舌边尖红，脉弦细者，配丹栀逍遥散加合欢花、素馨花、佛手花各6g。

（4）血热致瘀，经将行乳房、少腹、小腹胀痛，经行前后不定，量多少不一，经色暗红而夹紫块，脉弦涩，苔薄白，舌边尖有瘀点者，配金铃子散，加泽兰9g、苏木9g、莪术5g。

（5）经行淋漓不净，量或多或少，色淡红，伴头晕、失眠、唇舌干燥，舌红苔少，脉细数者。去川芎、当归，配二至丸、两地汤。

（6）经行吐衄，多属虚火内动，肝不藏血之变。去川芎、当归之温升，熟地黄易为生地黄，配两地汤，加鸡血藤15g、丹参15g、丹皮6g、旱莲草15g。

2. 血寒诸证

（1）经行错后，量多少不一，色暗红夹块，经行时少腹、小腹胀疼剧烈，按之不减，汗出肢冷，唇面发青，苔白脉沉紧者，此为寒凝血瘀。加制附子9g、小茴香3g、吴茱萸6g、艾叶6g、益母草15g、莪术6g。

（2）经行错后，量少色淡，腰膝酸软，平时带下量多，色白质稀，脉细弱，苔薄白，舌质淡者，此为肾阳虚衰，生化无能，加党参15g、黄芪15g、制附子9g、苍术9g、白术12g。

（3）经将行或经中眼胞及下肢浮肿，经行量多，色淡质稀，平时白带量多，大便溏薄，脉虚迟，苔白，舌质淡嫩者，此为脾阳不足，健运失常，配四君子汤，加苍术9g、干姜3g、防风6g、黄芪12g。如泄泻的次数较多，宜去当归之滑润、熟地黄之温腻，改用鸡血藤15g、何首乌12g。

（4）经行量多，色淡，持续不净，腰膝酸软，脉虚，苔薄白，舌质淡嫩者，此为脾肾阳虚，统藏无能，加党参、黄芪各15g、桑螵蛸6g、覆盆子9g、鹿角霜20g。

（5）经闭不行，小腹冷，四肢不温，唇面苍白，脉细，苔白，舌质滑润者，此为阳虚宫寒，宜加党参、黄芪各15g、制附子9g、肉桂3g（冲服或后下）、巴戟天9g、桃仁6g、红花2g。

3. 血虚诸证

（1）经行错后，量少色淡，经后小腹绵绵而痛，脉虚细，苔薄白，舌质淡，唇面苍白者，此为血海空虚，经源不足，宜加党参、黄芪各15g、龙眼肉20~30g、远志3g、佛手3g。

（2）经闭不行，腰脊胀酸，膝腿乏力，脉虚细迟，苔薄白，舌质嫩胖者，此为气血亏损，冲任虚衰，宜加党参、黄芪各15g、紫河车15g、制附子9g（先煎）、肉桂3g（冲服或后下）、巴戟天、补骨脂各9g。

（3）多次受孕而屡次堕胎小产，体质瘦弱，脉细弱，舌质淡，苔薄白者，多属气血虚衰，不足以生养胎元,宜加党参、黄芪各 15g,桑寄生 15g、菟丝子 20g、杜仲 15g、续断 6g。

(4)产后潮热,头晕目眩,动则心悸,夜难入寐,脉细数无力,苔薄白,舌边尖红者,此为分娩时气血耗损过多,以致营血不和,宜加党参、生黄芪各 15g,枸杞子 12g、山茱萸 9g、柴胡 6g、红枣 9g。

4. 血瘀诸证

(1)经行前后不定期,量或多或少,行而不畅,色暗红而夹块,少腹、小腹胀疼剧烈,按之不减,脉沉涩,苔薄白,舌边尖有瘀点者,此属气滞血瘀,宜加丹参 15g、莪术 10g、延胡索 6g、香附 6g、益母草 15g、郁金 9g。

(2)经闭不行,舌边尖有瘀点,脉迟涩者,此为瘀积内停,胞脉不通,宜加桃仁、红花各 6g、路路通 15g、牛膝 6g、水蛭粉 1.5g(冲服)。

(3)漏下日久,经血紫黑夹块,少腹、小腹胀疼剧烈,唇舌有紫斑,脉沉紧或迟涩者,此为瘀积为患,新血不得归经,宜加海螵蛸 9g、茜草 9g、益母草、鸡血藤各 15g、失笑散。

(4)产后胞衣不下,多由气血不足,瘀积内停,宜去熟地黄之腻,白芍之收,加党参、黄芪各 15g,枳实、牛膝、厚朴各 6g,益母草 30g。

(5)癥瘕肿块,是由于血瘀结聚,宜配桂枝茯苓丸、失笑散、益母草、丹参、莪术、猫爪草之类。

总而言之,四物汤是治疗血证的专剂,是妇科疾病的通用方,不论对配伍和方义的研究,还是在加减运用方面,前贤都有全面的论述,只要能结合实际,针对病情,它的疗效是很好的。

(五)小结

(1)血以调和为贵,以通畅为用。四物汤既能补血,又能活血,故为血证的专剂;又因妇女以血为主,以血为用,经、胎、产、乳等与血有极为密切的关系,故四物汤又是妇科疾病的通用方。

(2)妇女虽然"有余于气而不足于血",但由于血与气有相互为用的密切关系,阳生则阴长,气旺即能生血,故治血不忘治气,常常配合气药应用。

(3)血本属阴,血虚则阴亏,养血常与滋阴并用,如肝肾亏损引起的月经不调,既要养血柔肝,又要滋阴补肾。

(4)四物汤的组成,虽然阴阳配合,刚柔相济,但总的来说,仍偏重于温养,凡出血量多者,用之宜加重甘柔之品,以防川芎、当归之辛窜动血。

(5)以上根据寒热虚实证而进行的加减运用,仅指一般而言,其实临床所见,往往寒热相兼,虚瘀错杂,务宜辨别其新旧先后,标本缓急,审详而用之。

三、青蒿鳖甲汤之妙用

青蒿鳖甲汤是温病之名方,先后引用有二:一者出自上焦,有"苦辛咸寒法"(青蒿、鳖甲、知母、丹皮、桑叶、天花粉);一者出自下焦,方中有生地而无桑叶、天花粉。名称同而组成略异,但均是以青蒿、鳖甲为主药,都为滋中有清、清中能透,养阴而不碍邪,祛邪不伤正之目的。不过临床应用或以清热清透,或以养阴凉血,宜慎而审之。我在应用本方治疗症见绵绵低热、夜热早凉的患者,加减出入,疗效满意。

1. 术后日久 身热不退

一女 17 岁,因患急性阑尾炎,曾住院手术治疗,术后出院回家,一直夜热早凉,口干舌燥,舌苔黄,脉濡细而略数,根据其脉证,辨其为术后损伤正气,邪乘虚而入,拟青蒿鳖甲汤加地骨皮、白薇治之,守方出入,二旬而愈。

2. 温热不退 夜热早凉

一青年参加体操运动后,身体壮热不退,口渴、多痰,引饮,经多方治疗(药名不详),壮热稍退。诊其脉细而深,夜热早凉,精神委靡。此系久病之躯,邪伏阴分,热邪不退所致。治宜青蒿鳖甲汤加白薇、地骨皮、银柴胡之类,守方出入,药三剂愈。

3. 阴虚火旺 身热不退

一男子体弱多病,经常咳嗽,痰多而黄,颧红,四肢烦热,晨则稍安,暮则热势绵绵,诊其脉细数无力,舌质淡红,苔微黄。此为阴虚于内,虚火内炽,以青蒿鳖甲汤加北沙参、百合、白薇治之,数剂后则热退。

四、清宫解毒饮

组成 土茯苓30g 鸡血藤20g 忍冬藤20g 薏苡仁20g 丹参15g 车前草10g 益母草10g 甘草6g

功效 清热利湿,解毒化瘀。

主治 子宫颈炎、阴道炎。证属湿热蕴结下焦,损伤冲脉、任脉和胞宫,以湿、瘀、热为患而导致带下量多,色白或黄,质稠秽浊,阴道灼痛或辣痛者。

方解 子宫颈炎是现代医学的病名,有急、慢性之分。从临床症状看,急性时宫颈红肿,有大量的脓样分泌物,色白或黄,质稠黏而秽臭,腰及小腹胀痛,个别患者伴有发热、口渴、脉弦细数,苔黄腻、舌边尖红;慢性时则宫颈糜烂,带下量多,少腹、小腹胀痛,腰酸膝软,甚或性交时阴道辣痛或出血。证属湿热带下或湿瘀带下的范畴。治之宜用清热利湿、解毒除秽、活血化瘀之法。本方重用甘淡平之土茯苓为主药,以利湿除秽,解毒杀虫;忍冬藤、车前草、薏苡仁之甘寒既能辅助土茯苓利湿解毒,又有清热之功,而且甘能入营养脾,虽清利而不伤正;鸡血藤之辛温,能补血行血,是以补血为主之品;益母草之辛苦微寒,能活血祛瘀,利尿解毒;丹参一味功同四物,有补有行,与鸡血藤、益母草同用,则补血化瘀之功益彰;甘草之甘,既能调和诸药,又能解毒。全方以甘、辛、苦为主,寒温并用,甘则能补,辛则能开,苦则能燥,寒则能清,温则能行。故本方有热则能清,有湿则能利,有毒则能散能解,有瘀则能化能消。

服用方法 清水煎服,每日1剂,连服20～30剂。

加减运用 如带下量多,色黄而质稠秽如脓者,加马鞭草15g、鱼腥草10g、黄柏10g;发热口渴者,加野菊花15g、连翘10g;阴道肿胀辣痛者,加紫花地丁15g、败酱草20g;带下夹血丝者,加海螵蛸10g、茜草10g,大蓟、小蓟各10g;阴道瘙痒者,加白鲜皮12g、苍耳子10g、苦参10g;带下量多而臭秽阴痒者,加蛇床子6g、槟榔10g;带下色白,质稀如水者,减去忍冬藤、车前草,加补骨脂10g、桑螵蛸10g、白术10g、扁豆花6g;每于性交则阴道胀痛出血者,加赤芍12g、地骨皮10g、丹皮10g、旱莲草20g、三七粉6g,腰脊酸痛,小腹坠胀而痛者,加桑寄生15g、杜仲10g、续断10g、骨碎补15g。

方歌 清宫解毒土茯苓,二藤三草又丹参;苡仁健脾能除湿,湿瘀带下此方宜。

按语 下焦为阴湿之处,是胞宫之所居,为奇经八脉之所属,其病变虽多端,但多与湿邪有关。湿为阴邪,其重浊黏腻,最易阻遏气机,以致阳气不伸、血行不畅,由湿而瘀,湿瘀久郁则化热生火,灼伤冲、任脉和胞宫,故阴道灼痛,带下不绝,色白黄或夹血丝,其气臭秽。本方重用土茯苓为主药,取其甘淡利湿除秽,解毒杀虫不伤正;忍冬藤、车前草、生薏苡仁俱属甘寒之品,能助土茯苓清热利湿、解毒除秽;鸡血藤、丹参、益母草直达冲、任二脉,不仅能补血化瘀,而且有通脉解毒之功;甘草有"国老"之称,能解毒而调和诸药。凡湿毒为患于下焦,以致胞宫和冲、任二脉损伤而导致带下绵绵不绝,色白黄而臭秽,证属湿瘀为患,用之随证灵活加减,其效显著。

例 秦某,女,43岁,家妇,1991年2月11日诊。

带下3个月余,带色黄绿如脓,其气臭秽难闻,阴痒肿痛。拒绝妇科检查要求服药治疗。诊时舌红苔黄,脉滑数,且伴口苦咽干,溲赤,小腹胀痛。予清热利湿解毒法。

处方 土茯苓30g 忍冬藤20g 蒲公英20g 败酱草20g 白鲜皮12g 苦参10g 薏苡仁20g 车前草10g 鱼腥草10g 牛膝10g 益母草10g

用本方连续服用24剂,诸症悉失,唯自觉阴痒未除,遂拟一熏洗方,1周后亦愈。

五、滋阴降逆汤

组成 生地黄15g 旱莲草15g 鲜荷叶15g 牡丹皮9g 白芍9g 茯苓12g 泽泻9g 怀牛膝5g 甘草3g

适应证 倒经。月经将行或经行之中,口鼻有少量出血,色红,心烦易躁,脉象细数,苔少舌红者宜之。

制法 先将上药用适量清水浸泡30分钟,再用火煎煮30分钟,每剂复煎1次。

服法 每日1剂,分2次温服。

按语 本方为自拟经验方。曾多年应用于临床,凡是月经将行或经中口鼻出血,或经闭不行而有周期性口鼻出血,伴有心烦易躁,夜难入寐,舌苔少或薄白,舌质红,脉象细数者,属阴虚火旺之倒经,用之相宜。方中生地、旱莲草、鲜荷叶甘寒,滋阴凉血;牡丹皮苦寒,凉血化瘀;白芍酸寒,和阴血而泻肝火;茯苓甘淡,健脾安神;泽泻甘淡寒而泄肾中邪火;牛膝补肝肾而引血下行;甘草甘平以调诸药。全方组成,俱是平和之品,滋而不腻,泄不伤阴,有滋阴降火、凉血止血之功。若潮热加地骨皮9g、白薇6g;经前乳房胀痛加夏枯草12g、瓜蒌皮9g、橘核9g;平时赤白带下加赤芍9g、凌霄花6g、海螵蛸10g。在服药期间,禁食辛温香燥如香葱、大蒜、生姜、辣椒、烟、酒等之品。即使治愈后相当时间内,亦宜食甘润之品为佳。

例 马某,女,20岁。1983年9月22日初诊。

13岁月经初潮,一向错后,3~6月一行,但每月均有周期性鼻衄,量少色红,持续3~6天自止。刻下鼻衄第3天,每天鼻子出血3~4次,色红量少,每次1~2滴。平素头晕,腰酸,夜难入寐,脉弦细数,舌苔薄白,舌尖红。证属阴血不足,虚火上炎。治宜滋养肝肾之阴,佐以凉血止血之法。用本方加麦冬9g、淮山药15g。守方出入,每个月连续煎服6剂,连服3个月,经行正常,疗效巩固。

六、解毒止痒汤

组成 土茯苓30g 槟榔10g 苦参15g 忍冬藤15g 车前草10g 地肤子12g 甘草6g

适应证 湿热阴痒。

制法 上药用清水200ml浸泡30分钟,煎煮30分钟。每剂复煎1次,将初煎和复煎的药液混合调匀。

服法 每日1剂,分2次温服。

按语 本方为祖传验方。方中以甘淡平之土茯苓解毒除湿为主药;配辛苦温之槟榔燥湿杀虫为佐,与甘寒之车前草、苦寒之地肤子、苦参同用,则清热燥湿、杀虫止痒之力加强;忍冬藤性味甘寒,与土茯苓配合,则利湿解毒之功倍增。综观全方有清热燥湿、解毒杀虫之功。如体质瘦弱,纳食不香,减去苦参、地肤子之苦寒,防其犯胃伤脾,加炒淮山药、炒薏苡仁各15g,以健脾化湿;如阴道灼热,痒痛交加,加黄柏6g,凌霄花9g,火炭母9g,以加强清热化瘀之力,并用夜交藤、蛇床子、苍耳子各适量煎水坐盆熏洗,内外并治,则其效果尤捷。在治疗期间,要禁食肥甘厚腻和辛温香燥之品,并适当节制房事。

例 袁某,女,32岁,已婚。1982年9月10日初诊。

月经周期基本正常,带下量多,白黄相兼,质稠臭秽,外阴经常瘙痒难忍,夜间尤剧,脉象濡数,舌苔薄黄,舌质尖红。阴道分泌物镜检:霉菌(++)。证属湿热郁滞下焦,化浊生虫。治以养血柔肝、清热利湿、解毒杀虫。方用解毒止痒汤加当归12g、白芍12g、黄柏6g、苍术6g,水煎内服,每日1剂。并以蛇床子30g、枯矾15g、火炭母60g,煎水熏洗阴处。守方出入,共用药20剂收效,带下、瘙痒消失,阴道分泌物镜检结果:霉菌(-)。

七、柔肝止痒汤

组成 白芍20g 何首乌20g 鸡血藤20g 丹参15g 土茯苓20g 白蒺藜10g 甘草10g

功能 养血祛风,润燥止痒。

主治 老年性阴道炎、外阴白色病变。

方解 外阴居下焦阴湿之地,性最娇嫩,其所以瘙痒不适,与风、火、湿、毒诸邪有关。肝藏血而为风木之脏,其脉络阴器,体阴而用阳;肾藏精而主水,开窍于二阴。肝肾精血同源,内寄相火。妇女年届"七七",冲任亏虚,精血不足。阴血亏损则不能潜阳;水不涵木则肝木失养,化燥生风,风动则火动,灼伤津血;血虚不充,阴器失养而枯涩痒痛。治宜甘润养血,祛风止痒。本方以白芍为主药,养肝益阴;何首乌甘润滋肾生血,共奏补益肝肾、息风止痒之功;鸡血藤补血通络,丹参养血化瘀,与白芍、何首乌相伍,则补血润燥之力更宏;土茯苓甘淡渗湿除秽,解毒杀虫,且甘能入脾养营,虽清利而正不伤;白蒺藜气香解郁,平肝止痒;甘草重用泻火解毒,与白芍合用,酸甘化阴,柔肝和中,解痉止痒相得益彰。全方以甘润为主,补中有疏,滋而不腻。凡阴虚血少,化燥生风而导致肌肤干燥、脱屑、阴道干涩、外阴痒痛,坐卧不安者,用之相宜。

加减 阴道灼热痒痛,入夜加剧,带下量多,色黄秽臭者,加龙胆草10g、鱼腥草10g、旱莲草15g;带下夹血丝者,加地骨皮10g、莲藕节15g、茜草10g;口干便结,夜难入寐者,加柏子仁10g、夜交藤15g;外阴皮肤萎缩干裂,又痛又痒剧烈者,外用鲜旱莲草、鲜首乌叶、鲜千里光各60g,水煎熏洗阴部,每日2~3次。

八、养血调经汤

方药组成 鸡血藤20g 丹参15g 当归10g 川芎6g 白芍10g 熟地黄15g 川断10g 益母草10g 炙甘草6g

性质功效 理血类方剂。补肝肾,养血调经。

主治病证 用于肝肾不足,血虚所致的月经病证。

服用方法 水煎服,每日1剂。

加减运用 因肾虚为主者,上方加杜仲、桑寄生,加强补肾之力;阴虚内热者,上方去川芎之辛温香燥。熟地黄改为生地黄,加地骨皮、知母;阴道出血量多者,上方去川芎之辛香行散,加用仙鹤草、血余炭等收敛止血。

方义分析 本方由《医学心悟》之益母胜金丹化裁而来。益母胜金丹为肝脾肾并治之方,但偏于补益肝脾。基于肾藏精,经源于肾,肝藏血,精血互化,肝肾同源的理论,并受唐宗海"血证之补法⋯⋯当补脾者十之三四,当补肾者十之五六"思想的启迪,用鸡血藤补血活血,"丹参一味,功同四物",活血化瘀之力较为平稳,为虚而瘀者之良药;当归、川芎、白芍、熟地黄补益肝肾,养血调经;续断补肝肾,行血脉;益母草能化瘀能止血;炙甘草补脾益气,调和诸药。诸药合用,有补肝肾,益阴血,调月经之功效。

例 张某,女,28岁。1993年8月18日初诊。

一年来月经延后10余天左右,甚或3个月一行。经量偏少,色淡无块,五天干净。平素带下一般,偶有腰酸、失眠。纳便一般,舌淡红,苔薄白,脉细。证属肝肾不足,冲任失养,治拟补肝肾养血调经,方用养血调经汤加味。

处方 鸡血藤20g 丹参15g 川芎6g 熟地黄15g 川续断10g 当归身10g 茺蔚子10g 夜交藤20g 炙甘草6g 每日1剂,水煎服。

守方加减服用十余剂后,经行规则,随访半年,月事正常。

九、养血化瘀消癥汤

方药组成 当归10g 川芎6g 赤芍10g 白术10g 土茯苓20g 泽泻10g 丹参25g 莪术10g 香附10g 皂角刺15g 炙甘草6g

性质功效 理血类方剂。养血化瘀,健脾利湿消癥。

主治病证 因湿瘀所致卵巢囊肿、子宫肌瘤、慢性炎性包块等。

服用方法 水煎服,每日1剂。

加减运用 久病体弱,面白神疲,四肢乏力者,上方去泽泻加黄芪20g以益气化瘀;肝郁气滞者,上方加柴胡6g,夏枯草15g以理气疏肝,通络散结;寒湿凝滞者,上方加制附子10g(先煎1小时)、桂枝6g;湿热下注,带下阴痒者,上方去川芎加马鞭草15g或合二妙散以清热利湿,活血通络。

方义分析 本方由《金匮要略》当归芍药散加味而成。方中既有当归、川芎、赤芍辛苦温通,直入下焦胞脉血分,消散瘀积,又有白术、茯苓、泽泻健脾利湿,以绝湿源。方中以土茯苓易茯苓可增加解毒利湿之功,全方化瘀药与利湿药相配合,有化瘀利湿,调理气血的作用。重用丹参配当归养血化瘀,补而不滞,且一味丹参功同四物,活血而无耗血之虑。欲行其血,先调其气,故佐以芳香入血之香附行血中之气,散血中之郁,气行则血行。胞脉闭阻,久病入络,故选用皂角刺开关利窍,涤垢行瘀;莪术化瘀消癥,借皂角刺锋锐走窜之性引诸药直达病所;炙甘草补脾调和诸药。全方辛苦温通攻邪不伤正,共奏养血化瘀消癥之功。寒湿凝滞者加附子、桂枝是增加其温散通行之力,其中附子走而不守,不仅能温肾壮阳通脉,且与血药同用,则温化寒凝、通行血脉之力益彰。

例 张某,女,28岁,1993年6月3日初诊。

初诊 月经量少已3个月,半月前经妇科检查及B超检查发现左侧卵巢囊肿,约3.8cm×4.0cm。诊时患者诉左侧少腹小腹隐痛,放射至腰背部,白带较多,色白黄相兼,偶有阴痒,舌淡红,边有瘀点,苔微黄腻,脉细弦,证属湿瘀阻滞下焦,气血运行不佳,蕴久成瘀,治宜养血化瘀消癥,方用养血化瘀消癥汤加减。

处方 当归10g 川芎6g 赤芍10g 丹参25g 土茯苓30g 白术10g 泽泻10g 莪术10g 香附10g 郁金10g 玫瑰花10g

水煎服,每日1剂,连服6剂。

二诊(1993年6月11日) 药已,左少腹疼痛减轻,带下减少,余症好转。效不更方,守原方故选夏枯草、猫爪草、泽兰、刘寄奴、海藻等药加减治疗,共治疗3个月,左侧卵巢囊肿消失。

十、养血通脉汤

方药组成 鸡血藤20g 桃仁10g 红花6g 赤芍10g 当归10g 川芎6g 丹参15g 皂角刺

10g　路路通 10g　香附 6g　穿破石 20g　甘草 6g

性质功效　活血祛瘀剂。养血活络、通脉破瘀。

主治病证　冲任损伤,瘀血内停所致月经不调、痛经、闭经、血积癥瘕。

加减运用　输卵管不通、盆腔炎、附件炎而带下量多,色黄稠者加马鞭草 15g、土茯苓 15g;盆腔炎、附件炎致小腹疼痛者加蒲黄 6g、五灵脂 6g;盆腔炎重而下腹有包块者加忍冬藤 15g、莪术 10g;经前性急易怒、情绪波动较大者加柴胡 6g、白芍 10g;肾虚腰痛者加菟丝子 10g、续断 10g;胃脘不适者去皂角刺,加白术 10g。

方义分析　全方由桃红四物汤加减而成。冲为血海,任主胞胎。冲任损伤,瘀血内作,可出现经水不调、闭经、痛经、盆腔炎、附件炎等,甚或输卵管不通而致不孕症。方中鸡血藤苦甘温,归肝肾,入血分而走经络。鸡血藤甘温补益,苦温通泄,虽能补能散,但以补为主,补中有通,养血通脉,为治疗冲任损伤之常用药。当归补血活血,补中有活,修复冲任;川芎直冲冲脉,行血中之气,能上能下;赤芍、丹参能补能行,散血中之积滞;桃仁、红花逐瘀行血,通行经脉,使瘀血得行,经脉得通;路路通以通行十二经脉而疏泄积滞;香附疏肝理气,使气调血畅;皂角刺、穿破石清瘀除热,破除陈积;甘草调和诸药。诸药合用,气得行,血得通,经得养,脉得复,共奏养血活络、通脉破瘀之功。

例　陈某,女,32 岁,已婚。1989 年 5 月 20 日初诊。

13 岁月经来潮。1984 年结婚,婚后 3 个月不慎流产。4 年来有生育要求,夫妻双方共同生活,迄今未孕。月经周期基本正常,量一般,色暗夹血块。经将行略有腹胀,性急易怒,经行则舒,脉细,舌红苔薄白。到广西某医院作输卵管通液试验为双侧输卵管不通。西医诊断为继发性不孕症(输卵管不通)。中医辨证为冲任损伤,气滞血阻,治宜养血活络,通脉破瘀。

处方　鸡血藤 15g　路路通 10g　桃仁 10g　红花 6g　赤芍 10g　当归 10g　川芎 6g　熟地黄 15g　炮山甲 10g　香附 6g　穿破石 20g　甘草 6g

每日 1 剂,水煎服,连服 4 剂。

二诊(1989 年 5 月 25 日)　服上方后第 3 天,经水来潮。现值经期,经前腹部已不胀,经水色较鲜红,血块减少。上方去穿破石,加白术 10g。水煎服,每日 1 剂,连服 7 剂。

三诊(1989 年 9 月 24 日)　服上方后自觉精神较好。又服前方约 30 余剂。现停经已 52 天,尿妊娠试验阳性。

十一、安胎防漏汤

方药组成　菟丝子 20g　覆盆子 10g　杜仲 10g　白芍 6g　熟地黄 15g　党参 15g　炒白术 10g　棉花根 10g　炙甘草 6g

性质功效　补益类方剂。温养气血,补肾固胎。

主治病证　习惯性流产。

服用方法　未孕之前,预先水煎服此方 3～6 个月;已孕之后,可用此方随证加减。

加减运用　如腰脊连及少腹、小腹胀坠疼痛,加桑寄生 12g、续断 10g、砂仁壳 3g、紫苏梗 5g;阴道出血,量少色红,脉细数者,加荷叶蒂 12g、苎麻根 15g、黄芩 10g、阿胶 10g;如出血多色红,宜减去当归之辛温,再加鸡血藤 20g、旱莲草 20g、大叶紫珠 10g;出血日久,淋漓暗淡,腹部不痛者,加桑螵蛸 10g、鹿角霜 20g、花生衣 30g,党参加至 30g。只要符合补养气血,固肾壮腰之要旨,自能足月产矣。

方义分析　菟丝子辛甘平,覆盆子甘酸微温,二子同用,有补肾生精、强腰固胎之功;杜仲甘温,补而不腻,温而不燥,为肝肾之要药,能补肾安胎;当归、白芍、熟地黄俱是补血养肝之品,肝阴血足,则能促进胎元的发生;党参、白术、棉花根甘温微苦,能健脾益气、升阳除湿,既有利于气血的化生,更能升健安胎;甘草甘平,不仅能调和诸药,而且能益气和中、缓急止痛。全方有温养气血、补肾益精、固胎防漏之功。

例 刘某,女,36 岁。以往曾孕 5 次,均流产。此次孕第 6 次,尿妊娠试验阳性,脉见微滑,两尺沉弱,舌淡,苔白。自述腰酸腿软,无阴道出血。因怕再度流产,精神极度紧张。据辨证确定为肾气虚损,遂投以上方。连服至孕 3 个月,后足月顺产一女婴,婴儿无畸形,唯头发稀少,色黄。

对于习惯性流产患者经保胎治疗后,多见婴儿发少,色黄。《内经·五脏生成》谓:"肾之合骨也,其荣发也。"肾之精华在于发,故肾虚而发不荣。上例经随访,3 年后发已变多变黑,与正常儿童无异,智力发育良好。

十二、活 精 汤

方药组成 熟地黄 15g　山茱萸 10g　　山药 15g　丹皮 10g　茯苓 10g　泽泻 6g　麦冬 10g　当归 10g　白芍 6g　女贞子 10g　素馨花 6g　红花 2g　枸杞子 10g　桑椹 15g

性质功效 滋补类方剂。滋肾调肝。

主治病证 死精症。

服用方法 水煎服,每日 1 剂。

加减运用 偏于肾阳虚者,加制附子 10g、肉桂 6g;少腹、小腹冷痛者,加艾叶、胡芦巴、小茴香;夹痰湿者,上方去红花、素馨花,加石菖蒲 6g、皂角刺 15g;夹瘀者加泽兰 10g、桃仁 10g。

方义分析 方中六味地黄汤,功专肾肝,滋而不腻,寒温相宜而兼滋补气血;当归、白芍、素馨花、红花养血活血,柔肝舒肝;枸杞子、桑椹、女贞子、麦冬滋补肝肾精气。诸药合用,共奏调肝益肾、畅达气血之功。

例 郑某,男,32 岁,演员。1988 年 5 月 22 日诊。

结婚 4 年,夫妻共同生活,未避孕,爱人迄今不孕。平素性欲一般,时有头晕目眩,腰膝酸软,夜难入寐,寐则多梦。胃纳一般,大便干结,隔日 1 次,小便正常。舌尖红,苔少,脉细数。精液化验检查:量约 3ml,计数 4000 万/ml,成活率 10%,死精 90%,活动力差,液化时间大于半小时。爱人检查未发现异常。证属真阴不足,虚火内动,阴精衰竭。以壮水济火法论治,处以上方。每日清水煎 1 剂,连服 20 剂。药后精液检查:成活率 30%,死精 50%,液化时间正常,余无特殊。药见初效,守上方加太子参 15g、小麦 20g、夜交藤 20g、旱莲草 15g。每日水煎服 1 剂,连服 12 剂。复查精液常规:存活率 50%,死精 10%,活动力一般,计数已接近正常,继用五子衍宗丸加味。

处方 菟丝子 15g　女贞子 10g　枸杞子 10g　五味子 6g　车前子 6g　覆盆子 10g　太子参 15g　当归身 10g　白芍 6g　玉兰花 6g　红枣 10g

连服 30 剂,身体康复,爱人次月受孕。

十三、加味芍药甘草汤

方药组成 白芍 50g　熟地黄 15g　当归身 10g　炙甘草 20g　牛膝 6g　红枣 15g

性质功效 治风剂。滋阴养血,柔肝息风。

主治病证 阴吹(肝肾阴虚型)。

服用方法 水煎内服,每日 1 剂,每剂分 2 次服。

加减运用 兼阴部瘙痒不适者,加龙胆草 6g 清泻肝火;夜难入寐者加麦冬 10g、夜交藤 20g 清心安神。

方义分析 肝藏血而为风木之脏,其脉循少腹而络阴器,赖肾水以涵养。妇人经、孕、产、乳以血为用,肝血易亏,肝阳易亢。若肾阴亏虚,肝血不足,肝失所养,化燥生风,风动于阴中,则籁籁有声。

治宜甘润养血,柔肝息风。本方由《伤寒论》芍药甘草汤加味而来。方中重用芍药、甘草酸甘养阴,润燥柔肝缓急;佐以熟地黄、当归、红枣滋阴补血,俾阴血充盈,阴器得濡,肝风自息;牛膝益肝肾引药下行。诸药合用,共奏滋补肝肾、柔肝息风之功。

例 韦某,女,36 岁。1979 年 10 月初诊。

自述前阴簌簌有声如矢气状已 1 周,曾经中西药治疗,效果不佳。现前阴仍出声如矢气状,每日 6 ~ 7 次,伴夜寐欠佳,大便干结,舌尖红,苔少薄黄,脉弦细数。证属肝肾阴虚,筋脉失养,肝风内煽,涉及前阴,且后阴谷道不利,谷气升降失常。治宜滋养肝肾,柔肝息风。用加味芍药甘草汤 3 剂,水煎服后症状消失。

十四、健脾消积丹

1. 方药组成

棉花根 9g,党参 6g,白术 6g,鸡血藤 6g,鸭内金 6g,炒谷芽 10g,独脚疳 6g,广陈皮 2g,炙甘草 3g。以上为 5 ~ 10 岁剂量,1 ~ 4 岁减半。

2. 适应范围

小儿饮食不振,形体消瘦,脘腹胀满,夜寐不安,精神萎靡,面色萎黄,大便溏薄,舌苔白腻,脉象沉涩,指纹淡滞等虚实夹杂之症。

3. 组方原理

本方主治脾虚失运、积食不化、虚实夹杂之疳症。棉花根甘平入脾,甘健脾阳,滋润脾阴,且消食积通血脉,为治疗小儿疳积主要药;独脚疳甘中微苦性平和,既健脾生津,又消积化热,清利三焦,助棉花根消积除疳;又鸭内金甘平入胃,消谷运湿;炒谷芽甘温健脾,化谷除积,使食积消、运化健而疳证得复。又疳者脾伤,气血皆虚,更用甘平之党参大补元气,生津益脾,复以甘平微涩之鸡血藤补血通络,补中寓行,使党参补而不腻,气血同行共长。又少佐甘苦温之白术,辛苦温之陈皮,以理气治水健脾,脾阳健则生生不息,何积不除,何疳不治。更用炙甘草调和诸药兼以补中,共奏健脾消积治疳之功。

4. 加减方法

发热泄泻、大便污秽者,加布渣叶 10g、胡芦茶 6g 以清热止泻;潮热盗汗、夜睡不安者,减去白术之苦温,加银柴胡 5g、浮小麦 10g、莲子带心 10g、麦冬 5g 以清热滋阴,敛汗安神;口渴引饮,舌质红干者,去白术、党参,加北沙参 5g、石斛 5g、天花粉 5g,以养胃阴、生津止渴;腹脘胀满痉痛,加鸡矢藤 6g、枳壳 5g、砂仁 3g,以消导健胃,行气止痛;腿痛者加使君子 6g、榧子 6g、槟榔 3g 以杀虫止痛;大便干结者,加黑芝麻 10g、瓜蒌仁 6g 以润肠通便;肚大青筋者,加莪术 5g、山楂 6g 以导滞活血。

5. 验案举例

李某,男,4 岁。幼儿园学生。母亲代诉:半年来纳食不香,甚或不思食,夜睡烦躁不安,时或潮热盗汗,形体见消瘦,脘腹胀满,大便溏薄,每日 2 ~ 3 次,脉象沉细,舌苔白腻。综观脉证,此属脾虚胃弱,健运功能失常,以致食滞内停,损伤脾胃,虚实夹杂的病变。治之当标本并重,以健脾消积丹加减治之。药用:棉花根 6g,党参 6g,白术 5g,炒谷芽 10g,鸡血藤 6g,鸡矢藤 6g,布渣叶 3g,素馨花 3g,炙甘草 3g。清水煎服 3 剂。药后病孩有所好转,已主动思食,但食量不多。本着效则守方,再加入独脚疳6g,加强其消导之功。清水煎服3剂。药后食欲接近正常,夜寐安宁,精神较好,但大便仍溏薄,每日1次,此属脾气恢复尚未完臻所致。本着"无毒治病,十去其九,谷肉果菜,食养尽之"的原则,以党参、淮山药、莲子、鸭内金各10g,广陈皮2g,加入适量油盐煲吃,作食疗以善其后,健脾和胃,疗效巩固。

6. 应用体会

本方为治疗小儿疳积之有效经验方。小儿属稚阴稚阳之体。脾胃柔弱,或因伤食,或因喂养不当,最易伤脾成积致疳。全方味甘性平,无偏寒偏热之弊,不仅适合小儿之口味,更适合小儿之体质。古语言:宁治十妇人,莫治一小儿。说明小儿调治之难。又古人常把疳与痨并论,虽一为小儿病,一为成人病,但均为其治之难尔。小儿疳证,津液之干涸与饮食之滞积并存,脾气虚弱与肝气之横逆并见。若过补则留邪,过散则伤正,过寒则伤阳,过热则伤阴。唯此甘平之剂,少佐苦温之品,既能生津又能养胃,脾健气行食消津复,何疳之有?又全方甘而不腻,补而不滞,消不伤正,行不耗气,步步固护脾胃,调养中气,若加减得当,可治一切疳积之症。

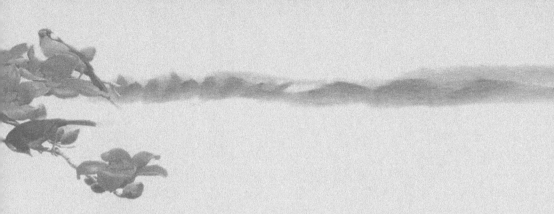

用药心得

一、浅谈生草药

所谓生草药，一般是指未经炮制的植物药而言。由于生草药的生长环境和临床应用都有其特殊性和地方性，因此目前还没有列入国家药典，甚至医药院校的教材也很少列入。但事实上在广大的农村，生草药的作用仍然有不可忽视的潜力，在卫生保健和防病治病方面都受到广大群众的欢迎。

生草药的分布很广，不论是南山之巅，还是东坡之麓，或者是内河之畔，还是海洋之滨，平原小溪，都生长着可采之药。只要掌握一定的草药基本知识，便可以随地采集，随时使用。一次，我出诊到云雾山中的一个苗寨，见一苗族中年妇女患急性乳腺炎，乳房红肿灼痛，全身发热恶寒，呻吟床笫，痛苦之情难以言喻。后在群众集体智慧的启发下，采用鲜芭蕉根捣烂加温外敷患处，仅半时许，疼痛立止，连续敷用 3 天，疼痛红肿消退，病愈复原。又一次，在一个壮族聚居的山村，一个膝关节损伤性积液的患者，两膝红肿疼痛已半年，曾多次到医疗站用注射器抽出积液，但屡抽屡发，抽后三、四天又红肿如故，后用鲜土半夏适量捣烂加温外敷患处，连续 5 天，积液红肿全消，观察半年，病不再发。类似的事例，确实是不少的。可见应用生草药治病，不仅药源丰富，使用方便，而且用之恰当，疗效可靠，深受群众的欢迎，对于促进生产有重要的意义。

在应用生草药治病，也要辨证施用，才能做到药能对证。因为生草药和其他中药一样，既有四性（寒、热、温、凉）和五味（辛、甘、酸、苦、咸）之分，亦有升降浮沉之别。因而每一种药都有它的特殊性，也就是说每一种药的功能都有一定的范围，并不是万病皆治的。而疾病的发生和发展是错综复杂的，既有它的共性，也有它的特殊性。疾病出现的不同阶段，不仅有表、里、寒、热、虚、实、阴、阳之分，还有虚中夹实、实中有虚，甚或真热假寒、真寒假热等不同。所以，必须通过四诊的收集、分析，根据正邪的消长、病位的深浅、病情的虚实、脏腑气血阴阳的盛衰，全面地考虑问题，找出疾病的症结所在，然后寒证用热药，热证用寒药，虚证用补药，实证用泻药。有些复杂、严重的疾病，表现的某些症状与疾病的性质不符，甚至出现一些假象，在治疗时要透过现象，治其本质，采用寒因寒用，热因热用，通因通用，塞因塞用等反治方法。药能对证，则疗效可期。反之，只问"病"而不问"证"，不分寒热虚实，不考虑邪正的消长，生搬硬套，仅仅凭病用药，恣意妄投，药不对证，不仅疗效不好，甚或发生不应有的事故。例如，古羊藤和山苍子都有治疗胃脘疼痛的功效，但古羊藤性味苦寒，适于胃热疼痛之用；山苍子性味辛温，宜用在胃虚寒痛之病变。一寒一热，既是辨证的关键，也是用药的着眼点。因此，要充分发挥生草药的防病治病的作用，要提高它的疗效，必须在辨证的基础上对证用药。

药物的炮制是用药过程中不可忽视的一环。因为通过合理的炮制，不仅能减低药物的毒性或不良反应，而且能增强药物的疗效。一般来说，生草药采集之后，除了做好洗、切等基本工作外，还应注意酒制、姜制、醋制、盐制的加工。因为药物经过酒炒之后，它的升散功能更强，对气血的运行更好，如跌打损伤常用的大、小驳骨及泽兰之类，经过酒炒之后，它的活血化瘀、消肿止痛功效更好；姜性辛开，姜汁、酒炒的药物，其散寒祛邪之力更强，如民间用姜汁、酒炒鲜葱外敷脐眼，治疗因脐腹受凉、寒邪直中脏腑而致之腹痛泄泻，每每收到良好的效果。醋性酸而收敛，艾叶得之而系胞安胎；香附得之则去其燥性，行气而不伤阴。盐性咸而润下，凡用盐水炒之药，多能下行于肾，以壮水制火，补肾生精。总之，只要根据病情的寒热虚实和药物的性味功能，采取适当而简便的炮制，便能增强药物的疗效，促进患者早日康复。

生草药的生长、成熟、枯萎、凋谢，都和季节有密切的关系，特别是花叶与果子部分，其药理功效的强弱与作用的大小尤其与季节有关。例如，黄饭花一味，能治虚性黄疸和脾虚带下。此药在清明节前后 1 周，是芳香浓馥最旺盛之时，在此时采集，则它的醒脾芳化、扶正祛邪功能更好。又如望江南之子,在秋末冬初采之,不仅能清热解毒,祛风明目,而且有润肠通便之功。所以对生草药的采集,除了随采随用之外,有些与季节有密切关系的品种,必须及时采集,以备适时之需。

生草药虽然分布很广,但在采集的过程中,如随意乱砍滥伐,仍有绝种竭源之时。所以要注意保护药源,做到采中有留,采留结合,凡是用叶、用枝、用子而不影响疗效的,就不拔茎挖根。事实上,有些常用其根的生草药,用其叶或枝亦可收到同样的效果,有的甚至疗效更好。例如,山芝麻,过去治疗外感风热,习惯是用其茎根,其实从临床实践来看,用枝用叶不仅不影响它的疗效,而且它的发散祛邪作用比根还要强。就是一定要用根的药,采挖时也要适当留种,让它有再生的能力。总之,有计划地保护药源,对于人民的保健事业,对于国民经济的发展,都有重大的意义。

二、藤类药在带下病中的应用

妇人带下与湿瘀有密切关系,湿与瘀合,脉络凝滞不通,进而加重病情,使冲任二脉功能难复,进而五脏功能失调,故其治疗,疏通脉络是重要措施,只有瘀去新生,血脉得复,脏腑经络功能才能正常,带下才能治愈。而藤类药物,质地刚柔相济,得地之阴气滋养,天之阳气润濡,能曲能伸,最善通经疏络,故清除脉络瘀积最善,络通瘀祛,肝之升发之气得行,脾之运化得健,肾之封藏得蛰,任脉得通,带脉得束,带下焉有不愈之理。现举数味藤药如下。

1. 鸡血藤

鸡血藤味苦甘性温,善入血分治血病,西南文史古籍最早记载西南少数民族使用鸡血藤的经验,认为鸡血藤最善治血病,补中有行,虚实之症皆可用之。《顺宁府志》称其为"血分之圣药"。我认为该药以补虚为主,善治虚证;但补中有行,巧治瘀血;且通养血脉,堪治顽疾。故不但月经不调、宫寒不孕用之,且湿瘀带下,鸡血藤也是常用之药。

鸡血藤色红如鸡血,因而得名。但鸡血藤是以补为主还是以行为主,古时虽有争论,但一般将其归入活血药之中,如《本草纲目拾遗》认为,该药"活血、暖腰膝,已风痰"。《饮片新参》认为其功用"祛瘀血,生新血,流利经脉,治暑痧,风血痹症"。从壮族百姓以鸡血藤膏久服治贫血、血虚肢麻的经验,经长期实践,该药属一种强壮之剂,以补为主,主要是补助肝血,鼓舞升发之气;同时也具有通行之功,即补中有行,主要是温通之功,暖助肝气,温通血脉,使肝之升发疏散,通疏气血,令气条达的"将军之性"得以充分发挥,故不但用鸡血藤治疗冲任功能不足,气血不和的月经病变、胎产病变以各种杂症,更用于治疗湿瘀带下诸疾,且在治带的同时,使血气之冲逆得以调和,血脉通而百病愈。

肝藏血而主疏泄,肝之失和在带下病的发病中占有举足轻重的作用,肝气不和气血皆病,气血一病,百病丛生。正如《素问·调经论》所言:"血气不和,百病乃变化而生。""血气者,喜温而恶寒,寒则泣而不能流,温则消而去之……寒独留,则血凝泣,凝则脉不通。"肝之气不升发,可致血凝不通,若为肝寒,则病情更甚,而湿为阴邪,性属凝滞黏腻,治宜温宜散。若肝失疏泄,不但血凝,阴湿也会更甚,故使用鸡血藤一味,虽药物平凡,但补中有通,性温而治血,实为一箭三雕之义。其一,甘补之药,适合妇人柔弱之体,滋肝之阴,益肝之阳;其二,疏通血脉,祛瘀生新,有利于肝气刚阳之性之复苏;其三,温通血脉,驱散阴邪,使血行湿也祛,不但利于瘀阻之疏散,而且利于阴湿之清除。

由于鸡血藤补中有通,善治妇人诸疾,且久服无伤身损体之虞,故可常用于治疗各种慢性炎症所致带下,如宫颈炎、盆腔炎、甚至某些盆腔肿块影响所致带症。各种慢性炎症所致带下,常缠绵难愈,易于复发,且患者由久病所扰,不但精神状况较差,且体质往往虚中夹实,虚实夹杂,难以平复,成为世人所谓顽疾痼症。从多年的临床经验观察,久带顽疾,湿瘀一般较重,且体质多虚,气血多不足,故欲速治不可,速祛不达,只有徐图缓攻,从气血调治入手,扶正祛邪,在扶持正气,调理气血的基础上,使用化瘀除湿而不伤正的药物,使正气得复,邪气得除,病情才有转愈之机,疗效才能巩固。而鸡血藤集补通于一身,补不滞邪,通不伤正,且性属温和,可益肝阳之气。肝为妇人之先天,与肾脾互为母子制约关系,肝气得疏,肾气得复,脾气得运,瘀祛湿清,最利于带脉之恢复,故为各种带病常用之良药,适用于带病日久,缠绵不愈;或黄带淋漓,或赤带时作,伴见小腹隐痛,腰膝如折,月经不调,伴有瘀血,经色紫暗之人。

又临床使用,病人常连服鸡血藤数月而益觉壮实,无任何不适之感,究其原由,主要是该药味甘入脾,味苦入心,虽善调肝而实为脾心肝俱治之良药,故在治带方剂中,本药为一味主要药物。

2. 忍冬藤

忍冬藤即金银花藤,是清热解毒良药金银花的茎叶部分。别名又叫金钗股,大薜荔、千金藤、鸳鸯草、金银藤。性味甘苦微寒,功效清热解毒通络,临床用于瘀热邪毒壅盛者。陈自明《外科精要》用于治疗痈疽发背,初发便当服此,其效甚奇。《医学真传》称:"夫银花之藤,乃宣通经脉之药也……通经脉而调气血,何病不宜,岂必痈毒而后用之哉。"将忍冬藤的使用范围扩大到气血壅滞不通诸症。《苏沈良方》称"忍冬,古人但为补药,未尝治疮"。忍冬藤虽为金银花的茎叶,但药用与花有一定的区别,花质轻清,善于清热解毒,尤其是解气分之毒效果显著。而忍冬藤质较重厚,不若花之轻扬,故解气分热毒之力不及金银花,然通络清热,清脉络之热毒则效力优于其花,且茎藤之属,质地重着,故治下部之湿疽壅滞,脉络不通有良效,且古人已有用之补药之先例,故久服无伤身损体之忧。

带下俱为湿病,临床上带下缠绵难愈之人,体质多虚且病情复杂,常湿与瘀合而蕴热阻络,形成各种盆腔的慢性炎症,除了下腹部隐痛不适,或有包块之外,常见带下或黄或赤,或如脓样,淋漓难净,味臭而痒,服药久而不效,或过用苦寒则头晕目眩。此类患者,若用峻猛之药攻邪逐瘀,往往病未去而正已伤,各种变症峰起;若用滋补之药以扶正气,往往正未复而邪气已复盛,故治疗当顾正气又要驱邪气,祛邪与通络补虚三方面兼顾,不可顾此而略彼,临床治疗颇为棘手。在体虚与湿瘀俱重的带下病之中,忍冬藤为首选药物,该药清中寓通,且能扶正,用之得当,最善清除盆腔湿瘀之包块,使络通脉畅,瘀祛新生,而顽带得愈。

又妇人阴盛之体,平素操劳烦重,最易因郁致瘀,故脉络不通最为常见,而郁证一生,百病易成,常为加重病情及诱发新病的一个潜在因素,故妇人之病,应注重从血调治,通络为先。尤其是带下等阴湿瘀重之病,更应治带不忘血,治血不忘瘀,故不管瘀重与否,忍冬藤均为治疗带下诸病,通络清瘀的一味良药。

3. 夜交藤

夜交藤又叫首乌藤,是萝科植物何首乌的藤茎或带叶藤茎。性味甘微苦、平。入心肝脾经,具有养心、安神、通络、祛风之效。《本草再新》称其"补中气,行经络,通血脉,治劳伤。"《饮片新参》称:"养肝肾,止虚汗,安神催眠。"《陕西中草药》称其:"祛风湿,通经络,治失眠、多汗、贫血、周身酸痛、疥癣等皮肤病。"《本草正义》认为其有"引阳入阴"、"调和阴阳"之功,属"有利无害"之药。我认为该药既为首乌之藤,则既禀首乌补肝、益肾、养血、祛风之性,又有通络之功,故治疗带下兼有肝肾不足之头晕、腰膝软弱、筋骨酸痛等最为适用,属于以补为主,补中有通之药。妇人以肝为先天,肾为人体生殖之根,故带下等妇人疾患,日久病及根本,最易出现肝肾阴虚,肝虚则疏泄不及,肾虚则封藏不能,致使带病经久不愈,且带病既久,多有瘀阻,故纯补虚则邪气壅滞,纯祛邪则体虚难支,唯有补中寓通之剂最为合适,故以夜交藤治之,以肝肾俱治,肝肾固而脉络通,先天足而邪气祛,带下焉有不治之理?

三、花类药在妇科中的应用

药物除寒热温凉之性外,尚有升降浮沉之势,而花者华也,集天地精灵之气而生,质轻气香能升发阳气、醒脾悦肝之力最优,用之得当,可成逆流挽舟之势,使湿化瘀散,带脉得束。

肝属木而主风,滋生于水,滋养于土,体阴用阳乃藏血之脏,性喜升散条达,且与奇经八脉关系最为密切,冲任皆系于肝,脾为土脏,主湿、主运化,为后天之本,气血生化之源,肝与脾有乘侮之制约关系。肝脏与性情关系最大,如有怫郁,由气机不舒直接影响于脾之运化与冲任之功能,故每见带下及种种妇科病。正如叶天士指出:"奇经八脉固属扼要,其最重调肝,因女子以肝为先天,阴性凝结,易于怫郁,郁则气滞血亦滞。"刘河间及王肯堂均有"天癸既行,病候当究厥阴"之说。使用花类药物,重在取其芳香馨甘之性、悦肝醒脾之力使肝之怫郁得解,脾之运化得行,虽不化瘀瘀自祛,虽不利湿带自除。

1. 素馨花

素馨花又名玉芙蓉,味甘,性平无毒。因其气味甘平,无阴阳寒热之偏颇,且悦肝醒脾之功显著,又是岭南常见之品,故治疗肝郁所致的妇科疾病常用。史书记载:素馨花原产西部,又名耶悉名花,汉时传入南方,如今已是南方本地之药。妇人肝郁临床最为常见,经病夹郁,可加重病情。故治肝必治脾,只有健脾疏肝,气血运化有常,生机益然,血旺气和才能经带正常。然疏肝之药,多用常有劫伤肝阴之弊,故用药须慎之又慎。而素馨花性味甘平,疏肝之余,尚有润养肝阴之力,故为治疗肝郁的常用药,临床常用于经行乳房胀痛,性急易怒,面部痤疮反复发作,面部黄斑,形体瘦弱,带下绵绵,肝郁日久之体。

2. 凌霄花

凌霄花为紫葳科植物紫葳的花,又名茇华(《吴普本草》)、堕胎花(《植物名实图考》)、藤罗花(《天宝本草》)。入肝经,味酸、性寒,功能凉血祛瘀。临床常用于治疗瘀热并重的经带病。本药性平和,为凉开散瘀之品,用之得当,能使肝郁得解,瘀血得行,郁去则生机有望,瘀除脉络得通,纵有宿疾缠身,也能康复,常用于治疗瘀热内结之经带病,如伴有赤带淋漓、腹痛癥瘕、盆腔炎症、乳腺小叶增生诸疾者。因该药属花类,虽能祛瘀,性本平和,故可长期使用,并无峻猛伤身之虞。

3. 玫瑰花

玫瑰花属庭院种植观赏之花,除有很高的观赏价值外,尚有良好的药用性能。该花性温和,味甘甜,既有温养血脉之力,又有舒发生机之功。药入五脏,血气兼治,温而不燥,疏不伤阴,扶正祛邪,适于妇人气机郁滞,血脉不通柔弱之体,且食之芳香甘美,爽人肝脾,是治疗体虚兼郁,月经失调、带下日久不愈之舒肝运脾之良药。常用于治疗肝郁日久,脾湿不祛,经带淋漓,伴神疲健忘,心悸不安,困倦乏力,面色无华,心脾虚弱,肝郁胆怯之人,用之得当,常使血足神充,郁去神爽,气机通畅,百脉平和。

4. 佛手花

佛手花又名佛柑花,是芸香科植物佛手的花朵和花蕾,体轻气香,味微苦,最善理气化痰,醒悦肝脾之气,故善治妇人带下、痰湿较重兼有心腹疼痛之疾者。根据多年的临床使用,佛手花清香淡雅,气味不浊,与理气止痛之佛手相比,舒肝醒脾之功强于佛手,但化痰止痛不及佛手,故治疗肝胃气痛以佛手为宜,而治疗带下肝胃不和者,因妇人阴柔之体,病多日积月累而成,当有长期治疗的思想准备,故可选用佛手花。妇人素有胃疾,又兼带下,上下不安,精神负担较重,用峻猛之药常不能速解,反而变生他病,故以调和柔养为贵,佛手花最为相宜。临证常用于治疗带下绵绵,清冷不绝,色白质稀,伴见纳呆食少,胃脘隐痛,气喘频频,困倦乏力之证。

5. 合欢花

合欢花是豆科植物合欢的花或花蕾,性味甘平,具有解郁安神,舒肝和络之功,主治心肝血虚,失眠健忘,郁闷不乐,情志抑郁等症。《本草便读》称其"能养血";《四川中药志》称其"能合心志,开胃理气,清风明目,解郁";《分类草药性》称其能清心明目。合欢花甘平微苦,集清养于一身,苦能清心,甘能养脾,是治疗心脾两病,隐曲难解,伴有失眠、健忘的各种妇科病之良药。又该药虽甘苦而微香,香能舒理肝气,故又有升发阳气之功,是治疗心、肝、脾俱病之经病、带病的良好辅助药物,常用于治疗月经不调,带下绵绵,伴有口苦心烦,健忘失眠,性情郁闷,思想负担较重之人,或因心肝脾俱病,而见带下淋漓,月经量少,性欲淡漠,青春早逝之人。

四、漫话土茯苓

土茯苓属攀援藤本植物,是壮族地区重要而常用药材之一,其性味甘淡平,有解毒、除湿、利关节、健脾胃、强筋骨的作用,能治淋浊、带下、风湿痹痛、小儿疳积、恶疮等内外妇儿各科的疾病,疗效显著,药源丰富。

症见发热寒战,骨节烦痛,小便短赤,舌苔黄腻,脉象缓滑者,此为湿热交蒸,蕴结于经络、脉道不通利之湿热痹证,常用宣痹汤(防己、杏仁、滑石、连翘、山栀子、薏苡仁、半夏、晚蚕沙、赤小豆)加土茯苓治之,以加强清热利湿、解毒通络、宣利关节之功。由于饮食不节,或暴食暴饮而导致食积停滞,症见胸脘痞满,腹胀时痛,嗳腐吞酸,厌食呕恶,大便泄泻者,治之当用消食化滞之法,以保和丸(山楂、神曲、半夏、茯苓、陈皮、连翘、莱菔子)加减出入。方中虽有茯苓健脾利湿、和胃止泻之功,但恐其力轻不胜任,常加用土茯苓为伍,不仅加强健脾利湿之力,而且有除秽解毒之功,二苓合用,则祛污除秽之力倍增。红斑狼疮患者,症见高热烦躁,口渴引饮,大便干结,小便短赤,苔黄糙而平,舌质红,脉洪数者,此为热毒炽盛之变,治之宜用凉血解毒之法,以犀角地黄汤(犀角、生地黄、赤芍药、牡丹皮)加土茯苓、野菊花、夜交藤、丹参、麦冬为法。症见大便干结,口渴引饮,苔干舌红,本是津伤之候,而仍用土茯苓之淡渗,意在取其解毒而不是利湿,而且在生地、麦冬之中配用,虽渗亦无妨。小孩厌食纳呆,面黄肌瘦,毛发焦枯,肚大青筋,大便溏薄,脉象虚弱者,此为虚实夹杂,疳积为患之候,治之当用健脾消疳、活血通络之法,以异功散加淮山药、莲子、莪术、山楂、土茯苓治之,则既能健脾扶正,又能祛邪除积,促进气血的恢复。妇女带下量多,色泽黄白相兼而质稠秽,甚则阴道瘙痒难忍,脉象缓滑,舌苔黄腻者,此为湿热下注,蕴滞于胞宫,治之宜用清热利湿,解毒止痒之法,以四妙散(黄柏、苍术、怀牛膝、薏苡仁)加土茯苓、连翘、槟榔、鱼腥草治之。如少腹、小腹刺痛或辣痛,带下夹血丝,色泽赤白黄混杂者,此为湿热之邪,阻遏气机,灼伤阴络,宜再加凌霄花、大蓟、小蓟、丹皮、莲藕节等凉血化瘀之品。

总之,土茯苓是甘淡平之品,配寒药则能清,配温药则能养,配补药则能扶正,配攻利药则能解毒祛邪,是健脾利湿、解毒除秽而不伤正之良药,用之得当,其效显著。

五、益母草是妇科良药

益母草,又名坤草,其性味辛苦微寒,不仅能入心、肝和膀胱经,而且能直入冲、任二脉阴血之海,是行中有补、祛瘀生新之品,为妇科常用之良药。

益母草的作用,根据历代方书归纳起来,主要有三种:一是化瘀生新;二是利水消肿;三是散风解毒。这三种作用,都经得起临床的验证。但我认为其中以第一种为最主要,我常说:益母草能祛瘀,能止血。盖其味辛则能散,苦则能降,辛开苦降,可以祛瘀生新;其性微寒,能清冲、任之伏火而凉血止血。妇女以血为主,经、带、胎、产、乳均与血有关,治妇科病不离血,如能正确运用益母草,则其疗效迅速。

我在妇科临床实践中,在辨证论治的基础上,常常加入益母草一味,取其直达血海之功。例如经行错后,量少色淡,甚或经闭者,此属血虚之变,常用圣愈汤加益母草治之,或用简便方黑豆、鲜嫩益母草各等量,同煮烂熟加油、盐服用,可收到预期的效果。带下色白质稠而夹血丝者,此属脾失健运,不能统摄血液所致,常用异功散或补中益气汤加益母草治之。孕妇胎漏出血,治之当着眼于安胎止漏。如阴虚火旺而胎漏,常用两地汤补水制火以治本,加益母草、旱莲草以止血化瘀。产后之妇,是又虚又瘀之体,如恶露不绝偏于虚者,以益母草加入佛手散或生化汤治之,偏于瘀积者,则以桃红四物汤加入益母草治之。孕妇临产受惊以致郁结难产者,常用保产无忧散加益母草治之,则撑开催产之力加强。婚后多年不孕,证属阳虚寒凝、胞脉不通者,常用少腹逐瘀汤加益母草、制附子治之,取其温化通行之功。

忆往昔年轻时跟师临床,曾见老师用大承气汤加益母草治死胎不下,往往服药一、二剂而收到满意的效果。又一产妇临盆三日,气虚乏力,胎儿不下,经西医同志诊为"宫缩乏力",后经一老中医辨为气血虚弱、载运乏力论治,以鲜益母草250g、土黄芪250g,同煮乘温热频服,药2剂后,气充胎出,母子均安。

益母草不仅是妇科良药,而且属于血分病变的各科疾病都可用之。如小便短赤涩痛的血尿,属下焦湿热,损伤络脉,用龙胆泻肝汤加益母草治之;长夏之时,湿热交蒸,小儿全身肌肤痒疹难忍,或疮疖痈肿,以益母草配忍冬藤各适量,同煮水外洗,或配一点红共捣烂外敷,能祛毒消肿,清热止痒。

益母草的用量,方书用量是10~15g。我用于止血时不超过20g,多与旱莲草同用;用在活血祛瘀时,是30~150g,多与当归、白芍之类同用。

总之,益母草是妇科疾病常用的良药,可惜清代大医家陈修园却囿于"守道遵经"上,极力贬低益母草的临床价值,在他的《妇科要旨》中说什么"无一字言及妇人经产之症",甚至骂别人用益母草治病是"杀人不见血"。证之临床,此老之言,未免过于偏激,学者当择善而从,不要为名家之言所惑。

六、连翘在妇科临床中的应用

连翘芬芳轻扬,具有辛散之性,能和营调气,通达上下,善清冲任血分之瘀热,且解毒不伤正,利湿不损阴,不仅能广泛用于治疗内、外、儿科之疾,在妇科临床中若配伍得当,则平中见奇,略陈于下。

1. 清郁热 凉血和营治经病

妇人以血为用,血分易虚易瘀。若感受热邪或素体阳盛,过食温燥或七情过极、五志化火致血分蕴热,热伤冲任,迫血妄行,可致经血过多,甚则崩漏;热灼津伤,血结而不散,脉络受阻可致经行腹痛、头痛、身痛诸疾。连翘辛苦而寒,善入血分解郁清热,凉血和营,行血散结,使血热能清,血结能散,则血循常道,脉络通畅,血止痛消。用于妇科因热邪壅盛所致之月经量多、崩漏、痛经等疾疗效卓著,可用生四物汤或两地汤加连翘治之。又如湿热所致经行前后少腹、小腹灼热疼痛,阴道灼痛,便溏溺黄者,可用连翘配《金匮要略》当归芍药散和二妙散治之。当归芍药散主治妇人"腹中诸疾痛",连翘既能助二妙散清泄湿热,又能散结化瘀,流通气血,诸药合用,则湿祛热清,气调血和而痛止。

2. 利湿浊　清热解毒疗带下

带下一病,多因摄生不慎,外感湿毒或肝、脾、肾三脏功能失调,湿热流注下焦,损伤冲、任、带三脉所致,故带下为患总以湿瘀为纲。连翘性寒而能胜热解毒,味苦降则化湿祛虫,其气清馥芳香,更能除秽和中,故丹溪谓其能"泻心火,降脾胃湿热",治疗湿热带下有清泄芳化,解毒利湿之功。如治疗脾虚所致带下绵绵或黄白相兼、阴痒、纳少便溏者,可用完带汤加连翘治之。完带汤培中胜湿,佐以连翘清利湿热,既能助脾升清输布,又能醒脾除秽,俾脾升而健,湿源自绝。对湿瘀胶结为患,胞络损伤而致赤白带下或经漏者,可用连翘与异功散、海螵蛸、茜草、小蓟配伍,取其凉血化瘀,清热利湿之功,使湿瘀并祛,赤带消失。对湿热壅盛,阴津受损,症见带下黄稠,臭秽或房事后阴道灼痛,口干便结,脉细数者,用连翘与增液汤或八仙长寿饮配用,则养阴清热,利湿而无伤阴之虞。

3. 清心火　通畅三焦愈子淋

子淋以孕妇小便频数窘涩,点滴疼痛为特征。其为患多系阴虚热炽,津液损伤之证,攻之不可,利之不能。盖心主血,胞脉属心而络于胞中,妊后精血下聚养胎,阴血不足,心阳偏亢。若素性抑郁,郁久化火,心火偏旺,移热于小肠,可致膀胱湿热郁结而为淋。治疗除清心火,利湿浊,恢复三焦气化功能外,尚宜选用祛湿不伤阴津,散结解郁之品,顾护胎元。连翘药性平和,清热利水,行三焦而调水道,寒而不凝,利而不伐。《本经逢原》言其善"泻心经客热……利小便",唐·《药性论》云其"主通五淋,小便不通",与其他清热利湿药相比,连翘用于孕妇或体虚淋证有利湿不伤胎,祛邪不伤正之妙。

如治疗孕妇小溲淋涩,量少而黄,心烦口苦,舌红少苔,脉细数等阴虚心火偏亢者,可用连翘与《伤寒论》猪苓汤配伍,以育阴清热,利尿通淋,治疗肝经湿热下注,少腹、小腹胀痛,尿频涩痛者,则重用连翘20g与柴胡、白芍、鲜粽叶根、通草、车前草等配伍,则养血柔肝,清利湿热,相得益彰。

七、玫　瑰　花

玫瑰花属庭院培植之花,除有观赏价值外,尚有很高的药用价值。该药药性温和,以疏以升为主,能疏升肝、胆、脾、肺之气,为养心肝血脉之药,并非攻伐之剂。因其药性平和,温而不燥,疏不伤阴,适合妇人柔弱之体,血脉不通、气机郁滞之证。且食之芳香甘美,令人心爽神怡,两益肝脾,是治疗妇人肝血瘀滞之首选药。常用于治疗月经不调、赤白带下、月经前后诸证、更年期综合征等,尤以治疗伴有自主神经功能紊乱的诸种妇科病变,疗效更著。

如月经后期或月经过少,伴有经行疼痛、心神不宁等,常用玫瑰花10g、益母草10g、鸡血藤20g、丹参15g、当归10g、川芎6g、白芍10g、浮小麦15g、红枣10g,水煎服。

如赤白带下,色时淡时暗,淋沥难净,伴不时阴痒味臭,全身困倦,心烦易怒等,常用玫瑰花10g、当归10g、川芎6g、丹参15g、丹皮10g、土茯苓20g、益母草10g、川续断10g、白术10g、泽泻10g、甘草6g,水煎服。

如经前常易感冒,全身困倦,乳房胀痛,心烦易怒,心悸怔忡,夜不成寐,纳食不香,并见浮肿,痛经,经色暗红,量少有瘀块者,常用玫瑰花15g、佛手花10g、白芍10g、当归10g、茯苓6g(或茯神10g)、丹参15g、枳实6g、益母草10g、荷叶10g、红枣10g,水煎服。

如年近五十,经水将断,经行前后不定期,量多少不一,伴烦热,心悸怔忡,夜寐不宁,全身困倦乏力等,常用玫瑰花10g、浮小麦20g、红枣15g、益母草10g、川续断10g、鸡血藤20g、山茱萸10g、泽泻10g、丹参15g,水煎服。

总之,玫瑰花质轻芳香,能疏肝醒脾,使血足气充,瘀去新生,无论阴阳之剂配之,均能使气机通畅,血脉调和而达到治病的目的。

八、车前草运用体会

车前草性味甘寒,是入肝、肾、脾、肺诸经之药,有清热利尿,解毒通淋的作用。早在《诗经》便有"采采苤苢,薄言采之"有关车前草药用的记载了。以后历代的本草专书,对于它的功能和主治,都不断地给予充实和发挥。可以说车前草是内、外、妇、儿等各科的疾病都可选用的药物。现在谈谈我应用车前草的点滴体会。

1. 外感风热

凡是感风热之邪而头晕、头痛、咳嗽、脉浮数,舌苔薄黄,舌边尖红者,用车前草 20g、山芝麻 15g,煎水温服,即能使邪从汗解,又能从小便出,尤以暑湿交蒸而得者,用之甚宜。

2. 夏暑鼻衄

夏暑天气炎热,凡是鼻孔出血而色红者,多属暑热之邪,从口鼻而入,肺经为热邪所伤,阳络受损而导致的病变。以车前草 20g、鲜荷叶 30g,配适量黄砂糖煎服,则能祛暑止血。

3. 尿血疼痛

小便色黄,短涩疼痛,甚或尿血者,此属湿热遏结下焦,膀胱郁热,损伤阴络之变。可用车前草 20g、旱莲草 15g、藕节 25g,配适量黄砂糖煎水服,则能清热利尿,又能化瘀止血。

4. 目赤肿痛

两眼红肿疼痛,怕光羞明,迎风流泪者,此属肝经风热之变,以车前草 20g、千里光 15g、野菊花 20g,煎水内服,并用桑叶、龙船花各适量煎水熏洗,一般 3～5 日收效。

5. 小孩热泻

夏秋之间,小孩大便稀薄垢腻,一日数次,或泻下暴迫,每日十余次,时带酸臭,脐腹微痛,身微热者,此属湿热泄泻。可用车前草 20g、番桃树嫩苗 15g,煎水内服,则能使邪热从小便出而收到清热止泄之功,亦即"利小便以实大便"之意。

6. 经带并病

妇女经行前后不定,量多少不一,色泽暗红而夹紫块,经将行而少腹、小腹胀痛,平时带下量多,色白黄而质稠秽者,此属湿瘀化热,经带并病之变,以车前草 20g、益母草 15g、马鞭草 20g、土茯苓 25g,煎水内服。如带下量多并阴痒者,除了内服之外,同时要用车前草、鲜冬青叶各 60g,白矾 15g,煎水熏洗,则当能收到经带并治之功。

总之,车前草是易得而应用很广泛的药物,只要辨证清楚,配伍得宜,则其疗效是很好的。以上所谈的点滴体会,仅仅从简、便、廉、验方面而言,如果从复方的配伍,则其应用之广,更是不胜枚举。

九、"蕹菜解药"

在临床实践的过程中,常常听到一些人说"蕹菜解药"。凡是有病在服药治疗期间,不论病的寒热虚实,药的清温补泻,一律禁吃蕹菜。这是对蕹菜不正确的片面认识,必须加以澄清,才能发挥蕹菜在保健中的作用。

蕹菜,又有空心菜、空筒菜、藤藤菜、无心菜、水藤菜等之称。它的性味甘平咸滑,无毒,不仅是人民群众喜爱菜类之一,而且有清润退热,解毒祛秽之功。对鼻子出血、大便干结下血、淋浊带下、痔疮疼痛、痈肿、折伤、虫蛇咬伤等多种疾病,都有一定的疗效,尤其是还能解药物中毒(如砒石中毒、野蕈中毒)和食物中毒(如过食狗肉中毒)。所以南宁人推崇蕹菜是"万能解毒药",是有一定道理的。可见蕹菜是有其独特的功能,在辨证立法之时,要是能根据蕹菜的性味特点,在处方遣药中,适当配吃蕹菜,则更能较快提高疗效。如阴虚便秘,在应用滋阴通便的同时,并吃用鲜蕹菜辅助治疗,不仅能治标取快于一时,而且收到根治之功。反之,阳虚寒凝引起的便秘,在应用温开通便之时,如果同时进食蕹菜等甘寒之品,当然会影响温开通行的疗效,这就是所谓"蕹菜解药"了。

从"蕹菜解药"之说,我想起在治疗期间的"忌口"问题。我对于忌口的看法,一是要根据病情,二是要辨明药性,主张既要忌口,又不要忌口。凡是属实属热的疾病,在清解表里或苦寒下夺的同时,配吃甘寒凉之蔬菜类,如苦墨菜、西洋菜、空心菜之类,则能促进清解之力;反之,山羊肉之腥燥,地羊肉之温热,则非所宜了;属虚属寒的病变,在补虚扶阳的同时,宜配吃温养之品,如鸡、鸭蛋、鸽子之类,则其疗效较佳。反之,雪梨、马蹄之寒凉,与温药不相当,能影响疗效,当在禁忌之列。

总之,疾病的疗效如何,除了决定于辨证是否准确,用药是否适当之外,还与食物营养有密切的关系,辨证明确,用药恰当,食物营养配合得好,则疗效神速;如饮食营养配合不当,纵然辨证、用药正确,仍会影响药物的疗效,延误病机。所以对蕹菜的所谓"解药",亦应如此,用之得当,则能解毒治病,用之不当,则能影响其他药物的疗效,这就是所谓"蕹菜解药"之意。

十、漫话糯稻根须

糯稻根须,又称糯根须、糯稻根,是木本科一年生草本植物糯稻的干根须。它的性味,有说是甘平,有说是甘辛,也有说是甘寒。我个人的体会以甘平最切实。

糯稻根须是一味简验的药物,可是它的治疗功效,尚不大引起临床医师的注意,所以目前临床应用不多。其实糯稻根须是平稳冲和之品,有益胃健脾、生津退热的作用,对气阴两虚亏损引起的潮热、自汗、盗汗慢性疾病,有很好的疗效。

小孩一方面是生机蓬勃,发育很快,所谓"纯阳"之体;另一方面又是稚阴稚阳,脏腑娇嫩,发育未全,阴阳的协调不够稳定,因而常常自汗或盗汗,衣服尽湿。其原因虽然相当复杂,但最主要都是阴液不足、阳气偏胜而引起。用糯稻根须适量煎水当茶频饮,往往3~5天即能止汗退热,如配鲜淮山药、莲子、五味子、地骨皮之类治之,则其效尤佳。

肺结核患者到了后期,五脏亏损,百骸俱虚,常常长期低热不退,用苦寒之剂,则犯胃伤脾,阴津受戕愈甚;用温补刚燥,容易动火,夜难入寐;用滋润不当则滞腻,阻碍生机,影响正气的恢复;用糯稻根须配太子参、麦冬、百合之类治之,能养肺胃之阴,药虽清淡而能补,气阴一足,营卫调和,其热自退。

湿热黄疸,在初期属实属热,治之多用清热利湿、攻邪退黄之剂,治之得当,则病愈康复。如过用攻利,则邪虽去而正亦伤,以致病情缠绵不愈,虚黄不退,除了根据病情,综合分析论治之外,配用糯稻根须适量煮水当茶频饮,常常能加速其功效。

《内经》有云:"毒药攻邪,五谷为养。"糯稻根须本是谷类根基之一。有敦厚之土气,其性味甘平,能清能补,益胃健脾,对气阴两虚而引起的潮热、自汗、盗汗都有一定的疗效,我们应该加以推广应用。

十一、附子临床应用点滴体会

附子是临床应用很广泛的温阳药。张仲景在《伤寒杂病论》中,不仅用四逆辈治疗伤寒三阴证以回阳救逆,而且使用有附子配伍的汤方治疗太阳病误汗、误下的变证。如过用发汗剂而导致汗漏不止,小便难,四肢微急难以屈伸的阳虚液脱病变,用桂枝加附子汤治疗,以复阳敛阴,固表止汗;汗后表未解而正已伤的脚挛急,汗出恶寒阴阳两虚病变,用芍药甘草附子汤治之,取芍药之酸以益阴,附子之辛温以扶阳,从而达到气阴兼顾的目的;汗下之后,表里俱虚而阳虚阴盛的病变,则用干姜附子汤以扶阳抑阴;阳虚而津气亦伤,则用茯苓四逆汤以扶阳救阴;邪热有余、正阳不足的痞证,以寒热互用,邪正兼顾的附子泻心汤治之,既能泄其内陷之邪热,又扶其阳虚之变;风湿之证,在病情上虽然有风胜于湿、湿胜于风、湿留关节等之不同,但其治疗所用之桂枝附子汤、白术附子汤、甘草附子汤三方,均离不了附子之辛热温阳止痛。他如内伤杂病,应用附子治疗的也很多。如历节病用乌头煎、术附汤以祛寒止痛;虚劳腰痛和痰饮而用八味肾气丸,以补阴之虚而助阳之弱;胸痹则用薏苡附子散通里祛寒,温阳止痛;脾胃虚寒,水饮内停而呕吐,用附子粳米汤散寒降逆,温中止痛;阴盛格阳而导致的呕吐或下利,则用四逆汤以回阳救逆;阳虚水肿,则用麻黄附子汤,以温经发汗;肠痈则用薏苡败酱散以排脓消肿;寒热错杂,虚实并见的蛔厥而用乌梅丸;妊娠腹痛恶寒,少腹如扇而用附子汤以温阳散寒,暖宫安胎。仅以上所述,可见仲景应用附子治疗疾病的范围是很广泛的。

由于附子辛热有毒,是纯阳之品,在临床中,往往有人少用或慎用,甚或忌用,或者虽然在临床中也偶然应用,但多侧重于扶阳而忽略其他,因而不能很好地发挥附子的作用。其实这都是由于没有很好地理解附子性能的结果。我个人认为《增补本草备要》对附子的论述很好:"辛甘有毒,大热纯阳,其性浮而不沉,其用走而不守,通行十二经,无所不至,能引补气药,以复散失之元阳;引补血药,以滋不足之真阴;引发散药,开腠理,以逐在表之风寒;引温暖药达下焦,以祛在里之寒湿,治三阴伤寒。"这段话的阐述,切要而中肯,对附子的性能,作了全面的概括。我对于附子的运用,既着眼于"回阳救逆",更注意其"温经通行"的功能。兹例述如次。

1. 温通血脉

凡是素体阳虚,遇寒冷则肢节疼痛剧烈,触之加重者,此属寒凝血滞、经脉不通,常用当归四逆汤治之。本方本为"手足厥寒,脉细欲绝者"而设。痹为寒凝,故以桂、归、芍行血通脉;细辛辛开,通达内外;通草行血中之滞而通九窍;草、枣和中而调营卫。但全方偏于养血通脉,通行之力不足。如疼痛剧烈者,必须加入附子之辛热,才能加强其温化通行之力,从而收到祛寒止痛的效果。

2. 温散祛瘀

凡是跌打损伤之后,每遇气交之变,肢节掣痛或入夜内痛,此为瘀血停留,外邪侵袭,内外合邪之患,常用桃红四物汤加秦艽、桂枝、制附子以温散祛瘀,辛通血脉。如妇女寒凝经痛,经行错后而量少者,以少腹逐瘀汤加附子治之,则温化通行之力更强。

3. 补血通脉

凡虚劳损伤,血行不畅而四肢麻木重着,入夜加剧者,多见于多孕多产之妇,是由于营血不足,血行不畅而形成的"血痹"。用黄芪桂枝五物加附子治之,既能补养营血,又能温化通行,其痹着之变可止。

4. 温经止痛

痛证有寒热虚实之分,但从临床所见,凡日久不愈之痛证,多属寒凝之患。例如,妇女长期经行错后,色暗红而夹紫块,经行少腹、小腹疼痛剧烈,甚则唇面发青,汗出肢冷者,此属寒凝经痛,常用《金匮》温经汤加附子治之,以收温经散寒,补血化瘀之功。

5. 温肾健脾

劳动汗出,腰部感受寒湿,阳气痹着不行,《金匮》称之:"肾著之病……腰以下冷痛,腹重如带五千钱,甘姜苓术汤主之。"但我认为本方仅有温中散寒、健脾除湿的作用,在应用时常加入附子,则能治湿及泉,其功效较捷。

6. 温经补虚

腰脊损伤日久,留瘀为患,长期腰骶坠胀,绵绵而痛者,此属虚瘀夹杂,用附子配羊肉各适量加油、盐煎服,既能温经通行,又能益气养血,其效可期。

总而言之,附子是一味很好的阳药,张景岳称之为"四维药"之一,确是卓识之见,临床应用,只要辨证准确(无咽干、发热、脉数、苔黄、舌红等热象),配伍得当,煎煮得法,纵然没有"四肢厥逆"等阳脱之症,仍可用之温养通行,促进人体气血的流通。

十二、漫话鸡血藤

鸡血藤始载于《本草纲目拾遗》,是木质常绿大藤本。目前的品种,主要有三叶鸡血藤、亮叶崖豆藤、昆明鸡血藤三种,过去在临床应用不多。自20世纪60年代以来,在采集整理民间验方中,逐渐引起临床医师的注意,而对它的应用越来越广泛。

鸡血藤的功能,根据《本草纲目拾遗》的记载:"壮筋骨,已酸痛,和酒服,于老人最宜。治老人气血虚弱、手足麻木、瘫痪等症;男子虚损,不能生育及遗精、白浊;男妇胃寒痛;妇女经血不调,赤白带下;妇女干血劳及子宫虚冷不受胎。"可见鸡血藤能治男女科多种疾病,是一味很好的血药,为医者所共认。但对鸡血藤的功用,却有补血为主与行血为主的不同看法。我个人认为是补血为主。因为鸡血藤味苦甘涩性温,苦入心,甘入脾;心生血,脾为气血生化之源,温则能生发,能通行;涩则能固摄收敛。所以总的功能是补血化瘀,又能止血,有补而不滞瘀之功。

鸡血藤与丹参,两者功能有类同之处,但鸡血藤偏于温补,丹参则偏于凉开,两者配伍应用,一温一凉,一补一升,相反相成,其功效相得益彰。在妇科临床中,我喜欢用鸡血藤与丹参配伍应用,现简要介绍如下。

1. 月经疾病

经者血也,月经的病变,即是血液的病变,治经必治血。如阴虚血热而引起的月经先期,常用两地汤加鸡血藤、丹参治之。盖两地汤有滋阴制火之功,阴液充足,则虚火自平,经水调和。但阴药多柔腻,容易凉凝留瘀,加入鸡血藤和丹参,有补有行,有止有化,则可免后贻之患。又如血热崩漏,出血量多,常用芩连四物汤清热泻火,凉血止崩。但当归、川芎辛温走窜,容易动火,对于血热崩漏,不甚相宜,常常改用鸡血藤与丹参,则既可免走窜动火之弊,又能清热止崩而不留瘀。

2. 带下疾病

带下有白带、黄带、赤白带、青带、黑带、五色带等之分,但其终归的致病原因,不外寒与热、湿与瘀而已。故治带下疾病,当首先辨其是寒湿或湿热,而湿为阴邪,其性重浊黏腻,易与血相结而为瘀。如赤白带下,便是湿瘀胶结、损伤胞络而发生的病变。若属湿热则用止带方清利解毒;寒湿则用附子汤温化止带。但见红必治血,不论是寒湿或湿热,都要活血化瘀之品。寒湿则在附子汤中加鸡血藤、丹参、益母草;湿热则用清宫解毒饮加凌霄花、鸡冠花、益母草治之。湿祛瘀化,带下自愈。

3. 妊娠疾病

妊娠疾病的治疗,同样要辨证论治。但总的原则是治病与安胎并举,以补肾健脾为主,因为肾主蛰而系胎元,为生殖封藏之本;脾主升而为气血生化之源。脾肾健旺,阴精气血充足,则胎自安。如肾虚胎动不安,腰腹胀痛,阴道少量出血者,常用寿胎丸加鸡血藤、杜仲、补骨脂、覆盆子补肾安胎,养血防漏;若屡孕屡堕多次滑胎者,常用泰山磐石散加减治之。其中当归、川芎辛窜动火,改用鸡血藤与丹参代之,可收补气补血之功而无动火之弊。

4. 产后疾病

新产之妇,一方面在分娩过程中耗气伤阴,气血的亏损,一时尚未能恢复;另一方面由于新产创伤,又有离经之血停滞于胞中,因而多是虚瘀夹杂之体。其治疗的原则,必须照顾到虚瘀混杂的特点,对选方用药,要做到寒证不过温,热证不过凉,用补不滞腻,消导要扶正。如产后发热,有血虚、血瘀、外感之分。血虚发热,当以补益气血为主,用圣愈汤去熟地黄加鸡血藤、丹参、益母草治之,则补而不留瘀;血瘀发热,以生血化瘀并重,用生化汤加鸡血藤、丹参、骨碎补治之,则瘀去而正不伤,营卫调和,气血流通而热退。

鸡血藤是一味较好的血药,不仅能用于妇科的疾病,也能用于其他各科有关血分的病变,它具有当归补血活血之功,又无当归走窜动火之弊,性味平稳,疗效可靠。

十三、鸡血藤治疗妇科病

鸡血藤性味苦、甘、温。入血分善治血病。鸡血藤以云南、广西等少数民族地区所产者良。据西南文史古籍《顺宁府志》总结西南地区少数民族使用该药的经验,称其为"血分之圣药",鸡血藤在妇科治疗范围较广,现摘要介绍如下。

1. 以补血为主　善治虚证

鸡血藤以补血为主或以行血为主,历代尚有争议。根据我区壮族民间用鸡血藤治疗妇人血虚手足发麻的经验,经长期临床实践,该药入肝、心、脾,以补血为主,行血为辅,属滋补肝阴,增强肝用的强壮之药。适用于各种妇科虚证,尤其是血虚偏寒者。如血虚偏寒其证见经行后期,量少色淡,甚或经闭不行,治疗上除选用气血双补的八珍汤或人参养荣汤以滋养肝血,健脾和中外,常重加鸡血藤以加强补肝血,促升发之力,使冲任旺盛,血海充溢,经期自调。又如治肝肾亏虚,精血不足之月经前后诸症或绝经期前后诸症,症见经期或前或后,量多少不一,经色淡薄,伴见面色苍白或晦暗,头晕耳鸣,小腹不温而坠痛,腰膝酸软等,治疗可用滋补肝肾的六味地黄丸或定经汤重加鸡血藤治之,以待精血两旺,冲任得复而肝肾藏泄有职,诸症得缓。又如治疗肾阳虚衰,肝阳不振的宫寒不孕,症见婚后多年不孕,经行衍期,性欲淡漠,甚或厌惧,卵泡发育不良等,除用张景岳的右归丸加茺蔚子、蛇床子、淫羊藿以调动肝、肾的"作强"、"罢极"功能之外,常重用鸡血藤以温养心肝二脏,使肝木得温,肾阳振奋,生机蓬勃而经行有常,子脏温暖而受孕有期。如治疗冲任不足或肝肾亏损的习惯性流产,症见孕后胎元不固,流产频频,伴头晕、目眩、困倦乏力、纳食不香、膝软腰酸、甚则耳鸣等,宜治病于未病之先,除用寿胎丸加杜仲、覆盆子或泰山磐石散以固肾寿胎外,可重加鸡血藤以温养肝血,使血足气充,肾能蛰能藏,卵子活跃,其胎自固。因妇人一生耗用精血,常不足于血而相对有余于气,鸡血藤养血补血,故可加减治疗各种妇科虚证。

2. 补中有行　巧治瘀血

鸡血藤集补散于一身，寓温通于补血之中，行血于养血之内，实为调治妇人经血最常用之药物。唐宗海《血证论》指出："凡血证，总以祛瘀为要"，"然既是离经之血，虽清血鲜血，亦是瘀血"。故治经不忘血，治血不忘瘀。鸡血藤补中有行，攻不伤正，为徐图缓攻，治疗瘀血之圣药，常将其加减应用各种瘀血病证之中。如崩漏是月经病中常见而较急重的病证，尽管病源有寒热虚实之别，但离经之血多留瘀，故与瘀血有关。故治崩不忘瘀，只有瘀去肾才能封藏，冲任才能修复。又如治少女崩漏，常用补肾祛瘀之法，用五子衍宗丸或六味地黄汤加鸡血藤、三七花、益母草、泽兰治之。治疗老年崩漏，常用补脾祛瘀之法，补中益气汤或胶艾汤加鸡血藤、益母草、素馨花治之，治疗中年崩漏，常用补肝祛瘀之法，归芍地黄汤加鸡血藤、丹参、夜交藤、益母草、旱莲草治之。痛经病变，既以"痛"着眼，治当以"通"为要，只有"通则不痛"，临床上以血水两治的当归芍药散加鸡血藤最为常用。若为寒凝胞宫所致，当用温经暖宫散瘀之法，温经汤加附子、艾叶、鸡血藤、丹参治之。若为气滞血瘀所致，当用理气化瘀之法，桃红四物汤加鸡血藤、益母草治之。若为肝肾虚损所致，当用益肾养肝散瘀之法，调肝汤加鸡血藤、益母草治之。产后恶露不绝，虽有虚、实之分，但与瘀血关系极为密切，若为瘀血未净所致，可用生化汤加鸡血藤、益母草治之，以化瘀温通，加强疗效。若体虚有瘀者，要分清虚与瘀的关系，注意补中有化，甚则适当用收敛止血之药，常用圣愈汤加鸡血藤、益母草治之，使补不留邪，攻不伤正，标本兼治而取效。

3. 养通血脉　堪治杂病

鸡血藤养血舒筋，疏通血脉，善祛瘀生新，祛风蠲痹，故治疗妇科虚实夹杂，久治不愈的奇难杂症有良效。如性交涩痛，除亏损之外常有冲任之损伤，故治该病在辨证的基础上加用鸡血藤。如见性欲淡漠，甚或畏恶反感，性交涩痛伴见小腹不温，腰膝酸软，交合后腰膝疼痛加重，小便清长等肾阳不振，肝肾两虚者，常以温养肝肾，调理冲任之法治之，右归丸去附子、肉桂，加巴戟天、紫石英、淫羊藿、鸡血藤为常用。如性欲正常，交合时干涩疼痛，甚或见红，伴头晕目眩，心烦难寐，腰膝酸软等症者，多属肝肾阴虚，精血不足，治宜滋阴养血，调补肝肾，常用左归丸加当归身，使肝肾充足，冲任通畅而治愈。如产后风症，虽有血虚、血瘀、外感之不同，但病机多与虚中夹瘀有关。治疗以扶正养血，活络祛瘀为原则，鸡血藤为常用之药。如偏于产后失血过多，筋脉失养所致关节疼痛之产后风，治宜养血益气为主，温通止痛为辅，《金匮要略》黄芪桂枝五物汤加鸡血藤、当归、川芎、宽筋藤为常用。如偏于败血不尽，瘀血内坠致关节疼痛之产后风，治宜养血化瘀为主，疏通经络为辅，《医林改错》身痛逐瘀汤加鸡血藤、桑寄生、威灵仙为常用。如偏于产后血亏，风寒湿侵袭关节疼痛之产后风，治宜温经散寒为主，活血通络为辅，《伤寒论》当归四逆汤加鸡血藤、防风、威灵仙为常用。如子宫肌瘤为妇科常见良性肿瘤，可归入血癥积聚范畴，本证多为本虚标实，虚瘀夹杂之证。治宜衡量虚实轻重，不可一味峻猛攻伐，以免损伤正气。应攻补兼施，护正气，消散癥块。若肿块较大，体质较强，以瘀血积结为主者，治宜软坚散结，破积消癥为主，补养气血为辅，桂枝茯苓丸加莪术、刘寄奴、猫爪草、鸡血藤、黄芪为常用；若癥块日久不愈，体质较弱，以气血虚弱为主者，治宜补气摄血为主，破积散癥为辅，当归补血汤加莪术、苏木、泽兰、猫爪草、鸡血藤为常用。

综上所述，鸡血藤虽为平和之药，但集补血温通于一身，故善治血病，为妇科之圣药。临床加减得当，可通治虚实诸证及妇科奇难杂症。

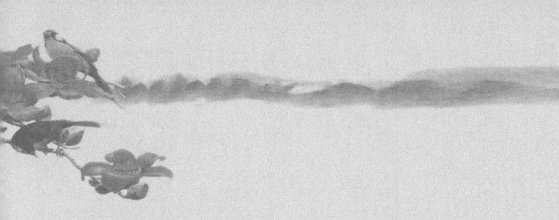

摄生调养

一、"春夏养阳,秋冬养阴"

"春夏养阳,秋冬养阴"出自《素问·四气调神论》。历来的注家见解有所出入。王冰从阴阳互根的关系,主饮食寒温之说。他认为"阳气根于阴,阴气根于阳",春夏属阳,宜食寒凉之品以养阴气之根;秋冬属阴,宜吃温热而培阳气之根。张志聪则根据季节气候温、热、凉、寒变化的特点,主阴阳内外虚盛之说,"春夏之时,阳盛于外而虚于内;秋冬之时,阴盛于外而虚于内,故圣人春夏养阳,秋冬养阴,以从其根而培养也。"张氏从人体受到气候的影响,在春夏之时则外热而内寒,秋冬之时则外寒而内热的变化情况,来论述保养阳气、阴气,是比王冰有所提高,但仍不脱离阴阳互根之说。明代张景岳既同意阴阳互根之说,又从病理变化来阐明。他说:"所以圣人春夏则养阳,以为秋冬之地;秋冬则养阴,以为春夏之地,皆所以从其根也。今人有春夏不能养阳者,每因风凉生冷,伤此阳气,以致秋冬多患疟泄,此阴胜之为病也;有秋冬不能养阴者,每因纵欲过热,伤此阴气,以致春夏多患火证,此阳胜之为病。"

以上三家的论述,我认为张景岳的论述较为全面而实用,因为人类生活在自然界之中,四时气候的变化,必然直接或间接地影响到人体,因而人体在生理或病理都必然产生反应,所以根据四时气候的变化,从阴阳互根的关系来注意保养阴阳之气,这仅仅是延年益寿的一方面;但春夏阳气升浮,秋冬阳气沉降,以致形成相对地外热内寒,外寒内热的病理变化,在临床上并不少见。

对这方面,医圣张仲景早有论述,如《伤寒论·辨脉》22条"……五月之时,阳气在表,胃中虚冷,以阳气内微,不能胜冷;十一月之时,阳气在里,胃中烦热,以阴气内弱,不能胜热。"由于季节气候对人体气血阴阳的影响,以致有偏于表或偏于里的不同,因而在辨证论治的基础上,如能适当加入季节应时之药,则其效尤捷。如春温之用辛凉轻剂银翘散,方中之荆芥一味,既是反佐药,防凉药过用,又取其符合春升之气;暑温之用清暑益气汤(《脾胃论》),是辛凉药与温补药并用,吸其既能清暑益气,又能收敛外浮之阳气;秋燥之用清燥救肺汤,是辛凉与甘润合用之剂,既能清热润燥,又能益气生津;冬伤于寒之用附子泻心汤,为寒热互用,邪正兼顾之法,既取附子之温经散寒,又用芩、连之苦寒以清热,防附子之辛热过用而保阴液。

总之,"春夏养阳,秋冬养阴"之说,不仅对摄生保养有积极的意义,而且对临床治疗用药,有指导作用,我们应遵照《素问·五常政大论》"气寒气凉,治以寒凉……气温气热,治以温热……必先岁气,毋伐天和"之旨,在春夏温热之时,阳气升浮于外,日常饮食或治疗用药中,不可过用寒凉之剂,并宜适当加入辛温之品为佐药,避免戕伤阳气;在秋凉冬寒之时,阳气潜藏于内,纵然治疗寒性的疾病,必用辛温之剂,亦宜酌配甘润或寒凉之药,防止辛温燥热伤阴。

二、治病与营养

"七分调养三分治"。虽然言过其实,但对亏损的慢性疾病,却有一定的道理。因为慢性疾病的发生,虽然错综复杂,其治疗也要多种多样,但总的来说,仍然是离不了扶助正气以祛邪,正气的修复,除了通过药物祛邪以扶正之外,更有赖于食物营养的合理配合,才能较快地病愈康复。

一说到营养,难免会想到补品的食用问题。补品的种类虽然繁多,但最主要的是有温补与滋养之分。食品之补与不补,决定于两方面:一是病情的寒热虚实;二是食品的四气五味如何。食品的性质有利于治疗,能扶助正气的恢复则为补。例如,阳虚畏寒,四肢不温的患者,常吃地羊肉、山羊肉之温补,大有益处;阴虚潮热,夜难入寐的患者,多吃水鱼(鳖)和山龟,能滋阴潜阳。反之,阳虚吃水鱼和山龟,阴虚吃二羊,不但不补,而且会引起阳气愈虚,虚火愈妄的不良后果。同时,对补品的贵贱,也要正确地对待。那种所谓"高级补品",虽然说得神乎其神,有病能治病,无病延年益寿等等光艳之词,但食之则平平淡淡,有的则发生不良反应。处方既不公开,谁知道其中的奥妙?徒呼奈何而已!反之,有些随处皆有,最常见的食品,却有切实的疗效,例如,南瓜和地瓜,是最常用食品,对某些疾病的治疗起到辅助的作用,甚或起到单味直入的功专作用。南瓜甘温,能补中益气,有健脾和胃之功,其藤叶能舒筋通络,对肺结核低热不退,慢性胃病绵绵而痛,在治疗时配合食之,能起辅助的作用;地瓜甘平而清润,有补中益气,和血生津的作用,痔疮出血患者用之则能止血,孕妇便秘和产后便秘,常吃之则有润肠通便之功。

祖国医学历来注重食物营养在治病过程中的重要性。早在两千年前的《内经》便有"毒药攻邪,五谷为养,五果为助,五畜为益,五菜为充,气味合而服之,以补益精气。"这里的"四五",既包含植物,也有动物;既强调蔬菜,又重视水果,说明食物营养是来自多方面的。因此,在不妨碍治疗用药的基础上,在饮食上应该多种多样,才能摄取足够的营养。我对结核病患者的治疗,除了要求绝对禁止性生活之外,特别强调食物营养的补充,要求多吃大黑豆煲猪肺汤,鲜淮山药煮瘦肉或牛肉,天天要喝牛奶和新鲜水果。盖黑豆温涩,有补肾壮腰之功;淮山药甘平,能补脾益肺;牛奶甘温,能和中生血;水果甘润,能生津益肺。子母并补,正气恢复,抗病力强,自能康复。

"药补不如食补",确是至理名言。营养来源于多种食物,并不仅仅依靠所谓"补药"、"补品",有很多疾病的后期,根据"谷肉果菜,食养尽之"的原则,通过食物营养的调摄,扶助正气,提高抗病的能力,便能祛除余邪,从而达到健康。

三、漫话老年病的饮食疗法

中医学素来重视饮食疗法,早在秦汉时代我国第一部医典《黄帝内经》便载有"毒药攻邪,五谷为养,五果为助,五畜为益,五菜为充,气味合而服之,以补益精气。"(《素问·藏气法时论》)"大毒治病,十去其六……谷肉果菜,食养尽之。"(《素问·五常政大论》)明确提出在用药治病的同时,还要配合摄取多方面的营养,才能更好地扶正祛邪,甚至有些疾病到后期,可以通过饮食疗法而痊愈。历代医家在临证选方用药之时,都非常重视饮食疗法的配合,强调"医食同源"的医疗价值。

老年人由于生理功能的衰退,免疫力低,因而疾病的发生在病种或病因、病机方面都有其特殊性。根据临床所见,老年病多是本虚标实,虚证为多。现在谈谈几种常见病的饮食疗法。

1. 风湿骨痛

风湿骨痛属痹证的范畴,是常见的老年疾病,是风、寒、湿三气杂至乘虚侵入人体,以致经脉痹阻,气血不能正常通行,筋脉失养而发生的病变。初起腰脊胀坠疼痛,继则肢节烦疼酸麻,每逢气交之变则加剧。常用蛇肉配米酒、生姜作饮食疗法,偏寒加重生姜,偏风加紫苏叶,偏湿加赤小豆。如已化热,则配加冬瓜和丝瓜。盖蛇为爬行动物,其性走窜,能入阴出阳,有祛风散寒、渗湿解毒、活血通络,促进气血运行之功。

2. 冠心病

冠心病是现代医学的病名,在中医临床实践上是按照"胸痹"、"心痛"范围论治,其病机是由于气虚血瘀、痰湿阻络、胸阳不振,治之宜用益气、活血、祛痰、通阳之法。在饮食疗法方面,常用泥鳅、黄鳝、塘角鱼配大蒜或葱白。三鱼俱属甘温,能入阴补血、活血通脉,加用大蒜、葱白之辛温,则通窍活血之力加强。凡冠心病时感胸憋隐痛者,用之相宜。

3. 糖尿病

糖尿病属"消渴"的范畴,其致病原因多由于长期过食肥甘厚味、膏粱美肴、恣情纵欲、肝肾亏损而导致阴虚火旺、耗伤肺肾津液而发生的病变。治之多用滋阴补肾为法,再辨其虚实夹杂、寒热兼证而灵活应用,有热则加清火之剂,气虚则加益气生津之品。饮食疗法常用鲜山药、鲜莲子、鲜丝瓜络、枸杞子、百合等甘润之品,既能补脾胃之气,又能滋养肺、脾、肾之阴。如口渴发热,宜用鲜白茅根、鲜荷叶、鲜葛根煎水当茶,频频作饮为佳。

4. 哮喘病

哮喘病以阵发性呼吸困难,或喘鸣有声为特征的疾病。任何年龄都可发生,但以老年人为多见,其病因有外邪侵袭,也有痰湿蕴结和脾胃虚弱等不同,因而其病变有虚实之分和寒热之别。一般初病多实,久病多虚,发作期治肺,缓解期治肾。老年患者多属脾肾气虚,治之宜温养肾气为主。饮食疗法常用猪肺、党参、核桃肉或蛤蚧、核桃肉、黑豆煲吃。方中俱是补益肺肾之品,其中猪肺甘平,以脏补脏,补肺即可补肾,气旺则能宣能降;蛤蚧咸平而微温,为补肾益肺之品,子母并治,气有所主而归根,气血调和,宣发肃降正常,则无哮喘之作。

5. 虚性便秘

便秘有寒热虚实之分,老年人由于生理功能衰退,其大便经常秘结不通,或有便意而排出困难者,是由于气血两虚所致,气虚则大肠传送无力,血虚则不能润滑,治之当用益气补血之法。在饮食疗法方面先用地瓜代饭当餐,连吃 3～5 天,如仍然大便困难,可改用猪血与地瓜叶当菜吃,开始先连续 3 天餐餐吃,以后每隔 1 天吃 1 次,并适当吃些蜜糖、香蕉等水果,大便自然畅通。盖猪血咸温,红薯叶甘平,均能补血润燥,蜜糖补益润滑,果类增津补液,水涨舟行,其便自通。

6. 高血压病

高血压病是常见的慢性病。临床常见的有血热、痰湿、阴虚阳亢等类型。老年患者常见阴虚阳亢而出现头晕头痛,目眩耳鸣,夜难入寐等证。其治疗除了针对病情应用降压药之外,在平时应注意精神上的调摄,保持心情开朗,多吃清淡之品如玉米粥、冬瓜汤、莲藕汤、丝瓜汤、水瓜汤,每周吃 2～3 次水鱼薏苡仁粥。虽是清淡之品,但能润养柔肝,滋阴潜阳,对降压有很大辅助的作用。

7. 更年期综合征

妇女自 45～52 岁,是由壮年到老年的过渡时期,称为更年期。这时有些妇女常常出现头晕头痛,耳鸣,目眩,心烦易怒,腰酸骨痛,夜难入寐,寐则多梦,口唇干燥,冷汗出等一派症状,这便是更年期综合征,也就是祖国医学所说的"经断前后诸症",是由于肾气衰退,阴阳失调,冲任亏损的病变。宜多吃老母鸭黑豆汤、海参墨鱼淮山汤,取其滋阴补肾,养血柔肝,调摄冲任,敛其浮游之火,则眩晕诸症自止。

老年人患病是多方的,以上举几个常见病的饮食治疗,都是从补养扶正着眼,因为老年人的疾病多是虚证或本虚标实,只有通过补养,修复正气,使免疫力加强,才能祛邪康复。当然,疾病是错综复杂的,在什么情况下,单用饮食疗法或配合药物等其他疗法,这都要根据具体的病情而定,最好在医师的指导下来进行调养较为稳妥。

四、浅谈患者的"忌口"问题

对待患者在服药治疗期间的忌口问题,历来有两种看法:一是不问病情的深浅轻重和寒热虚实,主张要统统忌口;一是强调食物营养的重要,主张任何疾病都不要忌口,喜欢吃什么就吃什么。这两种看法,虽都有它的道理,但都是以偏概全的。其实,任何一种饮食物,既有利于人体生长发育的一面,也有害于脏腑功能的一面。正如《素问·生气通天论》所说:"阴之所生,本在五味;阴之五宫,伤在五味。"我们应该取其利而弃其弊。

疾病的发生错综复杂,选方用药也是变化无穷的。但总起来说,不外乎"扶正祛邪",即是如何协调阴阳的相对平衡,通过经络脏腑的功能活动,增加人体的抵抗力而祛除病邪,从而达到恢复健康的目的。既要扶正,除了用药来保护胃气和及时解除病邪,避免损伤气血外,还应配合适当的食物营养。这对于治愈疾病,促进康复,有着重要作用。所以,《素问·脏气法时论》在说到"毒药攻邪"之后,紧接着就说"五谷为养,五果为助,五畜为益,五菜为充,气味合而服之,以补精益气。"甚至有些疾病通过一定阶段的治疗,在邪气衰退,正气初复的情况下,通过饮食的调节给养而收全功。《素问·五常政大论》说:"大毒治病,十去其六;常毒治病,十去其七;小毒治病,十去其八;无毒治病,十去其九。谷肉果菜,食养尽之,无使过之,伤其正也。"可见食物营养在治疗疾病过程中的重要性。但也应该看到,食物营养取之不当,不仅不能促进治疗的效果,而且会引起不良的后果。这因为"多食咸,则脉凝泣而变色;多食苦,则皮槁而毛拔;多食辛,则筋急而爪枯;多食酸,则肉胝胎而唇揭;多食甘,则骨痛而发落。此五味之所伤也。"(《素问·五脏生成》)甚至有些热病初愈,由于过食肉类,导致脾胃不和,气血逆乱而复发,所以《素问·热论》有"病热少愈,食肉则复,多食则遗"之说。

食物营养是人体生命活动不可少的物质,具有"利"和"害"的两面性,因而患者在治疗服药期间的"忌口"问题,我的看法是既要忌口,又不忌口。在什么情况下要忌口,什么情况下不忌口,我认为应该根据以下三个方面情况决定。

1. 根据疾病的寒热虚实

疾病的发生,尽管是错综复杂的,但总而言之,不外是感邪于外或病起于内,邪盛正衰或正盛邪衰,病性属虚属寒或属实属热。所以患者对于饮食物的忌口或不忌口,首先要根据病性来决定。一般来说,凡是属实属热的外感的疾病,宜吃清淡而富于营养的食物,不宜吃肥甘厚味。例如,麻疹患儿,是感受时行不正之气、邪犯肺胃而致的热毒病变。在治疗过程中,虽然有宣透、解毒、养阴先后次序的不同,但均以透疹为着眼,所以在发热出疹期间,宜吃芫荽、稀粥或莲藕粉、淮山粉之类,以顾护胃气而扶正以祛邪。如果吃脂肪油腻,甘甜黏滞之品,则往往引起疹毒内陷,造成气急鼻煽,口唇青紫,咳喘肢厥的危候。又如湿热病患者,为湿热之邪内蕴中焦,脾胃受困,清浊相干的病变,宜吃富于营养而易消化的食品,如冬瓜猪骨汤、玉米粥之类,既能渗湿清热,又能扶助正气,不宜吃甜腻糖类及刚燥硬固之食物,以免增加湿邪重浊黏腻,缠绵不化而形成危笃的病变。内伤的疾病,原属脏腑亏损,元气虚弱而致的病变,故其病性多寒多虚,治之当以扶正为主,在饮食的配合上,宜吃甘温之品以益气,或甘润之品以壮水,忌食辛热发散之品,以免耗气伤阴。如肺痨多属禀赋不足,以及大病、久病之后,或酒色劳役太过,脏腑亏损,邪毒乘虚而入的病变,除根据病情对症治疗外,在饮食上也要适当的配合。如属阴虚,可多吃水鱼或山龟肉粥,或用老母鸭肉煲黑豆吃以固本,并适当吃川贝炖蜂糖以治标;如属阳虚,可配吃龙眼肉、淮山药、莲子炖瘦猪肉或山羊肉。淮山药、莲子甘平,猪肉、羊肉、龙眼肉甘温,温而不燥,补而不腻,温能长养,甘能益气生血,配之得当,则正安邪去。如反而吃辛燥发散之品,则往往导致耗气伤阴而邪不去。又如肾虚腰痛,多属阴阳两亏的病变,除在治疗上用益阳或滋阴之外,在饮食上要很好地配合,民间常食用猪骨煲杜仲或猪肾煲桑寄生,配合疗效较好。

2. 根据食物营养的性能

任何一种食物,对人体脏腑都有一定的影响。不过由于食物有四性(寒、热、温、凉)和五味(苦、辛、甘、酸、咸)的不同,因此,饮食物与脏腑之间有其特殊的联系。《素问·至真要大论》说:"夫五味入胃,各归所喜,故酸先入肝,苦先入心,甘先入脾,辛先入肺,咸先入肾。"酸性收敛,甘能缓中,对肝阴不足,肝阳上亢的病变,吃一些酸性、甘性的食物,有敛肝、缓急、潜阳的作用。反之,如属肝气郁结,胸胁胀痛的病变,治之当用疏解之法,在食物上宜配吃辛润之品,所谓"肝欲散,急食辛以散之"。这样,药物的疗效较佳。苦能通泄下降,凡属实热之证,宜吃苦瓜、冬瓜、苦墨菜之类,以清热泻火。反之,如属水不济火、心肾不交、难以入寐的病变,宜吃咸寒之品如墨鱼、牡蛎肉之类以滋阴潜阳,所谓"急食咸以䏠之,用咸补之"。甘为平味,能益气生血,凡属脾气虚弱引起的紫癜,以龙眼肉、红枣、冰糖之类炖吃,有益气摄血之功。反之,如属食积伤胃,不时胀痛、嗳气者,不宜吃甘润之品,只可吃面条、瘦猪肉之类。辛性主开主发,凡属风寒之邪犯肺而引起鼻塞、咳嗽,可吃生姜、鲜苏叶之类以发汗驱邪。反之,如属肺虚咳嗽、盗汗,则宜益气养阴以敛汗,可用糯稻根、甘蔗之类煲水当茶饮,或喝冰糖酸梅汤,所谓"肺欲收,急食酸以收之"。咸能软坚润下,凡热病后期,真阴亏损而便秘者,吃淡菜、鲜牡蛎肉之类,有滋阴通便之效。反之,如属骨痿肢软的病变,则不宜用此类饮食物。

3. 根据体质差异和地理环境、生活习惯

人体由于禀赋不同和后天调养条件关系,体质也各有差异。凡矮胖、属阴之体,虽吃温性的食物,亦不为害;如吃寒冷之物,则阳易伤而百病丛生。凡属高瘦、阳气偏盛的体质,宜吃甘凉的食物,以矫正其偏颇,保持阴阳的相对平衡;反之,如吃燥热之食物,则往往导致"阳胜则阴病",以致阴气更亏。饮食的宜忌,除了要考虑体质的情况外,还要注意地理环境、四时气候和生活习惯等。例如,西北地高多燥,气候寒冷,虽常吃温润之品,亦不为害;东南地卑多湿,气候温和,常吃甘淡之品,则有利于健康。

总之,患者在治疗期间,必须根据病情的寒热虚实,食物的性味功能,患者的体质属阴或属阳及平时生活的喜恶和地理环境、气候的温热凉寒等综合分析,然后决定食物应吃什么,忌什么。做到不偏于阴,也不偏于阳。既不偏于血,更不偏于气,亦即要符合《灵枢·师传》所说的"食饮者,热无灼灼,寒无沧沧"的要求,取其利而防其害,促进患者的康复。

五、美以健为本

爱美是人的共性,而五官端正,头发乌黑,面容娇美,则是美在外的最大标志。如何保护柔嫩而丰满的皮肤,保持容颜的秀丽,肢体匀均,身材肥瘦适中,这是值得研究的。当前许多中青年男女,把美的希望寄托于美容师的矫正术和化妆品的使用。美容师的矫正,化妆品的使用恰当,可以得到暂时的美;用得不当,反而有害。唇膏、胭脂等大多是化学物质,用久了往往面上会出现色素沉着,紫黑难看。其实,面部是否红润,皮肤是否柔嫩,体形是否匀称,关键是在于身体是否健康。因为人体是一个有机统一的整体,体表的五官九窍与内脏息息相关,五脏的精气皆上注于目,灌养四肢百骸,脏腑的功能正常,气血调和,则体质结实,肌肤丰满,面色红润,眼睛明亮,头发乌黑;反之,如果五脏亏损,功能失常,则气血失调,营卫不和,便要百病丛生,面黄肌瘦,毛发焦枯,甚则脱落。

要保持身体的健康,在措施上虽然有多方面,但最主要的是精神情志的调摄,营养物质的全面,生活规律不紊,坚持体育锻炼等。人的生活历程,不论是学习或工作,不论是公事或私事,既有一帆风顺、春风得意之时,也有免不了遭受困难、挫折不称心之事。所以在精神上要坚强,要乐观,要开朗,正确对待个人嗜欲的得失,不要斤斤计较,自寻烦恼,即使遇到最大的不幸,也要保持冷静,正确对待,把创伤的心灵降到最低度。生命在于运动,除了工作学习之外,必须根据体质的情况,注意各项体育的锻炼,如晨起散步园林、跑步、野游爬山、打太极拳、八段锦、老人保健操等,只要持之以恒,则能促进气血畅通,强壮筋骨,永远保持青春的活力。饮食是营养物质的来源,过饱或过饥,太多或太少,对身体的调养都不利,所以要合理吃蛋白质、脂肪、碳水化合物、矿物质等含丰富营养的食物,

如动物的肝、肾、乳类、蛋类及豆、米、麦、玉米等。要粗细均食,干饭稀粥搭配,豆、米、面兼食,蔬菜水果并重,饮食多样,荤素合理,营养全面,才能保持健康,精神焕发,肌肤丰满。目前在部分青壮年中,尤其是妇女最为显著,存在着三种不良的饮食习惯:一是喜挑食、偏食,使身体得不到充分的营养;二是为了使肌肤丰满,一味追求肥甘厚味的补品,结果变得臃肿肥胖;三是希望身体苗条,实现所谓"线条美"而采取节食、不食的饥饿疗法,最后不但不美,反而面黄肌瘦,弱不禁风。所以为了健康,为了实现美的希望,应该树立乐观主义,注意体育锻炼和摄取充足而多样的营养,生活有规律,按时作息,劳逸适当,则青年人能正常发育,老年人延长寿命,永葆青春。

总之,"邪之所凑,其气必虚";"正气存内,邪不可干"。只要从精神情志,食物营养,生活规律,体育锻炼等方面多加注意,则脏腑功能正常,阴阳气血调和,增加免疫力,可避免疾病的发生,保持身心的健康,气血通顺,灌注温煦,濡养全身,自然达到既健康又娇美的目的。要是不注意以健康为本,仅仅从面容下工夫,所达到美只是暂时的,是不稳定的。

六、劳逸动静,持之以恒

1. 劳逸结合

劳与逸、动与静,是矛盾对立的统一,协调适度则对身体的健康有益,反之,太过或不及,都对身体的健康不利。因为久逸不劳,则气血郁滞,五脏不和,抵抗力减弱;久劳不逸,则气血亏耗,正气损伤,卫外不固,病邪容易乘虚而入。所以一定要做好劳与逸的结合。我每天早晨6点起床,在绿树成荫的公园里游走散步,熏陶在大自然的怀抱里,呼吸新鲜空气,血脉畅通,其乐无穷。更喜欢登山,常去欣赏大自然美景,饱览祖国大好河山。闲时操持家务,或抱孙娃,劳而不重,更有天伦之乐。如果整天留恋在俱乐部里,沉溺于"大王、小王"、"楚河、汉界"之中,可能会导致"久坐伤肉","久视伤血",而对健康不利。

适当的体育锻炼是增强体质、防病治病的有效方法。太极拳、八段锦、老人保健操、慢跑、气功等都是很好的锻炼方法,只要持之以恒,一定会收到良好的效果。至于剧烈的体育运动,如篮球赛、赛跑等则不宜提倡,既紧张,又耗力,对老年人的身心是不利的。我上下班步行,每次花30分钟左右,以此作为一种锻炼方法。

2. 饮食宜素

人老了要吃好一些,改善生活,补充营养,这是应该的,但要根据自己的身体健康状况。我注意食物多样化,粗细结合,荤素并重,以素为主。老年人应以少食或不食肉类、糖类为佳,因为这些食物容易使人肥胖,对心、脑血管都有影响。

由于各种食物含有不同的成分,因而对食物的选择必须粗细结合,品种多样化。早在《内经》中就记述有:"五谷为养,五果为助,五畜为益,五菜为充"之说。所谓"五"即是多样之意,有植物、动物、谷类、果类、菜类,从而达到"养、助、益、充"的目的。各种食物的适当搭配,则营养价值更高。如精细的食物容易消化吸收,粗糙的食物则能加强肠道的蠕动,促进肠中残渣和有害物质排出。

除了必要的应酬之外,我平素不吸烟,不饮酒,无饮茶嗜好。蒜、姜、葱、辣椒等刺激性食物都很少吃,故而很少生胃肠病。

3. 调摄情感

人非草木,也非处身于世外桃源,难免有"七情"、"六欲",要做到"恬淡虚无",实非易事。在日常生活中常常碰到这样那样的问题,往往会引起"七情过极"而损害健康。古时有"笑死程咬金"、

"孔明气死周瑜"之例。所以如何对待外界刺激,则是调摄情感、保证健康的重要问题。常言云:"祸兮福之所倚",在困难失败之中,要看到光明,要有克服困难的勇气和决心。"福兮祸之所伏",在一帆风顺之时,也要看到惊涛骇浪,估计可能碰到的困难,甚或失败。小心谨慎,不躁不妄,安然自得。这样才能使神志安宁,气血畅通,阴阳平衡,促进健康。

4. 不服补品

我平时不服保健品,不迷信广告上的"补药"宣传。目前,社会上各种渠道的"补药"宣传,多数言过其实。补品用得恰当,则对身体有益。相反,补而不当,人参、燕窝也能杀人。对于老年体弱的补养,我是偏重于通过食物营养来调养,以避免药物的偏颇。前人"药补不如食补",确实是经验之谈。

我今年73岁,一生从未发生过大病,目前,脏腑功能调和,健康状况良好。视力还好,唯有轻度老年白内障。记忆力尚可。健脑养神贵在按时作息,不妄作劳,不想入非非。

我家母今年96岁,除重度白内障和腰痛之外,无其他疾病,生活能自理。她的养生之法主要是体力劳动、生活规律、处事安静。

我的养生格言是:顺其自然,以动为纲,以素为主,适可而止。

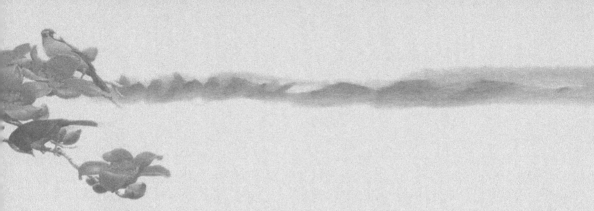

诊余随笔

一、毛主席的阳光照耀着壮家

广西壮族自治区成立 20 周年了,这是毛主席的民族政策照耀着壮家前进的 20 年,是壮家儿女欢乐而幸福的 20 年。

忆往昔,在国民党反动派的残酷统治下,在三座大山重重压迫下,壮家儿女和各兄弟民族一样,过着"冬来衣单被又薄,围炉取暖长夜天;粮无隔宿糠菜代,藜荇充饥过残年"的苦难生活。那时节啊,辽阔而美丽的壮乡,真是虎狼横行,妖雾迷漫,江河哀吟,草木含悲!

一声霹雳开新宇,万里东风春意浓。毛主席领导中国人民,经过长期的艰苦的斗争,打垮了蒋家王朝,推翻了三座大山,千百万饥寒交迫的奴隶得解放,壮家儿女把家当。真是千年铁树开红花,山欢水笑人歌唱!在大跃进的 1958 年,在伟大领袖毛主席和敬爱的周总理的亲切关怀下,广西壮族自治区成立了,壮族人民揭开了历史的新篇章。20 年来,毛主席革命路线指航向,壮家儿女和各兄弟民族心连心,肩并肩,在社会主义革命和社会主义建设的康庄大道上阔步前进,取得了一个又一个的胜利,广西的面貌发生了巨大的变化。看今朝,从当年红七军革命根据地右江盆地到云贵高原的金钟山麓,从木棉花开的红水河畔到澄澈如镜的漓江之滨,到处春意盎然,气象万千。

在欢庆自治区成立 20 周年的日子里,想想自己在新旧社会的迥然不同的境遇,真有说不尽的感慨。我在旧社会学过中医,当过十年的医师,饱尝过中医所受的歧视。在那暗无天日的人吃人的旧社会,不仅劳动人民挣扎在死亡线上,就是有着几千年悠久历史的祖国医学也处在奄奄一息的境地之中。那时候,中医被贬为"九流"之一,凡是学中医、当中医的都低人一等,处处遭到歧视和欺凌。我这个壮族出身的中医自然更不能摆脱这种厄运。我悲哀,我彷徨,我悔恨自己入错了门!正当我走投无路,满腔悲愤的时候,"一唱雄鸡天下白",共产党来了,毛主席的中医政策来了,我很快当上了人民的医生,不久又当上了中医学院的教师。党组织非常关怀我的成长,在政治上,经常对我进行教育、鼓励和鞭策,给我以春天般的温暖,特别使我终生难忘的是,我曾幸福地见过伟大领袖毛主席,多次见过敬爱的周总理;在业务上给我以不断提高的机会,多次派我到区外兄弟院校参观学习;在生活上,对我无微不至的关怀,我一家六口人,除八十多岁的老母亲在家休养之外,我的老伴,我的孩子都参加了工作,全家过着幸福的生活。粉碎"四人帮"以后,以华主席为首的党中央高举毛主席的伟大旗帜,坚决贯彻落实党的知识分子政策、民族政策、中医政策,我这个在旧社会被人瞧不起的壮族医生,光荣地被提升为副教授,这是我过去做梦也没有想到的啊!

党的恩情,毛主席的恩情,比山高,比海深,千言万语说不完。为了报答党和毛主席的恩情,我决心在英明领袖华主席为首的党中央领导下,认真学习马列主义和毛泽东思想,不断提高思想政治觉悟,刻苦钻研业务技术,努力搞好本职工作,为培养数量更多、质量更好的中医药人材,为早日实现四个现代化贡献自己的一生。

二、张达旭《中医妇科临床经验选》序

辛酉年孟冬,广西壮族自治区人民医院中医科副主任张达旭以《中医妇科临床经验选》稿成而索序于余。余虽为医有年,终归袜线,岂敢为人作序?然张君恳切之情,金石为开,故不揣浅陋,略陈一二。

余曰:读书难,著书立说尤难也。盖前哲时贤之书,自有精义在焉。若非刻意精研,溯本求源,探微索隐,触类旁通,实难知其理致之要旨。故曰:读书不求尽解则可,要知其深奥处则难也。著书立说,苟能理路贴切,言无虚词,能解除黎民之疾苦,则于国于民俱有所裨益,当归后人所景仰。若糠杂不谨之词,甚或以荒诞讹夸取信于一时,则其害非浅矣。故曰著书立说尤难也。张君达旭,平日勤奋好学,矢志岐黄之业,久攻《灵枢》、《素问》之书,积20年之经验,始成此书。此书之成,虽非洋洋巨册,然究其内容,既吸取现代区内外医林众人之长,又有其临床实践之验证,对妇女之生理、病理、诊断、治则等之叙述,短而不略,简而能明;对每一病案之治验,理法方药俱全,文字通俗浅显,可供初学中医或青年中医临床学习参考之用。唯症程多变,病有万千,临证立法用方,务宜灵活机变,不可拘泥而不化也。

余平素语言枯涩而疏于笔墨,惟感张君赤诚之心,复喜杏林春满,后继有人,当此书出版之际,爰陈数言,以与之共勉耳。

三、铭感与期望

当我辞别《广西中医药》主编工作岗位的时候,谨向亲爱的读者和作者致以衷心的感谢,感谢在我担任主编的四年期间所给予的大力支持,使刊物越办越好,1989年荣列为全国核心中医期刊之一。这是作者辛勤劳动和读者爱戴的结晶,我和编辑部的同志们永远铭刻心坎。

《广西中医药》立足广西,面向全国,既照顾地方特点,更注意突出中医特色,是我们中医界切磋学术,交流经验的园地,沟通信息的渠道,团结协作的红线,也是传授知识,培植新人的杏坛。衷心希望中医界同仁继续浇沃,不断辛勤耕耘,永远给予大力支持,使《广西中医药》在改革开放的大好形势下,为振兴中医事业发挥更大的作用

芝兰玉树,离不开园丁的汗水。学术的发展提高,中医事业的振兴,除了党的政策的充分保证外,必须依赖广大中医界同仁的不懈努力。余虽逾古稀之年,为了发扬祖国医药学,仍愿与同仁共勉之。

四、怀念——忆先师刘六桥老中医

丁丑之秋(1937),时值倭奴犯境,全国军民敌忾同仇、奋起救亡图存之际,予负笈邕江之滨,有幸得拜刘师名下,亲聆教益。日月易逝,岁不我留,已数十寒暑矣。然当年仰沾春风时雨之恩,未敢忘怀,略陈一二,以表怀念之情。

先师刘六桥(1874-1951),名汉龙,别号潜初,系广西壮族自治区容县十里黎读人也。先师国学湛深,经史百家、琴棋诗画,无所不通。行年二十,感国运之不昌,伤黎民之疾苦,乃弃儒而专攻岐黄之术,以"不为良相,当为良医"为己任,志在救贫贱之厄而振兴邦国,其用心之善至矣。

先师治学严谨,一丝不苟,精勤不倦,持之以恒。嗜书成癖,诊暇教余,手不释卷,专心致志,真有"五六月间无暑气,二三更里有书声"之概。尝自谓"六十临帖,仍有进步",强调"学无止境,做到老,学到老,终身学不了"。以读书为每日不可少之精神粮食,而读书之病,最忌浮滑,每读一书,定要深思明辨,反复体验,去粗取精,必能为我用而后止。为医者,当精心钻研《内经》、《伤寒论》、《金匮要略》、《本草经》、《脉经》等书,其中对《内经》、《伤寒论》则奉为中医之圭臬。尝曰:"《内经》一书,义理精微,极耐寻味。六气之中,寒为极阴,属于死气,伤人最烈,故仲景以之立论也。经典著作,犹树之根、水之源,而金元以后诸家之论,如源远而流长,根深而叶茂耳。"既要精研经典之深邃,又要博览诸家之著作。庶能避其迂曲,去其偏见,学其所长,求其真诠。如河间之寒凉,子和之攻邪,东垣之补土,丹溪之清降,在泾之圆利,大椿之通达,天士之灵巧,念祖之平正,均融合贯通而得之。先师虽崇古而不泥于古,不为前哲之论所囿,如对《医宗金鉴》在子痫、子嗽条中药用苡仁、丹皮二味,则大不以为然。盖此二物,前者润滑,后者凉开,于胎元不利,虽然《内经》"有故无殒"之说,仍以不用为佳。

先师先后悬壶于容县、南宁等地数十年,强调医者,术也、艺也、仁术也;德者,道也、品也、根本也。为医难,为良医尤难也。医而无德,虽技艺高深亦不足取也,以无德之医而司人命之垂危,其不偾者鲜矣。盖医以解除人民疾苦为矢志,若以谋利为目的,则非医者之所宜也。先师处境清贫,仍然耿介自持,不阿权贵,安贫而乐道,从不谋家业,一生以活人济世为怀。凡来诊患者,不分贫贱富贵,一视同仁,以彼之疾犹己之苦。穷苦病人就医,床头金尽,既赠医赠药,尤贴心慰问,乐为好施,深得患者称道焉。先师遣方用药,圆活多变,不拘经方、时方,甚或民间单方,俱择善而用。尝曰:"方不在多,有效则灵;药不在贵,去病则名。"故其用经方或单方,均有神机妙算之功。如用当归四逆汤、附桂理中汤加吴萸治霍乱,每起垂危之疾;以苦瓜藤一味而治愈瘟牛肉中毒腹泻。"单方一味,气死名医",虽言过其实,仍有其至理焉。师之善学,于此可见矣。师虽学验俱丰,誉满杏林,仍谦虚为怀,从不矜耀自衒,不道人之长短,不妒嫉别人之功,与同业相聚,礼仪有加,能者为师,他山之石,可以攻玉,如切如磋,谈论相融,遐迩行家称之、敬之。

先师于1934年调广西省立南宁医药研究所任教,力倡教学相长。尝曰:"名师出高徒,此其常也;高徒出名师,此其变也。"虚怀若谷,平易近人,师生情谊,如鱼水之欢。先后主编主讲本科班《伤寒论》、《妇科》、《眼科》,以其数十年之临床经验,阐述医学之奥妙,旁征博引,深入浅出,谆谆善诱,深受从学者之爱戴。尤其值得称道者,早在20世纪30年代,其在讲授妇科"求嗣"一节之时,即主张"寡欲养精,少生优生",其见识之远,诚可贵也。在临床教学,先师更善于诱导,既从严要求,又敢于放手,每一病例,均由学生自行书写病案,分析病情,遣方用药,然后详细复审,指出当否。忆予跟师临证之初,曾遇2例久漏不止之妇女患者,据其脉证,全属虚象,乃用扶正固脱之法,书毕请示于师。师详审之曰:"大路虽同,支流有别,当再思之。"予惑不能解,汗颜倍增,师慰勉而解之曰:"久漏正虚,此其同也,然一则漏而腹痛,此虚中夹实,瘀未尽也,当加祛瘀之品,则其漏自止。"予遵之,重新立方,果如师言。

邕城骊歌,关山远隔,寒来暑往,数十春秋,未拜师颜,先生悠然作古,暮云春树,遥望丰仪,不胜惘怅,余虽不敏,当尽绵力,杏林耕耘终身,以冀完成遗志于万一而慰英灵耳。

五、问题解答二则

(一) 问:带下的病变,为什么多从脾肾论治?

答:带下病变有寒热虚实的不同,治疗当有温清补泻之别。病之本虽殊,然病之标则在于湿,故《傅青主女科》有"带下俱是湿证"的记载,所以治之当从湿着眼。脾为土脏而运化水湿,肾为水火之脏而主水,水之与湿,异名而同类,所以治疗带下的病变,多从脾肾论治。脾能升而运,肾能温煦而升腾,则水湿可化,带下自止。

(原载《广西中医药》1981年第5期)

(二) 问:产后为什么要服生化汤?

答:生化汤是《傅青主女科》中的一个名方,傅氏称它是"血块圣药"。妇女在分娩过程中,气血或多或少受到耗损,因此,一般来说,产后正气是虚的,但又有离经之瘀血停留,以致形成亦虚亦瘀、虚瘀夹杂的局面。在治疗之时,既要扶助正气以促进健康的恢复,又要化瘀消块,以便新血归经。生化汤中重用当归补血活血、祛瘀生新,佐以川芎活血行气,桃仁活血祛瘀。所以全方既能生新血,又能化瘀血,用于妇女分娩后是最恰当的了。

根据不少妇科医生的经验体会,妇女分娩服用生化汤3~5贴,对于消块止痛,抵抗外邪的感染,促进气血的恢复,都有较好的效果。但本方偏于温燥,凡分娩后出现高热或恶露过多,应该忌用或慎用。

（原载《广西中医药》1981 年第 5 期）

六、专题笔谈四则

（一）功能性子宫出血（崩漏）证治

　　功能性子宫出血,属于崩漏病的范畴。其致病的因素虽然有血热、气虚、血瘀、肝郁化火、脾肾两虚、肝肾亏损、冲任不足等多方面,但总的来说,终归不外乎肾失封藏,冲任二脉不固而已。崩漏的治疗,方约之曾有"初用止血,以塞其流;中用清热凉血,以澄其源;末用补血,以复其旧"的初中末治崩三法,早为医家公认是珍贵的经验。但是必须明确塞流、澄源、复旧是有机的联系,在塞流之中有澄源,澄源是为了更好地塞流;复旧离不了澄源,澄源也正是为了复旧。简而言之,澄源即是审证求因,离开了审证求因,不论塞流或复旧,效果都不好,同时在辨证论治的基础上,要适当考虑年龄的少、壮、老的不同生理特点,以便决定治疗的重点。一般来说,在青少年时期,肾气初盛,发育未全,其阴道出血的病变,多与肾的封藏不固有关,故治之宜侧重以肾为主。但情窦初开,肝气易动,宜兼以柔养肝气之法。中壮年时期,工作学习、婚配生育,最易耗血伤阴,阴亏则阳易亢,导致肝气疏泄太过,故治之宜侧重于肝,以柔养血海而滋调肝气。但肝肾同源,房室孕产又与肾直接相关,故在治肝之中仍然要兼以治肾。七七之年,肾气衰退,精血日亏,此时阴道出血之变,多系肾的功能失常,阴阳不和,故治之当本"贵在补脾胃以资血之源,养肾气以安血之室",宜侧重治脾,兼以调养肾气,从后天养先天,先后天并治。在用药上,以冲和为贵,慎用刚燥之品。盖妇女虽然以肝为先天,以血为本。但由于有月经、妊娠、分娩、哺乳等生理过程,常处于"有余于气,不足于血"的状态,"气有余便是火",故治之当用平和调养之剂为佳,如过用刚燥之品,则容易动火,耗血伤阴。凡属血热引起的出血,常用甘凉之品,如鲜茅根、鲜荷叶、鲜旱莲草、益母草、生地、麦冬、甘草之类。气虚不能摄血,属脾气虚弱则用人参养荣汤或归脾汤;肾气虚弱,辨别其偏于阴虚或阳虚,选用左归丸（饮）或右归丸（饮）之类。旧瘀不去,新血不得归经的出血病变,本着"通因通用"的原则,采取化瘀之中有止血,止血之中有化瘀,以能止血能化瘀之品为佳,如鸡血藤、益母草、参三七之类,以达到祛瘀不伤正,止血不滞瘀的目的。真阴日亏之老妇出血,则宜益气养阴,常用补中益气汤配胶艾汤加桑螵蛸、鹿角霜、阿胶之类。此外,对于炭药（包括收敛药）的应用,以少用或不用为佳。盖炭药或其他收敛药,用之不当,往往有留瘀之患。如病情需要,非用炭药收敛不可,也要根据病情的寒热虚实,使用不同性质的炭药,如血热当用凉血药（如栀子炭、黄芩炭、槐花炭）;血瘀宜用化瘀药（如红花炭、蒲黄炭、赤芍炭）。如不辨病情的寒热虚实,盲目相信"黑药通肾,血见黑即止",妄用炭药,不但疗效不高,而且后患无穷。对于疗效的巩固,历来有补脾和补肾之分。我主张以肾为主,脾肾并重。因为脾主运化而升清,是气血生化之源,有统摄血液的作用;肾是先天之本,是藏真阴而寓元阳之脏,是气血之始,为月经的来源,其主蛰封藏的功能如何,直接影响到胞宫的"藏"和"泻"作用,而肾气的盛衰盈亏,更是决定人体生长衰老的过程。所以对功血的复旧,要脾肾并重,以肾为主。

（原载《中医杂志》1985 年第 6 期）

（二）盆腔炎证治

　　对本病的治疗原则,我以清热燥湿,活血化瘀为主,常用当归芍药散、二妙散出入。前者具有养血柔肝、健脾利湿的作用,后者有清热燥湿之功,凡湿热蕴蓄下焦而带下白黄质稠秽者,为必用之方。上二方常配合应用,方中之白茯苓,多改用土茯苓,取其既能清热利湿,又能凉血解毒,凡带下稠秽而阴痒者,用之甚宜。证属实属热者,加用马鞭草、鸡血藤、蒲公英、川楝子、丹参之类,其中马鞭草一味,重用 30～60g,取其寒能清热,苦能下降,既能凉血行血,又能利水渗湿。证属寒属湿者,宜减去黄柏之苦寒,加附子、益智仁、乌药、淮山药、莪术、泽兰、小茴香之类。

(原载《中医杂志》1986 年第 7 期)

(三) 更年期综合征证治

对于本病的治疗,我是着眼于调气血,治阴阳为主,治之不离于肾,首先分辨是肾阴虚或肾阳虚。凡属于肾阴虚的病变,药以甘润壮水为主,常用八仙长寿丸、杞菊地黄丸之类出入;肾阳虚的,以甘温益气为法,常用肾气丸或济生肾气丸之类。此类温养或滋养的方剂,补中有泻,补而不滞,诚为调补之良剂。若疲惫乏力,易汗出等,常加党参、太子参、百合之类;若头晕目眩,心悸耳鸣,脉数,舌红等,常加夜交藤、柏子仁、酸枣仁等,甚或投以天王补心丹;若心烦易怒,头晕耳鸣,口干目涩,脉弦有力等,常加石决明、珍珠母、龟板、牛膝之类以滋阴潜阳,若症见经行量多,色淡质稀,畏寒肢冷,腹满时减,脉沉迟等,常用附子理中汤治之,以达到温肾健脾的目的。同时,妇女以血为本,常常处于"有余于气,不足于血",不论是肾阴虚或肾阳虚,都必须照顾到血液的恢复,所以养血活血之当归,和阴敛阴之白芍,均为常用之品。

(原载《中医杂志》1987 年第 10 期)

(四) 习惯性流产的防治

引起本病的原因,一般有脾肾气虚、血热动火、跌仆损伤等的不同,从临床所见,以脾肾气虚为多。

对本病的治疗,除了同样要辨证论治之外,还要分两个步骤来进行:一则未孕先治,固肾为本;一则既孕防病,已病早治。

所谓未孕先治,固肾为本,即是在未受孕之前,即着重于肾气的调养。其所以屡孕而屡堕,总的机制,不外乎冲任不固,肾失封藏所致。所以在未受孕之前,必须注意调理气血,温养冲任,以肾为本,从而固护其根蒂。一般常用人参养荣汤加菟丝子、鹿角霜、覆盆子和五子衍宗丸去车前子,加川续断、杜仲、桑寄生之类,轮流使用,调养半年至一年,然后摄精受孕,则效果较佳。

既孕之后,要针对孕妇禀赋的厚薄,体质的强弱,配合适当的药物治疗,做到未病先防。我是喜用调肝汤加菟丝子、覆盆子、桑寄生、杜仲、川续断之类以补肾养肝;泰山磐石散加减以调理气血。如此先后天并治,则气血调和,胎元得养,多能足月顺产。若已发现有胎动不安、胎漏之兆,必须及时采取标本并治,既要顺气安胎,又要补肾止血,若血热而致烦热咽燥,阴道少量出血的胎漏,我常用两地汤滋阴清热以治本,又加用荷叶蒂、苎麻根、旱莲草之类以治标,则阴足热退,胎元得安。对负重跌仆损伤而致的胎动不安,既有胞脉的损伤,又有瘀血的为患,在选方遣药之时,既要注意补养气血,又要化瘀不犯胎,我常用当归补血汤加味以治之,不仅能补气生血,而且有行气活血之功,再加桑寄生、菟丝子、川续断、杜仲、骨碎补舒筋壮腰补肾之品,则瘀消而胎固。

除了药物治疗之外,还要注意劳逸结合,保持气血调和,精神舒爽。减少或禁止房事,防止损伤冲任,动火犯胎。调摄饮食,既要甘淡营养,又要防止肥厚滞腻,尤其是偏燥偏湿之体,更要特别注意饮食。

(原载《中医杂志》1988 年第 4 期)

附录一　班秀文传略

班秀文(1920—2014),字壮,壮族,首届国医大师,广西中医药大学终身教授,全国优秀教师,享受国务院特殊津贴专家,中华中医药学会终身理事,首批全国老中医药专家学术经验继承工作指导老师,中华中医药学会终身成就奖获得者。

(一) 铭记祖训,立志学医

1920 年 1 月,班秀文出生于隆安县雁江乡长安村那料屯一个殷实的壮族家庭。祖父是亦医亦农的乡村医生,擅长治疗蛇伤、跌打刀伤等疾病,行医数十里,疗效显著,在当地享有较高名望。自班秀文记事起,祖父就经常带着他到山间水边、田头地尾去认药、采药,并要求他长大后刻苦勤学、学医济世。在祖父的熏陶与感染下,班秀文从小就对医学产生了浓厚兴趣,立下了以医立业、用医济人的崇高志向。

然而,天有不测风云。在班秀文 7 岁那年,当地温疫流行,班家突遭变故,祖父和父亲因先后患急性热病在一个月内相继离世。为埋葬祖父和父亲,母亲将家里的田产和房屋变卖。从此,家境陷入极度贫寒,生活维艰,一家人不得不各奔东西。母亲带着妹妹到果德县(今属平果县)一户人家做活,班秀文则去隆安县的一个远房姨妈家当起了放牛娃。在这段苦难岁月里,年幼的他牢记祖父遗训,一边放牛,一边跟别人学文识字。在 12 岁那年,班秀文回到母亲身边,并在亲朋的接济下直接进入小学三年级接受正规教育。在学校里,班秀文成绩优秀,名列前茅,多次享受免交学费的待遇,两年后以全县第一名入读果德县高级小学,并以优异成绩毕业。由于家贫,班秀文放弃了读中学的机会,受聘于一所初级小学,成为一名教员。

1937 年,广西省立南宁医药研究所在果德县招考两名公费本科生。班秀文怀着强烈的学医愿望,以同等学历报名参加考试,被学校录取。在三年学医生活中,他勤奋学习,寒暑不辍,奠定了坚实的中医理论和临床基础,并深得名医刘惠宁、刘六桥等教师的喜爱,受其真传。

1940 年秋,班秀文从南宁医药研究所毕业,被分配到凌云县东和乡医务所当所长兼医生,负责三个乡镇的防疫治病工作,练就了用针灸和草药治病的本领。后因对国民党统治当局不关心人民疾苦、漠视民众健康的作风强烈不满,他愤然辞职还乡,先后在果德县中学医务室、县立医务所和县卫生院等单位任职。1946 年,班秀文辞职在果德县城悬壶开业,并先后兼任果德县马头乡中心校义务校医、看守所医士、邮局义务局医。他凭借几年临床实践所得的医疗知识,加上对病人不分贵贱一视同仁的态度,受到群众赞颂,成为当地颇有名望的医生,25 岁时被推选为县中医师公会理事长。

新中国成立后,班秀文迎来了事业发展的春天。20 世纪 50 年代,先后到广西省百色医士学校、桂西民族卫生学校等校学习,参加中南区防疫人员训练班、广西省针灸疗法训练班,主要是学习西医知识。1952 年被分配到广西民族卫生工作队任组长、医士;1953 年初,调入广西省百色区疟疾防治站,任抗疟治疗组组长;1955 年,奉调百色地区人民医院工作,负责筹办中医科。多年基层工作的磨砺,其学识和医术有了长足的进步,影响力已不局限在当地。1957 年,调到广西中医学院前身——广西省立南宁中医学校从事中医教学和医疗工作,开始迈向黄金时代。

青年时期,班秀文行医足迹遍布桂西南地区。在行医实践中,他目睹了壮乡劳动妇女辛苦操持、艰难负载的生活状况以及常患经带胎产疾病的痛苦,感受十分深刻。于是,他下定决心,立志用自己的医术帮助各民族姐妹解除病困痛苦,数十年来一直潜心于妇科病的研究和诊治,终于成为一代享誉海内外的名医。

(二) 潜心学术,专精妇科

在70余年的从医从教生涯中,班秀文十分重视对中医经典著作的学习,直至白发斑斑,仍手不释卷。他认为,中医之源,本于《黄帝内经》、《难经》、《伤寒论》、《金匮要略》等医学经典,故为医者,一定要熟读经典,溯本穷源。在长期的医疗实践中,班秀文练就了对内、妇、儿各科疑难杂症手到病除的功夫,屡起沉疴。特别是在中医妇科方面,造诣尤其精深,倍受同行称道,在社会上和医学界享有较高的知名度。

在妇科诊治方面,班秀文善于辨证论治,崇尚肝肾之说,喜用花类药品,善治血证、不孕不育症等疾患。他将《伤寒论》六经辨证原则创造性地运用到妇科临床,善于正用、借用、变用经方,例如用附子汤治疗寒湿带下、苓桂术甘汤治疗痰湿眩晕、芍药甘草汤加味治疗妇女顽固阴痒、当归芍药散治经带胎产诸痰等,都收到良好效果。对后世医家著作,班秀文择善而从,既崇尚张景岳补肝肾的理论,又吸收李东垣补脾胃的精华,对各家学说,各取所长,兼收并蓄,为己所用。同时他还注意吸收现代医学理论,进行中西汇通的尝试。1982年班秀文写作《六经辨证在妇科病的运用》论文,结合丰富的临床实践,探讨六经辨证在妇科诊治中的具体运用,开创六经辨证在妇科治疗上的先河,将《伤寒论》理法方药在妇科领域的应用向前推进了一大步。该文发表后,立即受到国内外中医学者的重视,并被日本东洋出版社摘要出版,在国际上产生了较大影响。

在繁重的医教研等工作之余,班秀文勤于记录自己的医疗经验与心得,留下了十分丰富的论著。历年来在国内外共发表学术论文100余篇,著有《班秀文妇科医论医案选》、《壮族医药》、《妇科奇难病论治》、《壮乡医话》、《班秀文临床经验辑要》等专著,主编《中医基本理论》、《妇科讲义》、《中医妇科发展史讲义》等教材,记录整理了30多本自己的临床医案。他的论著和医案,被《不孕症名医秘验绝技》、《古今名医妇科医案赏析》、《名中医治疗难治性妇科病奇方妙法》、《现代名中医不孕不育诊治绝技》、《不孕不育症名家医案导读》等专书广泛引用,在行业内有广泛影响。其中《班秀文妇科医论医案选》一书,被同行誉为"在全国学术界颇有影响,为中医妇产科领域增添了宝贵的财富"。

(三) 悉心传承,泽被后学

到广西中医学院工作后,班秀文坚持在教学与医疗一线辛勤耕耘,先后讲授过《中医诊断学》、《中医内科学》、《伤寒论》、《金匮要略》、《温病学》、《中医妇科学》、《中医基础理论》、《内经》、《中医各家学说》等10多门课程,长期担任中医医史文献学科的学术带头人。在教学工作中,他注意教学方法,旁征博引,使医学理论和临床案例相结合,讲授深入浅出,备受学生好评。1978年晋升为副教授,1982年晋升为教授,1979~1984年任广西中医学院教务处副处长。

从1985年招收广西中医学院第一批硕士研究生起,班秀文共培养了17名硕士研究生。1990年,班秀文被国家人事部、卫生部、国家中医药管理局确认为第一批全国老中医药专家学术经验继承工作指导老师。1991年,又被确定为广西壮族自治区第一批老中医药专家学术经验继承工作指导老师,培养出一批如李莉、卢慧玲、钟以林等优秀的学术继承人。班秀文十分重视对学生的医德教育,经常教导弟子:做医生要有割股之心,细心体察民疾,不图名利;对待病人不论是贵贱贫富,一视同仁,以病人的痛苦当作自己的痛苦;不论病情的轻重,都认真负责,细心辨证。

作为知名的中医专家,班秀文在发展本民族——壮族医药事业上倾注了大量心血,并身先士卒,开创了现代壮医药教育先河。1984年,他创建壮族医药研究室,任教研室主任,并直接指导我国第一家壮医门诊部的筹建和诊疗工作。1985年9月,他招收我国第一批少数民族医药史(壮医方向)硕士研究生,是广西中医学院首批硕士研究生导师。1985年11月,广西民族医药研究所成立,班秀文担任顾问。在班秀文的带领下,著名的壮医药专家黄谨明、黄汉儒等人接过壮医药研究的重担继续前行,在挖掘整理壮医药理论、开展壮医药临床和发展壮医药教育等方面攻克一个个难关,取得了令人瞩目的成绩。

(四) 关注中医,献身中医

在做好本职工作的同时,班秀文也十分关心国家发展,积极参与社会建设。对发展中医事业,他更是满腔热忱。他利用各种机会,向国家和主管部门建言献策,为中医和基层卫生事业的发展争取良好的社会环境。1979 年,他当选为广西壮族自治区第四届政协委员,多次提出促进壮医药事业发展的建议。1983 年,他当选为第六届全国人民代表大会代表后,先后提出关于"降低乡村医生晋升标准,发展乡村中医药"、"创办中药种植场,保证中药的供应,以利人民健康"等提案。

1985 年,班秀文应《全国名中医谱》之约,写作《我的历程》一文,针对当时的中医工作受到各种阻折,出现后继乏人甚至乏术的现象,他旗帜鲜明地提出以下建议:从国家卫生部到地方卫生行政部门,必须加强对中医的领导,要选择热爱中医、熟悉中医业务的人来管理中医;中医院校的课程设置,必须突出中医特色,继承和创新并行;中医科研必须以中医理论为主,但在中医临床实践的基础上,要注意结合现代科学手段;对于跟师学习或自学成才掌握了一定中医技术的人员,既要严格考核,加强管理,又要注意培养提高,以适应社会建设的需要。

因在中医药和民族医药领域所作的突出贡献,班秀文得到了业界的普遍认可,曾先后担任多个学术职务,获得许多荣誉。1979 年以来,他两次当选为中华全国中医药学会理事;1986 年以后,两次当选为广西民族医药协会副会长;1989 年,他先后被授予"广西壮族自治区优秀教师"和"全国优秀教师"荣誉称号;1992 年,获得国务院政府特殊津贴。此外,班秀文还曾担任全国中医妇科专业委员会委员、中华医史学会理事、广西科协常委、广西中医药学会副会长、广西中医妇科委员会主任委员、澳大利亚自然疗法学院客座教授和《广西中医药》杂志主编等职。2009 年,被国家人力资源和社会保障部、卫生部、国家中医药管理局联合授予"国医大师"荣誉称号,成为中医一代宗师。

附录二 班秀文年谱大事记

1920 年 1 月 10 日	出生于广西隆安县雁江乡长安村那料屯,为班家长子,乳名叫"以年"。祖父为当地有名望的民间医生,父母均为农民。
1927 年	祖父和父亲在 1 个月内先后病逝。母亲被迫变卖那料屯的田地和房屋办理丧事。随后举家迁居广西果德县(今广西平果县,下同)马头乡驮岭村祖屋。
1928 年 7 月至 1932 年 6 月	母亲将其寄养在广西隆安县留德乡忑(拉)岖村姨母家。其间曾取名为"毅";在放牛中,跟随梁伯认字,开始"牛鞭启蒙"。
1932 年 7 月	返回广西果德县。
1932 年 8 月至 1936 年 12 月	先直接就读初级小学三年级,取名"秀伦";后考入高级小学,改名"秀文",毕业于广西果德县立第一小学校。
1937 年 3~6 月	在广西果德县马头乡驮湾村学校任教员。
1937 年 8 月至 1940 年 7 月	在广西省立南宁医药研究所本科班就读并毕业。
1940 年 9 月至 1941 年 5 月	由政府分配到广西凌云县东和乡医务所任所长兼医师。
1941 年 6~11 月	在广西果德县家乡行医和务农。
1941 年 12 月至 1942 年 2 月	在广西果德县参议会任书记(雇员),负责文字抄写和图书保管的工作。
1942 年 3~11 月	在广西果德县县立国民中学任校医、教务组员。
1942 年 12 月至 1943 年 3 月	在家乡行医、务农。
1943 年 4~6 月	在广西果德县立医务所担任医师兼管理员。
1943 年 7~11 月	在家乡行医、务农。
1943 年 12 月至 1944 年 7 月	任广西果德县乐尧乡中心学校教导主任。
1944 年 8 月至 1945 年 7 月	在广西果德县卫生院任卫生稽查员、卫生助理员。
1945 年 6 月至 1951 年 3 月	任果德县中医师公会常务理事。
1945 年 8 月至 1946 年 8 月	在广西果德县立中学担任校医兼文牍员。
1946 年 9 月至 1950 年 8 月	在广西果德县城开设诊所,挂牌行医。
1947 年 2 月至 1949 年 12 月	兼任广西果德县马头乡中心学校义务校医。
1948 年 1~3 月	兼任广西果德县看守所医士。
1848 年 8 月至 1950 年 9 月	兼任广西果德县邮局义务局医。
1950 年 9 月至 1951 年 2 月	在广西百色县解放街挂牌行医,任百色县中医师公会会员。
1951 年 3 月	返回家乡广西果德县。
1951 年 6 月至 1952 年 7 月	参加广西省百色医士学校学习并肄业。
1952 年 4~6 月	参加百色专区防疫队,任第四分队副队长。
1952 年 7~8 月	参加中南区防疫人员训练班修业并结业。
1952 年 9~12 月	参加广西省民族卫生工作队,任组长、医士。
1953 年 1 月至 1955 年 11 月	广西省百色区疟疾防治站,任抗疟治疗组组长。

1953 年 9 月至 1955 年 2 月	在桂西民族卫生学校学习并毕业。
1953 年 9 月	由广西省人民政府卫生厅颁发"临时中医师证书"。
1954 年 5 ~ 7 月	在广西省针灸疗法训练班学习并结业。
1955 年 4 月	在《中医杂志》第 4 号发表首篇学术论文《针灸治疗疟疾的初步观察报告》。
1955 年 8 ~ 11 月	参加修复田隆公路卫生工作组,任负责人。
1955 年 11 月至 1957 年 8 月	调入广西省百色地区人民医院,筹备中医科,任内科医师。
1955 年 12 月	在《中医杂志》第 12 号发表第二篇学术论文《针灸治愈回归热二例的介绍》。
1956 年 5 月	荣获广西百色地委理论学习乙等奖。
1956 年 7 ~ 8 月	任百色地区中等学校医务人员针灸疗法训练班教师。
1956 年 11 月	任广西抗疟人员训练班(第二期)教师。
1957 年 9 月	调入广西省中医学校(广西中医学院前身),任教师。
1958 年 5 月至 1959 年 7 月	参加南京中医学院第二期中医教学研究班学习并结业。其间,担任该院中医进修班、中药进修班温病学的部分教学任务(卫气营血辨证、辨舌验齿、湿热痢),参与编写《内经教学参考资料》、《伤寒论教学参考资料》、《温病学教学参考资料》、《金匮要略教学参考资料》等书;参加南京中医学院讲师团,先后到南京军区总医院、八一医院讲授中医基础理论部分内容(脏象、治则);获教学成绩优异奖。
1963 年 1 月	获广西中医专科学校先进工作者甲等奖。
1965 年 10 月至 1966 年 5 月	参加北京中医学院《内经》研究班,研讨第二版《内经讲义》教学,参加《中医基本理论讲义》教材的编写。
1971 年 7 月	参加广西中医学院合浦临床实践教学分队,与该院首批工农兵学员三连学员赴广西合浦县人民医院,开展教学和临床工作。
1974 年 2 月	主编的《中医基本理论》(1974 年春西学中班讲稿)在广西中医学院刻印,作为该院西学中班的教材使用。
1978 年 8 月	晋升为副教授。
1978 年 10 月	任中华医学会广西分会中医学会副会长、南宁分会中医学会副理事长。
1979 年 5 月	当选为中华全国中医学会第一届理事会理事。
1979 年 11 月	中华全国中医学会广西分会成立,当选第一届理事会副会长。
1979 年 11 月至 1984 年 8 月	任广西中医学院教务处副处长。
1979 年 12 月至 1983 年 4 月	当选为政协广西壮族自治区第四届委员会委员。
1980 年 5 月至 1984 年 11 月	当选为南宁市城北区第五届人民代表大会代表。
1981 年 10 月至 1987 年 5 月	任广西中医学院各家学说、医史、金匮教研室主任。
1981 年 11 月	论文《略谈治肾与治经的关系》被评为南宁市中医学会 1979 ~ 1981 年度叁等学术论文。
1981 年 12 月	当选广西壮族自治区科协第一届委员会委员、常务委员。
1982 年 6 月	晋升为教授。
1982 年 7 月至 1984 年 11 月	任中华全国中医学会南宁分会理事长。
1982 年 10 月	参加中华全国中医学会仲景学说讨论会,发表学术论文《六经辨

	证在妇科病的运用》。
1982 年 12 月	被评为广西中医学院先进工作者。
1983 年 5 月	学术论文《六经辨证在妇科病的运用》被收入日本东洋学术出版社出版的《伤寒论医学的继承和发展》专题论文集中。当选为第六届全国人民代表大会代表;被评广西中医学院第二个文明礼貌月先进。
1983 年 7 月	被国家民委、劳动人事部、中国科协授予"少数民族地区长期从事科技工作者"荣誉证书。
1983 年 10 月	被聘为南阳张仲景研究会顾问。
1984 年 3 月	被评为广西中医学院、南宁市城北区第三个文明礼貌月先进。
1984 年 5 月	参加六届全国人大二次会议,提出"创办中药种植场,保证中药的供应,以利人民健康"建议(第 1080 号)。
1984 年 6 月	担任广西中医学院壮医研究室主任。
1984 年 7 月	收到国家医药管理局"对六届全国人大二次会议第 1080 号建议的答复"的信函。
1984 年 8 月	当选为广西高等教育学会第一届理事会理事。收到农业渔业部"对六届全国人大二次会议第 1080 号建议的答复"的信函。
1984 年 11 月	当选为中华医史学会理事、中华全国中医学会妇科委员会委员。
1984 年 11 月至 1989 年 10 月	任中华全国中医学会广西分会妇科委员会主任委员。
1985 年 2 月	当选为中华全国中医学会第二届理事会理事;被张仲景国医大学聘为名誉教授。
1985 年 5 月	被聘为广西科学技术进步奖评审委员会中医评审组成员。
1985 年 6 月	主编的《妇科讲义(基础理论部分)》在广西中医学院刻印,作为该院第一期中医妇科进修班的教材使用;被聘为广西民族医药研究所顾问。
1985 年 8 月	当选为中华医学会广西分会第四届理事会理事。
1985 年 9 月	被评为广西中医学院优秀教师、广西中医学院先进个人,聘为广西中医学院首批硕士研究生导师;由广西壮族自治区政府颁发"二十五年教龄荣誉证书"。
1985 年 12 月	被评为广西中医学院先进个人。
1986 年 4 月	广西教育厅根据国家教委会(86)教师管字 008 号文件,批准班秀文等同志晋升为教授,晋升时间从 1982 年 6 月 26 日算起。
1986 年 8 月	当选为中华全国中医学会南宁分会名誉理事长。
1986 年 10 月	编撰的《妇科发展史讲义》在广西中医学院刊印,作为该院硕士研究生教材使用。
1986 年 11 月	当选为中华全国中医学会广西分会常务理事、副会长;论文《六经辨证在妇科病的运用》被评为南宁市中医学会 1982～1985 年度壹等学术论文。
1986 年 12 月	当选为广西民族医药协会副会长。
1987 年 4 月	被聘为广西高等学校出版专业技术高级职务评审委员会委员。
1987 年 5 月至 2008 年 6 月	先后被聘为《广西中医药》杂志第二届、第三届、第四届编辑委员会副主任委员,第五届、第六届、第七届编辑委员会顾问

1987 年 7 月	被聘为广西壮族自治区科学技术协会学术工作委员会委员。
1987 年 11 月	首部专著《班秀文妇科医论医案选》由人民卫生出版社出版。
1988 年 4 月至 1992 年 4 月	任《广西中医药》杂志主编。
1988 年 6 月	被批准成为中国共产党预备党员。
1988 年 9 月	学术论文《壮族医学的防治特点》与《调补肝肾在妇科病的临床应用》被广西科技协会评为 1986~1987 年度优秀论文。
1988 年 11 月	黄现璠、黄增庆、张一民编著的《壮族通史》由广西民族出版社出版。其中"壮族医药"部分由班秀文、钟以林、黄冬玲编写。
1988 年 12 月	学术论文《壮族医药学的防治特点》荣获 1986~1987 年度中华医学会广西分会优秀学术论文奖。
1989 年 1 月	任《实用中医学》编委会顾问兼编审。
1989 年 6 月	专著《妇科奇难病论治》由广西科学技术出版社出版;被广西壮族自治区卫生厅聘为《广西乡村医生中西医学复习考试题解》编审委员会顾问;按期转为中国共产党正式党员。
1989 年 8 月	被授予广西壮族自治区优秀教师荣誉称号。
1989 年 9 月	被评为全国优秀教师并授予优秀教师奖章。
1989 年 11 月	当选为广西民族医药协会第二届理事会副会长。
1990 年 3 月	被聘为广西高校教师职务高级评审委员会委员、广西高校教师职务评审医学组成员。
1990 年 6 月	退休,仍保留原已获得的教授称号;荣获"广西中医学院思想政治工作优秀工作者"。
1990 年 9 月	出访澳大利亚,被澳大利亚自然疗法学院聘为客座教授。
1990 年 11 月	被中华人民共和国人事部、卫生部和国家中医药管理局确定为"继承老中医药专家学术经验指导老师"。
1990 年 12 月	《班秀文妇科医论医案选》被评为"广西中医学院科研成果奖"。
1991 年 1 月	被广西壮族自治区人事厅、卫生厅、科干局确定为广西继承老中医药专家学术经验指导老师,配备钟以林、李莉、卢慧玲为学术继承人。
1991 年 4 月	由于在第二届理事会任期中工作成绩显著,被中华全国中医学会广西分会授予荣誉证书,同时被聘为该会第三届理事会学术顾问;入选《中国当代名人录》。
1992 年 2 月	专著《壮乡医话》定稿并交出版社,后因故未出版。
1992 年 5 月	被聘为《新编医古文注释》编委会顾问。
1992 年 10 月	荣获国务院颁发的政府特殊津贴与证书。
1992 年 11 月	学术论文《壮医对不孕症的饮食疗法》在第三届广西民族医药学术交流会上宣读。
1993 年 2 月	学术论文《试论妇科节育手术后诸症的病机与治疗》在中南片中医妇科学术会议上大会交流。
1993 年 9 月	被聘为山西省科技出版社《中华效方汇海》编委会顾问。
1994 年 8 月	被广西壮族自治区桂西制药厂聘为常年技术顾问。
1994 年 11 月	荣获中华人民共和国人事部、卫生部和国家中医药管理局联合颁发的"继承老中医药专家学术经验指导老师荣誉证书"。

1995 年 6 月	学术论文《试述子宫肌瘤的治疗》在"全国中医妇科学术交流大会"上交流，并被收入《中医妇科理论与临床》一书。
1997 年 1 月	被聘为《中国中医药最新研创大全》总编委会特聘顾问。
1999 年 9 月	被聘为广西中医学院第二附属医院国医堂坐堂专家。
2000 年 8 月	专著《班秀文临床经验辑要》由中国医药科技出版社出版。
2002 年 11 月	任广西中医药学会第五届理事会学术顾问。
2003 年 9 月	被中华中医药学会授予"中华中医药学会终身理事"。
2004 年 8 月	荣获广西中医学院第一附属医院仁爱分院五周年"仁爱贡献奖"。
2005 年 11 月	被聘为广西民族医药协会学术顾问。
2006 年 12 月	被中华中医药学会授予首届中医药传承特别贡献奖。
2008 年 10 月	被广西壮族自治区卫生厅授予广西全国老中医药专家学术经验继承优秀指导老师。
2009 年 5 月	被中华人民共和国人力资源和社会保障部、卫生部、国家中医药管理局评为全国国医大师。
2009 年 6 月	被中华中医药学会授予终身成就奖。
2010 年 1 月	28 日，国医大师班秀文教授学术思想及临床经验研讨会暨广西中医妇科分会换届选举会在广西中医学院隆重举行。
2010 年 2 月	1 日上午，国医大师班秀文表彰大会暨九十寿辰祝贺仪式在南宁荔园山庄举行。广西壮族自治区党委书记、自治区人大常委会主任郭声琨发来贺信。自治区主席马飚出席讲话，并为班秀文颁发国医大师证书、奖章与奖金。自治区副主席李康主持仪式。自治区政府秘书长王跃飞，区政府办公厅、各有关厅局、广西中医学院、广西医科大学、广西卫生干部管理学院负责人，区直卫生、中医药民族医药机构、市级中医医疗机构、驻邕全国名老中医、自治区名（老）中医、广西中医学院师生代表、班秀文教授家属及其学生弟子代表等 230 多人参加仪式。当天上午还在广西中医学院举行了国医大师班秀文研究中心及其学术思想研究所、妇科疑难杂症临床研究基地、不孕不育临床研究基地成立揭牌仪式。自治区政府副主席李康，卫生厅厅长李国坚、副厅长甘霖，人力资源和社会保障厅韦刚强副厅长，广西中医学院领导等出席揭牌仪式。
2010 年 11 月	2 日，被国家中医药管理局确定为 2010 年全国老中医药专家传承工作建设项目专家（国中医药人教发〔2010〕59 号）。6 日，由广西壮族自治区卫生厅与广西中医学院等单位联合拍摄的电影《国医》开机仪式在广西中医学院隆重举行。电影《国医》以"国医大师"班秀文教授为原型，融入广西老一代中医药民族医药专家的人生事迹进行创作，由赵宁宇先生担任总导演、卢奇先生担任主演。
2011 年 11 月	班秀文文献陈列室在广西中医药大学建成。
2012 年 1 月	《班秀文医学文集》由科学出版社出版。
2012 年 2 月	被广西卫生厅、人力资源和社会保障厅授予首批"桂派中医大师"。
2014 年 4 月 14 日	在广西南宁逝世，享年 95 岁。